出生缺陷与精准医疗

主 编 魏克伦 魏 兵 于 军

科 学 出 版 社

北 京

内 容 简 介

　　本书全面介绍了系统性出生缺陷、结构性出生缺陷、染色体异常出生缺陷、单基因病、多基因病等几大类疾病的研究进展，以及如何利用基因技术对疾病进行预测、预警、早期诊断。重点阐述了出生缺陷常见病种，包括先天性心脏病、神经管缺陷、唇腭裂、四肢短缩、足内翻、脑积水、生殖器异常、胎儿水肿、体腔血管发育异常、多指/趾畸形、肠道/肛门闭锁等的病因、诊断要点、诊断方法、治疗等内容，本书是临床医师及遗传咨询师临床诊治出生缺陷疾病的重要工具书。

图书在版编目 (CIP) 数据

出生缺陷与精准医疗 / 魏克伦，魏兵，于军主编 .—北京：科学出版社，2020.1

ISBN 978-7-03-063338-5

Ⅰ.①出⋯　Ⅱ.①魏⋯②魏⋯③于⋯　Ⅲ.①新生儿疾病－先天性畸形－预防（卫生）　Ⅳ.① R726.2

中国版本图书馆 CIP 数据核字（2019）第 255663 号

责任编辑：郝文娜 / 责任校对：张　娟
责任印制：肖　兴 / 封面设计：龙　岩

科 学 出 版 社 出版

北京东黄城根北街 16 号
邮政编码：100717
http://www.sciencep.com

北京画中画印刷有限公司 印刷

科学出版社发行　各地新华书店经销
*

2020 年 1 月第　一　版　　开本：787×1092　1/16
2020 年 1 月第一次印刷　　印张：31 3/4
字数：769 000

定价：189.00 元
（如有印装质量问题，我社负责调换）

编委名单

主　编　魏克伦　魏　兵　于　军

副主编　韩宏光　刘振江　赵诗萌　李　健

编　者　（按姓氏汉语拼音排序）

崔　鹏	蔡明轩	丁　峰	付金日	韩宏光	何　龙	焦绪勇
金　岩	李　健	李　沫	林　强	刘　宁	刘　倩	刘万飞
刘振江	廖世峨	吕红娇	吕珊珊	马　明	闵双双	彭　程
齐双辉	曲双双	宋丹阳	苏朋俊	孙铭蔚	邰旭辉	陶　凯
佟　玲	王　欢	王　晔	王琦光	王雪娜	魏　兵	魏克伦
吴大海	夏艳秋	肖家旺	杨　明	杨　昕	于　聪	于　军
于海龙	岳小哲	张　超	赵明光	赵诗萌	郑一鸣	周　楠
朱俊丞						

秘　书　朱俊丞　廖世峨

前　言

我国是出生缺陷高发国家，出生缺陷总发生率为5.6%，以全国年出生数1600万计算，每年新增出生缺陷约90万例。出生缺陷严重影响儿童的生活质量，给家庭和社会带来沉重的精神和经济负担，出生缺陷防控形势十分严峻。

出生缺陷是指胚胎发育紊乱引起的形态、结构、功能、代谢、行为等方面的异常的统称。出生缺陷病种繁多，常见病种包括先天性心脏病、神经管缺陷、唇腭裂、四肢短缩、足内翻、脑积水、生殖器异常、胎儿水肿、体腔血管发育异常、多指/趾畸形、肠道/肛门闭锁等，可见出生缺陷疾病涉及多个学科。本书邀请了产科、小儿内科、小儿外科、先天性心脏病科、心脏外科、神经外科、骨科、泌尿外科、整形科、口腔科、耳鼻喉科、超声科等学科的专家从本专业领域对出生缺陷疾病进行系统的阐述，并从病因、诊断要点及治疗等方面介绍各种疾病的发生及研究进展情况。我们希望本书的出版能够为临床医师提供可以进一步了解常见的出生缺陷疾病的资料和有价值的参考。

基因技术是当代医学发展的重要前沿领域之一，可以对疾病进行预测、预警、早期诊断。在国外基因检测覆盖率可以达到60%，美国目前的筛查已经可以做到覆盖常见的单基因遗传病。目前，我国染色体及遗传代谢的检查尚不是常规检查项目，多数异常都是出生后才发现。这也与我国遗传咨询人才缺乏和多数临床医师欠缺遗传学知识有关。因此，我们认为临床医学与遗传学及检测知识的结合、互相补充非常重要。本书详细介绍了人类孟德尔遗传疾病、遗传疾病辅助诊断、基因测序检测报告规范和报告结果的解读、遗传变异分类标准等遗传学知识，以方便临床医师更好地诊断与遗传相关的出生缺陷疾病。

降低出生缺陷发生率、减少缺陷儿残亡率、提高人口素质，是所有医务人员的责任，我们也希望本书的出版能成为临床医师、遗传咨询师，以及临床工作者诊治出生缺陷疾病专业的、实用型的工具书。

由于本书涉及的专业多、范围广，组织难度较大，编者能力水平有限，对书中存在的疏漏及不妥之处，欢迎专家和广大读者给予批评指正！

最后感谢所有编者为本书的出版付出的辛勤劳动！感谢科学出版社为本书的出版所做的大量工作！

魏克伦 魏 兵 于 军

2019年4月

目　　录

第1章

出生缺陷总论

出生缺陷（birth defect，BD）又称先天异常、先天缺陷，是指胚胎发育紊乱引起的形态、结构、功能、代谢、行为等方面的异常的统称，如先天性畸形、代谢性疾病、染色体异常、先天性宫内感染等因素所致的先天发育问题如盲、聋、智力障碍等，但除外分娩损伤所致的个体形态、结构等方面的异常。出生缺陷临床表现多种多样，不同个体表现不尽相同。

随着卫生状况和生育医疗保健水平的提高，新生儿死亡率呈下降趋势，而出生缺陷造成的围生儿死亡比例在逐渐增加，目前，全球每年约有790万出生缺陷婴儿出生，出生缺陷已成为导致新生儿与5岁以下小儿高死亡率的主要原因之一。

《中国妇幼卫生事业发展报告（2011）》纲要实施方案指出，我国近15年来出生缺陷率增长幅度达70.9%；2011年出生缺陷在全国婴儿死因中的构成比达19.1%，居于第二位；《中国出生缺陷防治报告（2012）》也明确指出，我国是出生缺陷的高发国家，目前每年出生新生儿1600万，其中90万为出生缺陷儿，发生率为5.6%，且仍然呈逐年上升趋势，2000年围生期出生缺陷发生率为109.79/万，2013年已升至145.06/万。在我国，主要监测的出生缺陷病种共25种，包括无脑畸形、脑膨出、脊柱裂、先天性脑积水、腭裂、唇裂合并腭裂、小耳（包括无耳）、外耳其他畸形、食管闭锁与狭窄、直肠和肛门闭锁或狭窄（包括无肛）、尿道下裂、膀胱外翻、马蹄内翻足、并指（趾）、多指（趾）、肢体短缩、先天性膈疝、脐膨出、腹裂、联体双胎、先天性心脏病、唐氏综合征、胎儿水肿综合征等。2010年全国医院监测数据显示，前5位出生缺陷发生率顺位为先天性心脏病（32.7/万）、多指（趾）（16.8/万）、唇裂（12.8/万）、先天性脑积水（6.0/万）、神经管缺陷（5.7/万）。

一、病因

影响出生缺陷的病因多样，主要为遗传因素、环境因素或多因素交互作用。

1.遗传因素　遗传性缺陷包括单基因遗传缺陷与多基因遗传缺陷。

（1）单基因遗传缺陷：分为常染色体显性遗传、常染色体隐性遗传、性染色体显性遗传和性染色体隐性遗传。

（2）多基因遗传缺陷：机制较复杂，与环境等因素可能存在交互作用，如唇腭裂、先天性心脏病、神经管畸形等。

2.物理因素　包括电离辐射、超声、噪声、高温等。

（1）电离辐射：可直接损伤DNA，是强烈的致畸因子。电离辐射，如电磁炉、计算机等，对出生缺陷疾病的影响不明。

（2）超声：目前的流行病学无确切的证据证实超声的暴露与出生缺陷的关联性，但最新研究发现超声波对人体的主要危害在于人体组织对音波能量的吸收，超声力学效应可能使血液产生气泡及产生辐射压力。这些都有可能是超声影响妊娠妇女及胎儿健康的潜在可能性机制，尚待后续研究进一步证实。

（3）噪声：关于噪声是否引起出生缺陷目前有两种研究结果，一种认为噪声与低体重、出生缺陷有关系；一种认为噪声与出生缺陷无统计学关联。关于噪声是否引起出生缺陷需要进一步研究。

（4）高温：母体体温升高或胚胎受到高温环境影响，可引起先天性畸形。有研究显示，高温可导致胚胎组织巢蛋白表达量下降，从而引起神经管缺陷的发生。

3.化学因素　某些微量元素、农药、医用药物等都可能是出生缺陷发生的危险因素。

（1）微量元素：过多或缺乏都将影响胚胎或胎儿的正常分化和发育。如铁缺乏可导致胎儿慢性缺氧、胎儿发育迟缓；锌缺乏可引起流产、胎儿宫内发育迟缓、胎儿畸形甚至死胎；妊娠期母体缺铜可能引起胎儿先天性心血管畸形；铅中毒可导致婴儿智力低下等。

（2）地球化学环境元素：某些地球化学环境元素超标或不足也可能导致胎儿发育异常。原生环境碘不足可引起地方性甲状腺肿和地方性克汀病；地方性氟中毒病区新生儿发育障碍和骨骼畸形发病率高于非病区；长期原生环境的砷暴露可影响胎儿正常发育，导致先天畸形，使自然流产、死产、早产发生率及低出生体重危险显著上升。

（3）农药：某些农药的暴露与出生缺陷有关，其中橙剂、敌敌畏、敌枯双、普特丹、2,4,5-三氯苯氧乙酸（2,4,5-T）、有机汞农药、有机氯农药具有致畸作用。

（4）化工生产中的有机物：如混合溶剂、三氯乙烯、1,1,1-三氯乙烷、苯乙烯、三硝基甲苯等，可使自然流产及发生先天性畸形的危险性增高。

（5）空气污染物：胚胎学研究证明，妊娠期（尤其是妊娠早期）孕妇暴露于SO_2中，SO_2能通过胎盘屏障进入胎儿体内，严重干扰胎儿的正常生长发育，甚至引起胎儿畸形或自发流产；妊娠前2个月育龄妇女暴露于污染空气中，PM_{10}升高可能与胎儿的肺动脉狭窄、室间隔缺损有关，妊娠后2～8周如果母亲暴露于$PM_{2.5}$条件中则不利于胎儿心脏的发育。

（6）药物：目前认为己烯雌酚、四环素、糖皮质激素、苯妥英钠、睾酮、黄体酮、沙利度胺、丙戊酸、麝香、朱砂、雄黄等激素类、镇静类及中成药可导致出生缺陷发生率增高。

（7）维生素：不足或过量也可能增加出生缺陷风险。例如：腭裂可能与维生素B_6缺乏有关；维生素E缺乏可能导致无脑；维生素D缺乏可能引起骨骼发育异常；先天性心脏畸形可能与维生素A过量有关；叶酸不足容易引起神经管畸形、先天性心脏病及唇腭裂。

4.生物因素　妊娠早期感染病毒、细菌、寄生虫等微生物，可能导致胎儿发育异常。例如：单纯疱疹病毒Ⅱ与小头畸形有关；TORCH（弓形虫、风疹病毒、巨细胞病毒、单纯疱疹病毒及其他）感染与先天性心脏病等出生缺陷密切相关。

5.母体因素　母体的健康状况、生活方式、生育年龄及心理状态等与出生缺陷有一定的相关性。

（1）疾病：糖尿病孕妇有生育出生缺陷畸形患儿的危险。

（2）不良的生活方式：妊娠期吸烟（涵盖被动吸烟或间接吸烟）可以导致早产、低出生体重及某些先天性畸形；妊娠期饮用酒精会导致胎儿酒精综合征，其表现为宫内生长迟缓、小头畸形、面部畸形等，小剂量反复饮酒也可能导致以智力、发育受损和行为改变为特征的"酒精效应"。

（3）生育年龄：＜25岁或≥35岁的母亲生育出生缺陷儿的发生率较高。一般认为妊娠年龄＞35岁卵子老化、染色体畸变概率增高；而孕龄＜25岁的孕产妇身体未发育完全，子宫及卵巢功能尚未成熟，下丘脑-垂体-卵巢轴之间的关系也尚未健全，并且这一群体有相当一部分人社会阅历浅、文化水平低、保健意识差，综上各种因素可影响胎儿发育。

（4）心理状态：生活压力也可能增加胎儿不健康风险。

二、发病机制

（一）胚胎发育阶段

人体胚胎自受精卵开始至足月胎儿要经过一系列连续而复杂的演变，根据胚胎对致畸因子的敏感性不同，可将不同发育时期的胚胎分为以下阶段。

1.胚胎发育第1～2周（最大毒性期）　受致畸因子影响，可出现两种不同情况。第一种情况是致畸因子使少数细胞受害，胚胎可通过调整使这一损失得以补偿，不出现异常；第二种情况是致畸因子破坏胚胎的全部细胞或大部分细胞，引起胚胎死亡。这也是我们常说的"全"或"无"现象。

2.胚胎发育第3～8周（敏感期）　是细胞强度分化期，大部分致畸因子都高度敏感，此期能产生许多缺陷。敏感期中各个系统的敏感性也有差异。

3.胎儿期　以器官系统生长为主，对致畸因子作用的敏感性迅速下降。但小脑和大脑皮质及泌尿生殖系统继续分化，这些结构仍保持着对致畸因子作用的敏感性。

（二）遗传或环境因素对胚胎发育的影响

遗传因素或环境因素可使正常的胚胎发育过程（包括细胞生长增殖、细胞分化、胚胎诱导、形态发生及细胞迁移、黏着、类聚、互相识别和细胞凋亡等）发生紊乱，出现先天性畸形或生理功能障碍，即出现出生缺陷。

1.迁移异常　器官形成在细胞迁移或器官定位过程中受阻，可形成畸形，如睾丸在下降过程中受阻，娩出后未降至阴囊，可形成隐睾。

2.形成过程受阻　器官的形成变化过程中某一步骤受阻可能会造成畸形，如前神经孔、后神经孔未闭合会造成神经管缺陷；原始心管分隔异常可导致先天性心脏病。

3.诱导作用异常　胚胎发生过程中存在诱导与被诱导的关系，如脊索诱导神经管的发生，当同时出现两个脊索时可诱导出两个神经管，形成双头畸形。

4. 吸收不全　在胚胎发育中，有一些结构形成后要经历再吸收，即细胞凋亡，使不该存在的结构消亡。并指（趾）、肛门闭锁、食管闭锁等都是再吸收不全引起的畸形。

5. 发育滞留　组织分化时期出现紊乱可引起发育滞留，出现的时间较晚，如结肠发育期间，如果肌间神经节细胞未及时分化，结肠不蠕动，导致结肠膨大，排便困难，形成巨结肠。

三、分类

根据临床症状和体征出生缺陷分为以下几类。

（一）结构异常

常见的结构异常缺陷包括神经系统畸形，如无脑畸形、脑膨出及脊柱裂等；头部器官畸形，如先天性白内障、小眼畸形及小耳畸形等；腹壁缺损及疝，如腹裂畸形、脐膨出及膀胱外翻等；先天性心脏病，如房间隔缺损、室间隔缺损、动脉导管未闭及法洛四联症等；消化系统畸形，如唇裂、腭裂及食管闭锁等；泌尿生殖系统畸形，如异位肾、肾缺如及尿道下裂等；四肢畸形，如足变形、多指（趾）畸形及肢体短缺畸形等。

1. 根据影响的组织或器官不同分类　分为单发畸形和多发畸形。

（1）单发畸形：主要影响身体的单一器官或单一组织，约占主要畸形的60%，如小颌畸形。

（2）多发畸形：通常指同一个个体发生两种或两种以上不同形态的缺陷。有的多发畸形随机出现在一个个体，无特定规律或形式，有的多发畸形发生在个体上可以进一步诊断为综合征、序列征和联合征等。

1）综合征：指有一个明确诊断的一系列出生缺陷，这些缺陷有一个共同的特异病因，如21三体综合征、Treacher Collin综合征、胎儿酒精综合征、先天性风疹综合征等。

2）序列征：由某个主要缺陷或机械力量引发的一系列出生缺陷，最先发生的原发缺陷导致1个或多个的二级异常，或者进一步导致三级异常，如Robin序列征（小下颌、后位舌头、软腭裂）、Potter序列征（肺发育不全、扁平脸、四肢位置异常等）等。

3）联合征：非随机联合发生的多个出生缺陷出现在一个个体上，常以其多个畸形的英文名第一个字母组成病名，病因不明，如VACTERL联合征（脊柱异常、肛门畸形、气管食管瘘、肾和四肢缺陷）和CHARGE联合征［眼组织残缺、心脏缺陷、后鼻孔闭锁、生长发育迟缓和（或）中枢神经系统缺陷、生殖器官缺陷和（或）性腺功能减退、耳部缺陷和（或）耳聋］。

2. 根据发生部位分类　分为体表畸形和内脏畸形。体表畸形即发生在体表的畸形，临床观察即可诊断，如脊柱裂、唇裂等；内脏畸形即发生在身体内部某个器官或组织的畸形，如先天性心脏病、食管闭锁等。

3. 根据畸形的严重程度分类　分为严重畸形和微小畸形。

（1）严重畸形：又称主要畸形、大畸形，指威胁生命，严重影响患者生存，导致寿命损失的畸形；或是一些需要较复杂的内科、外科及整形科处理或康复，否则将危及生命的畸形。

（2）微小畸形：又称小畸形，通常不影响患者生存，也不导致寿命损失，通常不需要进行内科、外科或整形科处理，为不引起明显残疾的异常。即使需要手术干预，其畸形程度也不危及生命，比严重畸形常见，主要发生在手和足。

4.根据发生频率分类

（1）常见畸形：发生率＞10/万。

（2）较常见畸形：发生率为1/万～＜10/万。

（3）罕见畸形：发生率为0.1/万～＜1/万。

（4）极罕见畸形：发生率＜0.1/万。

（二）染色体病

染色体病是导致新生儿出生缺陷最多的一类遗传病，分为染色体数目异常和结构异常两大类，染色体数目异常包括一倍体或三倍体等整倍体异常，结构异常包括染色体部分缺失（如5号染色体短臂缺失导致的猫叫综合征等）、易位、倒位、环形染色体（两端发生断裂，末端丢失、断端连接）等。

1.常染色体病　由1～22号常染色体先天性数目异常或结构畸变所引起，可分为三体综合征（如13三体综合征、18三体综合征、21三体综合征）、单体综合征（如7q11—7q31单体综合征）、部分三体综合征（如7p部分三体综合征、8p部分三体综合征、8q部分三体综合征等）和部分单体综合征（如7p部分单体综合征、8p部分单体综合征、8q部分单体综合征等）。

2.性染色体病　由性染色体（X或Y染色体）结构或数目异常引起。其共同特点为性发育不全或两性畸形、智力低下等，有的可出现原发性闭经、生殖能力下降，如Turner综合征、脆性X综合征等。

（三）基因病

基因病可分为单基因病及多基因病。

1.单基因病　是指受一对等位基因控制的遗传病，目前已知的单基因病有6500余种，已有部分单基因病和罕见病可以在产前进行筛查或诊断，在妊娠期通过介入性穿刺取得胎儿细胞，进一步应用分子生物学检测方法（基因芯片或测序），达到产前诊断目的。单基因病可分为常染色体遗传病和性连锁遗传病。

（1）常染色体遗传病：致病基因位于常染色体，又可以分为常染色体显性遗传病和常染色体隐性遗传病。

1）常染色体显性遗传病：致病基因位于常染色体上的两个等位基因中，如有一个突变即可发病，子代遗传与性别无关，男女发病概率均等，患者多为杂合子，如短指、家族性高脂蛋白血症、家族性多发性结肠息肉、马方综合征等。

2）常染色体隐性遗传病：致病基因为常染色体上的隐性基因，隐性基因纯合才能发病。故通常当父母均携带致病基因时，子代才可能发病，如先天性聋哑、糖原贮积症、白化病、苯丙酮尿症、肝豆状核变性及半乳糖血症等。

（2）性连锁遗传病：也称伴性遗传病，由性染色体上的致病基因所致，包括X连锁遗传病和Y连锁遗传病。根据致病基因特点，X连锁遗传病又分为X连锁显性遗传病和X连锁隐性遗传病。

1）X连锁显性遗传病：由位于X染色体上的显性致病基因引起，分为致死性和非致死性X连锁显性遗传病。一般前者的再发风险取决于该病致病基因的突变率；后者生存时间长，有生育能力。常见疾病有家族性低磷酸盐血症性佝偻病、鸟氨酸氨甲酰转移酶缺乏症、口-面-指综合征 I 型和色素失调症等。

2）X连锁隐性遗传病：由位于X染色体上的隐性致病基因引起，常见有血友病A、Wiskott-Aldrich综合征（血小板减少、湿疹、免疫缺陷三联征）、鱼鳞病、眼白化病和慢性肉芽肿病等。

3）Y连锁遗传病：这类遗传病的致病基因位于Y染色体，X染色体上没有与之对应的基因，所以这些基因只能随Y染色体在上下代男性之间进行传递，常见有外耳道多毛症和性腺发育不全。

2. 多基因病　由两对以上致病基因累积效应所致某些遗传性状异常的遗传病，是由多基因和环境因素相互作用所致，每个基因只有微效累加的作用，因此相同疾病不同的患者由于致病基因数目的不同，病情轻重、复发风险可有明显不同，临床表现也错综复杂。

（四）代谢异常

遗传代谢病又称先天性代谢缺陷，是指维持机体正常代谢所必需的特殊酶、运载蛋白、膜或受体等的编码基因发生突变，导致机体生化代谢（包括糖、脂肪酸、氨基酸）紊乱，引起中间或旁路代谢产物蓄积在完成代谢过程的细胞、组织、器官中，导致其结构或功能受累发生改变，或对重要器官能量供给不足，引起一系列临床异常。

到目前为止，已经发现遗传代谢病4000多种，传统上临床将其分为碳水化合物代谢、氨基酸代谢、有机酸代谢、脂肪酸氧化与酮体代谢、过氧化物酶代谢、卟啉和血红素代谢、微量元素和金属代谢障碍及溶酶体贮积性疾病等，涉及多个生化代谢途径，临床表现复杂，特异性不突出，基因诊断是金标准。

四、筛查

（一）产前筛查

产前筛查主要的检测方法包括血清生化检测、无创产前诊断、介入性产前诊断和影像检查等。

1. 血清学筛查　包括早期唐氏筛查及中期唐氏筛查，通过监测血清标志物，针对21三体综合征、18三体综合征、13三体综合征及神经管缺陷等遗传病进行筛查。

（1）早期唐氏筛查：适合孕周为11～13^{+6}周孕妇，检测孕妇血清中妊娠相关蛋白A及β-人绒毛膜促性腺激素（β-hCG），结合血清中位数倍数值及孕妇的年龄、体重、孕周及胎儿颈项透明层厚度（nuchal translucency，NT）计算胎儿罹患非整倍体病风险值。优点是因筛查时间较早，为孕妇的后续处理赢得了时间，缺点是存在一定的漏诊率和假阳性率。

（2）中期唐氏筛查：适合孕周为15～20^{+6}周孕妇，检测孕妇血清甲胎蛋白（AFP）、β-hCG及游离雌三醇，结合孕妇的年龄、体重及孕周等计算胎儿罹患21三体综合征、18

三体综合征及开放性神经管缺陷的风险值，该项筛查的优点是经济方便，缺点仍是存在假阳性率和漏诊率。

2.介入性产前诊断　诊断对象包括羊水过多或过少、胎儿发育异常或存在可疑畸形、有遗传病家族史或曾生育严重出生缺陷儿、年龄超过35岁及存在高危疾病因素等的妊娠女性。通过介入性穿刺，取得来源于胎儿或胎盘的组织或细胞，通过分子生物学技术可对相关疾病进行明确的产前诊断。常用方法包括羊膜腔穿刺术、绒毛采样活检、脐血采样和胎儿镜检查等。

（1）羊膜腔穿刺术：一般在妊娠18～23周进行，从羊膜腔内穿刺抽取羊水。

（2）绒毛采样活检：通常在妊娠9～12周进行，对绒毛膜绒毛进行活检。

（3）脐血采样：一般在妊娠24～30周进行，抽取脐带血样本进行遗传学检测。

（4）胎儿镜检查：借助内镜经母体腹部进入羊膜腔内直接观察胎儿，应用胎儿镜不但可以进行胎儿形态学观察，而且可对特定部位进行活检，以及针对某些疾病进行宫内手术治疗等。

介入性产前诊断的优点是可以全面客观地检测46条染色体数目及结构异常，可为分子生物学检测提供物质基础，缺点是存在低微的流产（羊膜腔穿刺术及绒毛采样活检流产率为0.1%左右，脐血采样约为1%）及感染等概率。

3.影像学筛查　主要针对胎儿结构畸形进行筛查，包括产科超声筛查及胎儿磁共振（MRI）。

（1）超声检查：能实时观察胎儿发育情况，可核实孕龄及发现早期严重外观结构的异常，为首选产前筛查方法。

1）妊娠早期超声检查：妊娠10～13周进行，确定是否异位妊娠，评估孕周，并通过NT测量发现严重畸形，胎儿NT增厚除了可用于评估21三体综合征的风险外，也可用于协助识别其他染色体异常、多种结构畸形（如先天性心脏病）和遗传病等。

2）妊娠中期超声检查：妊娠20～26周进行，是胎儿畸形检查的最佳时机，需要对胎儿各脏器进行系统的检查，如无脑儿、脑膨出、开放性脊柱裂、胸腹壁缺损、内脏外翻及单腔心等，能及时发现胎儿器官发育异常。

3）妊娠晚期超声检查：妊娠30～32周进行，筛查的目的为评估胎儿生长发育、胎盘、羊水、胎位等，对胎儿重要脏器进行形态学观察，以检出妊娠中期尚未出现或可能漏诊的胎儿畸形，是预防胎儿出生缺陷的第三道防线，还可以对妊娠早期、妊娠中期超声检查中发现的可疑者进行复查，减少畸形漏诊。

超声检查优点为简单、安全、无痛；缺点是微小结构畸形或器官功能障碍无法被显示，且超声图像易受孕妇腹壁脂肪及羊水量的影响，有时会成像模糊。

（2）MRI：为一种无射线和无损伤的影像学检查方法，可在妊娠20周后进行，优点为视野大、安全系数好、软组织对比分辨率高，不受母体情况和羊水量的影响，在诊断胎儿结构畸形尤其是中枢神经系统畸形中应用广泛。

4.分子遗传学技术　包括高通量基因测序产前筛查与诊断（NIPT）、荧光原位杂交技术（FISH）、微阵列比较基因组杂交技术（array-CGH）及实时荧光定量聚合酶链反应技术（Q-PCR）等。

（1）NIPT：因妊娠7周后游离胎儿DNA以一定比例稳定存在于孕妇外周血中，并且随着孕周的增大缓慢上升，故可抽取孕妇的外周血，提取其中的胎儿游离DNA，采用新一代高通量测序技术，结合生物信息分析来检测胎儿基因。

1）适应人群：血清学筛查、影像学检查显示为常染色体非整倍体临界风险（即 $1/1000 \leqslant 21$ 三体综合征风险值 $< 1/270$, $1/1000 \leqslant 18$ 三体综合征风险值 $< 1/350$）的孕妇；有介入性产前诊断禁忌证者（先兆流产、发热、出血倾向及感染未愈等）；就诊时，患者为妊娠 20^{+6} 周以上，错过血清学筛查最佳时间或错过常规产前诊断时机，但要求降低21三体综合征、18三体综合征及13三体综合征风险的孕妇。

2）敏感度、特异度：该技术对21三体综合征、18三体综合征、13三体综合征检出敏感度分别达99.7%、99.7%、100%，特异度达99%以上。

（2）FISH：主要用于遗传病的基因定位。优点是快速、灵敏、定位准确、探针可长期保存；缺点是操作复杂、过程烦琐、探针价格昂贵。

（3）array-CGH：用于检测染色体非整倍体异常，还可检测基因组的微缺失和微重复。

（4）Q-PCR：根据荧光信号的搜集，可准确得到基因拷贝数的变化。优点是操作简单快速、结果可靠；缺点是无法检测染色体结构异常等。

（二）新生儿筛查

新生儿筛查是通过实验室的检测方法，对每一例活产新生儿进行先天性代谢缺陷性疾病筛查，包括遗传代谢病的筛查（足跟血检测）、听力筛查等，是出生缺陷三级预防中关键的一环。

广泛开展的新生儿筛查早期诊断和治疗了许多代谢病，如苯丙酮尿症、先天性甲状腺功能减退症和先天性肾上腺皮质增生症等，避免了许多其他不必要的检查，减少了患儿重要器官损伤和死亡的发生。

（马　明　魏克伦）

第2章

氨基酸代谢病

第一节　苯丙氨酸羟化酶缺乏症

高苯丙氨酸血症（hyperphenylalaninemia，HPA）是最常见的常染色体隐性遗传的氨基酸代谢病，血苯丙氨酸（phenylalanine，Phe）浓度＞120μmol/L，血Phe与酪氨酸（tyrosine，Tyr）比值＞2.0统称为HPA。苯丙氨酸羟化酶缺乏症（phenylalanine hydroxylase deficiency，PAHD）和四氢生物蝶呤缺乏症（tetrahydrobiopterin deficiency，BH4D）均可引起HPA。本节主要描述苯丙氨酸羟化酶（PAH）缺乏导致的苯丙酮尿症（phenylketonuria，PKU）。我国于1981年开展PKU筛查，其发病率约为8.5/10万。

一、病因

Phe是人体必需氨基酸，进入人体的Phe一部分用于蛋白质的合成，一部分通过PAH作用转变为酪氨酸，仅少量Phe在转氨酶作用下转变为苯丙酮酸。PAH基因位于染色体12q23.2，全长约90kb。国际上已经报道600余种PAH基因突变类型，突变具有高度遗传异质性。PKU的遗传特点：①患儿父母均是致病基因携带者（杂合子）；②患儿从父母双方各得到一个致病基因，是纯合子；③患儿母亲每次生育有1/4可能性为PKU患儿；④近亲结婚的家庭，后代发病率较一般人群高。PAH基因发生突变导致PAH活性降低或丧失，Phe不能转化为酪氨酸，进而血中Phe增高，增高的Phe与中性氨基酸竞争通过血-脑屏障，造成脑髓鞘发育不良或脱髓鞘等脑白质病变，导致患儿智力发育障碍；Phe在体内积聚增加，旁路代谢增强，生成苯丙酮酸、苯乙酸、苯乳酸增多，并从尿液中大量排出。增高的苯乳酸使患儿尿液具有特殊的鼠尿臭味。

二、诊断要点

1.临床表现　根据治疗前血Phe浓度将PAHD分成经典型PAHD（血Phe≥1200μmol/L）、中度PAHD（血Phe为360～1200μmol/L）、轻度PAHD（120～360μmol/L）。新生儿期多无明显的临床症状，部分患儿可出现喂养困难、湿疹、呕吐、易激惹等非特异性症状。患儿出生后3个月逐渐出现典型PKU的临床表现：头发由黑变黄、皮肤颜色浅淡、尿液及汗液散发出鼠臭味，智力发育及生长发育落后，随年龄增长而逐渐加重。年长儿约60%有严重的智力障碍（智商＜50），部分患儿表现为小头畸形、婴儿痉挛症或点头样发作等，也可出现一些行为、性格的异常，如多动、自残、攻击、自闭症、自卑、抑郁等。

2.辅助检查

（1）血Phe、Tyr测定：是PAHD的主要诊断方法。可应用新生儿筛查的传统Guthrie试验半定量测定血Phe浓度，此方法简便可行，新生儿正常喂养2～3d后，用厚滤纸片采集其足跟末梢血，晾干后放在含有抑制剂的枯草杆菌培养基上培养，根据细菌生长带的大小来评估血Phe的浓度。目前多数实验室检查采用全定量的荧光法测定血Phe浓度而进行筛查。荧光定量法：正常血Phe浓度＜120μmol/L。串联质谱法：血Phe浓度＞120μmol/L及Phe/Tyr＞2.0诊断为HPA，此方法检测结果更为可靠，用于新生儿疾病筛查可显著降低假阳性率和召回率。

（2）苯丙氨酸负荷试验：对血Phe浓度＜1200μmol/L的患儿，给予口服Phe 100mg/kg，服前及服后1h、2h、3h、4h分别测定血Phe浓度。若血Phe浓度＞1200μmol/L则为经典型PKU；若＜1200μmol/L则为HPA。

（3）尿三氯化铁试验和2,4-二硝基苯肼试验：两者都是检测尿中苯丙酮酸的化学显色法。如果尿液中苯丙酮酸增多，则加入三氯化铁后尿液呈绿色，加入2,4-二硝基苯肼后尿液呈黄色。

（4）尿蝶呤图谱分析：10ml晨尿加入100mg维生素C，酸化尿液后将8cm×10cm筛查滤纸片浸湿、晾干，然后进行蝶呤图谱分析。

（5）四氢生物蝶呤（BH4）负荷试验：当血Phe＞600μmol/L（新生儿血Phe＞400μmol/L），可在餐前30min口服BH4，20mg/kg，服前、服后2h、4h、6h、8h分别测定血Phe浓度。BH4合成酶缺乏患儿服药4～6h后血Phe明显下降，而经典型PKU患儿无上述变化，也可在服药4～8h后留尿做尿蝶呤图谱分析，对于血Phe轻度增高者或已用特殊饮食治疗后血Phe浓度正常或较低者可先做尿蝶呤图谱分析，必要时可建议摄入高蛋白饮食3d，待血Phe增高后再做BH4负荷试验。不建议做Phe＋BH4联合负荷试验，其易导致假阳性而造成误诊。

（6）基因诊断：为确诊方法。*PAH*基因定位于染色体12q23.2，包括13个外显子和12个内含子，编码451个氨基酸。经典型PKU的分子基础是*PAH*基因突变，常见类型有缺失和单碱基置换。建议常规进行，明确患者基因突变类型及父母是否为致病基因携带者。

（7）脑电图：约80%患儿有脑电图异常，可表现为高峰节律紊乱、灶性棘波等，不作为常规检查。

（8）CT和MRI检查：部分患儿可发现不同程度脑发育不良，表现为脑皮质萎缩和脑白质脱髓鞘病变，脑白质脱髓鞘病变在MRI的T_1加权像上显示脑室三角区周围脑组织条形或斑片状高信号区。

（9）智力测定：用于评估智力发育程度。

3.鉴别诊断 对所有经新生儿筛查及高危检测发现血Phe浓度持续＞120μmol/L的HPA患者，应当进行尿蝶呤图谱分析、血二氢蝶啶还原酶活性测定，以鉴别PAHD和BH4D。BH4负荷试验、基因分析可协助诊断。

一过性HPA是早产儿较常见的异常，随着患儿的成熟，Phe可降至正常，可通过随访监测血Phe浓度鉴别。

肝损害及某些遗传代谢病患儿，血Phe浓度可轻度升高，通过肝功能检测、遗传代谢病筛查可进行鉴别，也可通过基因分析鉴别。

三、治疗要点

1.治疗原则　PAHD是一种可通过饮食控制治疗的遗传代谢病，需要多学科的综合管理，包括遗传代谢病专科医师、营养师、心理专家、社会工作者及政府部门的政策资助等。患者一旦确诊，应立即治疗。轻度HPA可不治疗，但需定期检测血Phe水平。开始治疗越早，预后越好，治疗延迟者往往有程度不同的智力低下。

2.饮食治疗　新生儿及婴儿期：此年龄段的喂养主要是母乳或奶粉，饮食治疗依从性较好。选用无Phe特殊奶粉，治疗3～7d血Phe浓度明显下降或达到正常后，逐步添加天然饮食，首选母乳。轻度PKU患儿根据血Phe浓度按一定比例（3∶1或2∶1）配制无Phe特殊奶粉与普通奶粉。较大婴儿及儿童可选用无Phe蛋白粉或奶粉，减少天然蛋白质的摄入。添加的食品应以低蛋白、低Phe为原则，其量和次数随血Phe浓度而定。

3.BH4治疗　国外报道对BH4反应性PAHD、饮食治疗依从性差者，可口服BH4 5～20mg/（kg·d），分2～3次，可提高患者对Phe的耐受量。目前我国尚无批准用BH4药物治疗BH4反应性PAHD的适应证。

4.随访　建议空腹或在喂奶2～3h后测血Phe浓度。治疗开始后每3天测定血Phe浓度1次，及时添加天然食物，代谢控制稳定后，Phe测定时间可适当调整。<1岁每周1次，1～12岁每2周至每月1次，12岁以上每3个月测定1次。如有感染等情况，血Phe波动，需密切监测，添加或更换食谱后3d，需密切监测血Phe浓度。

（王　晔　魏克伦）

第二节　四氢生物蝶呤缺乏症

四氢生物蝶呤缺乏症（tetrahydrobiopterin deficiency，BH4D）是四氢生物蝶呤（tetrahydrobiopterin，BH4）合成或代谢途径中某些酶的先天性缺陷导致的一些芳香族氨基酸（如Phe、酪氨酸、色氨酸等）代谢障碍性疾病，为常染色体隐性遗传病。有5种酶缺乏可导致BH4D，最常见为6-丙酮酰四氢蝶呤合成酶（6-pyruvoyl tetrahydropterin synthase，PTPS）、二氢蝶啶还原酶（dihydropteridine reductase，DHPR），其余3种较为少见，分别为尿苷三磷酸环水解酶（guanosine triphosphate cyclohydrolase，GTPCH）、蝶呤-4α-甲醇胺脱水酶（pterin 4α-carbinolamine dehydrogenase，PCD）及墨蝶呤还原酶（SR）。BH4D占高苯丙氨酸血症的5%～10%，BH4D发病率我国南方高于北方。

一、病因

BH4是苯丙氨酸羟化酶、酪氨酸羟化酶和色氨酸羟化酶的辅酶。BH4与Phe通过三磷酸鸟苷（GTP）环化水解酶Ⅰ反馈调节蛋白（GFRP）起着调节GTPCH作用，BH4负反馈抑制GTPCH，Phe可增强GFRP的作用。当血Phe增高时，可通过增强GTPCH作用使新蝶呤和生物蝶呤的合成也相应增高，通过GTP在GTPCH、PTPS和SR 3种合成酶作用下合成增加，再经PCD作用后生成醌-二氢生物蝶呤，在二氢生物蝶呤还原酶（DHPR）作用下生成具有生物活性的BH4而发挥重要生理作用。BH4代谢途径中任何一种合成酶或还原酶缺乏均可导致BH4生成不足或完全缺乏。BH4缺乏可影响苯丙氨酸羟化酶的稳定性，从而使酶的活性下降，阻碍Phe代谢，进而血Phe浓度升高，出现了类似PKU的异常代谢；另外由于降低了酪氨酸羟化酶、色氨酸羟化酶的活性，导致左旋多巴、5-羟色氨酸生成受阻，进而导致多巴胺、5-羟色胺的生成障碍，从而患者出现严重的神经系统损害的症状和体征。未经治疗的患儿其临床症状比经典型PKU更严重，预后更差。

二、诊断要点

1.临床表现　新生儿期BH4D患者可无任何临床表现，仅有血Phe升高，出生后1～3个月可出现类似经典型PKU的临床症状。除此之外，因机体缺乏多巴胺、肾上腺素、5-羟色胺等物质，可出现相应的表现，如运动障碍、嗜睡、肌张力低下、喂养困难、面无表情、反应迟钝、抑郁、失眠、眼睑下垂、小脑发育障碍，其他可伴有抽搐、发热、智力发育严重障碍等。

PTPS缺乏症（PTPSD）临床上分3型，即典型型或严重型、外周型或部分型、暂时型。典型型PTPSD患者，因胎内发生脑损伤，其未成熟儿和低出生体重儿发生率较高，较早发生临床表现，小头畸形发生率较高。严重型PTPSD，因其PTPS完全缺乏，脑脊液中神经递质代谢产物有所下降，可表现出严重神经系统症状。相应的部分型或外周型者PTPS轻度缺乏，大部分患者脑脊液中神经递质代谢产物水平正常，神经系统症状可不明显。但因临床上不能常规进行脑脊液神经递质代谢产物水平测定，对于区别典型型和外周型PTPSD尚缺乏常规生化检测指标。

DHPR缺乏症（DHPRD）临床表现与PTPSD相似，但因其存在免疫功能低下，患者易出现反复感染，另外可表现为小头畸形、抽搐等症状。

GTPCH缺乏症（GTPCHD）为常染色体显性遗传，此类患者可无Phe升高，仅导致多巴胺神经递质缺乏，可出现肢体乏力、肌力降低、步态不稳、足内翻或外翻、运动迟缓、语言障碍等。

2.辅助检查

（1）Phe、酪氨酸（Thr）测定：BH4D患儿血Phe及Phe/Thr多增高，血Phe浓度变异大，血Phe＞1200μmol/L少见。少数DHPRD及SR缺乏症患者血Phe可正常，新生儿筛查时无法检出。

（2）尿蝶呤图谱分析：是世界上公认的BH4D筛查手段。①方法：收集新鲜尿液后马上加入抗坏血酸，避光条件下混合后−70℃保存或浸透5cm×5cm大小专用滤纸片，避光晾干。采用高效液相色谱仪进行尿新蝶呤（neopterin，N）、生物蝶呤（biopterin，B）定量分析，从而得出两者比例及生物蝶呤百分率［B/（B＋N）×100%］。②结果解读见表2-1。

表2-1 BH4代谢中各种酶缺乏的尿蝶呤图谱分析

酶缺乏	尿新蝶呤（N）	尿生物蝶呤（B）	生物蝶呤百分率
PTPS缺乏	增高	极低	极低
DHPR缺乏	正常或偏高	增高	增高
GTPCH缺乏	极低	极低	正常
PCD缺乏	增高	7-生物蝶呤增高	降低
SR缺乏	正常	正常	正常

（3）酶活性测定：红细胞二氢蝶啶还原酶（DHPR）活性测定是DHPRD的确诊方法。通过尿蝶呤图谱分析难以区别DHPRD及PKU，需要通过红细胞DHPR活性测定以确诊。取外周血滴于干滤纸片（至少8mm），采用双光束分光光度计测定DHPR活性。DHPRD该酶活性极低。需注意应用甲氨蝶呤治疗的患儿，其会干扰DHPR活性测定。

（4）BH4负荷试验：24h的BH4负荷试验是一种快速而可靠的BH4D辅助诊断方法。具体试验方法参考第2章第一节。BH4缺乏者血Phe对BH4反应明显，PTPS缺乏者，血Phe浓度多在服BH4后2～6h降至正常；DHPRD患者血Phe下降缓慢。

（5）脑脊液蝶呤和神经递质代谢产物测定：可在脑脊液中加入一定量的维生素C以保存，脑脊液蝶呤检测方法与尿蝶呤一致。另外可用气相色谱法测定脑脊液中神经递质代谢产物，如高香草酸和5-羟基吲哚乙酸。典型型BH4D患者脑脊液中代谢产物有不同程度的下降，而外周型BH4D患者其酶活性可轻度下降或正常。

（6）影像学检查：头颅MRI、CT有助于判断患儿脑白质异常、发育不良、脑萎缩、基底节钙化灶等表现。

（7）基因分析：现已报道超过200种基因突变可导致BH4D。中国有96% BH4D患者为PTPS缺乏。

3.鉴别诊断　3个月内的BH4D患儿除血Phe升高外，常无明显BH4缺乏的临床表现，给予低Phe奶粉治疗，虽血Phe浓度逐渐下降，但却逐渐出现神经系统损害症状。所有Phe增高的患儿需常规进行尿蝶呤图谱分析、干滤纸血片DHPR活性测定或BH4负荷试验，以诊断及鉴别诊断BH4D。

三、治疗要点

BH4D的治疗主要取决于酶缺乏类型及脑脊液中神经递质缺乏程度。大多数BH4D的治疗手段包括左旋多巴、5-羟色氨酸联合BH4或低Phe饮食。

1.治疗原则　一经诊断应立即治疗，最好于出生后1个月内开始治疗。①PTPSD及GTPCHD饮食为普食，给予BH4联合神经递质治疗；②少数轻型PTPSD可单纯采用BH4治疗；③DHPRD需高剂量BH4 10～20mg/（kg·d），联合低Phe饮食及神经递质治疗；④PCD可能属于暂时性疾病，不需要治疗，或仅采用BH4治疗。

2.BH4治疗　BH4 1～5mg/（kg·d）分2次口服，根据血Phe浓度调整剂量，可增加至10mg/（kg·d）。

3.低Phe特殊饮食　DHPRD患儿如因特殊原因无法接受BH4治疗，可应用低Phe奶粉或蛋白粉特殊饮食治疗。

4.神经递质前质 如左旋多巴及5-羟色氨酸联合治疗。临床上多用多巴丝肼或信尼麦控释片。开始治疗剂量为1mg/（kg·d），每周增加1mg/（kg·d），直至治疗剂量，见表2-2，药物总量分3～4次口服，以避免或减少药物不耐受。

表2-2 各年龄段患儿神经递质前质治疗剂量

药物	新生儿期	<1～2岁	>1～2岁
左旋多巴	1～3mg/（kg·d）	4～7mg/（kg·d）	8～15mg/（kg·d）
5-羟色氨酸	1～2mg/（kg·d）	3～5mg/（kg·d）	6～9mg/（kg·d）

5.甲酰四氢叶酸 DHPRD患者可补充甲酰四氢叶酸5～20mg/d。

（王　晔　魏克伦）

第三节　枫糖尿症

枫糖尿症（maple syrup urine disease，MSUD）是支链α-酮酸脱氢酶复合体（branched-chain α-keto acid dehydrogenase complex，BCKAD复合体）功能缺陷所致，亮氨酸、异亮氨酸、缬氨酸3种支链氨基酸及支链α-酮酸在体内堆积，引起机体损伤的一种常染色体隐性遗传病。因尿中代谢产物有类似"枫糖浆"味，故命名为枫糖尿症。发病率为1/130 000～1/125 000。

一、病因

BCKAD复合体由支链α-酮酸脱羧酶（E1）（包括E1α、E1β）、二氢硫辛酰胺酰基转移酶（E2）、二氢硫辛酰胺酰基脱氢酶（E3）及两个特异性调节蛋白组成。BCKAD复合体的作用是催化支链氨基酸降解而产生的3种支链α-酮酸进行氧化脱羧。任一种蛋白异常均可导致BCKAD复合体功能障碍，进而引起一系列生化改变：①支链氨基酸由于分解障碍而在体内堆积，引起血中亮氨酸、异亮氨酸及缬氨酸含量升高；②代谢产物支链α-酮酸，包括2-酮异戊酸、2-酮-3-甲基戊酸及2-酮异己酸也不被降解而堆积；③支链α-酮酸不稳定，部分转化为相应的有机酸在体内堆积，包括2-羟基异戊酸、2-羟基-3-甲基戊酸及2-羟基异己酸。以上物质堆积可造成不同程度的机体损害，如2-酮异己酸可破坏细胞呼吸链作用，引起神经元坏死。支链氨基酸可抑制大脑蛋白质合成，进而髓鞘化障碍，造成脑神经结构损伤；同时可引起钠泵功能障碍，造成脑水肿。根据蛋白质缺陷的不同可将MSUD分为MSUD Ⅰ A型（E1α缺陷）、MSUD Ⅰ B型（E1β缺陷）、MSUD Ⅱ型（E2缺陷）、MSUD Ⅲ型（E3缺陷）。

二、诊断要点

1.临床表现 根据症状出现时间、进程、对蛋白质的耐受性及维生素B_1的反应性，将MSUD分为经典型、轻型、间歇型、硫胺有效型及酯酰胺脱氢酶缺乏型。

（1）经典型：常见于新生儿期。出生后3～5d发病，母乳喂养儿出生后2周发病。临床症状包括：喂养困难、呕吐、代谢性酸中毒、惊厥、肌张力增高与松弛交替出现、间歇性呼吸暂停、角弓反张、呼吸衰竭、昏迷，尿液中有枫糖味，尿中酮体阳性，支链α-酮酸含量增高，血中支链氨基酸、别异亮氨酸水平增高，可有低血糖。本型进展迅速，也是最常见、最严重的一种类型，可引起急性脑水肿而致死。本型BCKAD复合体活性为正常人的0～2%。

（2）轻型：多数在婴儿期发病，呈慢性进行性加重，表现为生长落后、喂养困难、精神运动发育迟缓、脑病等。血尿生化改变同经典型。本型酶活性为正常人的3%～30%。

（3）间歇型：在婴儿期、幼儿期发育正常，可耐受正常饮食。其在手术、感染、频繁呕吐等应激情况下诱发，表现为嗜睡、运动失调、步态不稳等，严重者可发生惊厥、频发抽搐、昏迷甚至死亡。其血尿生化与经典型相似，此为失代偿期。本型酶活性为正常人的5%～20%。

（4）硫胺有效型：婴儿期及儿童期发病，临床表现较轻，应用维生素B$_1$（200mg/24h）治疗3周，可使临床及生化指标得到改善。本型酶活性为正常人的2%～40%。

（5）酯酰胺脱氢酶缺乏型：本型罕见，出生时正常，然后出现全身肌肉松弛、肌张力低下、进行性共济失调、生长发育延迟，往往伴有严重的乳酸血症等。本型酶活性为正常人的0～25%。

2.辅助检查　根据以下实验室检查结果可进行初步诊断。

（1）血酮体升高。

（2）成纤维细胞异常：支链α-酮酸脱氢酶复合物的正常值范围为100%活性；异常值范围为0～2%活性。

（3）血浆异常所见：①别异亮氨酸，异常值范围为72.00～220.00μmol/L；②别亮氨酸，正常值范围为26.00～91.00μmol/L，异常值范围为200.00～12 000.00μmol/L；③亮氨酸，正常值范围为48.00～160.00μmol/L，异常值范围为500.00～5000.00μmol/L；④血管紧张肽，正常值范围为86.00～190.00 μmol/L，异常值范围为500.00～1800.00μmol/L。

（4）血清异常：葡萄糖异常值范围为0.50～3.00mmol/L。

（5）尿液异常：采用气相色谱-质谱测定发现MSUD患者尿中亮氨酸、异亮氨酸和缬氨酸的代谢产物［2-同异己酸、2-酮-3-甲基戊酸（产生气味）、2-酮异戊酸］排出增多。

（6）三氯化铁及2,4二硝基苯肼（DNPH）试验：为非特异性指标，出生后48～72h的患儿，当血亮氨酸浓度达到1000μmol/L时，此两种试验可为阳性。

（7）其他检测：代谢性酸中毒，尿酮体阳性，血氨增高。

（8）BCKAD复合体酶活性及基因突变分析：可通过外周血白细胞、皮肤成纤维细胞、淋巴细胞、肝组织、羊水细胞、绒毛膜细胞等测定BCKAD复合体酶活性。血白细胞提取DNA进行基因分析，以明确诊断。

（9）头颅MRI：亮氨酸毒性作用可导致患者脑髓鞘发育异常和脑水肿。

3.鉴别诊断

（1）新生儿脑病：如窒息、低血糖、癫痫持续状态、胆红素脑病、脑膜炎及脑炎等。

（2）其他导致新生儿脑病的遗传代谢性疾病：β-铜硫解酶缺乏症、尿素循环障碍、甘氨酸脑病及丙酸血症或甲基丙二酸血症。

（3）新生儿败血症：新生儿MSUD发病初期在临床上常表现为精神萎靡、拒食、呕吐等非特异性症状，极易误诊为新生儿败血症。新生儿败血症患儿C反应蛋白和血常规有异常、尿液无焦糖味、串联质谱技术分析有助鉴别。此外，遗传代谢病可继发败血症，需要排除遗传代谢病的可能。

三、治疗要点

本病虽不能根治，但及早治疗可增加患儿存活率，改善症状。对急性危象的治疗要采取紧急措施，否则危及生命。

1.目标　入院24h血浆亮氨酸浓度降低，其浓度仍＞750μmol/L，治疗后使其浓度保持在400～600μmol/L，尽量减少低张力液体的摄入，保持血钠浓度在138～145μmol/L，尿磷2～4ml/（kg·h），尿渗透压300～400mmol/L。

2.一般治疗　去除诱发因素，予足够的能量供给，应用不含亮氨酸、异亮氨酸、缬氨酸的氨基酸，提供其他特殊氨基酸。

3.急性期治疗　目的是排除体内积存的分支氨基酸及其代谢产物，促进蛋白质合成、抑制蛋白质分解。采用的最佳方法是腹膜透析。24h血亮氨酸清除应＞750μmol/L，2～4d将血亮氨酸水平降至400μmol/L以下。同时补充必需氨基酸与非必需氨基酸，注意血糖检测，必要时补充胰岛素。试用最大剂量维生素B_1治疗，每天100～300mg，口服。

4.脑水肿的处理

（1）监测头围、囟门大小、颅内压增高表现及脑疝迹象。

（2）抬高头部。

（3）保证内环境稳定：维持血钠浓度在138～145mmol/L，血液渗透压290～300mmol/L，尿渗透压300～400mmol/L，尿比重＜1.010。

（4）降颅压：甘露醇0.5～1.0g/kg或呋塞米0.5～1mg/kg，每6～8小时1次。

5.慢性期治疗　应用无支链氨基酸特殊奶粉喂养，供给足够的热量和营养以满足生长发育需要。维生素B_1有效者，每天给予100～300mg，口服，长期治疗。控制血亮氨酸浓度在100～300μmol/L。

6.交换输血　此方法是将患者的血输给正常人，将正常人的血输给患者。正常人有处理支链氨基酸的能力，患者的血输给正常人无不良反应和后果，而患者血中亮氨酸水平可降低。

7.肝移植　据文献报道，肝移植后几年内患者内稳态能维持正常，全支链2-氧酸脱氢酶活性明显升高，不需限制饮食，在分解代谢增高的情况下，没有代谢失代偿的危险。但肝移植手术创伤大、难度高、并发症多、供肝来源稀缺，不利于广泛开展。需考虑到所需费用及手术风险。

（王　晔　魏克伦）

第四节　酪氨酸血症

酪氨酸血症（tyrosinemia）是指酪氨酸分解代谢途径中酶的缺陷导致血浆酪氨酸明显升高。根据酶缺陷种类不同，可将酪氨酸血症分为：由延胡索酰乙酰乙酸水解酶（fumarylacetoacetate hydrolase，FAH）缺陷导致的酪氨酸血症Ⅰ型（tyrosinemia type 1，HT-Ⅰ），又称肝-肾型酪氨酸血症，是以肝、肾和周围神经病变为特征的代谢病；由酪氨酸氨基转移酶（tyrosine aminotrasferase，TAT）缺陷导致的酪氨酸血症Ⅱ型，又称眼-皮肤型酪氨酸血症，是以角膜增厚、掌跖角化、发育落后为特征的代谢病；由4-羟基苯丙酮双加氧酶（4-hydroxyphenylpyruvate dioxygenase，4-HPPD）缺陷导致的酪氨酸血症Ⅲ型，以神经症状为主要表现的临床综合征。另外一些特殊原因可引起酪氨酸暂时性升高，无须处理，可自行缓解，也无任何功能损害，如餐后采血、各种原因引起的肝衰竭、牛奶喂养的未成熟新生儿等情况。发病率为1/120 000 ～ 1/100 000。本部分主要讲述HT-Ⅰ。

一、病因

酪氨酸是人体内一种半必需氨基酸，为必需氨基酸苯丙氨酸羟化或组织蛋白分解而来。HT-Ⅰ是一种常染色体隐性遗传病，*FAH*基因的纯合突变或复合杂合突变可致病。由于FAH缺陷，延胡索酰乙酰乙酸不能分解为延胡索酸和乙酰乙酸。延胡索酸乙酰乙酸及其上游产物马来酰乙酰乙酸堆积，与琥珀酰丙酮、琥珀酰丙酮A构成了主要的毒性中间代谢产物。主要表现如下：抑制Δ-氨基酮戊酸脱水酶活性，使胆色素合成受阻，Δ-氨基酮戊酸堆积，引起类似卟啉症样改变，可导致神经轴突变、脱髓鞘改变；琥珀酰丙酮A可能通过其不稳定的羰基对DNA的烷化作用及其对DNA连接酶的抑制作用，诱发细胞癌变；琥珀酰丙酮和琥珀酰丙酮A与蛋白的巯基结合导致细胞损伤。*FAH*基因位于常染色体15q25.1，目前已有50多种突变类型。HT-Ⅰ临床表现多种多样，与基因突变类型不同有关，尚与患者肝脏组织中对FAH抗体有反应的组织及对FAH抗体无反应的组织的比例有关，这两者比例的多少，一定程度上决定了病情的严重程度。这两种不同的组织拼接在一起，形成一种特殊的镶嵌现象，目前认为是有毒代谢产物堆积形成的细胞环境压力使突变的等位基因自我修复的结果。

二、诊断要点

1.临床表现　HT-Ⅰ一般可分为急性型、慢性型和亚急性型，其临床表现差异较大。部分患者可表现为严重的肝病危象及神经危象。

（1）急性型：最常见，约占80%。起病年龄较小，多为出生后几天至几周，主要表现为急性肝衰竭，其他临床表现为肝大、黄疸、贫血、出血倾向、厌食、呕吐及生长迟缓。如不治疗，自然生命不超过1年。

（2）亚急性型、慢性型：出生后6个月至2岁起病，除肝功能损害外还表现为肾小管功能损害及神经系统损害。临床表现有肝硬化、肾性糖尿、氨基酸尿、低磷血症性佝偻病、易激惹、嗜睡、角弓反张等。慢性型患者如发生肝硬化，可逐渐进展为肝细胞癌。

（3）肝病危象：明显的出血倾向为主要表现，常间歇发作，严重时可危及生命。

（4）神经危象：以痛性伸肌张力增高、呕吐和肠梗阻、肌无力和自残为主要表现，可继发呼吸道感染，常需借助机械通气治疗。缓解期一般不遗留功能损害。

2. 辅助检查

（1）常规检查：①血浆谷丙转氨酶、谷草转氨酶常轻度或重度增高，部分患者可无改变，而凝血功能障碍突出。转氨酶明显增高常提示急性肝损害。②AFP增高，常提示肝细胞癌的可能。③贫血、血小板减少。④尿常规可见糖尿、蛋白尿。⑤24h尿磷测定可见尿磷排出增加。

（2）血浆氨基酸分析：可见酪氨酸、琥珀酰丙酮浓度明显增高。部分患儿可有高甲硫氨酸血症。

（3）尿有机酸分析：可见琥珀酰丙酮排出增多，常可检查出4-羟基苯复合物及以酪氨酸为主的多种氨基酸。

（4）酶学及基因突变分析：可检测肝、淋巴细胞、红细胞、皮肤成纤维细胞、肾的FAH活性。基因分析可确诊。

（5）影像学检查：B超可见肝大、肝实质密度不均、脾大、肾脏增大和回声增强。腹部CT或MRI有助于发现肝细胞癌变。头颅CT或MRI有助于发现神经脱髓鞘病变。长骨X线片有利于发现佝偻病样改变。

（6）其他：急性神经危象发作时，可见尿卟啉、Δ-氨基酮戊酸明显增高。

3. 鉴别诊断　急性型HT-Ⅰ需与其他可导致早期急性肝损害的疾病相鉴别，如感染性肝病、药物性肝损伤、某些以肝损伤为主要表现的代谢病、线粒体疾病、新生儿肝内胆汁淤积症、遗传性果糖不耐受、半乳糖血症、脂肪酸氧化缺陷等。

亚急性型和慢性型HT-Ⅰ应与原发性范科尼综合征、肾小管性酸中毒、抗维生素D佝偻病、胱氨酸尿症、眼-脑-肾综合征、肝豆状核变性等伴有佝偻病体征及肾小管功能不全表现的疾病相鉴别。

三、治疗要点

治疗的原则是减少酪氨酸摄入及有毒代谢产物堆积，治疗并发症。

1. 饮食治疗　低苯丙氨酸和低酪氨酸饮食可降低血浆酪氨酸水平。但单纯限制蛋白质摄入仅改善肾小管功能，而对肝及神经系统无益，也不能降低肝细胞癌的发生率，并且不利于儿童的生长发育。目前推荐1岁以下婴儿，每天天然蛋白摄入量约为2g/kg，1岁以上约为1g/kg。

2. 4-HPPD抑制剂的使用　阻止4-羟基苯丙酮酸向尿黑酸转化，减少异常中间代谢产物如琥珀酰丙酮A、琥珀酰丙酮的产生。此药物的应用可极大地改善患者预后。

3. 肝移植　通过以上治疗仍有一部分患儿治疗效果不佳。如出现以下情况可考虑肝移植：确诊肝细胞癌；暴发性肝衰竭；以上治疗失败者，如表现凝血功能无法纠正、肾小管功能不能改善、AFP持续增高、血或尿可检测有毒代谢产物持续存在。

（王　晔　魏克伦）

第五节　高同型半胱氨酸血症

高同型半胱氨酸血症是指含硫氨基酸甲硫氨酸代谢过程中某种酶缺乏导致血浆同型半胱氨酸（Hcy）浓度增高，而Hcy是动脉粥样硬化、急性心肌梗死、脑卒中、冠状动脉病变及外周血管病变等发病的独立危险因子。该病属于常染色体隐性遗传病。新生儿筛查发病率为1/350 000 ～ 1/20 000。

一、病因

Hcy是一种含硫氨基酸，来源于甲硫氨酸的分解。Hcy有两条代谢途径。甲基化过程：5,10-亚甲基四氢叶酸经亚甲基四氢叶酸还原酶（MTHFR）作用生成5-甲基四氢叶酸，后者经甲硫氨酸合酶（MS）辅酶维生素B_{12}作用生成四氢叶酸，MS需经甲硫氨酸合成还原酶还原激活，该过程是脑组织唯一的同型半胱氨酸甲基化过程。转硫过程：Hcy及丝氨酸在维生素B_6依赖的胱硫醚-β-合成酶（CBS）作用下生成胱硫醚。这两种代谢过程中需要多种酶及辅酶作用。该过程中任何一种代谢缺陷均可造成Hcy在体内蓄积。Hcy是一种多功能损伤因子，可破坏细胞的完整性，导致细胞结构和功能损伤，诱导血管局部的炎症细胞释放多种炎症因子，使血管局部功能损伤等。常见的突变基因有CBS基因、MS基因、维生素B_{12}基因、甲硫氨酸合成还原酶基因、MTHFR基因。

二、诊断要点

1.临床表现

（1）CBS缺乏：新生儿到青春期均可发生，表现为生长发育落后，其可造成血管、眼部、神经系统、骨骼系统严重异常改变。心血管系统：表现为血管栓塞、动脉粥样硬化、高血压等，中国人群中Hcy是心血管疾病的独立危险因素。眼部异常：3岁以后出现晶状体脱落、视网膜脱落、视力下降，继发青光眼、白内障甚至失明等。神经系统损害：运动发育迟缓、智力低下、癫痫、步态不稳等，甚至可出现脑卒中、精神分裂、抑郁症。骨骼异常：骨质疏松、脊柱侧凸、膝外翻等。

（2）维生素B_{12}（钴胺素）代谢障碍：此类患儿出生早期即可出现呕吐、喂养困难、嗜睡、肌张力低下和发育延迟。

（3）MTHFR缺陷：临床以神经症状为主，新生儿呼吸暂停发作和阵挛性痉挛导致死亡，可有小头畸形、智力低下、抽搐、精神紊乱等，也可伴有早发的血管疾病、周围神经病变表现。

2.辅助检查

（1）血Hcy测定：空腹采血，应用高效液相色谱法测定血浆中Hcy浓度。CBS缺乏者：血浆Hcy、甲硫氨酸增高，但胱硫醚降低。维生素B_{12}代谢障碍及MTHFR缺陷：血浆Hcy增高，甲硫氨酸降低或正常。

（2）尿液检测：Hcy升高，硝普钠试验检验尿中含硫氨基酸，如呈现红色或紫红色为阳性。

（3）血常规：MS或维生素B_{12}缺陷症患儿可出现巨幼细胞贫血。

（4）脑脊液检测：MTHFR缺陷症患者脑脊液中5-甲基四氢叶酸明显降低。

（5）脑电图和颅脑CT：脑电图可有异常，MS缺陷患者CT可见脑萎缩。

（6）基因分析或相关酶活性测定：通过相关酶及基因分析从分子生物水平明确诊断。

3.鉴别诊断

（1）马方综合征：患者身材瘦长，出生早期即四肢细长，晶状体较早出现向上脱位，常有心脏瓣膜等心血管病变，从而可导致猝死。高同型半胱氨酸血症患者的晶状体脱位方向是进行性向下，常先表现为近视，出生后数年才出现指（趾）细长；实验室检查相关的生化指标可帮助鉴别。

（2）高甲硫氨酸血症：血甲硫氨酸增高，血浆Hcy正常。

三、治疗要点

CBS缺乏：一经诊断应立即治疗。应用维生素B_6 100～200mg/d试验性治疗，也有推荐应用维生素B_6 300～600mg/d，同时给予叶酸10mg/d治疗。约50%的患者为维生素B_6反应型，同时应控制饮食中甲硫氨酸的摄入，补充胱氨酸。甜菜碱100～250mg/（kg·d），可增加至6～9g/24h。应用维生素C 100mg/d以改善内皮细胞功能。补充维生素B_{12}，用量为1mg/（kg·d）。双膦酸盐可改善骨密度。治疗目的是使血同型半胱氨酸降至＜30～60μmol/L。

维生素B_{12}代谢障碍及MTHFR缺陷：补充维生素B_{12}、叶酸、甜菜碱、甲硫氨酸。

（王　晔　魏克伦）

第六节　高甲硫氨酸血症

原发性高甲硫氨酸血症是体内甲硫氨酸（methionine，Met）降解受阻导致甲硫氨酸过多而引起的疾病。部分肝脏疾病、酪氨酸血症Ⅰ型、高胱氨酸尿症、摄入甲硫氨酸过多等可引起继发性高甲硫氨酸血症。本节主要讲述原发性高甲硫氨酸血症，其通常为常染色体隐性遗传，发病率约为1/100 000。

一、病因

原发性高甲硫氨酸血症是甲硫氨酸S-腺苷转移酶（methionine adenostyltransferase，Ⅰ/Ⅲ，MATⅠ/Ⅲ）缺乏引起的一种疾病。单纯性遗传性高甲硫氨酸血症患者不伴有其他代谢性疾病。甲硫氨酸代谢途径包括转硫与转氨两个过程。转硫途径：Met通过MATⅠ/Ⅲ转变为S-腺苷甲硫氨酸（S-adenosylmethionine，SAM/AdoMet），SAM/AdoMet经甘氨酸N-甲基转移酶（GNMT）转变成S-腺苷同型半胱氨酸（S-adenosylhomocysteine，

AdoHcy），AdoHcy再经S-腺苷同型半胱氨酸水解酶（AHCY）生成同型半胱氨酸。上述代谢途径中的酶发生基因突变即可引起甲硫氨酸水平增高，同型半胱氨酸降低。相关基因MAT1A、GNMT和AHCY突变可导致转硫过程异常。转氨过程中甲硫氨酸转氨酶或2-酮-4-甲基硫代丁酸氧化脱羧酶缺乏影响转氨，可导致甲硫氨酸增高。

二、诊断要点

1.临床表现　多数患者无临床症状或体征，一些患者可出现认知障碍、精神发育迟滞、运动功能落后、肌无力等神经系统症状，通常呼吸、汗液或尿液有煮熟洋白菜的气味，有的在新生儿期出现胆汁淤积，可以有牙齿和头部异常、心肌病等表现。

2.辅助检查

（1）氨基酸测定：血浆甲硫氨酸升高达正常上限的10倍以上，血同型半胱氨酸下降，尿中甲硫氨酸浓度升高。

（2）头颅MRI：可发现大脑脱髓鞘病变。

（3）肝甲硫氨酸腺苷基转移酶活性降低为正常的10%～20%。

3.鉴别诊断

（1）腺苷激酶（AKD）缺陷：表现为全身发育迟缓、早期癫痫发作、进行性肌无力和消瘦。血清学检查显示血浆甲硫氨酸、血浆AdoMet/AdoHcy增高，而同型半胱氨酸正常。尿检显示腺苷分泌增多；脑MRI显示大脑萎缩合并大脑白质非特异性退化。肝活检提示肝组织纤维化。

（2）遗传性酪氨酸血症Ⅰ型：临床表现多样，表现为生长迟缓、呕吐、黄疸、肝大、凝血功能障碍、佝偻病、低血糖、肾小管病变、肝衰竭等。化验检查常提示AFP明显增高及血酪氨酸、甲硫氨酸水平升高，血琥珀酰丙酮增高是特异性诊断指标。大量4-羟基苯乳酸、4-羟基苯乙酸和4-羟基苯丙酮酸经尿排出。

（3）CBS缺陷型高同型半胱氨酸血症：表现为近视、抽搐、智力低下、血管栓塞形成、骨质疏松、蜘蛛样指（趾）等。血同型半胱氨酸及甲硫氨酸均增高。

（4）其他原因：如早产儿摄入富含甲硫氨酸奶粉或高甲硫氨酸饮食导致暂时性高甲硫氨酸血症；希特林蛋白缺乏所致的新生儿肝内胆汁淤积、肝脏疾病也会导致继发性甲硫氨酸增高。

三、治疗要点

MATⅠ/Ⅲ缺陷者是否需饮食限制Met的摄入，目前仍有争议。有建议可给予AdoMet，以促进大脑髓鞘重新形成。摄入肌酸和胆碱可为辅助治疗。

（王　晔　魏克伦）

第七节　组氨酸血症

组氨酸血症（histidinemia）是一种常染色体隐性遗传病，是因为组氨酸酶缺陷导致血组氨酸升高、尿组氨酸及组氨酸的代谢产物排出增加，血、尿及皮肤细胞中尿刊酸水平降低。其多为良性疾病，发病率约为1/15 000。

一、病因

组氨酸血症由编码组氨酸的基因发生突变所致（HAL），位于染色体12q22—q24.1。组氨酸是一种必需氨基酸。正常情况下组氨酸可被用于合成蛋白质，也可在组氨酸酶催化作用下脱氨生成尿刊酸，进而生成谷氨酸。组氨酸血症患者由于组氨酸酶缺陷，可造成尿刊酸生成障碍，使组氨酸堆积，体液中组氨酸浓度升高，尿中组氨酸排出也升高；也可引起其他代谢途径活跃，产生大量的咪唑丙酮酸、咪唑乳酸、咪唑乙酸，并从尿中排出。

二、诊断要点

1.临床表现　可将组氨酸血症分为经典型与非经典型，其区别在于皮肤组氨酸酶活性。临床上前者多见，酶活性较低，后者较少见，而酶活性相对较高。组氨酸血症患者的临床表现有异质性。新生儿期患者可无临床症状，部分患者可存在智力低下、语言发育迟缓、认知困难、运动发育落后、身材矮小。其他临床表现可有精神、行为异常，反复感染，少见的有小脑性共济失调、脑积水、血小板减少症等。也有研究者认为患儿智力与组氨酸浓度无关。

2.辅助检查

（1）氨基酸测定：采用串联质谱法测定干滤纸血片中组氨酸浓度。组氨酸正常值为56～120μmol/L，异常值范围为290～1420μmol/L。

（2）尿液代谢产物测定：尿三氯化铁试验反应呈灰色；组胺升高；咪唑乙酸、咪唑乳酸、咪唑丙酮酸升高；Cuprizone试验阳性。

（3）酶活性检测：肝或皮肤角质层组氨酸酶活性降低。

三、鉴别诊断

1.苯丙酮尿症　PAH基因发生突变导致PAH活性降低或丧失，Phe不能转化为酪氨酸，进而血中Phe增高，增高的Phe与中性氨基酸竞争通过血-脑屏障，造成脑髓鞘发育不良或脱髓鞘等脑白质病变，导致患儿智力发育障碍；Phe在体内积聚增加，旁路代谢增强，生成苯丙酮酸、苯乙酸、苯乳酸增多，并从尿液中大量排出。临床表现为皮肤白、头发黄，尿液和汗液有鼠尿臭味及智力发育落后。尿三氯化铁试验、尿2，4-二硝基苯肼（DNPH）试验可阳性。血苯丙氨酸及酪氨酸测定可明确诊断。

2.尿刊酸酶缺乏症　是极为罕见的常染色体隐性遗传病。尿刊酸酶缺乏时尿刊酸向咪唑酮丙酸转化受阻，引起尿液中尿刊酸浓度增高，血浆和尿液中组氨酸浓度也可增高，尿咪唑丙酮酸排泄增多。尿刊酸浓度增高是鉴别组氨酸血症的要点。

四、治疗要点

组氨酸血症是一种良性代谢病，一般情况下不需特殊治疗，仅有1%的患者可能需要治疗。可采取低组氨酸饮食进行治疗。但研究发现，尽管采用低组氨酸饮食可降低血浆组氨酸浓度，但其智力与未采用低组氨酸饮食患儿相比，无统计学差异。故幼童采用低组氨酸饮食无明显益处。

（王　晔　魏克伦）

第八节　白　化　病

白化病（albinism）是黑色素细胞内的酶系统先天缺陷引起的黑色素合成障碍性疾病。其可分为眼皮肤白化病（oculocutaneous albinism，OCA）、眼白化病（ocular albinism type 1，OA1）、皮肤型白化病。发病率为 1/20 000 ～ 1/10 000。OCA 是常染色体隐性遗传病，致病基因位于 11q14—q21；皮肤型白化病是常染色体显性遗传病，致病基因位于 15q11—q12；眼白化病是性连锁隐性遗传病，致病基因位于 Xq26.3—27.1。

一、病因

正常人体的黑色素细胞含有的黑色素小体可合成黑色素，黑色素小体中有含酮的酚氧化酶，即酪氨酸酶。这种酶可将酪氨酸转变成黑色素。白化病患者虽有黑色素细胞，但由于缺乏酪氨酸酶，阻断了黑色素的形成，导致患者皮肤、黏膜、毛发、虹膜等处无黑色素生成而出现白化。

二、诊断要点

1.临床表现

（1）眼白化病：婴儿期眼球震颤，视频度降低，虹膜色素上皮和眼底色素减退，中央凹发育不良，严重的屈光不正，双目协调功能降低，成像异常，斜视。视敏度终身保持稳定，在青少年期时往往可有缓慢改善。

（2）眼皮肤白化病：皮肤、毛发、虹膜、视网膜、脉络膜均无黑色素。皮肤呈弥漫性乳白色或淡粉色，阳光照射易产生红斑，但无色素沉着；毛发纤细，呈银白色或淡黄色；虹膜为灰蓝色或透明，视网膜缺少色素，在小儿患者中瞳孔为淡红色，到成人则黑色增加，可伴有畏光、眼球震颤、视力降低、视野异常、斜视等。

（3）皮肤型白化病：多见于男性，眼底色素缺乏，脉络膜血管清晰可见，虹膜透明，有眼球震颤、畏光、视敏度下降。

2.辅助检查

（1）皮肤活组织检测或电镜检查：大多数眼白化病男性和女性携带者中，光镜或电镜下可见皮肤角质形成细胞及黑色素细胞中存在巨大黑色素小体。

（2）基因诊断：90% 以上男性眼白化病患者可通过基因诊断方式明确诊断。目前可通过直接测序及进行构象敏感多态性分析诊断眼皮肤白化病。

3.鉴别诊断　临床上本病需要与多种具有白化病表现特征的疾病相鉴别。

（1）Hermansky-Pudlak 综合征（HPS）：其临床表现包括眼皮肤白化病、出血倾向、肺纤维化、肉芽肿性结肠炎。电镜下可见血小板内的致密体缺失。目前，全世界已经确定的 HPS 亚型有 9 种，即 HPS 1 ～ 9，分别由 9 个不同的基因突变引起，其中 HPS1 约占全部 HPS 病例的 1/2。

（2）Chediak-Higashi综合征（CHS）：主要临床表现包括眼皮肤白化病、畏光、眼球震颤，在原始粒细胞和早幼粒细胞中可见嗜酸性、过氧化物酶阳性的大包涵体。

三、治疗要点

本病无特殊治疗方法，主要采用对症处理。本病应避免阳光直接照射以防灼伤，佩戴有色眼镜可减轻眼部不适。避免从事视力要求较高的工作。由于其外貌异常，患者可出现多种心理问题，表现在学习、工作、婚姻、生育等方面，可以寻求心理治疗。

（王　晔　魏克伦）

第 3 章

有机酸血症

第一节　甲基丙二酸血症

甲基丙二酸血症（methylmalonic academia，MMA）又称甲基丙二酸尿症，是我国最常见的有机酸代谢病，大部分为常染色体隐性，主要是由于甲基丙二酰辅酶A变位酶或其辅酶钴胺素（cobalamin，cbl，维生素B$_{12}$）代谢缺陷，甲基丙二酸、3-羟基丙酸等代谢物异常堆积而发病。根据酶缺陷类型分为甲基丙二酰辅酶A变位酶缺陷（Mut型）及其辅酶钴胺素代谢障碍（cbl型）两大类。其中Mut型又可分为甲基丙二酰辅酶A变位酶功能完全缺乏（mut^{0}型）和甲基丙二酰辅酶A变位酶功能部分缺乏（mut$^-$型）。钴胺素代谢障碍包括cblA、cblB、cblC、cblD、cblF、cblH、cblX，其中cblX型不同于其他类型，为X染色体遗传。Mut型及cblA、cblB、cblH型仅表现为MMA，因此称为单纯型MMA。cblC、cblD、cblF、cblX型表现为MMA伴高同型半胱氨酸血症，称为MMA合并高同型半胱氨酸血症。其中约30%为单纯型MMA，70%为MMA合并高同型半胱氨酸血症，在合并型中，约95%为cblC型。发病率在不同国家和地区有着很大的差异，为1/100 000～1/50 000。

一、病因

由于甲基丙二酰辅酶A变位酶的缺陷或甲基钴胺素活性下降，从而缬氨酸、甲硫氨酸、苏氨酸、异亮氨酸、胆固醇、奇数链脂肪酸的代谢途径受阻，不能转化成琥珀酰辅酶A，其旁路代谢产物甲基丙二酸、3-羟基丙酸、甲基枸橼酸等毒性代谢产物蓄积，引起肝、脑等器官损伤，表现出相应临床表现。

二、诊断要点

1.临床表现　有很大差异，缺乏特异性，常见有反应差、喂养困难、呕吐、惊厥、智力发育落后、肌张力低下、运动障碍等。其可呈急性、间歇性、慢性病程。重症患儿可于新生儿期发病。根据发病时间可将其分为早发型和晚发型。

（1）早发型：多于1岁内起病，主要表现为喂养困难、发育落后，最严重的表现为神经系统症状，可出现惊厥、运动功能障碍及舞蹈手足徐动症等，常伴有血液系统异常，可出现贫血、全血细胞减少等，病死率较高。本型也可合并肺炎等感染性疾病及多系统损害，因此极易被误诊，增加了病死率及致残率。

（2）迟发型：可延迟到成人期发病，常合并外周神经、肝、肾、眼、血管及皮肤等多系统损害。因甲基丙二酸及其代谢产物可导致患儿神经细胞凋亡、脱髓鞘样改变，因此在儿童或青少年时期患者可表现为认知能力下降、意识模糊及智力落后等。感染、饥饿、疲劳、疫苗注射等常为疾病的诱发因素。

由于该病缺乏特异性表现，部分患儿可以溶血尿毒综合征、紫癜等特殊疾病为首发表现。随着新生儿筛查的普及，很多患儿常在无症状时即被确诊。

2.辅助检查

（1）应常规进行以下检查：血常规、尿常规、肝功能、肾功能、血氨、血乳酸、血气分析、血糖等。化验结果可出现贫血、全血细胞减少、代谢性酸中毒、酮症、高氨血症、血糖紊乱、肝功能异常等表现。

（2）血串联质谱检测：为首选且较快捷的诊断方法。血丙酰肉碱及丙酰肉碱/乙酰肉碱值增高。

（3）尿气相色谱检测：为首选且较快捷的诊断方法。尿甲基丙二酸及甲基枸橼酸增高明显，严重者可伴3-羟基丙酸、3-羟基丁酸、丙酮酸增高。

（4）分型试验

1）维生素B_{12}负荷试验：每天肌内注射维生素B_{12} 1mg，首选羟钴胺，连续应用1～2周，观察患儿对维生素B_{12}的反应性。临床症状好转，血液丙酰肉碱/乙酰肉碱比值下降50%以上，判断为维生素B_{12}有效型。若肌内注射维生素B_{12}治疗后，患儿血丙酰肉碱/乙酰肉碱比值下降，尿甲基丙二酸也有所下降，但小于50%，可判断为维生素B_{12}部分有效型。

2）血同型半胱氨酸检测：单纯型MMA患儿血同型半胱氨酸浓度＜15μmol/L。MMA合并高同型半胱氨酸血症者，同型半胱氨酸浓度增高，可与单纯型相鉴别。

3）基因检测：是确诊MMA及进行诊断分型的最可靠的依据。编码甲基丙二酰辅酶A变位酶的基因为*MUT*，定位于染色体6p21，含13个外显子。编码cblA、cblB、cblC、cblD、cblF、cblX的基因分别为*MMAA*、*MMAB*、*MMACHC*、*MMADHC*、*LMBRD1*、*HCFC1*。单纯型MMA中，*MUT*基因突变最常见，以c.729_730insTT（p.D244LfsX39）突变最为常见。MMA合并高同型半胱氨酸血症中，*MMACHC*基因突变多见，以c.609G＞A（p.W203X）突变最为常见。

（5）头部MRI：常见对称性基底节损害，可表现为脑白质脱髓鞘变性、软化、坏死及脑萎缩、脑积水等。

（6）脑电图：伴抽搐的患儿，脑电图可出现癫痫波、高峰失律等，伴有慢波背景改变。

3.鉴别诊断

（1）继发性MMA：多由母源性疾病或饮食习惯引起，患儿自胎儿时期即处于维生素B_{12}和叶酸缺乏状态，出生后可有MMA相似的临床表现。但仔细询问母亲病史、既往饮食习惯，以及通过血液维生素B_{12}、叶酸、同型半胱氨酸测定可对两种疾病进行鉴别。

（2）丙酸血症：临床无特异性表现，与MMA类似，血串联质谱检测可见血丙酰肉碱及丙酰肉碱/乙酰肉碱值增高，常伴有甘氨酸增高，因此仅仅依据血串联质谱的结果很难与MMA相鉴别。尿有机酸测定中丙酸血症患儿可有3-羟基丙酸与甲基枸橼酸增高，以此可与MMA进行鉴别。

三、治疗

1.急性期治疗

（1）维持生命体征和纠正内环境紊乱，严密监测生命体征及血气分析等，及时补液、纠酸、纠正离子紊乱。

（2）限制蛋白质摄入，给予无亮氨酸、甲硫氨酸、缬氨酸、苏氨酸的饮食。若血氨高于$300\mu mol/L$，应完全限制蛋白质摄入，但严格限制蛋白质摄入的时间不应超过48h，避免内源性蛋白质分解，加重病情。

（3）静脉滴注左卡尼汀$100 \sim 300mg/（kg \cdot d）$。

（4）肌内注射维生素B_{12}，1mg/d，连续$3 \sim 6d$。

（5）静脉输注葡萄糖，速度可控制在$4 \sim 10mg/（kg \cdot min）$。

（6）若患儿血氨$> 500\mu mol/L$，伴严重的电解质紊乱、脑水肿、昏迷等表现，且经限制蛋白质摄入，应用左卡尼汀及降血氨药物治疗$3 \sim 4h$仍无效者，应考虑血液透析或血液滤过。

2.长期治疗

（1）饮食治疗：维生素B_{12}无效或部分有效的单纯型MMA患者，需给予特殊饮食及进行营养干预，严格限制天然蛋白质摄入，但婴幼儿蛋白质摄入仍应保证在$2.5 \sim 3.0g/（kg \cdot d）$，儿童每天$30 \sim 40g$，成人每天$50 \sim 65g$。MMA合并高同型半胱氨酸血症患者不需要严格控制蛋白质摄入，避免医源性低甲硫氨酸血症，否则会导致肢端皮炎样皮疹及营养不良等。

（2）药物治疗：维生素B_{12}有效型患者应给予维生素B_{12}，每次1mg，$1 \sim 2$次/周。左卡尼汀：$50 \sim 200mg/（kg \cdot d）$，口服或静脉滴注。甜菜碱：用于MMA合并高同型半胱氨酸血症，$100 \sim 500mg/（kg \cdot d）$，口服。叶酸：$5 \sim 10mg/d$，口服。维生素$B_6$：$10 \sim 30mg/d$，口服。胰岛素或生长激素：增加蛋白质及脂质合成并改善代谢。相应营养元素补充：维生素B_{12}、维生素A、维生素D、钙、锌等。

（3）肝移植、肾移植：对于维生素B_{12}无效型且饮食控制治疗效果较差的患者可尝试肝移植、肾移植治疗。患者酶活性及基因检测有利于进行肝肾移植的时机选择。

（4）基因治疗：为新型治疗方法，尚需进一步完善。

四、预后

MMA的预后主要取决于分型和诊断治疗的时机。早诊断早治疗可以改善预后。早发型MMA合并高同型半胱氨酸血症患儿死亡率较高，致残率也较高，预后差。晚发型患儿预后相对较好。

（杨　明　魏克伦）

第二节 丙酸血症

丙酸血症（propionic academia，PA）为缬氨酸、异亮氨酸等支链氨基酸和奇数链脂肪酸代谢异常的一种较常见的有机酸血症，由于丙酰CoA羧化酶活性缺乏，体内丙酸及其代谢产物前体异常堆积而导致一系列生化异常、神经系统及其他脏器的损害，属于常染色体隐性遗传病。其为编码丙酰CoA羧化酶的*PCCA*基因和*PCCB*基因突变所致。丙酸血症的患病率因地域和种族不同而存在差异，上海交通大学医学院附属新华医院筛查76万例新生儿的资料显示我国此病患病率约为0.5/10万。

一、病因

丙酰CoA在丙酰CoA羧化酶的催化下可转化为甲基丙二酰CoA，因此，丙酰CoA羧化酶的活性缺乏会导致丙酰CoA、丙酸等代谢产物异常堆积，引起机体损伤。

二、诊断要点

1. 临床表现

（1）早发型：出生后可存在数小时至1周无症状期，可无明显诱因病情迅速恶化，出现喂养困难、吸吮无力、拒乳、呕吐、腹胀。严重者甚至出现昏迷、进行性脑水肿、呼吸窘迫，可在几天内死亡或出现永久性脑损伤。

（2）迟发型：可表现为运动发育落后、喂养困难、反复呕吐、肌张力障碍等。应激情况下可诱发急性发作，常表现为昏迷或惊厥，发作时常伴有代谢性酸中毒、酮尿、高氨血症等。稳定期表现包括生长障碍，运动、语言及智力发育落后，精神发育迟滞、癫痫发作等。

（3）患儿还可出现Q-T间期延长、心律失常、左心室功能减弱等。

2. 辅助检查

（1）常规检查：血常规可表现为全血细胞减少、贫血，血氨及血乳酸增高，血气分析结果常提示酸中毒。此外可能出现肝损害、肾损害、心肌酶增高、离子异常等。

（2）血串联质谱检测：丙酰肉碱及丙酰肉碱/乙酰肉碱值增高。部分患者血甘氨酸增高。

（3）尿气相色谱检测：尿3-羧基丙酸、丙酰甘氨酸及甲基枸橼酸增高，伴或不伴甲基巴豆酰甘氨酸增高。

（4）基因检测：*PCCA*基因位于13q32，含24个外显子，突变位点主要集中在外显子13、12、19、18。*PCCB*基因位于3q13.3—q22，突变位点多存在于外显子12、15、11、6。

（5）酶活性测定：通过皮肤成纤维细胞和外周血淋巴细胞酶学分析，可见酶活性明显下降，其可帮助诊断该病。

（6）头部MRI：可见不同程度的脑池脑沟增宽、脑萎缩、髓鞘化延迟及基底节改变。

（7）脑电图：急性失代偿期表现为严重的弥漫性慢波，稳定后脑电图可恢复正常。

早发型患儿脑电图可表现为暴发抑制波形。

（8）产前诊断：通过测定培养的羊水细胞或绒毛膜组织酶活性和突变基因，或羊水中甲基枸橼酸水平可直接进行产前诊断。当胎儿丙酰辅酶A活性缺乏时，羊水中甲基枸橼酸水平为正常的20～30倍。

3.鉴别诊断

（1）MMA：丙酸血症患者尿气相色谱检测中甲基丙二酸值正常，有助于两种疾病的鉴别。

（2）多种羧化酶缺乏症：血串联质谱检测中，多种羧化酶缺乏症患者血3-羟基异戊酰肉碱水平增高，丙酸血症患者正常。

（3）其他疾病：如糖尿病酮症酸中毒、乳酸性酸中毒等，通过血、尿代谢物的质谱分析可以鉴别。

三、治疗

1.急性期　限制天然蛋白质摄入，及时补液、纠正酸中毒及电解质紊乱。补充热量，按基础热量需求的1.5倍补充热量，急性期按6～8mg/（kg·min）速度输注葡萄糖。左卡尼汀急性期用量为100～300mg/（kg·d），口服或静脉滴注；必要时进行腹膜透析和血液透析。

2.长期治疗　控制蛋白质摄入，给予不含异亮氨酸、缬氨酸、甲硫氨酸和苏氨酸的饮食。婴幼儿蛋白质摄入应保证在2.5～3.0g/（kg·d），儿童每天30～40g，成人每天50～65g。稳定期给予左卡尼汀50～200mg/（kg·d），口服或静脉滴注，利于丙酰CoA的代谢和排出。

3.肝移植　在反复出现代谢失代偿时，可考虑进行器官移植，近几年器官移植作为丙酸血症的一种治疗手段取得了进步。移植成功的患者，临床症状得到改善，无须饮食限制和其他医学治疗。原位肝移植中的辅助性原位肝移植可以保留患儿部分肝脏，方便将来进行基因治疗，或者为移植失败的患儿提供暂时性的肝功能支持。

四、预后

该病的预后取决于发病的类型及确诊和治疗的时间。早发型通常因损伤较重，预后差。迟发型患儿预后相对较好。早发现早治疗有助于改善预后。

（杨　明　魏克伦）

第三节　异戊酸血症

异戊酸血症（isovaleric academia，IVA）是由于异戊酰辅酶A脱氢酶先天性缺陷，亮氨酸分解代谢途径出现异常，异戊酸大量堆积而出现神经系统、血液系统等损害的一种罕见遗传性代谢病，属于有机酸血症的一种，为常染色体隐性遗传。由于异戊酸的异常蓄积，患者呼吸及体表均可散发特殊气味。该病为最早明确诊断的一种有机酸血症，于1966年首次报道。发病率在不同国家之间有着显著的差异，我国仅有散在的病例报道。

一、病因

在亮氨酸代谢的第三步中，异戊酰辅酶A在异戊酰辅酶A脱氢酶的作用下，氧化生成3-甲基巴豆酰辅酶A，最终转化为乙酰乙酸和乙酰辅酶A。异戊酰辅酶A脱氢酶缺陷导致异戊酰辅酶A旁路代谢产物异常蓄积，因此，在尿液中可检测出大量的异戊酰甘氨酸。当异戊酰辅酶A的产生量超过了甘氨酸N-酰化酶的最大负荷量时，在尿中即可检测出游离的异戊酸。

二、诊断要点

1.临床表现

（1）急性发作型：新生儿出生时往往表现正常，多于出生后1～14d发病，表现为非特异性喂养困难、拒乳、呕吐、反应差、脱水、嗜睡或惊厥，因异戊酸的堆积可有特殊的汗脚气味。若病情迅速进展，可因脑水肿、脑出血而导致昏迷甚至死亡。

（2）慢性间歇型：表现为非特异性生长发育落后及神经系统损伤。其可由感染或高蛋白质饮食诱发，出现反复呕吐、腹泻，进而进展为昏迷、酸中毒，可伴有"汗脚气味"，限制蛋白质饮食并输注葡萄糖可缓解发作。有些患儿厌恶高蛋白质食物。此型可以伴发脱发、血小板减少、中性粒细胞减少、血糖增高。多数慢性间歇型病例精神运动发育正常，部分病例可有轻度甚重度智力落后。

（3）无症状型：无临床症状，新生儿筛查时发现异常。

2.辅助检查

（1）一般检查：血常规可见全血细胞减少，血气分析通常可见代谢性酸中毒、乳酸血症，急性期可有严重的高氨血症、血糖紊乱、低钙血症等。

（2）血串联质谱检测：异戊酰肉碱升高为该病的重要确诊指标，急性发作时血中异戊酰甘氨酸也明显增高。

（3）尿气相色谱检测：该病急性发作时尿中可检测出明显增高的异戊酰甘氨酸，也可见异戊酰肉碱增高。

（4）异戊酰辅酶A脱氢酶活性分析：异戊酰辅酶A脱氢酶活性缺乏。可测定成纤维细胞、淋巴细胞、羊水细胞的酶活性进行辅助诊断。

（5）基因诊断：为辅助诊断手段。异戊酰辅酶A脱氢酶基因位于15q14—15，包含12个外显子和11个内含子，目前全世界发现约40种异戊酰辅酶A脱氢酶的基因突变。

（6）头颅MRI：非特异性的表现为脑发育不良、苍白球受累、胼胝体变薄、脑萎缩等，也可无异常。

3.鉴别诊断

（1）戊二酸血症Ⅱ型：该病急性发作时也可散发出"汗脚气味"，与异戊酸血症相似。但异戊酸血症在血串联质谱和尿气相色谱检测中可发现大量增多的异戊酰甘氨酸和增高的异戊酰肉碱，以此可鉴别这两种疾病。

（2）酮症酸中毒：异戊酸血症由于急性发作时可伴有高血糖和酮症，可被误诊为酮症酸中毒。完善血串联质谱和尿气相色谱检测，发现特异性增高的指标可鉴别。

三、治疗

1.急性期　治疗原则是促进合成代谢，减少机体蛋白质分解代谢。亮氨酸摄入应减少至日常摄入量的50%，可以摄入糖类（碳水化合物）。静脉滴注左卡尼汀100～200mg/（kg·d），甘氨酸250～600mg/（kg·d）。必要时可透析。对症给予纠酸、抗感染、止惊等治疗。

2.间歇期

（1）饮食疗法：减少亮氨酸的摄入，减少异戊酰辅酶A代谢物的来源，但仍需保证正常生长发育，多数情况下可摄入1.5g/（kg·d）的天然蛋白质。

（2）药物治疗：左卡尼汀50～100mg/（kg·d），甘氨酸150～250mg/（kg·d），分3次或4次服用。

四、预后

新生儿期急性起病患儿病情较凶险，病死率及致残率均较高。但若早期诊断，并给予正规的饮食及药物治疗，可以明显改善预后。

（杨　明　魏克伦）

第四节　戊二酸血症 I 型

戊二酸血症 I 型（glutaric academia I，GA-I）主要是戊二酰辅酶A脱氢酶活性缺陷导致赖氨酸、色氨酸及羟赖氨酸代谢受阻而引起的疾病，特征性临床表现为巨头畸形、脑萎缩和继发于纹状体变形的急性肌张力障碍。其为常染色体隐性遗传病。1975年由Goodman等首次报道，在世界范围的总发病率为1/10万，具有种族和地区差异。

一、病因

在赖氨酸、羟赖氨酸、色氨酸的分解代谢中，戊二酰辅酶A脱氢酶可催化戊二酰辅酶A生成3-甲基巴豆酰辅酶A。由于戊二酰辅酶A脱氢酶活性降低或丧失，赖氨酸、羟赖氨酸和色氨酸的分解代谢受阻，从而使戊二酸、3-羟基戊二酸等异常堆积，并与肉碱结合形成戊二酰肉碱。

二、诊断要点

1.临床表现

（1）出生时伴有头大，或出生后不久头围迅速增大，常疑为脑积水。

（2）可伴有轻微非特异性神经系统症状，如喂养困难、呕吐及易激惹等。

（3）经过发热、感染、腹泻、常规免疫接种等诱因后可出现急性脑病危象，出现急性肌张力减退、意识丧失和类似癫痫发作表现，发育倒退现象明显。

2.辅助检查

（1）一般检查：可出现低血糖、高乳酸、高血氨、代谢性酸中毒、转氨酶及心肌酶异常等情况。因此需完善血常规、尿常规、肝功能、肾功能、血气分析、血糖、血氨、血乳酸及心肌酶检查。

（2）血串联质谱检测：患者血中戊二酰肉碱及戊二酰肉碱/乙酰肉碱值增高。

（3）尿气相色谱检测：患者尿中戊二酸、3-羟基戊二酸增高。

（4）基因检测：戊二酰辅酶A脱氢酶基因位于19p13.2，含11个外显子，目前世界范围内报道约200种突变。基因突变分析有助于轻型患者的诊断及产前诊断。

（5）头MRI：典型的早期表现有额颞叶脑实质萎缩、蛛网膜下腔增宽。急性发作时可见基底节细胞毒性水肿改变。

3. 鉴别诊断

（1）中枢神经系统感染：戊二酸血症Ⅰ型患者急性脑病发作前常有感染等诱发因素，与中枢神经系统感染相类似。但戊二酸血症Ⅰ型经抗感染及脱水治疗无效。完善血串联质谱及尿气相色谱可鉴别两者。

（2）戊二酸血症Ⅱ型：此病患儿尿戊二酸水平也可增高，但同时伴有多种酰基肉碱水平增高，戊二酸血症Ⅰ型患儿不会出现此种改变，以此可鉴别这两种疾病。

（3）枫糖尿症：侧脑室周围、脑干背侧和小脑深部脑白质显著的弥漫性水肿，或侧脑室周围白质、灰质包括苍白球的信号异常。血串联质谱检测可见乳酸增高。临床表现为其有特殊的枫糖浆味。

三、治疗

该病为多种遗传代谢病中可以治疗的一种，治疗原则为通过食物及药物来维持代谢，尽量避免急性脑病危象的发生，降低致残率及致死率。

1. 维持期治疗

（1）饮食治疗：低脂肪、低蛋白质，限制赖氨酸摄入，减轻异常堆积的代谢产物对神经系统的损害，但同时又要保证患儿正常生长发育。6周岁以内患儿，蛋白质的摄取量控制在 $1.0 \sim 1.25g/(kg \cdot d)$；同时保证供给 $420 \sim 483 kJ/(kg \cdot d)$ 热量。少食多餐，这样可避免长时间饥饿及血糖过低的危机。随着年龄的增长，赖氨酸的摄入量应逐渐降低，6月龄以下应 $<100mg/(kg \cdot d)$；$6 \sim 12$ 月龄应 $<90mg/(kg \cdot d)$；$1 \sim 3$ 岁为 $60 \sim 80mg/(kg \cdot d)$；至6岁时应减为 $50 \sim 60mg/(kg \cdot d)$。

（2）药物治疗：左卡尼汀可以预防继发性肉碱缺乏，稳定期用量为 $50 \sim 200mg/(kg \cdot d)$，口服，6岁以后可减少到 $50mg/(kg \cdot d)$，需要终身补充。维生素 B_2，$50 \sim 300mg/d$，口服，部分患者有效。

2. 急性期治疗　监测生命体征，预防急性脑病危象。

（1）给予不含赖氨酸的饮食，48h后可视病情逐渐增加天然蛋白质摄入量至代谢维持治疗时的水平。

（2）保证能量供给，补充足量碳水化合物，可口服10%～20%的葡萄糖，必要时可经静脉输注高浓度葡萄糖。

（3）左卡尼汀：$200mg/(kg \cdot d)$，口服或静脉给药均可。

（4）对症处理：有感染者，可给予抗生素积极控制感染。发热者及时对症退热治疗，如应用布洛芬。发生癫痫者可给予抗癫痫药物治疗。用药的同时需保持水、电解质平衡，纠正内环境紊乱。

四、预后

患儿一旦出现急性脑病危象，病死率及致残率明显上升。因此，早期诊断及合理的治疗对改善预后有很大的帮助，但需注意的是，合理的治疗并不能改善已有的神经系统损伤。

（杨　明　魏克伦）

第五节　3-甲基巴豆酰辅酶A羧化酶缺乏症

3-甲基巴豆酰辅酶A羧化酶缺乏症（3-methylcrotony-coenzyme A carboxylase deficiency，MCCD）是一种罕见的新生儿遗传代谢病，是亮氨酸降解障碍的一种常染色体隐性遗传病，是由基因 *MCCC1* 及 *MCCC2* 突变所致。新生儿遗传代谢病筛查普及后，MCCD被发现较多，总体发病率约为1/36 000。

一、病因

3-甲基巴豆酰辅酶A羧化酶是亮氨酸中间代谢产物3-甲基巴豆酰辅酶A转化成3-甲基戊烯二酸单酰辅酶A的一个羧化酶，此酶缺乏造成3-甲基巴豆酰辅酶A堆积，继而与甘氨酸结合生成3-甲基巴豆酰甘氨酸，与左旋肉碱结合生成3-羟基异戊酸，使患儿尿中有机酸增加，形成有机酸尿症及继发性肉碱缺乏。

二、诊断要点

1.临床表现　差异较大，从无症状到严重的神经系统受累，甚至死亡。绝大多数患者均为无症状型。

（1）无症状型：患者出生后血串联质谱筛查3-羟基异戊酰肉碱增高，随访后该患儿3-羟基异戊酰肉碱仍持续增高，但患儿自出生至成年期均无症状。此类患者通常无须治疗。

（2）母源型：母亲可为无症状型MCCD患者，母亲通过乳汁或胎盘将增高的3-羟基异戊酰肉碱传递给胎儿，出生后新生儿筛查发现异常，患儿无任何异常临床表现，一段时间后复查血串联质谱，指标可恢复正常。

（3）症状型：患者可于出生后数天甚至5岁左右发病，感染、高蛋白饮食等可诱发疾病发作，急性发病时可出现低血糖及酮症酸中毒。临床表现通常无特异性，常见临床症状包括喂养困难、生长发育延迟、呕吐、腹泻、脑水肿、抽搐、反射亢进、肌张力增高或低下、嗜睡、昏迷等，可有"猫尿"气味。

2.辅助检查

（1）一般检查：血常规、尿常规、肝肾功能、血糖、血气分析、血氨、血乳酸等，可表现为低血糖、酮症酸中毒、高乳酸、高血氨、代谢性酸中毒、转氨酶异常等。

（2）血串联质谱检测：3-羟基异戊酰肉碱增高，血浆游离肉碱浓度降低。

（3）尿气相色谱检测：尿3-甲基巴豆酰甘氨酸增高，其为主要诊断指标。尿3-羟基异戊酸也可轻微增高或正常。

（4）酶活性测定：患者酶活性明显降低。首先选择淋巴细胞MCC酶活性测定，如无异常，需通过培养的皮肤成纤维细胞测定MCC酶活性。

（5）基因诊断：3-甲基巴豆酰辅酶A（3-methylcrotony-coenzyme A carboxylase，MCC），是由α和β两个亚单位组成，α亚单位由 *MCCC1* 基因编码，β亚单位由 *MCCC2* 基因编码。*MCCC1* 基因位于3q27.1，包含19个外显子。*MCCC2* 基因位于5q13.1，包含17个外显子。目前报道两个基因的突变种类分别约为60种。

3.鉴别诊断

（1）3-羟基-3-甲基戊二酰辅酶A裂解酶缺乏症：尿气相色谱检测中可见特异性的3-羟基-3-甲基戊二酸增高，以此可以进行鉴别。

（2）3-甲基戊二酰辅酶A水解酶缺乏症：血串联质谱检测及尿气相色谱检测中可见3-甲基戊烯二酸及3-甲基戊二酸增高，对于疾病的鉴别有意义。

三、治疗

1.无症状者　不需要治疗。

2.有症状者　限制亮氨酸摄入，限制蛋白质饮食，蛋白质摄入量一般为 $0.8 \sim 1.5g/（kg \cdot d）$，给予高糖饮食，保证热量及各种营养素供应。严重肉碱缺乏可给予左旋肉碱治疗。急性期：纠正酸中毒、低血糖，维持水电解质平衡。

3.母源型患者　应坚持随访，尤其在感染等应激情况出现时，随时出现症状，随时治疗。

（杨　明　魏克伦）

第六节　3-羟基-3-甲基-戊二酰辅酶A裂解酶缺乏症

3-羟基-3-甲基-戊二酰辅酶A裂解酶（3-hydroxy-3-methylglutary-coenzyme a lyase，HMGCL）缺乏症，又称3-羟基-3-甲基戊二酸尿症（3-hydroxy-3-methylglutary aciduria，3-HMC），是一种常染色体隐性遗传病，是较为罕见的有机酸尿症，为亮氨酸代谢障碍性疾病。此病在沙特常见。临床以代谢性酸中毒、非酮症性低血糖、尿特异性代谢产物3-羟基-3-甲基戊二酸排出增多为主要表现。

一、病因

HMGCL缺乏会导致3-羟基-3-甲基戊二酰辅酶A生成乙酰辅酶A和乙酰乙酸的代谢途径受阻，引起尿中3-羟基-3-甲基戊二酸增高，3-甲基戊二酸及3-甲基戊烯二酸的排出也增多。

二、诊断要点

1.临床表现

（1）可在出生后数天至数月发病，也可成年期发病，年长儿可有小头畸形或大头畸形、肝大、发育迟缓等。

（2）60%～70%的患者于出生后1～5d发病，多有严重的代谢危象，新生儿期可有非酮症低血糖、代谢性酸中毒、脑病、高血氨等表现，婴幼儿可出现呕吐、腹泻、反复感染等。

（3）应激情况下可诱发危象，出现呕吐、低体温、肌张力障碍甚至昏迷等。

2.辅助检查

（1）一般检查：完善血常规、尿常规、肝肾功能、血气分析、血氨、血糖等检查。其表现为非特异性代谢性酸中毒、非酮症低血糖、高血氨、肝功能异常。

（2）血串联质谱检测和尿气相色谱检测：血3-羟基异戊酸肉碱增高；尿3-羟基-3-甲基戊二酸、3-甲基戊烯二酸、3-甲基戊二酸和3-羟基异戊酸等代谢产物排出增多。

（3）头MRI：基底节、脑室周围皮质下白质、尾状核和齿状核常受累，也可有脑萎缩、脑白质异常。

（4）酶活性测定：HMGCL活性降低，纯合子患者肝细胞的HMGCL活性仅为健康人的1%～12%，杂合子个体为37%～69%。

（5）基因诊断：*HMGCL*基因定位于1p36.11，含9个外显子，目前世界范围内报道的突变约30余种。基因分析可确诊。

3.鉴别诊断

（1）多种酰基辅酶A羧化酶缺乏症：表现为生物素酰胺酶缺乏和全羧化酶合成酶缺乏，可有血3-羟基异戊酰肉碱增高。但除此之外，该类患儿多伴有酮体升高及特征性的生物素酰胺酶活性降低。以此可进行鉴别。

（2）Reye综合征：部分3-HMC患儿的急性期与Reye综合征的临床表现相似，均可出现嗜睡、肝大、转氨酶异常等表现。完善血串联质谱检测及尿气相色谱检测可明确诊断。

三、治疗

该病为少数可治疗的遗传代谢病之一，早期接受规范治疗，患儿大多可正常生长发育。

1.有症状者　有肉碱缺乏症状，补充左旋肉碱100mg/（kg·d），应采用低脂、低蛋白质、低亮氨酸饮食，但应保证生长发育所需要，可给予高糖饮食。同时注意微量元素的补充。

2.急性期　补充葡萄糖纠正低血糖，碳酸氢盐纠正酸中毒，纠正离子及内环境紊乱。

3.维持治疗　限制蛋白质和脂肪摄入。需注意避免长期应激状态，出现严重酸中毒时可进行血液净化。

（杨　明　魏克伦）

第七节 生物素酰胺酶缺乏症

生物素酰胺酶缺乏症（biotinidase deficiency，BTDD）是一种以神经系统及皮肤损害为特征的罕见有机酸血症，生物素酰胺酶基因（*BTD*）突变导致生物素酰胺酶活性下降，使得生物素减少，导致线粒体能量合成障碍、代谢性酸中毒等表现。其是一种常染色体隐性遗传代谢病，分为完全生物素酰胺酶缺乏症和部分生物素酰胺酶缺乏症。完全生物素酰胺酶缺乏症的患者的生物素酰胺酶活性为健康人的10%以下，部分生物素酰胺酶缺乏症患者的生物素酰胺酶活性为健康人的10% ~ 30%。该病于1983年由Wolf首先报道，国外报道的发病率约为1/60 000。

一、病因

生物素广泛存在于天然食物中，是一种水溶性含硫维生素，在线粒体内是丙酰辅酶A羧化酶、丙酮酰羧化酶、乙酰辅酶A羧化酶、甲基巴豆酰辅酶A羧化酶的辅酶，通过羧化、脱羧和脱氢反应酶系参与人体的三大物质代谢。由于生物素酰胺酶活性下降，从而使生物胞素及食物中蛋白结合生物素裂解成生物素减少，导致没有足够的游离生物素激活生物素依赖性羧化酶，致使人体不能正常处理重要的代谢产物，使得代谢产物异常蓄积，并从尿中排出。因生物素为参与人体三大物质代谢的重要辅酶，所以，生物素的减少或生物素与多种羧化酶结合障碍最终导致线粒体能量合成障碍，肉碱消耗增加，引起皮肤或神经系统损害等一系列复杂的临床表现。

二、诊断要点

1.临床表现　表型较复杂，无特异性表现，多累及皮肤黏膜及神经系统、免疫系统、消化系统、呼吸系统等多个系统。

（1）早发型：起病较重，可表现为喂养困难、呼吸困难、呕吐、腹泻、难治性皮疹、脱发、肌张力低下、惊厥、共济失调、运动发育落后。急性发作期可合并酮症、代谢性酸中毒、高乳酸血症、高氨血症、低血糖等代谢紊乱，若治疗不及时，可遗留严重的后遗症，病死率较高。

（2）迟发型：患者可在幼儿至成人期各阶段发病，可因发热等原因诱发急性发作。其表现为肌萎缩、肌病或肌无力、外周神经病变、脊髓损伤。另外，部分患者可有视力异常表现，也可有眼部感染、眼球运动异常等症状。40% ~ 55%的患者可出现听力和视力受损，此部分患者即使经生物素治疗，受损的听力和视力也不能恢复。

2.辅助检查

（1）血串联质谱检测：血3-羟基异戊酰肉碱（C5-OH）增高，可伴或不伴丙酰肉碱、丙酰肉碱/乙酰肉碱值增高。

（2）尿气相色谱检测：尿液中乳酸、丙酮酸、3-甲基巴豆酰甘氨酸、3-羟基异戊酸、3-羟基丙酸、丙酰甘氨酸、甲基巴豆酰甘氨酸、3-羟基丁酸、乙酰乙酸等增加。但少数患者尿有机酸可正常，因此，临床高度怀疑者，可反复检测尿有机酸。

（3）生物素酰胺酶活性测定：完全型患者其生物素酰胺酶活性低于正常人10%，严重者酶活性低于正常人1%，部分缺乏型患者酶活性为正常人10%～30%。标本采集后需放置于−80～−70℃环境中保存。

（4）头部MRI或CT检查：异常者主要表现为脑萎缩、脑室扩大、脑白质减少等情况，也有基底节信号异常改变表现。

（5）基因诊断：生物素酰胺酶基因（BTD）定位于3p25.1，包含4个外显子，目前为止，国外已经报道了168种BTD基因突变。基因型与临床表型无明确的相关性。

（6）产前诊断：在母亲妊娠15～18周进行羊膜腔穿刺术，然后提取羊水细胞DNA，进行BTD基因突变分析。

3.鉴别诊断

（1）全羧化酶合成酶缺乏症：患者临床表现及尿液有机酸谱、血脂酰肉碱谱与生物素酰胺酶缺乏症患者类似，需要通过生物素酰胺酶、全羧化酶合成酶活性测定或基因分析进行鉴别诊断。全羧化酶合成酶缺乏症的患者可表现出生物素缺乏的症状，但血液中生物素酰胺酶活性测定是正常的。

（2）后天因素导致的生物素缺乏：一些慢性胃肠疾病可导致生物素吸收障碍。不当的饮食和生活习惯也可以引起生物素缺乏。此类患者也有生物素缺乏的表现，但解除病因后症状可好转，且血生物素酰胺酶活性测定为正常。

三、治疗

（1）口服生物素治疗是本病的主要治疗手段，具有高效、廉价、稳定等特点，需终身服用，中途停药可能会导致病情反复或加重，甚至死亡。服药期间应避免服用生鸡蛋。生物素：5～20mg/d，部分生物素酰胺酶缺乏症患者可应用小剂量生物素（1～5mg/d）治疗，建议使用剂型为胶囊或片剂。

（2）重症患儿合并代谢性酸中毒或高氨血症，蛋白质的量须限制为0.5～1.0g/（kg·d），补充大量葡萄糖供能。左卡尼汀 100～200mg/（kg·d），纠正酸中毒。必要时可进行血液净化以纠正代谢紊乱，过滤掉多余的代谢产物，改善病情。

（杨　明　魏克伦）

第八节　丙二酸血症

丙二酸血症（malonic acidemia）是一种极其罕见的有机酸尿症，为常染色体隐性遗传病，又称丙二酰辅酶A脱羧酶缺乏症（malonyl-CoA decarboxylase deficiency，MAD）。1984年Brown等首次报道了该病，目前全世界范围内报道患者共32例，尚无流行病学资料。

一、病因

丙二酰辅酶A脱羧酶可以调节特定的脂肪酸合成和分解。丙二酰辅酶A脱羧酶活性下降或丧失，导致丙二酰辅酶A大量堆积，抑制了多种肉碱和酰基肉碱转运酶，抑制脂肪酸β氧化，使脂肪酸无法正常合成和分解，从而脂肪酸无法转换成能量，最终出现低血糖。因心肌细胞的能量代谢主要依赖脂肪酸氧化，因此，抑制脂肪酸氧化后会出现心肌肥大等表现。多余的代谢产物异常堆积，引起生化改变。

二、诊断要点

1.临床表现

（1）多在儿童早期出现典型的症状和体征，可出现喂养困难、生长发育迟缓、肌张力低下、抽搐、腹泻、呕吐、代谢性酸中毒、高乳酸、低血糖等。

（2）常见的特征性的临床表现为心肌病，表现为心肌肥大、心肌收缩无力。

（3）早发型可出现疾病进行性加重，多表现为肌张力低下、代谢性酸中毒、低血糖、精神萎靡等。

（4）迟发型多表现为急性胃肠炎、高热惊厥、代谢性酸中毒等。

2.辅助检查

（1）血串联质谱检测：血中丙二酰肉碱明显增高。

（2）尿气相色谱检测：尿中丙二酸和甲基丙二酸增高，丙二酸增高程度更明显，部分患者尿琥珀酸、二羧酸、戊二酸增高。

（3）酶活性测定：皮肤成纤维细胞酶活性降低。

（4）头部MRI：可出现灰质异位、巨脑回、脑白质异常等。

（5）基因检测：可以明确诊断，并帮助进行遗传咨询。丙二酰辅酶 A 脱羧酶缺乏症的致病基因 MLYCD 定位于16q24，世界范围内有23种基因突变报道，无热点突变基因报道。

三、治疗

本病无统一治疗方案，以饮食调节为主，补充肉碱可纠正肉碱缺乏状态，改善心肌损害和肌无力。

（杨 明 魏克伦）

第4章

尿素循环障碍

第一节　鸟氨酸氨甲酰转移酶缺乏症

鸟氨酸氨甲酰转移酶缺乏症（ornithine carbamoyltransferase deficiency，OTCD），是X连锁不完全显性遗传代谢病，是鸟氨酸氨甲酰转移酶（*OTC*）基因突变导致的一种以高氨血症为主要表现的遗传性代谢病。总体平均患病率为1/14 000，根据OTCD发病时间，可将其分为新生儿型OTCD（≤出生后30d）和迟发型OTCD（＞出生后30d），成年人发病较儿童罕见。OTCD是编码OTC的基因发生突变导致OTC活性丧失和（或）低下，瓜氨酸合成受阻，尿素循环中断，因而出现血氨增高、低瓜氨酸血症；同时抑制了乳清酸磷酸核糖焦磷酸转移酶活性及其催化的反应，最终导致乳清酸蓄积，过量的乳清酸随尿液排出致尿乳清酸排泄增加。NH_3干扰脑细胞的能量代谢，可引起脑内兴奋性神经递质减少，抑制性神经递质增多，这是中枢神经系统损伤的基础。

一、诊断要点

1.临床表现

（1）新生儿型：出生后数天内患儿出现易激惹、喂养困难、呼吸急促和昏睡等表现，并迅速进展为代谢性脑病，表现为痉挛、昏迷和呼吸衰竭甚至死亡。

（2）迟发型：症状相对较轻，临床表现多样，如肝大、反复发作癫痫、生长发育障碍及行为异常等；儿童期和成人期发病者常表现为慢性神经系统损伤，以各种行为异常、精神错乱、烦躁易怒和发作性呕吐为特征。

2.辅助检查

（1）血氨：升高，新生儿期起病者血氨水平超过300μmol/L，迟发型患者血氨水平多高于150μmol/L。

（2）尿气相色谱质谱检测：尿乳清酸排出明显增加。

（3）血瓜氨酸：降低或正常，正常范围为10.00～45.00μmol/L。

（4）谷氨酸：增高，正常范围为376.00～709.00μmol/L。

（5）鸟氨酸：降低，正常范围为48.00～210.00μmol/L。

（6）酶活性分析：鸟氨酸氨甲酰转移酶在肝组织和小肠黏膜表达，酶活性有利于诊断，男性患者及女性发病者酶活性为正常人的5%～25%。

（7）基因学检查：基因突变分析有助于诊断及与氨甲酰磷酸合成酶缺乏症相鉴别，能够发现杂合子女性和无症状的男性患者。

3.鉴别诊断

（1）尿素循环障碍的其他疾病，如氨甲酰磷酸合成酶缺乏症、精氨酸缺乏症、精氨酰琥珀酸合成酶缺乏症等。

（2）有机酸血症，如丙酸血症、甲基丙二酸血症及多种羧化酶缺乏症等。

（3）脂肪酸氧化代谢病，如中链酰基辅酶A脱氧酶缺乏症及原发性肉碱缺乏症等。

（4）感染、Reye综合征、肝病等会导致血氨升高或暂时升高。

二、治疗要点

1.急症治疗　出现进行性脑病和高氨血症时需要给予紧急治疗。

（1）清除体内毒性产物：静脉应用苯甲酸钠［250mg/（kg·d）］或苯丁酸钠［250mg/（kg·d）］及精氨酸［360mg/（kg·d）］，同时补充左旋肉碱100mg/（kg·d）；血氨超过500μmol/L者需要血液透析或腹膜透析治疗。

（2）抑制NH_3生成：禁食蛋白质48h；保证能量供给，应注意通便，给予适量抗生素口服以抑制肠道细菌繁殖。

（3）纠正电解质紊乱，维持酸碱平衡。

2.长期治疗

（1）饮食治疗：首先，控制蛋白质摄入量，蛋白质摄入量为1.0～1.5g/（kg·d），少食肉类及豆制品等高蛋白质含量食物；其次，给予高热量饮食，可减少机体蛋白质分解，主要以碳水化合物（淀粉）为主，如米、面食等。

（2）药物降氨：苯甲酸钠和苯丁酸钠用量通常均为250mg/（kg·d），同时补充左旋肉碱，用量为50～100mg/（kg·d）；精氨酸及瓜氨酸剂量为100～250mg/（kg·d）。

（3）血液透析或腹膜透析：药物不能有效控制血氨水平，血氨超过500μmol/L时，应尽快采用透析治疗。

（4）活体肝移植治疗：药物及透析均不能从根本上解决患者的高氨血症时，最有效的方法是进行活体肝移植。活体肝移植能明显降低血氨水平，改善生活质量，但不能逆转已发生的神经系统损伤。

三、预防

（1）避免近亲结婚。

（2）产前诊断。对于先证者（基因突变已经证实者）的母亲再次妊娠时，可行产前基因诊断，判断胎儿是否为OTCD基因携带者。对有本病家族史的夫妇及先证者可进行DNA分析，并对其胎儿进行产前诊断，家族成员DNA分析也可检出杂合子携带者。

（3）新生儿疾病筛查可及早发现OTCD患儿，尽早开始治疗，防止发生智力低下。

（王雪娜　孙铭蔚）

第二节　氨甲酰磷酸合成酶 1 缺乏症

氨甲酰磷酸合成酶 1 缺乏症（CPS1D）是一种可导致患儿高氨血症的较罕见的常染色体隐性遗传病。CPS1D 在世界范围内的总发病率为 1/80 万～ 1/10 万，目前我国发病率尚不明确，具有种族和地区差异性，患者可于任何年龄发病，临床表现极为多变，主要表现为高氨血症的相关症状，严重程度与血氨水平、发病年龄及氨甲酰磷酸合成酶 1（CPS1）缺陷程度有关。CPS1 是人体尿素循环过程中的限速酶，催化尿素循环过程中的第一步反应，将 NH_3 转化为氨甲酰磷酸，最终转化为尿素，随尿液排出体外，CPS1 缺乏将会出现血氨蓄积。NH_3 对神经系统有较大的毒性，能干扰脑细胞的能量代谢，使脑细胞 ATP 生成减少，可引起脑内兴奋性神经递质减少、抑制性神经递质增多，同时还可增强血 - 脑屏障对色氨酸的通透性，使色氨酸生成和释放增加，抑制中枢神经系统，其是造成中枢神经系统损伤的基础。

一、诊断要点

1. 临床表现

（1）新生儿期发病的患儿病情凶险，出生时通常表现正常，随着喂养的建立开始出现症状，如喂养困难、呕吐、嗜睡、低体温、烦躁易怒和呼吸急促、肌张力增高或降低等，病情进展迅速，发展为痉挛、昏迷和呼吸衰竭甚至死亡，病死率高，存活患儿大部分有不同程度的神精、运动发育迟滞。

（2）婴儿期发病的患儿症状相对较轻，以生长发育障碍、行为异常、肝大和胃肠道症状多见。

（3）儿童期和成人期发病者通常有慢性神经系统损伤，以各种行为异常、精神错乱、烦躁易怒和发作性呕吐为特征，通常由摄入高蛋白质饮食或感染等因素诱发。

2. 辅助检查

（1）血氨水平升高：CPS1D 患者急性发病时血氨浓度可超过 150μmol/L 甚至更高。

（2）血氨基酸测定：血谷氨酸浓度增高，正常范围为 376.00 ～ 709.00μmol/L；瓜氨酸浓度降低，正常范围为 10.00 ～ 45.00μmol/L；精氨酸浓度降低，正常范围为 6.00 ～ 140.00μmol/L；尿乳清酸浓度可正常或降低。

（3）血转氨酶水平可升高，且伴肝大，易误诊为肝炎。

（4）肝细胞活检酶学测定：可发现 CPS1 活性降低或丧失。

（5）*CPS1* 基因突变检测：可明确诊断。

3. 鉴别诊断

（1）其他几种类型的尿素循环障碍性疾病：如鸟氨酸氨甲酰基转移酶缺乏症、精氨酸琥珀酸合成酶缺乏症等，鉴别主要依靠酶学或基因检测。

（2）其他先天性代谢性疾病继发的高氨血症：如丙酸血症和甲基丙二酸血症等有机酸血症。

（3）脂肪酸代谢障碍：如酮症性甘氨酸血症及线粒体病等。

二、治疗要点

1.饮食治疗 急性期需禁食蛋白质48h。非发作期天然蛋白质摄入量应控制在 0.5～1.0g/（kg·d），并补充必需氨基酸0.5～0.7g/（kg·d），同时保证充足的热量供给。

2.药物降氨治疗 苯甲酸钠和苯丁酸钠用量通常均为250mg/（kg·d），急性发病时可分别增加到500mg/（kg·d）和600mg/（kg·d），同时需补充左旋肉碱50～100mg/（kg·d），精氨酸50～250mg/（kg·d），瓜氨酸用量可高达250mg/（kg·d）。

3.血液透析或腹膜透析 药物不能有效控制血氨水平，血氨超过500μmol/L时，应尽快采用透析治疗。

4.活体肝移植治疗 药物及透析均不能从根本上解决患者的高氨血症，最有效的方法是进行活体肝移植。活体肝移植能明显降低血氨水平，改善生活质量，但不能逆转已发生的神经系统损伤。

三、预防

1.避免近亲结婚。

2.对CPS1D高危家庭、有本病家族史的夫妇及先证者可进行DNA分析，并对胎儿进行产前诊断。

3.开展新生儿筛查，早发现，早治疗，防止智力及运动发育迟缓的发生。

（王雪娜 孙铭蔚）

第三节 瓜氨酸血症Ⅰ型

瓜氨酸血症Ⅰ型（CTLN1），又称经典瓜氨酸血症，是一种尿素循环障碍性疾病，为常染色体隐性遗传病。其是参与尿素循环的精氨酸代琥珀酸合成酶（ASS）缺乏引起的先天性遗传代谢病，以瓜氨酸血症及高氨血症为主要特征。CTLN1在不同人群中的发病率不同，总发病率为1/100 000～1/70 000，我国尚缺乏CTLN1的流行病学数据。*ASS1*基因主要在肝表达，催化瓜氨酸及天冬氨酸合成精氨酸代琥珀酸。*ASS*基因突变使酶活性降低，中断尿素循环，从而阻止机体有效地加工氮，其以氨的形式和其他尿素循环的副产物在血液中蓄积，导致出现CTLN1。

一、诊断要点

1.临床表现

（1）经典型（急性新生儿型）：出生时通常表现正常，随着喂养的建立1周内出现症状，如反应差、喂养困难、呕吐等非特异性表现，进展迅速，出现脑水肿、颅内压增高，表现为抽搐、昏迷、中枢性呼吸衰竭甚至死亡，超过50%的病例在新生儿期死亡，存活患儿常会遗留神经系统缺陷。

（2）迟发型：发病较晚，最终可发展为肝大、肝功能异常、肝纤维化甚至急性肝衰竭。在幼儿期患儿有喜食富含精氨酸食物（如蚕豆、豌豆、花生等），不喜食米饭、蔬菜等的饮食偏好，随着年龄增长，患儿出现神经系统症状，如周期性呕吐、嗜睡、惊厥、智力和运动发育落后等，轻者可仅表现为偏头痛、口齿不清、共济失调、嗜睡等。

（3）妊娠相关型：部分女性CTLN1患者在妊娠期或产后可出现严重的高氨血症发作，甚至因严重高氨血症而昏迷死亡。

（4）无症状型：部分患者（经*ASS1*基因分析证实的CTLN1）无上述类型的症状和体征。

2.辅助检查

（1）常规生化：谷丙转氨酶（ALT）、谷草转氨酶（AST）升高，总胆红素及直接胆红素均升高，凝血时间延长，部分患者也可出现血尿素氮及肌酐升高等。

（2）血氨：急性期CTLN1患者的血氨可达1000～3000μmol/L。

（3）血氨基酸测定：瓜氨酸显著增高，常超过1000μmol/L，部分患者甚至达2000～5000μmol/L，赖氨酸、丙氨酸和谷氨酰胺水平升高，精氨酸和鸟氨酸水平降低。

（4）尿气相质谱有机酸分析：可发现乳清酸、尿苷和尿嘧啶增高。乳清酸正常范围为0～11.00mmol/mol肌酐。

（5）CTLN1患者皮肤成纤维细胞中ASS酶活性降低。

（6）肝组织病理学显示肝硬化、肝局灶坏死及肝内胆汁淤积。

（7）*ASS1*基因分析可进一步明确诊断。

3.鉴别诊断

（1）瓜氨酸血症Ⅱ型（CTLN2）及其他原发性或继发性高氨血症：CTLN2患者血氨和血浆瓜氨酸水平较经典型CTLN1为低，脑病表现轻，可借助*ASS1*和*SLC25A13*基因突变分析。

（2）有机酸血症：可通过尿液有机酸分析鉴别。

（3）尿素循环其他酶缺乏：通过血浆氨基酸分析及尿液乳清酸分析鉴别。

二、治疗要点

1.急性期治疗

（1）饮食治疗：确诊后需严格限制蛋白质摄入，目的在于提供适量蛋白质和热量，纠正高分解代谢状态，可进行肠外营养支持，蛋白质和热量分别从0.25g/（kg·d）和50kcal/（kg·d）开始，逐渐增加到1.0～1.5g/（kg·d）和100～120kcal/（kg·d）。

（2）药物治疗：静脉或口服应用苯甲酸钠或苯乙酸钠。

（3）血液透析：药物治疗不理想的高氨血症患者应考虑应用血液透析以尽快降低血氨。

2.缓解期治疗

（1）苯甲酸钠制剂：剂量为250mg/（kg·d），分3次口服，随年龄增长逐渐增加到9.9～13g/（m²·d）。

（2）精氨酸：口服剂量从400～700mg/（kg·d）开始，随年龄增长逐渐增加到8.8～15.4g/（m²·d）。

（3）左旋肉碱：可预防降血氨药物治疗导致的继发性肉碱缺乏症。

（4）饮食治疗：限制高蛋白质食物摄入，同时保证充足的热量供给。

（5）血液透析、腹膜透析：饮食控制及药物治疗无效时可采用透析治疗。

（6）肝移植：本病由参与尿素循环的精氨酸代琥珀酸合成酶（ASS）缺乏所致，故上述非手术治疗只能延缓病情的发展，目前可通过肝移植技术减少高氨血症发作，改善生活质量，但对于肝移植后患者生存时间缺乏相关研究，因此对肝移植后的效果难以评价。

三、预防

1. 避免近亲结婚。

2. DNA分析用于CTLN1高危儿的产前诊断。

3. 新生儿筛查有利于发现CTLN1患儿，尽早开始干预，避免出现严重临床表现。

4. 避免摄入过量蛋白质，并注意避免感染性疾病诱发的严重高氨血症。

（王雪娜　孙铭蔚）

第四节　希特林蛋白缺乏症

希特林（citrin）蛋白缺乏症（deficiency）是肝型的线粒体内膜钙结合的天冬氨酸/谷氨酸载体（aspartate/glutamate carrier，AGC）蛋白——希特林蛋白缺乏所致的遗传代谢病，是一类常染色体隐性遗传病，最初见于日本，由Kobayashi等于1999年通过对18例患者血标本进行分析，发现了致病基因*SLC25A13*，该基因编码的蛋白称为希特林蛋白。*SLC25A13*基因突变可在某个环节上影响其肝内酶的活性，并继发性地降低该酶的水平，最终影响尿素循环导致氨代谢障碍，具体机制至今仍不清楚。Kobayashi等报道的*SLC25A13*突变基因的携带率在我国为1.54%，日本为1.46%，以及韩国为0.90%，提示希特林蛋白缺乏症在东亚广泛存在；同时他们发现在我国*SLC25A13*基因的携带者以长江为界存在显著的南北差异，该病在我国发病率尚不清楚。希特林蛋白缺乏症包含希特林蛋白缺乏所致的新生儿肝内胆汁淤积症（NICCD）、希特林蛋白缺陷导致的生长发育落后和血脂异常（FTTDCD）及成年发作瓜氨酸血症Ⅱ型（CTLN2）3种不同表现型。

一、诊断要点

1. 临床表现

（1）新生儿肝内胆汁淤积症：新生儿或婴儿期起病，多见于2月龄内，很少晚于5月龄，平均出生体重较正常儿低。此类患儿多以迟发、复发或迁延性黄疸就诊，特征性改变为胆汁淤积性黄疸，伴或不伴肝（脾）大。

（2）希特林蛋白缺陷导致的生长发育落后和血脂异常（FTTDCD）：介于新生儿肝内胆汁淤积症症状缓解之后和CTLN2发病之前的希特林缺乏新表型，好发于男性，且男性发病年龄早于女性，患者外观健康，身体消瘦，体重指数（BMI）常低于20kg/m²，喜食富含蛋白质和脂肪的食物，如花生和豆类，厌食富含碳水化合物的食物，如谷类、糖果、酒精等，患者可出现疲乏、生长发育迟缓、低血糖和胰腺炎等症状。

（3）CTLN2：发病年龄多为11～79岁，男女比例约为2:1，大多数男性患者于20～50岁发病，女性患者起病年龄大于男性。其表现为反复发作的高氨血症及其相关神经精神症状，包括行为异常、定向力障碍、记忆障碍和意识障碍等。大部分患者偏瘦，且有明显的饮食偏好，喜食高蛋白质和（或）高脂肪食物，而厌食高碳水化合物的食物。其初发症状可因应激、手术、感染、饮酒等诱发。CTLN2患者可有胰腺炎、高脂血症、脂肪肝、肝癌等并发症，有学者推测其可能与体内氧化应激增强有关。

2.辅助检查

（1）常规实验室检查

1）新生儿胆内胆汁淤积症可发现结合胆红素、总胆汁酸和γ-谷氨酰转肽酶（γ-GT）等酶学指标升高；轻度高氨血症和高乳酸血症；甲胎蛋白明显增高；总蛋白和白蛋白降低，低血糖，部分患者有凝血功能障碍。

2）血脂异常患者总胆固醇升高、高密度脂蛋白下降和低密度脂蛋白上升。

（2）血串联质谱检测：瓜氨酸、苏氨酸、甲硫氨酸、酪氨酸和精氨酸水平一过性增高。

（3）尿气相质谱分析：半乳糖、半乳糖醇和半乳糖酸及4-羟基苯乳酸、4-羟基苯丙酮酸一过性升高。

（4）CTLN2患者肝中胰腺分泌型胰蛋白酶抑制物（PSTI）水平明显高于对照组，Fischer比值［血浆游离支链氨基酸（缬氨酸＋亮氨酸＋异亮氨酸）/芳香族氨基酸（酪氨酸＋苯丙氨酸）］下降。肝特异性精氨酸代琥珀酸合成酶（ASS）活性下降至正常的10%。

3.鉴别诊断

（1）与瓜氨酸血症Ⅰ型相鉴别：CTLN2的ASS基因检测无突变，瓜氨酸血症Ⅰ型血氨和血浆瓜氨酸升高程度较CTLN2更明显。

（2）与肝外胆道闭锁、Alagille综合征和进行性家族性肝内胆汁淤积症相鉴别：肝外胆道闭锁患者血清γ-GT和ALP明显升高，超声或MRI检测肝门区可发现纤维块，肝脏病理特点为小胆管明显增生。Alagille综合征患儿除了胆汁淤积指标增高外，还有眼角膜后胚胎环、蝶形椎骨、心脏杂音和特征性面容。进行性家族性肝内胆汁淤积症可通过基因突变分析相鉴别。

二、治疗

1.饮食治疗 新生儿胆内胆汁淤积症患者通过补充脂溶性维生素及改用无乳糖配方奶和（或）强化中链甘油三酯（MCT）的治疗奶粉，症状可在1岁内缓解。CTLN2患者：提高饮食中蛋白质摄入同时降低碳水化合物摄入。

2.药物治疗 丙酮酸钠（4～9g/d）可减少CTLN2患者高氨血症发作。

3.肝移植 本病病因为肝中特异性希特林蛋白缺乏所致，上述饮食治疗及药物降氨治疗只能延缓病情的发展，并不能根治本病，CTLN2目前最有效的治疗措施为肝移植。

三、预防

1.加强科普教育，开展一级预防，避免近亲结婚。

2.产前诊断：培养羊水细胞提取 DNA 并分析 *SLC25A13* 突变已经成功应用于希特林蛋白缺乏症高危胎儿的产前诊断。

3.新生儿筛查有助于症状出现前发现NICCD患儿，尽早开始干预，避免出现严重临床表现。

4.血脂异常和CTLN2患者饮食要避免摄入过量碳水化合物。

5.大量饮酒，解热镇痛药对乙酰氨基酚和质子泵抑制剂雷贝拉唑，大量输注高浓度葡萄粉或甘果糖等制剂治疗脑水肿，均可诱发CTLN2，应注意避免。

（王雪娜　孙铭蔚）

第五节　精氨酸血症

精氨酸血症（argininemia）是尿素循环中精氨酸酶-1（AI）缺陷所导致的以高精氨酸血症为主要临床表现的常染色体隐性遗传病。精氨酸血症发病率在日本约为1/350 000，我国尚无统计数据，该病是尿素循环障碍中最为少见的类型之一。精氨酸酶-1是在尿素循环的最后一步发挥作用的水解酶，将精氨酸水解为鸟氨酸和尿素。精氨酸酶缺乏导致尿素循环中断，氨不能形成尿素排出体外，精氨酸及精氨酸代谢产物在体内蓄积产生神经毒性作用，与其他尿素循环障碍相比，精氨酸血症患者中高氨血症程度相对较轻。

一、诊断要点

1.临床表现

（1）新生儿期及早期发病（＜3个月）患儿表现为神经系统退化症状，可有角弓反张、呼吸困难，伴有胆汁淤积性黄疸、高氨血症、肝大等。

（2）婴儿期发病患儿主要表现为在添加牛奶或富含蛋白质的辅食后出现易激惹、喂养困难、呕吐、嗜睡等慢性高氨血症的症状。

（3）幼儿期发病患儿主要表现为恶心、反复呕吐、动作笨拙，易跌倒、流涎、吞咽困难较为常见，如未经及时诊断和治疗，症状加重并出现痉挛性瘫痪、神经发育迟滞、昏迷、惊厥和生长发育停滞等，惊厥常表现为全身痉挛性发作。

2.辅助检查

（1）肝功能：转氨酶增高及凝血时间延长。

（2）血氨：轻到中度升高。

（3）血和脑脊液氨基酸：血中精氨酸水平一般升高到正常高限的3倍以上对本病诊断意义较大。

（4）尿有机酸分析：乳清酸水平升高。

（5）红细胞内精氨酸酶活性、肝脏精氨酸酶活性均降低。

（6）*ARG*基因分析：本病诊断的金标准。

（7）脑电图：为非特异性改变，局灶性、多灶性及弥漫性的尖峰和不正常的慢波均有可能出现，50%以上患者脑电图显示背景活动的减慢及致癫痫样波的活动。

（8）头颅MRI：正常，或大脑皮质、小脑萎缩，弥漫性脑水肿，梗死样病灶，区域性缺血损伤，可逆性的颞叶、扣带回、岛叶皮质对称性受累改变等。

3. 鉴别诊断

（1）与其余尿素循环障碍相鉴别：痉挛性瘫痪为本病特异性表现，本病急性高氨血症少见，且本病血中精氨酸水平明显升高。

（2）与脑瘫相鉴别：两者都可表现为双侧痉挛性瘫痪，但精氨酸血症患儿血氨和血中精氨酸水平均有升高，可鉴别。

二、治疗要点

1. 饮食疗法　限制蛋白质摄入；低精氨酸饮食，适当补充不含精氨酸、富含支链氨基酸的特殊氨基酸粉，氨基酸粉一般为0.7g/（kg·d），天然蛋白质50%～70%，蛋白质的推荐摄入量1～3个月为1.25～2.20g/（kg·d）；3～6个月为1.15～2.0g/（kg·d）；6～12个月为0.90～1.60g/（kg·d）；1～4岁为8～12g/d。

2. 促进氮的旁路代谢　苯甲酸钠250mg/（kg·d），苯乙酸钠500mg/（kg·d），血氨水平应控制在60μmol/L以下。

3. 透析治疗　血氨达500μmol/L，采用饮食及药物降氨治疗后血氨无下降者需进行透析治疗。

三、预防

1. 避免近亲结婚。

2. 对有先证者病史的家庭：对有本病家族史的夫妇及先证者可进行DNA分析，家族成员DNA分析也可检出杂合子携带者，进行遗传咨询。再次妊娠可进行产前诊断。

3. 新生儿疾病筛查。

（王雪娜　孙铭蔚）

第5章

碳水化合物代谢病

第一节 糖原贮积症

一、糖原贮积症Ⅰ型

糖原贮积症Ⅰ型（GSDⅠ型）又称Von Gierke病，是葡萄糖-6-磷酸酶活性缺乏所导致的一类糖原代谢障碍性疾病。GSDⅠ型分为4种亚型：GSDⅠa、GSDⅠb、GSDⅠc和GSDⅠd。GSDⅠa亚型因葡萄糖-6-磷酸酶催化亚单位（G6PC）基因突变导致酶活性异常；GSDⅠb因编码葡萄糖-6-磷酸酶转移酶（G6PT）的基因突变导致酶缺陷；GSDⅠc由肝脏中微粒体磷酸盐转运蛋白缺乏所致；GSDⅠd为葡萄糖转运酶缺乏所致。

1.诊断要点

（1）临床表现

1）低血糖及高乳酸血症：新生儿或婴儿早期低血糖和乳酸中毒是其特点，低血糖多出现在清晨禁食后，可出现反复低血糖。脂肪代谢异常使得血中丙酮酸及乳酸含量升高，出现酸中毒。患儿可表现为多汗、易激惹甚至抽搐发作。

2）肝脏、肾脏增大：出生时常有肝大，腹部膨隆，伴有或不伴有脾大；超声可显示肾脏肿大，由于肾脏糖原贮积可出现进行性肾脏损害。许多患儿在成人期发生肝腺瘤和肾衰竭。

3）发育迟缓：由于反复出现低血糖，从而生长发育迟缓，幼稚面容，四肢短小。

4）出血：因血小板功能障碍，可出现反复出血表现，主要表现为鼻出血。

5）反复呼吸道感染及腹泻：由中性粒细胞功能障碍及数量减少所致，对细菌易感。

6）高脂血症：患儿脂质合成增加、分解减少，可导致高脂血症，与远期动脉粥样硬化、胰腺炎等有关，个别患儿可表现出皮肤黄色瘤。

7）骨质疏松：可能与生长发育迟缓，青春期延迟，骨骼发育和成熟障碍有关。

（2）辅助检查

1）生化指标：低血糖、高乳酸血症、高甘油三酯血症、高胆固醇血症、高尿酸血症肝功能异常。

2）糖耐量试验：空腹抽血检测血糖、血乳酸，同时给予葡萄糖2g/kg（最多50g）口服，30min、60min、90min、120min、180min时测定血糖、血乳酸，正常时血乳酸升高不超过20%，该类型患儿基础值明显升高，口服葡萄糖后血乳酸明显下降。

3）胰高血糖素刺激试验：空腹刺激试验，于空腹后2h，肌内注射胰高血糖素30～100μg/kg，注射后15min、30min、45min、60min测定血糖。正常患儿45min内血糖可升高＞1.4mmol/L，患儿血糖无明显升高，乳酸可升高。餐后2h刺激试验，试验过程与空腹相同，GSD Ⅰa患者无血糖升高。

4）肝脏病理：HE染色可见细胞结构排列紊乱，肝细胞肿大变形，胞质淡染，炎性细胞浸润，肝窦受压，糖原染色（PAS）为阳性。因本检查为有创性操作，故较少应用。

5）基因诊断和产前诊断。

（3）鉴别诊断

1）肝脏肿瘤：可通过临床表现、影像学检查及病理进行鉴别。

2）其他类型的糖原贮积症：Ⅱ、Ⅲ、Ⅴ、Ⅶ型以肌肉受累为主，Ⅶ型仅累及肌肉，Ⅰ、Ⅲb、Ⅳ、Ⅵ型主要累及肝脏，诊断需结合临床表现、生化检测、病理及基因检测等手段。

2.治疗要点

（1）饮食治疗：本病治疗的重点是维持血糖浓度使其在正常范围内，进而改善继发的代谢改变和临床症状。膳食结构上碳水化合物需占总能量的60%～65%，蛋白质占10%～15%，脂肪摄入占20%～30%（首选富含亚麻酸的植物油）。除蔬菜、水果和少量的奶制品以外应严格限制乳糖、果糖及蔗糖，可采用生玉米淀粉（UCCS）治疗，该成分在肠道易于停留，口服后缓慢消化，逐渐释放葡萄糖，使血糖维持在正常水平，从而减少肝脏负担。但UCCS仅能维持3.5h血糖水平，多数儿童无法按顿服用，且可能出现肠道不耐受症状。对于1岁以下儿童，初始治疗不宜使用UCCS，只要其生化指标能够达标，没有必要使用配方奶来代替母乳喂养，夜间可使用夜间持续胃滴注喂养（CNGDF）治疗。

（2）辅助治疗：鱼油可能对GSD Ⅰ型患者的血脂异常的改善有益；其余维生素及矿物质，可补充维生素（维生素D和维生素B₁等）、钙、铁（贫血时）等。针对其他并发症，可采取对症治疗，必要时采取手术治疗。

二、糖原贮积症Ⅱ型

糖原贮积症Ⅱ型（glycogen storage disease type Ⅱ，GSD Ⅱ型），又称Pompe病，是先天性酸性α-1，4-葡萄糖苷酶（acid alpha-1,4-glucosidase，GAA）缺陷所导致的常染色体隐性遗传病，在活产婴儿的发病率为1/50 000～1/40 000。由于GAA基因突变，溶酶体内GAA活性缺乏或明显降低，导致进入骨骼肌、心肌、平滑肌溶酶体的糖原无法被分解而持续堆积，溶酶体肿胀、破坏，导致细胞功能异常和死亡，引起一系列临床症状。

1.诊断要点

（1）临床表现：该病的临床表现及病情轻重与体内残余酶活性及发病年龄呈负相

关。一般来说酶残余越少、发病越早，病情越严重。累及肌肉主要表现为运动不耐受、肌痛、横纹肌溶解、肌无力和心肌病。根据残留的GAA活性、发病时期及临床表现严重程度本型可分为婴儿型、迟发型。

1）婴儿型：经典婴儿型的GAA酶活性低于正常的1%，儿童及部分成人型残存部分的GAA酶活性，但一般不超过正常的30%。婴儿型症状严重，主要累及骨骼肌和心肌，多于出生后3～6个月起病，表现为喂养困难、心肌肥大、骨骼肌张力减退、肝大和呼吸困难，伴有营养障碍和发育停滞，易患呼吸道感染，肌力、肌张力低下，少动，多因心力衰竭、呼吸衰竭死亡，GSD Ⅱ型患者1岁以前夭折的比例高达90%，平均寿命为6.0～8.7个月，仅有不到10%的患儿生存期可超过2年。少数不典型婴儿型患儿起病稍晚，病情进展较慢，心脏受累较轻，又称非经典婴儿型。

2）迟发型：又可分儿童型和成年型，患者于1岁后起病，可晚至60岁，以动作发育迟滞或步态不稳为初始症状，进而出现肌力减退，以四肢近端肌及呼吸肌受累为主，心肌受累少见。成年型主要临床表现为30～40岁发病，缓慢进展的近端肌无力。进展性近端肌无力典型的表现是肢体和腰部受累，骨盆带受累较肩带严重；同时骨盆肌受累较股四头肌严重，从而导致代偿性蹒跚步态和脊柱前凸过度。呼吸肌易受累是本病较为特异性临床表现，同时也是最常见的死亡原因。脑血管病变是晚发型患者另一个潜在的死亡危险因素。

（2）辅助检查

1）血清肌酐测定：婴儿型肌酸激酶（CK）几乎都升高，95%的迟发型患者CK升高，但无特异性，常伴有门冬氨酸转移酶（AST）、丙氨酸转移酶（ALT）、乳酸脱氢酶（LDH）升高。

2）心脏检查：心电图提示P-R间期缩短、心室高电压；ST段改变。超声心动图提示心室肌肥厚，增厚心肌回声降低，早期可有左心室流出道梗阻，晚期表现为扩张型心肌病。

3）肌电图检查：以肌源性损害为主，也可出现肌强直性放电、纤颤电位等神经源性改变。近端肌肉较远端肌肉阳性率高。针极肌电图正常不能除外诊断。

4）肌活检：光镜下典型表现为大量肌纤维内嗜碱性空泡形成，以Ⅱ型纤维受累为主，空泡内过碘酸席夫染色及酸性磷酸酶染色阳性。但取材部位对检测结果影响很大，且为有创性检查。

5）GAA活性测定：皮肤成纤维细胞测定GAA活性是诊断GSD Ⅱ型的金标准。需取皮肤活检的成纤维细胞进行培养，需要4～6周，诊断时间较长。外周血淋巴细胞测定GAA活性，具有无创、便于运输、敏感、准确、快速、高通量等优点，适用于新生儿，临床多采取此种方法诊断。但外周血检测GAA活性易受中性粒细胞中GAA同工酶——麦芽糖葡萄糖淀粉酶的干扰，容易出现假阴性结果。

6）GAA基因突变分析可以明确诊断。

（3）诊断：GSD Ⅱ型诊断依据包括临床表现、实验室生化学、电生理学、组织病理学、肌肉影像学等，确诊靠酶活性测定。

（4）鉴别诊断

1）心内膜弹性纤维增生症：心内膜非均匀性增厚、回声增强，增厚内膜与心肌界线明显，左心室收缩及舒张功能均受限，心脏超声心动图可予以鉴别。

2）黏多糖贮积症：多沉积于心肌及瓣膜中，以瓣膜结构及功能改变为主，尿液黏多糖检测及外周血酶学分析可协助鉴别。

3）肢端肥大症：婴幼儿发病率极低，心肌肥厚、心室运动僵硬，以舒张功能损害为主，根据临床表现、血清生长因子和胰岛素样生长因子-1测定、影像学检查可予以鉴别。

4）其他类型代谢性疾病：如脂肪酸代谢异常、Barth综合征、线粒体病，也可引起心肌病、骨骼肌受累，尿有机酸、血液氨基酸、酯酰肉碱谱分析及基因分析可帮助鉴别。

5）Danon病：X连锁隐性遗传病，也可表现为肌无力、肌张力低下及肥厚型心肌病，酶学检查和基因分析可协助鉴别。

6）进行性肌营养不良：表现为进行性加重的对称性肌无力、肌萎缩、肥厚型心肌病或扩张型心肌病、心律失常，通过血清酶、尿肌酸、肌电图、肌活检可鉴别。

7）其他类型的GSD：肌无力、肌张力低下、心脏增大与GSD Ⅱ型相似，酶学分析作为鉴别要点。

2.治疗要点　临床上主要采取低糖高蛋白或支链氨基酸饮食、加强护肝、控制感染、心肺功能支持、康复训练、辅助呼吸及对症支持治疗，但均无法阻止病情进展。近年来酶替代疗法（enzyme replacement treatment，ERT）为该病患者带来了新的希望。临床试验证实重组人酸性α-糖苷酶（rhGAA）可以显著延长婴儿型患者的生存期，使其心肌、骨骼肌的功能均得到明显的改善，可延长非机械通气患者的生存时间，改善心肌病，促进生长发育，改善运动功能，也可显著改善成年型患者的症状，改善患者的肌力，提高生活质量，并延缓病情进展。剂量为20mg/kg，每2周1次缓慢静脉滴注。但该治疗酶不能通过血-脑屏障，所以对中枢神经系统内的糖原沉积无效。

三、糖原贮积症Ⅲ型

糖原贮积症Ⅲ（glycogen storage disease typeⅢ，GSD Ⅲ型）是一种罕见的糖原降解错误，发病率为1/10万，是糖原脱支酶（AGL）基因突变和随后的糖原脱支酶缺乏引起的常染色体隐性遗传的糖代谢障碍，主要亚型为GSD Ⅲa（85%）和GSD Ⅲ B（15%）。前者有肝、心脏和骨骼肌受累，后者仅有肝受累，临床表现为进行性肝、心脏和肌源性并发症，如肝大、低血糖、肌力下降。

1.诊断要点

（1）临床表现

1）儿童期常为急性，成年后发展为慢性、渐进性疾病。多数患儿数月即出现临床表现，可有肝大、低血糖、生长受限、高脂血症、轻度脾大、全身肌力和运动耐力下降、竖头不能等。

2）迟发性肌病：为肌无力、肌张力低下及肌肉萎缩。部分患者儿童期无明显肌无力，中年呈慢性进行性肌病，后期手、前臂或肢带肌萎缩，行走和登楼困难，体重减轻。

3）心脏表现：起病隐匿，多发生于成年人，常为左心室室壁均匀增厚，功能基本正常，随访病情较稳定，少数进展快，出现左心室扩张、室壁变薄、节段性室壁运动及收缩功能异常、心力衰竭甚至心源性猝死。

（2）辅助检查

1）一般检查：肝功能异常、血糖血脂异常、CK及CK-MB升高、脱支酶活性降低、肌电图或心电图改变，LDH和尿酸常无异常。

2）口服糖耐量试验：分别于口服葡萄糖后30min、60min、90min、120min、180min测定血糖及血乳酸，血乳酸常无异常。口服葡萄糖总量为2g/kg（总量≤50g）。

3）胰高血糖素刺激试验：空腹注射胰高血糖素，血糖常无明显变化。方法如下：空腹后2h，肌内注射胰高血糖素30～100μg/kg，分别于注射后15min、30min、45min、60min测血糖，患者血糖无明显升高。餐后数小时后再做试验，则反应正常。

4）肝组织活检和酶活性测定：肝组织活检中轻者为肝周边纤维化，重者可见肝硬化典型表现，但无脂肪样变性，可与Ⅰ型相鉴别，在电镜下胞质内糖原增多。

5）进行AGL基因突变检测，如有需要，可进行遗传咨询，产前基因检测益于计划生育。

2. 治疗要点　无糖高蛋白饮食可以改善GSD Ⅲ型肝大和运动不耐受，治疗目的主要是维持血糖正常水平，避免生长发育异常，延缓及改善相关临床并发症等。相关文献报道，早期饮食管理是治疗此病的重要手段，包括增加进餐次数，食用未煮熟的玉米，夜间肠内喂养等。目的在于维持正常人的血糖水平，防止高酮血症，方法是在一天中分配足够的碳水化合物摄入量，并使用额外的蛋白质作为底物。严重情况下可行肝移植。发展为终末期心脏病变时，可行心脏移植。

四、糖原贮积症Ⅳ型

糖原贮积症Ⅳ型（GSD Ⅳ型）是糖原分支酶基因 *GBEI* 突变或其他组织糖原分支酶缺乏引起的疾病，其表现大致分两类：造成肝受累的为经典型；另一种为神经肌肉受累。1966年研究发现，本病是由肝脏α-1, 4-葡聚糖分支酶缺乏所致，1996年定位致病基因 *GBEI*。

1. 诊断要点

（1）临床表现

1）经典型：主要表现为肝受累，患儿在1.5岁前表现为生长及发育落后、肝硬化和肝脾大，可进展为门静脉高压和肝衰竭，5岁前死亡常见。个别不典型病例发病较晚且病程长。

2）致死性围生期神经肌肉型：患儿出生后即有严重水肿，肌张力减弱明显，可伴随先天性多关节屈曲挛缩，但不伴肝硬化及肝衰竭。多数患儿新生儿期即死亡。

3）先天性神经肌肉型：患儿母亲妊娠期常有羊水过多和胎动减少表现，患儿出生后即发病，临床出现不同程度肌无力，严重者发生呼吸困难，多数在婴儿早期死于呼吸循环衰竭。该类型患儿需与脊髓性肌肉萎缩症相鉴别。

4）先天性神经肌肉型：发病于儿童时期，可以表现为不同程度肌无力或出现运动不耐受，心肌受累可导致心肌病，重者可死于心力衰竭。

5）成人神经肌肉型：成年发病，可出现慢性神经源性肌无力，伴感觉障碍及尿失禁，少数患者有痴呆表现。

（2）辅助检查：临床症状差别明显，需要根据年龄及临床表现选择对应化验检查。经典型常出现转氨酶、总胆红素、结合胆红素、血氨升高等肝功能异常。腹部超声可呈现肝硬化、脾大、门静脉高压等表现。神经肌肉型肌电图可表现为神经源性损害。肌肉活检可发现结构异常的糖原堆积。

2.治疗要点　典型肝受累患儿应选择肝移植，可以延长生存期。神经肌肉型患儿应采取对症治疗。

五、糖原贮积症Ⅴ型

糖原贮积症Ⅴ型（GSD Ⅴ型），又称McArdle病，由*PYGM*基因突变所致。1951年McArdle医师描述首例以运动后肌无力、易疲劳和严重痛性痉挛为特征的患者，并提出该病的病因是糖原分解代谢的异常。病理生理机制为肌肉磷酸化酶缺陷导致糖原分解为葡萄糖的代谢途径异常。典型患者一般于20～30岁出现症状。

1.诊断要点

（1）临床表现：临床症状在发生年龄及严重程度上均存在很大的差异，可无症状，轻症者仅有易疲劳、运动不耐受等表现，少数严重、快速进展类型也可出生后不久即起病。

1）短时剧烈运动不耐受，一般在剧烈运动后1～2min出现严重肌痛、肌肉僵直或痉挛。儿童时期运动不耐受较常见，肌痛痉挛、肌红蛋白尿相对少见。

2）运动后继减现象：GSD Ⅴ型患者在剧烈运动后出现乏力、肌痛和肌肉痉挛，稍作休息后或补充一定的葡萄糖再运动时，对运动有更好的耐受性，称为继减现象，与运动后局部肌肉的血液循环增加而提供了葡萄糖及脂肪酸等能量代谢底物有关。继减现象为诊断本病的重要线索。

3）肌红蛋白尿：患者在剧烈运动后可能出现茶色尿，该症状的出现提示可能存在横纹肌溶解或肌肉的大量破坏，引起肌红蛋白血症，严重时可致肾衰竭。有报道认为约50% GSD Ⅴ型患者可出现肌红蛋白尿，其中1/2患者可引起急性肾衰竭。

4）约1/3的患者可有非进行性肌无力表现，多数近端肌肉受累，成年GSD Ⅴ型患者的病情随年龄增长而进展，60～70岁可出现进行性近端肌无力、肌萎缩，累及四肢近端肌肉、抬头肌等，少数文献报道可累及呼吸肌。

（2）辅助检查

1）血清肌酸激酶：约93%的患者有血清肌酸激酶升高，肌酸激酶升高基本是持续的，运动后尤为明显，但肌酸激酶升高的程度不同。

2）肌电图：可以表现为正常或轻度肌病样改变。

3）乳酸前臂缺血试验：是用于筛查的最常用的运动试验。正常人在运动后1～3min血乳酸值较基线值升高3～5倍，一般5min达峰，然后逐渐下降致正常。GSD Ⅴ型患者运动后乳酸浓度无明显升高，小于基线的3倍，而血氨升高，或乳酸/血氨比值下降。前臂缺血试验对诊断肌糖原贮积症的敏感性及特异性均较高。但除GSD Ⅴ型患者，其他类型GSD如磷酸果糖激酶缺乏，前臂缺血试验也会有阳性发现。同时，在操作方法不当或与患者配合欠佳时，前臂缺血试验会有假阳性结果。本试验会诱发疼痛、肌红蛋白尿，存在诱发横纹肌溶解、筋膜室综合征，引起肾衰竭的风险。

4）蹬车试验：出现继减现象支持该病诊断。一项病例对照研究显示，中等强度的蹬车试验为本病的诊断提供了特异、敏感、简单可行的方法。

5）肌肉活检：光镜下肌膜下或肌原纤维间的糖原沉积使肌纤维呈空泡样改变，过碘酸席夫染色阳性，提示空泡为堆积的糖原，但也有一些轻型病例的肌肉活检常规染色为阴性，应用树脂包被标本的半薄切片进行PAS染色可更好地显示糖原聚集。应在肌红蛋白尿发作后近期再生活跃时活检，避免误诊。

6）PYGM基因突变分析：检测到2个致病突变具有确诊意义。

（3）鉴别诊断

1）GSD Ⅶ型：PFKM基因突变致磷酸果糖激酶缺乏所致的GSD Ⅴ型，临床表现与Ⅴ型极其相似。GSD Ⅶ型在儿童更多见，直接影响糖酵解，运动前给予葡萄糖会加重症状，相关酶活性测定或基因突变分析可以确诊。

2）肉碱棕榈酰转移酶Ⅱ（CPTⅡ）缺乏症：该病是一种脂肪酸氧化酶缺陷病，也可有运动诱发肌痉挛、肌痛、肌红蛋白尿等表现。与GSD Ⅴ型区别包括患者可以耐受短时剧烈运动，但不耐受长时间轻体力运动，没有运动后的继减现象，空腹可以诱发肌无力，而高碳水化合物低脂饮食可以减少肌无力发作。确诊必须靠生化检测CPTⅡ的活性或基因突变检测分析。

3）其他：如线粒体肌病、甲状腺功能减退相关疾病。前者的诊断有赖于肌活检特征性的破碎红边纤维及细胞色素氧化酶染色，后者则根据相关内分泌指标如甲状腺功能的检查即可明确诊断。

2.治疗要点

（1）本病无特效治疗，以对症治疗为主。规律的低中强度的运动练习有一定治疗作用，可提高心肺容量，降低肌酶，改善患者运动耐力，提高生活质量。Quinlivan等对GSD Ⅴ型患者的治疗进行系统回顾，认为无证据显示任何药物、营养物质对本病的治疗取得明显效果。

（2）低剂量肌酸补充对一些患者有益，运动前口服支链氨基酸及输注葡萄糖可改善部分患者运动耐力；高碳水化合物（65%）、低比例脂肪（20%）饮食可能对患者有益。

六、糖原贮积症Ⅵ型

糖原贮积症Ⅵ型（GSD Ⅵ型）又称Hers病，是PYGL基因突变导致肝脏糖原磷酸化酶缺乏，糖原分解障碍，ATP生产不足所致，多在婴幼儿出现，临床表现包括肝大、生长发育落后、酮症性低血糖，少数患者出现肝纤维化、纤维瘤、肝细胞癌等。

1.诊断要点

（1）临床表现：一般相对较轻。婴儿期常见肝大和生长发育落后，当出现进食困难时容易出现低血糖。少数患者同时出现肝大伴明显空腹低血糖表现。患儿常智力正常，但生长及运动发育有时落后，出现身材矮小。严重中枢神经系统病变青少年可出现帕金森综合征卒中等。

（2）辅助检查

1）血生化检查：空腹血糖常正常或轻度降低，空腹酮体升高，转氨酶、胆固醇和血脂可升高，血氨、血乳酸可升高，尿酸、血清肌酸激酶可正常或升高。

2）腹部B超：常见不同程度的肝大，肝脏穿刺病理检查见糖原含量增加，肝细胞磷酸化酶活性降低。

3）基因检测：*PYGL*基因突变分析为确诊方法。

2.治疗要点　原则是预防低血糖的发生和促进生长发育。高蛋白质饮食可改善远期并发症，即使患者没有空腹低血糖，也建议晚上睡前进食以增加能量。对于有空腹低血糖表现的患者，建议平时应用少量多餐的进食方式。可给予生玉米淀粉每天1～3次口服，以维持血糖，同时避免酮体升高。

七、糖原贮积症Ⅶ型

糖原贮积症Ⅶ型（GSD Ⅶ型），属于常染色体隐性遗传，是肌肉磷酸果糖激酶基因（*PFKM*）突变致肌肉磷酸果糖激酶缺乏的一种遗传病。

1.诊断要点

（1）临床表现

1）经典型：患者表现为运动后肌肉酸痛和肌肉痛性痉挛，以及运动后继减现象，部分患者可出现发作型肌无力、肌萎缩和轻度肌病。严重时出现骨骼肌溶解、黄疸、肌红蛋白尿伴高胆红素血症、高肌酸激酶血症、高尿酸血症和网织红细胞升高。

2）晚发型：儿童时期患儿即可表现为运动能力较差，青春期出现典型的运动后肌肉痉挛和疼痛，50岁后出现轻度肌无力，并进行性发展导致严重肌肉功能丧失。

3）婴儿型：患者在婴儿期为松软儿，表现为严重的肌病，起病后迅速进展，可伴有指（趾）远端关节屈曲和智力落后，常于1岁以内死亡。

4）溶血型：患者表现为轻度的非球形细胞性溶血性贫血，网织红细胞增生。

（2）辅助检查

1）生化检验：肌肉症状明显者，在无症状时CK即可持续在较高水平，发作时血CK明显升高，甚至可高达10 000U/L以上。网织红细胞可升高，血红蛋白可以为正常，血尿酸可增高。

2）肌电图：可以呈正常或肌源性损害。

3）肌肉活检及乳酸前臂缺血试验：肌肉活检时光镜下可见肌肉过碘酸席夫染色轻度增加，部分患者呈现非特异性改变。肌肉匀浆组织中糖原含量增加。电镜下可见肌纤维间和肌内膜下有糖原聚集。乳酸前臂缺血试验为诊断肌肉糖原贮积症的重要试验，正常人在运动后1～3min血乳酸值较基线值升高3～5倍，然后逐渐下降至正常。GSD Ⅶ型患者前臂缺血试验显示运动后乳酸浓度无明显升高。

4）肌肉磷酸果糖-1-激酶活性测定：在肌肉匀浆组织中该酶的生物活性明显降低至正常值的1%～5%。

5）*PFKM*基因突变分析：检测到2个致病突变具有确诊意义。

（3）鉴别诊断

1）GSD Ⅴ型：其临床表现与Ⅶ型非常相似，是*PYGM*基因突变所致遗传性肌肉糖原贮积症，但GSD Ⅴ型肌痉挛程度较轻，较少由高碳水化合物诱发，且在儿童更少见。相关酶活性测定或基因突变分析可以明确鉴别两种疾病。

2）肉碱棕榈酰转移酶Ⅱ型（CPTⅡ）缺乏症：通常由运动诱发肌痉挛、肌痛、肌红蛋白尿表现，是一种脂肪酸氧化酶缺陷病，该病的患者空腹可以诱发肌无力，而高碳水化合物低脂饮食可以减少肌无力发作，可以与GSD Ⅶ型相鉴别。确诊必须靠检测CPTⅡ的酶活性或基因突变分析。

3）其他：如线粒体肌病、甲状腺功能减退相关疾病。线粒体肌病的诊断需要肌活检有特征性的破碎红边纤维及细胞色素氧化酶（COX）染色。内分泌疾病相关指标的异常可以明确甲状腺功能减退相关疾病诊断。

2.治疗要点　本病以对症治疗为主。高碳水化合物饮食可以诱发部分患者肌肉痉挛，适当避免高碳水化合物饮食可减少发作。

八、糖原贮积症Ⅸ型

糖原贮积症Ⅸ型（GSD Ⅸ型）是磷酸化酶激酶（PHK）缺陷引起的一组糖原贮积性疾病，故也称磷酸化酶激酶缺乏症，约占全部GSD的25%。可分为肝受累型和肌肉受累型两大类。磷酸化酶激酶是糖原磷酸化酶特异性激活剂，控制糖原分解成葡萄糖，由α、β、γ和δ 4个亚单位构成，其中研究较明确的致病基因包括导致肝脏磷酸化酶激酶缺乏症的*PHKA2*、*PHKG2*、*PHKB*，分别对应α、γ、β亚基，而*PHKA2*可占75%，是一种X连锁遗传病。导致肌肉磷酸化酶激酶缺乏症的基因为*PHKA1*。

1.诊断要点

（1）临床表现：与其他类型GSD相比，病情相对较轻，预后较好，不同基因突变所致肝脏受累的表现大体相似，*PHKB*基因突变所致肌肉改变在儿童期几乎无症状，所以*PHKA2*、*PHKB*和*PHKG2*基因所致的疾病临床表现几乎无明显差异。早期即有肝大和生长发育迟缓，典型症状还有低血糖表现。大多数患者临床表现随年龄增长而减轻。少数患儿可有语言发育稍落后和青春期延迟。女性患者的多囊卵巢发生率增高。

（2）辅助检查：

1）生化检查：提示肝功能异常，转氨酶升高，低血糖伴酮体增加，高甘油三酯，血尿酸和乳酸可在正常范围。腹部B超可见不同程度的肝大，偶有肝腺瘤和肝硬化。肝脏穿刺病理检查可见糖原含量明显增加、纤维化和轻度炎性改变。

2）酶学检查：多数患者肝脏、红细胞和白细胞中磷酸化酶激酶活性明显降低。少数外周血红细胞和白细胞中磷酸化酶活性在正常范围或高于正常范围，而肝脏中该酶活性明显降低。

3）基因检测：由于酶活性测定有假阳性进而假阴性的可能性，最好进行基因突变分析以明确诊断。*PHKB*基因突变还可导致肌肉磷酸化酶激酶活性明显降低。

（3）鉴别诊断

1）GSD Ⅵ型：该病常由肝脏糖原磷酸化酶缺乏所致，因此，在临床表现上与肝脏磷酸化酶激酶缺乏症相同。由于肝脏磷酸化酶激酶具有激活糖原磷酸化酶的作用，当该酶缺乏时糖原磷酸化酶的活性也降低。考虑GSD Ⅵ型在检测肝脏磷酸化酶活性时要同时测定磷酸化激酶的活性，或者基因突变分析进行鉴别。

2）GSD Ⅰ型和Ⅲ型：见本章其他相关章节。

2.治疗要点 治疗原则与其他GSD相同，主要是预防低血糖，采用高碳水化合物、足量蛋白质（总热量的15%～25%）、低脂饮食，少量多餐。一般为口服生玉米淀粉，监测血糖，调整用量，维持血糖正常。对症治疗包括保肝、降脂、必要控制嘌呤含量（必要时）等治疗。

九、糖原贮积症O型

糖原贮积症O型（GSD O型）是一种罕见的常染色体隐性遗传病，主要为 *GYS1* 和 *GYS2* 基因突变导致的糖原合成酶1和糖原合成酶2缺乏，糖原合成酶1主要存在于骨骼肌和心肌中，糖原合成酶2主要存在于肝中。

1.诊断要点

（1）临床表现

1）*GYS1* 基因突变型表现为易疲劳、运动耐量及肌力下降，累及心肌可引起心肌肥厚、心搏骤停甚至猝死。

2）*GYS2* 基因突变型表现为患者在断奶之前通常没有症状，断奶期间表现为断奶困难，出现空腹低血糖或易激惹，餐后高血糖及高乳酸血症等而就诊。

（2）辅助检查

1）当临床上出现患者肝脏大小正常的低血糖时，首先化验空腹血糖和尿酮体，明确患者存在空腹酮症性低血糖时，进一步完善餐后血糖和乳酸水平。当餐后血糖和血乳酸水平同时升高时，则高度怀疑此病。

2）可做肝脏活检病理分析，但不能诊断此病。

3）金标准为基因突变分析。

（3）鉴别诊断：主要鉴别疾病为可以导致酮症性低血糖症状的其他疾病。基本鉴别试验为餐后胰高血糖素刺激试验。空腹胰高血糖素刺激试验时所有酮症性低血糖疾病（包括GSD O型）患者血糖均不升高，餐后胰高血糖素刺激试验能使其他疾病所致的酮症性低血糖患者血糖升至正常，而GSD O型患者血糖升高至正常或出现高血糖，同时血乳酸水平在刺激后也明显升高，该试验为鉴别GSD O型与其他原因所致酮症性低血糖疾病的重要试验。

2.治疗要点 治疗目的是预防空腹低血糖，以及减轻由空腹高酮体和餐后高乳酸所致的代谢性酸中毒。饮食治疗包括高蛋白质饮食，选择复合性低血糖指数碳水化合物，在婴幼儿期，高蛋白质饮食未有效地维持血糖在正常范围时，可给予生玉米淀粉口服。该疾病患者有正常的糖原异生功能，所以补充的蛋白质能作为糖原异生的前体物质供内源性葡萄糖生成，同时，由于高蛋白质使血糖达到正常，机体对脂肪氧化分解的依赖减少，脂肪酸和酮体产生也减少，可避免单糖类碳水化合物的摄入，减少患者血乳酸升高。

（马　明　魏克伦）

第二节 半乳糖血症

半乳糖血症是半乳糖增高的中毒性临床代谢综合征，一种常染色体隐性遗传代谢病。半乳糖在半乳糖酶的作用下进入糖酵解途径，半乳糖酶主要有半乳糖激酶（GALK）、半乳糖-1-磷酸尿苷酰转移酶（GALT）及尿苷二磷酸-半乳糖-4-差向异构酶（GALE），正常代谢过程中先后作用生成1-磷酸葡糖糖进而为机体提供能量。酶缺陷引起半乳糖代谢阻滞，半乳糖及其旁路代谢产物在体内堆积，引起半乳糖血症。根据缺乏酶的种类不同，将半乳糖血症分为GALT缺乏型、GALK缺乏型、GALE缺乏型。其中，GALT缺乏型又分为经典型半乳糖血症、临床变异半乳糖血症和生化变异半乳糖血症3种，经典型半乳糖血症可表现为严重的GALT缺乏，本节主要介绍经典型半乳糖血症。

一、诊断要点

1.临床表现 经典型半乳糖血症可累及各个组织器官，常见的临床表现如下。

（1）消化道症状：多数患儿在出生后数天，因哺乳或人工喂养牛乳中含有乳糖，出现拒乳、进食后呕吐、体重不增、腹泻等症状，随后出现黄疸及肝大。如未及早诊断和（或）治疗，患儿将出现腹水、肝衰竭、出血，危及生命。

（2）神经系统症状：轻型多无急性症状，随年龄增长，患者逐渐出现发音障碍、白内障、智力障碍、认知障碍、执行功能障碍、运动障碍、记忆障碍和社交障碍等。

（3）对性腺功能影响：常影响女性生殖系统导致卵巢功能障碍，表现为青春期发育不全或延迟，月经稀少，初潮后数年继发性闭经，部分患者则出现原发性闭经。

2.辅助检查

（1）常规生化检查：可表现为直接胆红素和（或）间接胆红素升高、血清ALT和AST升高、血清纤维蛋白原降低、PT和APTT延长、低血磷、低血糖、糖尿等检查异常。

（2）新生儿筛查：目前已有多个国家将半乳糖血症列入了新生儿筛查的范围。在婴儿生命的第1周进行血液试验（足跟血或静脉血标本）筛查，采用Beutler试验（又称荧光斑点试验）、量热试验、荧光半乳糖氧化酶法、Guthrie法等方法，以测定半乳糖或半乳糖酶的量。

（3）分子遗传学检测：基因突变分析可用于确诊，或者用于高危人群的半乳糖血症诊断及半乳糖血症先证家庭的遗传咨询。

3.鉴别诊断 本病需与NICCD、尼曼-皮克病C型、肝豆状核变性等GALT相关性疾病相鉴别，常用方法为GALT活性检测或基因分析。

二、治疗要点

一旦确诊，需终身限制半乳糖摄入。如怀疑患儿为半乳糖血症，可立即将饮食改为无乳糖饮食。无症状纯合女性生育的婴儿可能患半乳糖血症，尤其对以前分娩过半乳糖血症婴儿的母亲，在妊娠期间应限制半乳糖摄入。及早限制半乳糖摄入可以使本病急性期症状得到极大的改善。

当出现并发症应予以相应对症处理：①低血糖，持续输注葡萄糖以维持血糖浓度；②新生儿高胆红素血症，可酌情予以光疗治疗；③肝功能异常者予保肝治疗；④出现出血倾向者可输注新鲜冷冻血浆；⑤如果出现骨密度过低可适当补钙及维生素D；⑥女性患儿应从12岁开始予以小剂量雌激素治疗。

（王　欢　王　晔）

第三节　遗传性果糖不耐受症

遗传性果糖不耐受症（HFI）是糖代谢过程的果糖二磷酸醛缩酶B（ALDOB）基因突变引起的以低血糖为主要表现的常染色体隐性遗传病。ALDOB缺乏引起1-磷酸果糖在肝、肾、肠中堆积，抑制了肝糖原分解及糖异生，诱发急性低血糖。

一、诊断要点

1.临床表现　遗传性果糖不耐受症的病情严重程度与基因突变类型无关，而与患者的年龄、饮食习惯、进食情况和文化有关，发病年龄越小，临床表现越严重。

（1）出生后人工喂养的新生儿，多在2～3d发病，出现腹痛、恶心、呕吐、脱水，重者可出现休克并伴有出血倾向等急性肝衰竭症状；母乳喂养的新生儿则在添加辅食（含有蔗糖或果糖）后出现上述消化道症状及低血糖表现，如大汗、震颤、抽搐甚至昏迷。部分婴儿因进食"甜食"后有不适症状而自动拒食。

（2）患者长期摄入果糖食品可造成肝肾功能障碍表现，如肝大、黄疸、出血、水肿、腹水、肝肾衰竭和肾小管酸中毒，以及营养障碍时出现体重不增和生长发育迟缓等。由于1,6-二磷酸果糖是糖代谢过程中专一性中间代谢产物，限制患者进食含果糖食物尽管减少了1-磷酸果糖在肝脏中的堆积，但也不可能使饮食中的果糖全部消失，因此，仍可有进行性肝损害，进行性肝衰竭。故不明原因肝大者也要考虑HFI的可能。

2.辅助检查

（1）血液生化检查：急性发病时，可出现低血糖、低钾血症、低磷血症，同时血清果糖、乳酸、丙酮酸、尿酸、转氨酶、游离脂肪酸和甘油三酯升高。慢性患者临床表现无特异性，以肝功能受累为主要表现，如血清胆红素、转氨酶升高、凝血时间延长、脂肪浸润、纤维化等。低血糖可反射性地引起胰高血糖素、肾上腺素和生长激素升高，血浆游离脂肪酸也相应升高。

（2）尿液生化检测：当血中果糖浓度超过2mmol/L时，尿液分析中可出现果糖。多数患者有蛋白尿、非特异性氨基酸尿、肾小管酸中毒和范科尼综合征样肾小管重吸收障碍。

（3）果糖耐受试验：20%果糖溶液200mg/kg，静脉注射，2min完成，注射前（0min）及注射后5min、10min、15min、30min、45min、60min和90min分别采集血标本，检测血糖和血磷水平，正常人注射果糖后血糖上升0～40%，血磷无或仅轻微变化，本病患者注射果糖后10～20min血糖和血磷下降，血磷较血糖下降更快。本试验可达到诊断目的，但在婴幼儿中可引起致命性低血糖，试验过程中需密切观察患者反应。故仅在临床高度怀疑而基因检测阴性时考虑应用此项检查协助诊断。

（4）酶学检查：HFI病因为肝酶代谢障碍，肝脏活检酶学检测可用于确诊。检测方法为分离纯化组织中的醛缩酶B，测定其对1-磷酸果糖的代谢，并与正常人的醛缩酶作对照。但组织活检为有创性，且酶的分离纯化困难，故临床难开展。

（5）基因诊断：基因测序特别是高通量的基因测序可用于这类遗传代谢病的诊断。通过靶基因（*ALDOB*）测序不仅可以短时间明确诊断，积极有效治疗，也可以为再次生育提供产前咨询及作出产前诊断。

3.鉴别诊断

（1）与其他果糖代谢障碍性疾病相鉴别：果糖激酶缺乏症也可有进食含果糖物质后出现低血糖的表现，但肝功能无异常，酶活性检测可明确诊断。

（2）其他疾病所致低血糖：①其他糖代谢障碍性疾病，糖原贮积症、半乳糖血症也可有低血糖、肝大等临床表现，但非进食果糖诱发低血糖，特异性酶检测及致病基因分析可协助诊断；②氨基酸代谢障碍性疾病，枫糖尿病、支链氨基酸代谢病可出现低血糖及肝功能损害表现，但氨基酸及有机酸分析可见特征性代谢产物，确诊依赖于酶学检测与基因突变分析；③脂肪酸β氧化障碍，以长时间禁食或应激状态下低酮性低血糖为主要表现，鉴别诊断有赖于血浆酰基肉碱谱分析；④内分泌激素分泌异常，高胰岛素血症、垂体功能低下、肾上腺皮质功能低下、Beckwith-wiedemann综合征等，可进行相关激素水平的检测。

（3）以肝功能异常表现为主者要与病毒感染（肝炎病毒、EB病毒等）、食物中毒、药物性肝损伤引起的肝病相鉴别。

二、治疗要点

1.治疗原则　HFI尚无根治方法，临床以饮食控制和对症治疗为主，早期诊断及积极治疗可减少肝损伤，改善预后。对疑诊患者禁服含果糖、蔗糖或山梨醇的食物和药物，对症升血糖处理，纠正酸碱及电解质紊乱，并给予保肝、营养支持治疗。

2.治疗方法

（1）一般治疗：及时终止一切含果糖、蔗糖及山梨醇的食物和药物，注意补充多种维生素，特别是水溶性维生素，防止微量元素缺乏。

（2）对症治疗

1）低血糖：静脉滴注葡萄糖以纠正低血糖症。

2）及时纠正电解质及酸碱平衡紊乱。

3）低血糖纠正后，如仍有抽搐发生，可对症给予止惊处理，静脉应用地西泮、苯巴比妥或苯妥英钠。

4）急性肝衰竭者应予以积极对症处理：如补充白蛋白、凝血因子，治疗腹水、肝性脑病等。

5）对肝肾功能损害的慢性患者，有出血倾向的可静脉输入血浆或全血，同时避免服用损伤肝肾功能的药物。

6）应用肝移植方法治疗肝衰竭者。

（3）随访：定期随访患者的肝功能、肾功能及生长发育等情况。

（闵双双　魏克伦）

第四节　先天性乳糖酶缺乏症

先天性乳糖酶缺乏症是一种罕见且严重的常染色体隐性遗传的非感染性腹泻病。婴幼儿主要进食母乳、奶粉等，乳糖酶缺乏或活性降低导致乳制品中的乳糖不能被水解，被肠道菌群酵解产生大量有机酸和二氧化碳、氢气、甲烷等，未被吸收的乳糖及有机酸等存留在肠腔导致严重的渗透性腹泻、腹胀、腹痛、酸中毒、脱水等一系列症状。我国新生儿的乳糖不耐受多属于此类。

一、诊断要点

1.临床表现　出生时正常，通常开始喂奶2～3d后出现腹泻、酸性水样大便，伴有腹胀、肠鸣音亢进。还原糖定性试验阳性。不进食含乳糖食物后腹泻好转或停止。

2.辅助检查

（1）尿、粪便乳糖及粪便pH检测。

（2）酶活性测定：小肠黏膜活检，测定其匀浆的酶活力。

（3）乳糖氢呼气试验。

（4）基因诊断。

3.鉴别诊断　本病需与继发性乳糖酶缺乏、牛乳蛋白过敏相鉴别，此外部分早产儿及新生儿由于肠黏膜尚未发育成熟，乳糖酶数量及活性不足，也会产生腹泻症状，一段时间后可恢复正常。

二、治疗要点

对于新生儿及婴儿可摄入以牛乳为基础或以大豆为基础的无乳糖配方乳，待腹泻停止后再根据患儿的耐受情况，逐渐增加母乳喂哺次数。对于年龄稍大的患儿，减少乳类制品摄入，及时添加含乳糖酶制品饮食，添加谷类及麦类饮食。如果急性期伴脱水时则应首先静脉或口服补充液体以纠正脱水。

（付金月　魏克伦）

第五节　丙酮酸羧化酶缺乏症

丙酮酸羧化酶缺乏症（PCD）是一种罕见的遗传代谢病，由丙酮酸羧化酶（PC）等位基因突变引起，呈常染色体隐性遗传。丙酮酸羧化酶是含生物素的线粒体酶，其在肝肾组织表达最高。糖代谢中，PC首先将生物素上的羧基转移到丙酮酸上，使丙酮酸转化为草酰乙酸，然后进一步使草酰乙酸生成磷酸烯醇丙酮酸。PC活性降低使机体能量供应不足，导致血液中乳酸、丙酮酸堆积导致酸中毒和神经系统功能障碍。

一、诊断要点

1. 临床表现　根据临床表现本病可分为3型。

（1）A型：轻型，婴幼儿或儿童期发病，轻至中度酸中毒，乳酸与丙酮酸比例正常，典型表现为生长发育落后和神经系统发育迟滞。

（2）B型：严重型，新生儿期发病，重度酸中毒，乳酸与丙酮酸比例增加，表现为低血糖、肝大、全身肌张力低下，继而出现癫痫、昏迷等神经系统症状。

（3）C型：间歇型，此型较罕见，乳酸酸中毒和酮症酸中毒间歇性发作，表现为轻度神经系统及智力发育迟缓。

2. 辅助检查

（1）生化检测：低血糖，乳酸、丙酮酸、丙氨酸增高，代谢性酸中毒。

（2）脑部磁共振成像：最常见囊性脑室周围白质软化，胼胝体发育不全，部分患者脑干基底的变化类似Leigh病。

（3）确诊应根据肝组织或成纤维细胞的酶活性检测，或者基因诊断。

二、治疗要点

本病无治愈方法，预后不良。

（蔡明轩　魏克伦）

第六节　先天性高胰岛素低血糖症

先天性高胰岛素低血糖症（CHI）是一组单基因突变所致的高胰岛素血症性低血糖症。新生儿和婴幼儿时期最常见的低血糖原因即为CHI，其特点为低血糖同时伴有低脂血症、低酮体及与血糖水平不相称的相对高胰岛素血症。与本病有关的基因突变位点目前发现有 HADH、SLC16A1、HNF4A、UCP2、ABCC8、KCNJ11、GLUD1、GCK等基因位点，但仍有约半数患者未找到基因突变位点。各种基因突变的低血糖临床表现各不相同。本病主要有弥漫型和局灶型两种胰腺组织病理类型。先天性高胰岛素性低血糖症目前主要分为3大类型，即局灶型、弥漫型、嵌合型。弥漫型CHI病理特征为胰岛B细胞细胞核增大，不同胰岛素之间的细胞核大小不等，高尔基体中的胰岛素原增加。弥漫型CHI多数为钾离子通道基因 ABCC8和 KCNJ11基因突变。局灶型表现为胰腺某一区域腺瘤样增生，多数病例肉眼可见增生直径为2～10mm。遗传方式大部分为常染色体隐性遗传，个别属于常染色体显性遗传。

一、诊断要点

1. 临床表现　各型临床表现均可轻重不一，不同类型间也存在一定差异。起病年龄越小，临床症状越不典型。

低血糖症状包括喂养困难、嗜睡、易激惹、惊厥、昏迷等。50%以上新生儿患者以惊厥为首发症状。幼儿表现为面色苍白、多汗、惊厥等。临床症状典型与否与蛋白质结构改变的严重程度相关。

（1）钾离子通道基因（*ABCC8*、*KCNJ11*）突变：通常出生时体重＞4.0kg，多数于新生儿期或婴儿早期发病，以严重的难以纠正的低血糖为主要表现，需要静脉输入葡萄糖维持正常血糖浓度。钾离子通道基因突变以隐性遗传方式为主，是所有CHI类型中临床表现最严重的一种，经药物治疗无效最终需胰腺大部切除术治疗；也有常染色体显性突变病例报道，显性基因突变者可导致中度CHI，二氮嗪治疗有效。

（2）谷氨酸脱氢酶基因（*GLUD1*）突变：主要以反复低血糖同时伴有持续高血氨为主要表现，该病患者出生体重正常，易于空腹或在摄入富含蛋白质的饮食后出现低血糖，血氨持续升高，与饮食及血糖水平无关。一般不会引起定向力障碍、头痛、昏迷等中枢神经系统症状，但更易发生全身发作性癫痫（癫痫发作时血糖正常）、失神发作和学习困难。此型二氮嗪治疗效果好，是一组常染色体显性遗传病。

（3）葡萄糖激酶基因（*GCK*）突变：该基因突变使得葡萄糖激酶的活性增加，与葡萄糖的结合能力增强，引起ATP/ADP比值升高，降低了胰岛素分泌的阈值。成年期前任何年龄均可发病，部分患者二氮嗪治疗有效。部分患者低血糖严重程度与钾离子通道基因突变患者相同。此型是一组呈常染色体显性遗传病。

（4）肝细胞核因子4A基因（*HNF4A*）突变：在胰岛B细胞中，HNF4A的功能是与其他肝细胞核因子共同调控胰岛素分泌过程中相关基因的表达。肝细胞核因子4A基因杂合功能丢失突变导致暂时性和持续性CHI，发病机制尚不明确。约50%以上出生体重＞4.0kg，于新生儿期起病，极少数患者经二氮嗪治疗有效。

（5）3-羟基丁酰辅酶A脱氢酶基因（*HADH*）突变：基因突变使3-羟基丁酰辅酶A脱氢酶的表达减少，对谷氨酸脱氢酶的抑制作用减弱，谷氨酸脱氢酶活性增加，引起胰岛素分泌增加。此型患者摄入高蛋白质饮食可诱导低血糖发生，但缺乏脂肪酸氧化功能障碍的典型表现，如瑞氏综合征、肝功能异常、心肌病、骨骼肌疾病等。

（6）运动诱发的高胰岛素血症：是溶质携带物家族16成员1基因（*SLC16A1*）突变杂合功能获得性突变所致，它的特征是在给予丙酮酸负荷后或乏氧运动导致的胰岛素异常分泌引起低血糖。通过避免剧烈运动可控制病情发作。此型是一组常染色体显性遗传病。

（7）解偶联蛋白2基因（*UCP2*）突变：UCP2功能缺失导致了ATP合成增加，引起胰岛素分泌增加。

2. 辅助检查

（1）血糖＜2.8mmol/L时存在高胰岛素低血糖症（血浆胰岛素＞1000μU/L）。

（2）低血糖发作时，血浆β-羟丁酸＜1.5mmol/L，尿酮体阴性。

（3）皮下或肌内注射0.5mg胰高血糖素后血糖升高幅度＞2～3mmol/L。

（4）血氨升高。

（5）尿有机酸分析检测到3-羟基戊二酸升高和（或）血酰基肉碱分析发现3-羟基丁酰肉碱（C4）升高可帮助确诊。

（6）基因分析：3-羟基丁酰辅酶A脱氢酶基因突变，但阴性也不能完全排除。

二、治疗要点

CHI治疗的主要目的是预防患儿因低血糖而发生脑损伤。在正常饮食下使血糖维持在正常范围内。预后与患者病情严重程度、治疗开始时间有关。

1.持续喂养　当首次发现低血糖时，可先频繁进食，效果不佳时可用富含麦芽糖的牛奶，并密切监测血糖。口服困难者可鼻饲喂养，给予高热量饮食，进行多次喂养；高氨者考虑GDH-HI的患儿限制食物蛋白质含量。

2.静脉滴注葡萄糖　若通过改变喂养方式及种类不能维持血糖在3.0mmol/L以上，需静脉输注葡萄糖，按6～8mg/（kg·min）速率输注，每4～6小时根据血糖监测结果调节葡萄糖输注速率。部分患者可能达到20mg/（kg·min）以上，如维持正常血糖所需的葡萄糖输注速率较快，需中心静脉置管给予高浓度葡萄糖静脉滴注。

3.药物治疗

（1）二氮嗪试验性治疗：二氮嗪是治疗CHI的首选药物及一线药物。其是一种ATP敏感的钾通道开放剂，与ATP敏感性钾通道的SURI亚单位结合，使钾通道长期处于开放状态从而抑制胰岛素分泌。起始剂量为5～15mg/（kg·d），分2～3次口服，根据患儿病情调整剂量，常与氢氯噻嗪联合使用。最大剂量为20mg/（kg·d）。二氮嗪在儿童体内的半衰期为9.5～24.0 h，除钾离子通道基因突变所致的CHI以外，其他类型CHI几乎均对二氮嗪敏感。

判断二氮嗪治疗有效标准：与同龄儿相同饮食情况下无论空腹、餐后或夜间均可维持血糖＞3～3.9mmol/L，夜间未进食，晨起血糖正常，至少5d以上。判断二氮嗪治疗无效标准：在使用最大剂量二氮嗪时24h内发现2次低血糖。如发现二氮嗪治疗无效应立即重新给予静脉补充葡萄糖和口服高糖高热量食物。二氮嗪常见副作用为水钠潴留、多毛，罕见中性粒细胞减少、血小板减少、高尿酸血症等。水钠潴留主要发生在新生儿和小婴儿，可引起水肿。因此需要同时口服氢氯噻嗪7～10mg/（kg·d）。由于氢氯噻嗪为排钾利尿药，治疗期间需注意监测血钾，必要时给予口服补钾。多数新生儿口服二氮嗪治疗无效，当二氮嗪对新生儿低血糖治疗有效时，除考虑为CHI外，还应注意暂时性高胰岛素血症性低血糖症。此类患者的病情通常在几天至几个月后可自行缓解。

（2）奥曲肽：作用于ATP敏感性钾通道下游，是胰岛素释放的潜在抑制剂，一般用于对二氮嗪治疗效果不佳的患者，如ATP敏感性钾通道突变和*GCK*基因突变患儿，约60%有效。起始剂量为5μg/（kg·d）持续皮下注射，或每6～8小时皮下注射或肌内注射1次，起效时间一般在使用后24～48h，最大推荐剂量为20～25μg/（kg·d）。奥曲肽常见副作用为呕吐、腹泻、腹胀，偶见胆汁淤积、胆结石。如发生胆汁淤积、胆结石，可使用熊去氧胆酸口服治疗。在使用奥曲肽后应至少观察48h，以确定疗效。

（3）胰高血糖素治疗：胰高血糖素是由29个氨基酸组成的一种多肽激素，可迅速分解肝糖原并促进糖异生，使酮体生成增多、加快脂肪代谢而升高血糖水平。胰高血糖素剂量为1mg/d皮下注射或肌内注射。胰高血糖素仅限于低血糖昏迷时抢救或明确诊断及手术前联合葡萄糖静脉维持血糖。胰高血糖素的副作用为呕吐、抑制胰酶和胃酸分泌。

（4）钙通道阻滞剂（CCB）硝苯地平：0.1～2.5mg/（kg·d），每天3次。疗效不确切。

4.外科治疗 对于药物治疗无效者应选择手术治疗。局灶型CHI可通过切除病灶使CHI得到治愈；弥漫型CHI患者如药物治疗无效，需行胰腺大部切除术（95%～98%）。传统开腹手术并发症较多，存在一定复发可能。如胰腺组织被过多切除可能发生糖尿病及导致胰腺外分泌功能不足等。因此目前仍仅推荐对严重CHI患者使用胰腺大部分切除手术。

（王雪娜　魏克伦）

第6章

遗传性脂代谢异常

第一节　家族性高胆固醇血症

家族性高胆固醇血症（familial hypercholesterolemia，FH）是一种以血清总胆固醇（total cholesterol，TC）和低密度脂蛋白胆固醇（low-density lipoprotein cholesterol，LDL-C）含量增高，皮肤、肌腱黄色瘤及早发冠状动脉粥样硬化性心脏病（简称冠心病）为特征的常染色体显性遗传病。包括纯合子及杂合子两型。该病主要是由于清除低密度脂蛋白有关基因突变，肝脏清除循环中低密度脂蛋白的能力显著降低，从而导致低密度脂蛋白胆固醇积聚所致。常见的突变基因有低密度脂蛋白受体（LDLR）、载脂蛋白B100（Apo B100）、枯草溶菌素转化酶9（PCSK9），80%以上的病例是*LDLR*基因突变引起的，目前发现的*LDLR*基因突变型已超过1700种。该病在儿童早期诊断和治疗，预后较好。

一、诊断要点

1.临床表现　该病患者主要以LDL-C水平显著增高，广泛的皮肤黄色瘤及早发冠心病为主要临床特征，纯合子型家族性高胆固醇血症（HoFH）患者的临床表现整体较杂合子型家族性高胆固醇血症（HeFH）患者更为严重。

（1）肌腱和皮肤黄色瘤：为脂质沉积所致，跟腱和手背伸肌肌腱是肌腱黄色瘤最好发的部位。肿块为无痛性，生长缓慢，早期柔软，后期变硬，可以限制受影响关节的活动范围。黄色瘤也可能累及足、肘部和颅前窝、膝盖和臀部等。肌腱黄色瘤与心血管风险相关，但并非特异性临床表现，也可见于其他遗传性疾病。

（2）眼部脂质沉积：眼睑周围的胆固醇沉积通常发生在内眼睑附近，形成黄色瘤；角膜周围部的脂质沉积可在角膜边缘形成完全或部分灰白色环状混浊，形成角膜弓，其与视力损害无关。

（3）早发性心血管疾病：低密度脂蛋白胆固醇水平升高会加速胆固醇沉积氧化和血管炎症，最终导致血管损伤和动脉粥样硬化斑块的形成。冠状动脉和主动脉为动脉粥样硬化最常发生的部位，也可累积瓣膜，患者可表现为冠心病、心绞痛、早发心肌梗死。

（4）其他：过多的胆固醇也可沉积于颈动脉、肾动脉及回肠动脉等主干动脉，并出现相应器官的缺血症状。胆固醇晶体沉淀于滑液中可引起关节病变。

2.辅助检查

（1）血脂测定

1）血浆总胆固醇（TC）升高：成人TC＞7.5 mmol/L（290mg/dl），16岁以下儿童TC＞6.7mmol/L（260mg/dl）。

2）LDL-C升高：未经治疗的成人血LDL-C≥4.7mmol/L（180mg/dl），儿童LDL-C≥3.6mmol/L（140mg/dl）。

（2）超声检查：为诊断疾病提供重要依据，并可作为有效的随访手段。血管超声可见动脉内膜中层厚度显著增加，心脏超声可见瓣膜反流、主动脉口狭窄等表现。跟腱低回声及跟腱厚度的增加可作为家族性高胆固醇血症肌腱黄色瘤的定性指标。

（3）基因检测：目前已发现LDLR、Apo B、PCSK9、LDLRAP1、三磷酸腺苷结合盒转运体（ABCG5/G8）、固醇调节元件结合蛋白2（SREBP-2）、胆固醇7α-羟化酶（CYP7A1）7种基因突变可导致家族性高胆固醇血症，LDLR、Apo B、PCSK9为常见的3种基因突变类型。

3.鉴别诊断

（1）弹性纤维假黄色瘤病：该病多发生于青春期少年或成年人群，为弹性纤维变性所致。皮损初期为丘疹，逐渐融合，弹性消失，形成卵石样或结节样，类似黄色瘤，该皮损好发于颈旁、腋下、腹股沟、肘窝等皱襞处。

（2）家族性高乳糜微粒血症：该病儿童期常见临床表现为复发性腹痛、急性胰腺炎、发疹性黄色瘤、肝脾大，大多不引起动脉粥样硬化。血清甘油三酯增高明显，TC正常或轻度增高，低密度脂蛋白和极低密度脂蛋白正常或降低。

二、治疗要点

家族性高胆固醇血症治疗的主要目标是通过降低血清LDL-C浓度，降低病死率和冠心病事件。

1.常规治疗　饮食和生活方式干预是儿童家族性高胆固醇血症管理的基础。食物中的胆固醇和脂肪酸可下调肝细胞膜上低密度脂蛋白受体活性，因此，需限制这两类饮食成分的摄入，鼓励摄入水果和蔬菜、全谷物、低脂乳制品、豆类、鱼类和瘦肉。尽早给予生活方式的干预，加强体育活动，维持体重指数值，积极控制其他危险因素，如吸烟、肥胖等。每年或每两年监测体重、生长和发育。

2.药物治疗　对于8岁以上的患儿，经过饮食及生活方式的干预仍控制不良者，建议应用药物治疗。8～10岁儿童的治疗目标为LDL-C水平比治疗前降低50%；对于10岁以上，尤其是伴有高危因素的儿童，其治疗目的为使LDL-C水平低于3.5mmol/L（130mg/dl）。他汀类药物为主的综合性治疗是目前治疗家族性高胆固醇血症切实有效的首选方案。他汀类药物通过提高LDLR的活性从而降低血浆LDL-C浓度。美国已批准普伐他汀用于8岁以上儿童，由于其不干扰CYP酶，是一种安全的药物，适用于儿童的初始治疗。但该类药物在我国仍需慎重应用。治疗应从最低推荐剂量开始，并根据LDL-C降低反应和患者耐受性逐渐调整剂量，用药期间需定期监测肝功能。

胆汁酸螯合剂为非吸收性物质，可在小肠内结合胆汁酸，通过增加其排泄，阻断胆汁酸的肠肝循环，降低LDL-C浓度。此类药物无全身吸收作用，但可引起胃肠道不良反应，并且影响叶酸和脂溶性维生素吸收，长期使用时需要适当的补充和监测。新型降脂药物PCSK9抑制剂、安曲匹塞、洛美他派和米泊美生等暂无儿童应用经验。

3.其他　年轻患者可以考虑肝移植，但存在移植后并发症、死亡的高风险，且供体有限。对于常规选择无效的重症患者，可考虑部分回肠旁路和肝腔静脉分流术。基因治疗仍在进一步研究中。

（李　沫）

第二节　家族性高甘油三酯血症

家族性高甘油三酯血症（familial hypertriglyceridemia，FHTG）是以家族成员血浆甘油三酯（TG）升高为特征的脂蛋白代谢紊乱疾病，为常染色体显性遗传病，属于Ⅳ型高脂蛋白血症。该病的临床特点为血浆TG增加，极低密度脂蛋白（VLDL）水平升高，而低密度脂蛋白和高密度脂蛋白水平降低。该病的发病机制是遗传基因的异常导致血脂代谢紊乱，临床可表现为皮肤黄色瘤、脂肪肝、急性胰腺炎等。

一、诊断要点

1.临床表现　该病在儿童时期无特异性临床表现，多见于成人。儿童时期常由高甘油三酯血症引起急性胰腺炎、脂质脑病，或体检发现皮肤黄色瘤、脂血症性视网膜炎、脂肪肝等非特异性临床表现而被诊断。该病可增加心血管疾病、肥胖、胰岛素抵抗、糖尿病、高血压和高尿酸血症的风险。

2.实验室检查

（1）血浆TG浓度升高（大于同地区、同年龄、同性别人群第90百分位），一般为250～1000mg/dl。若血TG水平为150～250mg/dl，应禁食12～16h后再次复查。

（2）血清TC正常或轻度升高，TC/TG＜0.25。

（3）血浆极低密度脂蛋白胆固醇（VLDL-C）升高，LDL-C、高密度脂蛋白胆固醇（HDL-C）降低。

（4）家系基因检测：相关家系成员中至少两个一级亲属的血清甘油三酯增高，载脂蛋白C3、载脂蛋白A5、脂肪酶Ⅰ基因等均与该病相关。

3.鉴别诊断　本病需与原发性高脂血症相鉴别，如家族性混合型高脂血症、乳糜微粒血症；也需与肥胖、糖尿病等代谢类疾病所导致的继发性高脂血症相区分。

（1）家族性混合型高脂血症：该病为常染色体显性遗传病，其特征是在同一家庭成员中甚至在同一患者疾病的不同时期，有不同类型高脂蛋白血症，血脂检查以TC和（或）TG升高为主，血浆Apo B水平＞1200mg/L，HDL-C水平降低。

（2）乳糜微粒血症：该病属于Ⅰ型高脂蛋白血症，与FHTG相比，本病患者血脂检查中TG升高更显著，同时伴有LDL和VLDL降低。患者新鲜的血浆外观呈乳糜样混浊，患者可出现腹痛、胰腺炎、肝脾大。

二、治疗要点

1.常规治疗　调节饮食，合理膳食，减少饱和、不饱和反式脂肪的摄入；调节生活方式，增加有氧运动。控制危险因素，如饮酒、吸烟。每年监测血压、血脂、体重、皮下脂肪，预防肥胖症。

2.药物治疗　常规治疗效果不佳，且伴有严重并发症者，需对降脂药物进行全面风险评估后使用，先从单一药物治疗开始，常用的降脂药物有贝特类、纤维芳酸类和鱼油等。

（李　沫）

第三节　家族性高乳糜微粒血症

家族性高乳糜微粒血症（familial chylomicronemia syndrome，FCS）为原发性高脂蛋白血症 I 型，是一种罕见的遗传性脂代谢障碍综合征，为常染色体隐性遗传，主要由于机体脂蛋白酯酶（LPL）或载脂蛋白C2缺乏，或存在脂蛋白酯酶抑制剂，从而空腹时甘油三酯水平明显升高及血浆中乳糜微粒大量堆积。患儿可表现为发疹性黄色瘤、急性胰腺炎、肝大、脂性视网膜炎等，骨髓中存在泡沫细胞。

一、诊断要点

1.临床表现　大多数患者在10岁以前出现症状，约25%的患者在1岁内发病。症状的严重程度与乳糜微粒血症的严重程度相关。儿童期常见临床表现为复发性腹痛、急性胰腺炎、发疹性黄色瘤、肝脾大、可逆性脂性视网膜炎。

（1）复发性腹痛：儿童早期出现反复发作的腹痛和（或）胰腺炎，往往因摄入脂肪餐而加重，是最常见的临床表现。

（2）发疹性黄色瘤：表现为小的黄色丘疹样皮肤损害，最常集中于臀部、臂和腿的伸侧面，可在血TG水平下降数周至数月后消退。

（3）肝脾大：大量脂质沉积于腹腔脏器，可出现肝脾大、脂肪肝等。

（4）脂性视网膜炎：脂质的沉积可造成眼底微血管病变，出现脂性视网膜炎，此现象是可逆的，视力不受影响。

（5）反复发作胰腺炎：可能与乳糜微粒栓子阻塞胰腺毛细血管有关，严重时可危及生命。因为淀粉酶测定受血浆脂质和循环抑制物干扰，血清和尿淀粉酶可正常，所以胰腺炎表现可不典型。

（6）其他：中枢神经系统脂质沉积可导致脂质脑病，影响患儿神经系统发育。该病的常见并发症包括糖尿病、脂肪泻、胰腺钙化等。一般而言，家族性高乳糜微粒血症大多不引起动脉粥样硬化。

2.辅助检查

（1）血清TG增高，TG > 10mmol/L，TC正常或轻度增高，低密度脂蛋白和极低密度脂蛋白正常或降低。

（2）患者血浆呈牛乳状，脂蛋白酶定量分析（电泳分类法）可见乳糜微粒条带深染。

（3）黄色瘤组织活检可见大量巨噬细胞，内含TG和胆固醇酯。

（4）基因诊断：脂蛋白酯酶及载脂蛋白C2基因突变分析为诊断提供可靠依据。

3.鉴别诊断　家族性高胆固醇血症，为常染色体显性遗传，该病以广泛的皮肤黄色瘤及早发冠心病为主要临床特征，实验室检查以低密度脂蛋白及胆固醇升高为主，TG可正常。而家族性高乳糜微粒血症大多不引起动脉粥样硬化。

二、治疗要点

本病治疗的关键是早期诊断及长期严格控制饮食。

1.一般治疗　通过饮食控制降低TG水平是治疗家族性高乳糜微粒血症最主要的方法，中链脂肪酸很容易被小肠吸收直接进入血液，不引起血液中乳糜微粒升高，是长链脂肪酸提供能量的良好替代品。避免肥肉、动物内脏、黄油等脂肪含量高的食物。主食选用蒸煮的米饭或馒头；菜类以蒸煮为主。可记录饮食日记，每周复查血脂情况，根据血脂情况调整饮食，避免急性胰腺炎的发生。

2.药物治疗　无特殊药物治疗。

（李　沫）

第四节　家族性Apo B100缺乏症

家族性Apo B100缺乏症（familial defective apolipoprotein B-100，FDB）是一种常染色体显性遗传的脂代谢紊乱疾病，由载脂蛋白B100与低密度脂蛋白受体结合能力受损而导致的遗传性高脂血症，并能增加动脉粥样硬化风险。该病的主要病理学改变为血浆低密度脂蛋白和胆固醇升高、甘油三酯和低密度脂蛋白受体正常。

一、诊断要点

1.临床表现　本病大多起病缓慢，症状轻微，甚至个别患者可无高胆固醇血症。其中儿童患者极少部分有肌腱及皮肤的黄色瘤生成，大多仅表现为血胆固醇及低密度脂蛋白胆固醇升高。部分患者在成年后开始出现脂质异常沉积的临床表现，如黄色瘤、角膜环、颈动脉斑块等。大多数FDB患者伴有周围血管疾病且常合并高血压。

2.实验室检查

（1）血脂异常：儿童期患者血脂异常不明显，美国国家心肺血液研究所曾对9～11岁儿童进行血脂筛查，结果显示FDB患者低密度脂蛋白胆固醇浓度可正常或仅轻微升高。而成年后表现为血浆总胆固醇浓度和低密度脂蛋白胆固醇浓度中等或重度升高。

（2）Apo B基因突变检测：不同国家间基因突变位点有较大不同。北欧和美国高加索人主要携带r3500q突变，而东亚人主要携带r3500w突变。在荷兰也有学者描述了一个额外的突变，即r3500 L，但出现频率远低于r3500q或r3500w。

3.鉴别诊断　本病与家族性高胆固醇血症都是由低密度脂蛋白分解代谢障碍引起的高胆固醇血症，因此两者的临床表现与实验室检查非常相似。鉴别诊断基本依靠基因诊断。

二、治疗要点

1.饮食调节、增加运动 饮食调节为常规的第一治疗手段，以减少饱和脂肪和胆固醇的摄入，增加植物固醇和可溶性纤维的摄入为原则，降低体重，并要适量增加运动。

2.药物治疗 与家族性高胆固醇血症不同，单纯激发低密度脂蛋白受体活性的药物效果并不明显。一般传统治疗药物为HMG-CoA还原酶抑制剂（他汀类药物），以降低血脂水平。而目前靶向治疗药物（如前蛋白转化酶枯草杆菌蛋白酶/kexin 9）也越来越多的在临床应用，且取得了较好的疗效。

（李　沭）

第五节　家族性异常β脂蛋白血症

家族性异常β脂蛋白血症（familial dysbetalipoproteinemia，FD）是一种脂蛋白代谢障碍的遗传病，由Fredrickson等于1970年首次报道，又称高脂蛋白血症Ⅲ型。该病病理生理学特征是由于载脂蛋白E的缺陷，肝脏中的低密度脂蛋白受体和硫酸肝素蛋白多糖受体清除率受损，导致血浆中促动脉粥样硬化脂质残留物水平升高。

一、诊断要点

1.临床表现

（1）一般表现：该病发病缓慢，婴幼儿及青少年时期一般无典型症状，一般在20岁以后才逐渐出现黄色瘤、角膜环、动脉粥样硬化性心脑血管病变等症状。一般男性患者的发病年龄较女性提前。

（2）黄色瘤：患者肘部或膝盖部的结节性黄色瘤，手掌、手腕处的病理性手掌纹状黄色瘤及臀部皮肤处的皮疹样黄色瘤，胫骨粗隆处的肉色骨膜黄色瘤，为此病的特征性表现。此与患者的脂质沉积尤其是乳糜微粒沉积相关。

（3）早期动脉粥样硬化：由于脂质沉积作用，约40%的患者会出现如冠心病等心脑血管疾病，男性发病较早，约40岁，女性约50岁。约1/3的患者甚至出现外周动脉阻塞、跛行和坏疽。

（4）其他相关疾病：约50%患者表现为血浆尿酸升高或糖耐量异常，少数患者可伴有不同原因造成的甲状腺功能低下。而糖尿病或甲状腺功能低下也可使本病的发病年龄提前。

2.辅助检查

（1）用超速离心法检测VLDL中胆固醇酯量的程度：被认为是诊断FD的金标准。但因其时效性差、成本高等原因没有成为常规实验室检查项目。一般可通过测定胆固醇与甘油三酯两者的比值来间接反映VLDL中含胆固醇酯量的程度，胆固醇与甘油三酯比值＞0.3对FD有确诊意义，＞0.28提示可能为FD。

（2）血脂蛋白谱：该病的特征性血浆脂蛋白谱改变如下：①VLDL显著升高；②中

间密度脂蛋白（IDL）明显升高；③低密度脂蛋白（LDL）水平降低；④高密度脂蛋白（HDL）水平降低或无明显变化。

3.鉴别诊断　本病发病机制为脂质代谢异常，因此应注意与其他类型的原发性和继发性混合性高脂血症相鉴别。其有特征性的黄色瘤表现，血浆中β-VLDL水平异常及分子检测出E2/E2纯合基因型或Apo E基因突变，可予以鉴别。

二、治疗要点

1.饮食疗法　是治疗该病的首选疗法，其基本方法是对超重者限制热量摄入，并减少食物中饱和脂肪酸和胆固醇的含量。一项交叉研究比较了FD超重患者的低血糖饮食和低脂肪饮食，发现低糖低脂饮食可以显著降低体重和总胆固醇、低密度脂蛋白胆固醇和甘油三酯。

2.药物治疗　若6个月的饮食治疗不能使血脂浓度降低至正常，则应开始采用药物治疗，可选用的药物一般为他汀类和纤维酸类。他汀类药物可上调低密度脂蛋白受体的表达，从而增加载脂蛋白清除率。而纤维酸类药物可降低甘油三酯水平，增加脂肪酸的氧化和减少极低密度脂蛋白的产生。

（李　沫）

第 7 章

脂肪酸 β 氧化障碍

第一节　原发性肉碱缺乏症

原发性肉碱缺乏症（primary carnitine deficiency，PCD），又称肉碱转运障碍或肉碱摄取障碍，是细胞膜上肉碱转运蛋白的编码基因突变引起血浆肉碱水平降低及组织细胞内肉碱缺乏，从而导致长链脂肪酸无法进入线粒体基质参与脂肪酸 β 氧化为机体供能，引起心脏、骨骼肌、肝等多组织器官损害。该病是脂肪酸氧化代谢病中最常见的一种，属于常染色体隐性遗传病。1975 年 Karpmi 等首次报道，患病率为（0.8 ～ 2.5）/10 万，不同国家或地区的患病率不同，有文献报道，丹麦法罗群岛最高为 1/297，澳大利亚的患病率为 1/120 000，我国尚未有全国性多中心大样本的患病率统计数据，上海市统计患病率约为 1/45 000，浙江省约为 1/22 384。

一、病因

肉碱的主要功能是协助长链脂肪酸转运进入线粒体内参与 β 氧化，细胞内肉碱缺乏导致长链脂肪酸不能进入线粒体，而在细胞质中蓄积，同时脂肪酸氧化代谢途径能量生成减少，而且间接影响葡萄糖有氧氧化、糖异生、酮体生成等其他代谢途径，进而出现一系列生化异常及组织器官损害。在体内，肉碱通过细胞膜上肉碱转运蛋白的转运进入细胞内。肉碱转运蛋白存在于心肌、骨骼肌、小肠、肾小管、皮肤成纤维细胞及胎盘等组织细胞膜上，致病基因 *SLC22A5* 定位于 5q31.1，包括 10 个外显子和 9 个内含子，其编码的肉碱转运蛋白由 557 个氨基酸组成，包含 12 个跨膜区和 1 个 ATP 结合区。研究发现，跨膜区在肉碱的识别和转运中起关键作用，N 端可能存在 Na^+ 结合位点，C 端与 Na^+-肉碱复合物的转运有关，位于跨膜区 10 与 11 之间的细胞内环路是偶联 Na^+ 的电化学梯度及 Na^+-肉碱复合物穿过细胞膜的重要场所，该环路中酪氨酸残基起重要作用，基因突变使其编码的肉碱转运蛋白的结构及功能域不同程度受损，无法锚定细胞膜而滞留于细胞质中，导致该蛋白的转运功能缺陷，从而引起脂肪酸 β 氧化代谢受阻。目前报道的 *SLC22A5* 基因突变有 255 种，其中错义突变、无义突变有 175 种，剪切突变有 24 种，变异以点突变为主，约占 78%，其余为小的碱基缺失或片段插入。不同种族和地区 *SLC22A5* 基因的点突变不同。

二、诊断要点

1.临床表现　任何年龄均可发病，通常在婴儿期和儿童期发病，平均年龄为2岁左右。临床表现个体差异较大，既可表现为急性能量代谢障碍危象甚至猝死，也可表现为心肌、骨骼肌、肝等组织器官的慢性进行性损害。另外贫血、发育迟缓、反复感染、癫痫也有报道。近来多认为遗传因素和环境因素（如饮食、疾病）等都会对表型产生影响。

（1）急性能量代谢障碍危象：感染、饥饿等应激状态可诱发PCD患儿出现急性能量代谢障碍危象，表现为低酮性低血糖、高血氨及代谢性酸中毒等。

（2）心肌损害：以扩张型心肌病较常见，病初不易被发现，可有心悸、晕厥、呼吸困难等症状，检查发现心室肥厚、心功能不全、心律失常等。

（3）骨骼肌损害：表现为肌无力、肌张力减退、肌痛、不能耐受运动等，发病也较隐匿，早期多数患儿仅体力下降、易疲劳等。实验室检查显示肌酸激酶升高。

（4）肝损害：较心肌损害和骨骼肌损害少见，主要表现为肝大、脂肪肝、肝功能异常等，严重者可致肝性脑病，可被误诊为Reye综合征发作。

（5）患儿还常出现胃肠道症状，如反复腹痛、腹泻、食欲下降、呕吐、胃食管反流等。

2.辅助检查

（1）实验室检查：低酮性低血糖、肌酸激酶增高、高血氨、转氨酶升高、游离脂肪酸增高、代谢性酸中毒。

（2）血串联质谱检测：血游离肉碱水平降低，患者常低于5μmol/L，伴多种酰基肉碱水平降低，是目前诊断PCD的主要方法。

（3）尿气相色谱检测：二羧酸增高或正常，尿有机酸分析可用于鉴别有机酸血症等其他疾病继发的肉碱缺乏。

（4）肌肉活检：肌细胞内含有大量脂滴纤维，以Ⅰ型纤维为主，而Ⅱ型纤维出现萎缩。

（5）基因突变检测：基因突变分析有助于诊断及产前诊断。

（6）母亲血游离肉碱水平：因游离肉碱能通过胎盘从母体转运给胎儿，若母亲体内肉碱充足或缺乏，则可导致新生儿筛查时出现假阴性或假阳性。故新生儿筛查或母乳喂养婴儿筛查阳性者需要同时检测母亲血游离肉碱水平以便除外继发性肉碱缺乏。

3.鉴别诊断　PCD需与其他因素导致的继发性肉碱缺乏症相鉴别，包括其他脂肪酸氧化代谢病、有机酸血症、线粒体病及肉碱摄入不足、合成低下、吸收异常。临床上继发性肉碱缺乏症较PCD多见，可通过病史、临床表现及左旋肉碱治疗后血游离肉碱水平变化相鉴别，明确诊断需进行基因检测。

三、治疗要点

1.治疗原则　预防低血糖，多餐饮食，避免饥饿及长时间高强度运动。本病需终身补充肉碱而进行替代治疗，以维持血浆游离肉碱水平正常或接近正常。

2.轻症　给予左旋肉碱治疗，推荐维持剂量为100～200mg/（kg·d），口服，分

2～3次用药。

3.急症 出现急性能量代谢障碍危象时，立即静脉输注足量葡萄糖以维持血糖水平＞5mmol/L，调整左旋肉碱剂量为100～400mg/（kg·d），静脉或口服给药。当出现急性心力衰竭时，静脉输注左旋肉碱的同时联合洋地黄、利尿剂等药物对症治疗，并限制钠盐摄入，对有心律失常者应同时给予抗心律失常药物治疗。

4.随访 定期检测血游离肉碱及酰基肉碱水平，根据血游离肉碱及酰基肉碱水平变化调整左旋肉碱剂量，切忌自行更改药物剂量或停药。

（吕红娇 魏 兵）

第二节 肉碱棕榈酰转移酶I缺乏症

肉碱棕榈酰转移酶I缺乏症（carnitine palmitoyltransferase I deficiency，CPTD I ）是肉碱棕榈酰转移酶I（CPT I）缺乏导致中链酰基CoA、长链酰基CoA转运进入线粒体进行β氧化受阻引起的疾病，可引起低血糖及肝脏、心脏等多器官损伤，属于常染色体隐性遗传病。本病于1981年首次报道，较为罕见，患病率极低，仅在少数地区被发现，美国、德国、澳大利亚的新生儿患病率低于1/（75万～200万），我国尚无全国性大样本患病率的统计数据。

一、病因

CPT I 位于线粒体外膜，是中链脂肪酸、长链脂肪酸进入线粒体参与β氧化的主要限速酶，主要功能是催化肉碱和中链酰基CoA、长链酰基CoA之间的酯化反应，产生棕榈酰肉碱。CPT I 活性降低或缺乏时，肉碱与中链酰基CoA、长链酰基CoA合成酰基肉碱过程受阻，中链脂肪酸、长链脂肪酸不能进入线粒体进行β氧化代谢，导致乙酰CoA生成减少，同时影响肝的生酮作用，且长链酰基CoA等大量堆积，导致肝损害严重，并出现大脑功能障碍。现已发现3种同工酶形式，即肝型（CPT1A）、肌肉型（CPT1B）和脑型（CPT1C），均具有组织特异性。CPT1A除在肝中含量丰富外，还在肾、成纤维细胞及胰岛中表达，在心脏中也略有表达，是人类致病的主要类型；CPT1B主要表达于骨骼肌、心脏及棕色脂肪等；CPT1C仅在大脑中表达。CPT1A和CPT1B位于线粒体外膜上，而CPT1C位于神经元内质网，不参与脂肪酸氧化代谢，其作用可能与摄食行为和整体能量内稳态有关。目前很多病例均为CPT1A的编码基因*Cpt1A*突变所致，*Cpt1A*定位于人类染色体11q13.1—q13.2区，全长约60kb，包括20个外显子和19个内含子，编码773个氨基酸。CPT1A的基因突变大多为新发的，目前已检测出34种突变，包括错义突变、无义突变、插入突变和缺失突变。

二、诊断要点

1.临床表现 患者首次出现症状可在婴儿期至儿童期，婴儿期最常见。空腹、饥饿或感染性疾病可导致急性发病，轻者可无症状，重者可出现急性能量代谢危象甚至危及生命，常表现为低血糖、呕吐、昏迷、抽搐、肝大等，可有贫血、肌病、蛋白尿及肾小管性酸中毒。既往体健，生长发育正常，常被误诊为病毒性脑炎、Reye综合征等。

2. 辅助检查

（1）实验室检查：低酮性低血糖、肌酸激酶增高、乳酸脱氢酶升高、高血氨、转氨酶升高、血脂增高。

（2）血串联质谱检测：血游离肉碱水平显著增高，多种中长链酰基肉碱水平降低。

（3）尿气相色谱检测：二羧酸增高或正常。

（4）基因突变检测：基因突变分析有助于诊断及产前诊断。

3. 鉴别诊断　CPTD I 需与其他脂肪酸氧化代谢病及有机酸血症相鉴别，通过串联质谱测定血酰基肉碱谱，结合患儿通常缺乏心肌和骨骼肌损害表现可与其他脂肪酸氧化代谢病和有机酸代谢障碍等相鉴别。

三、治疗要点

1. 治疗原则　避免饥饿及感染，长期低脂高碳水化合物饮食，避免长链脂肪酸摄入。

2. 饮食控制　三大营养素的分配一般遵循脂肪20%～25%、碳水化合物65%～75%、蛋白质8%～10%。其中需注意必需脂肪酸的补充（1%～4%）。夜间碳水化合物的供给主要依靠睡前进食生玉米淀粉，可有效避免低血糖的发生。

3. 急性低血糖发作时　迅速给予足量10%葡萄糖溶液静脉输注，血糖纠正后应继续给予葡萄糖溶液静脉滴注以利于肝糖原的合成。

4. 随访　急性发作期密切监测患儿血糖、血氨及肝功能情况，了解患儿病情转归。门诊随访患儿肝功能，并评估生长及智力发育情况，适时调整饮食治疗方案。

（吕红娇　魏　兵）

第三节　肉碱棕榈酰转移酶 II 缺乏症

肉碱棕榈酰转移酶 II 缺乏症（carnitine palmitoyltransferase II deficiency，CPTD II）是肉碱棕榈酰转移酶 II（CPT II）缺乏导致中链酰基CoA、长链酰基CoA转运进入线粒体进行β氧化受阻引起的疾病，属于常染色体隐性遗传病。本病最早于1973年由DiMauro描述，不同国家和地区CPTD II 的患病率不同，美国为（0.5～1）/10万，我国浙江省新生儿脂肪酸氧化代谢疾病筛查CPTD II 患病率为1/930 631，我国尚无全国性患病率的统计数据。

一、病因

CPT II 在全身所有组织细胞中均有表达，位于线粒体内膜内侧面，主要作用是把转入线粒体基质的酰基肉碱重新转变为相应的酰基CoA及游离肉碱，在长链脂肪酸进入线粒体参与β氧化中发挥重要作用，CPT II 活性降低或缺乏导致脂酰肉碱不能分解为脂酰CoA及肉碱，使线粒体中长链酰基肉碱大量贮积，不能被氧化利用，血中酰基肉碱明显升高，能量缺乏和代谢产物的毒性作用最终导致一系列生化异常和组织器官损害。经典的蛋白编码基因突变是本病的主要发病基础，但是也存在有临床症状的基因携带者，有研究发现过氧化物酶体增殖物激活受体可在转录水平上调 *CPT* Ⅱ 基因表达，提示基因调控机制或其他因素也可参与疾病的发生。CPT Ⅱ 的编码基因定位于 1p32.3，由 658 个氨基酸组成，全长 20kb，包含 5 个外显子及 4 个内含子。目前已报道 80 余种突变，大部分为错义突变。

二、诊断要点

1. 临床表现

（1）儿童/成人型：即肌病型，为最常见类型，约占 80%，6 ～ 20 岁发病，男性多见，体育锻炼、饥饿和感染是常见的诱发因素。发作期表现包括肌痛、肌无力、肌强直、横纹肌溶解及肌红蛋白尿，反复发作可伴有肾衰竭，临床表现存在较大异质性，轻者可无症状，严重者甚至死亡，化验显示血清肌酸激酶和转氨酶可升高，发作间歇可恢复正常，肉碱多维持在正常水平，少数可降低。

（2）婴儿型：常在 6 个月至 2 岁发病，1 岁以内发病者居多，男女无差异，通常由感染、发热或饥饿诱发，有空腹不耐受性特征，表现包括低酮性低血糖、嗜睡、昏迷、抽搐、肝大、肝衰竭等。累及心肌可出现扩张型心肌病或肥厚型心肌病。

（3）新生儿型：临床少见，出生后几小时到数天即可发病，症状严重，表现为低体温、呼吸窘迫、癫痫发作、肝大、呼吸衰竭、心脏扩大伴心律失常甚至心搏骤停，大部分患儿迅速死亡。多数可发现先天性畸形，如肾、脑、心脏发育异常。

2. 辅助检查

（1）实验室检查：低酮性低血糖，谷丙转氨酶、肌酸激酶、乳酸脱氢酶、肌红蛋白升高，血氨正常/升高。

（2）血串联质谱检测：长链酰基肉碱水平升高，尤其 C16 和 C18：1 增高显著，游离肉碱水平降低。

（3）尿气相色谱检测：二羧酸增高或正常。

（4）基因突变检测：基因突变分析有助于诊断及产前诊断。

3. 鉴别诊断　其他引起肌红蛋白尿症或横纹肌溶解症的因素均需与此病相鉴别，如遗传性疾病（如糖原贮积症 Ⅴ 型）、磷酸果糖激酶缺乏症、肌炎、血管炎、肌肉急性损伤或挤压伤等。其他脂肪酸氧化代谢障碍疾病，如原发性肉碱缺乏症、肉碱棕榈酰转移酶 Ⅰ 缺乏症、肉碱酰基肉碱移位酶缺乏症等，明确诊断主要依靠酶活性检测和基因突变检测。

三、治疗要点

1. 治疗原则　避免饥饿和长时间运动，对症处理及预防和治疗并发症。

2. 饮食控制　高碳水化合物和低脂饮食，注意补充必需脂肪酸和限制长链脂肪酸的摄入，多餐饮食，夜间给予生玉米淀粉可减少低血糖的发生率。

3. 药物治疗

（1）左旋肉碱：应补充左旋肉碱以维持血中游离肉碱水平稳定，剂量为 50 ～ 100mg/（kg·d）。

（2）苯扎贝特：可刺激突变基因表达增加、残余酶活性增加，可恢复轻度CPTD Ⅱ患者的肌细胞内脂肪酸氧化，改善症状及远期预后。

4.急性期治疗 急性能量代谢危象时应持续高速静脉输注葡萄糖溶液，同时应给予左旋肉碱静脉滴注，推荐剂量为100 ～ 200mg/（kg·d）。对于有心肌病的患儿，急性期除传统心脏治疗外，应限制钠盐的摄入，联合洋地黄、利尿剂等药物，伴心律失常者，给予抗心律失常药物。

（吕红娇　魏　兵）

第四节　肉碱酰基肉碱移位酶缺乏症

肉碱酰基肉碱移位酶缺乏症（carnitine-acylcarnitine translocase deficiency，CACTD）是肉碱酰基肉碱移位酶（CACT）缺陷引起长链酰基肉碱不能进入线粒体内膜参与β氧化导致的一系列能量代谢障碍，累及心脏、肝、骨骼肌等重要组织器官，属于常染色体隐性遗传病。CACTD于1992年首次被报道，比较罕见，不同国家和地区的患病率不同，为（0.2 ～ 1.8）/10万，澳大利亚约为0.2/10万，有文献报道国外患病率东亚地区相对其他地区要高，我国全国性的患病率不详，香港地区的患病率约为1/60 000。全世界共有约55例报道，绝大部分患者预后不良，病死率达65%，约82%的患者于新生儿期发病。

一、病因

CACT在依赖肉碱的长链脂肪酸转运进入线粒体过程中起重要作用，肉碱酰基肉碱载体是一种线粒体内膜蛋白，催化线粒体内膜酰基肉碱和游离肉碱之间的交换。CACT功能缺陷导致酰基肉碱与游离肉碱的跨线粒体内膜转运功能障碍，酰基肉碱不能进入线粒体，游离肉碱不能转出线粒体，导致中链酰基肉碱、长链酰基肉碱不能进入线粒体内进行β氧化，从而引起供能不足，以及贮积的长链酰基肉碱的毒性作用，导致一系列生化异常及器官损害。致病基因 *SLC25a20* 定位于3p21.31，包含9个外显子，编码产物包含301个氨基酸，有6个跨膜区和3个相似的结构域。目前已报道30余种突变，以错义突变、缺失突变居多。不同变异导致CACT活性降低程度不同，临床表型也不同，重者出生后不久死亡，轻者经早期治疗最长已存活至16岁。

二、诊断要点

1.临床表现 患儿通常在饥饿较长时间或感染之后发病，新生儿期发病者通常出生后几小时内即出现症状，新生儿期发病者致残率、致死率高，较迟发病者预后较好。新生儿主要表现包括低体温、喂养困难、呕吐、呼吸系统问题等。

（1）神经系统损害：抽搐、嗜睡、昏迷、癫痫发作等。

（2）心脏损害：心肌病、心律失常、心功能降低等。

（3）肝脏损害：肝大、肝功能异常、急性肝衰竭等。

（4）肌肉损害：肌无力、肌张力减退等。

2. 辅助检查

（1）实验室检查：低酮性低血糖，血氨、肌酸激酶及肝酶升高等。

（2）血串联质谱检测：长链酰基肉碱水平升高，游离肉碱水平降低或正常。

（3）尿气相色谱检测：二羟酸增高或正常。

（4）基因突变检测：确诊依赖 *SLC25a20* 基因检测或酶活性分析。

3. 鉴别诊断　CACTD 需与 CPTD Ⅱ 相鉴别，致死性新生儿型及婴儿型 CPTD Ⅱ 的临床表现与 CACTD 患儿相似，两者血酰基肉碱谱改变也类似，主要依靠酶学分析和基因突变检测进行鉴别。

三、治疗要点

1. 治疗原则　注意避免长时间禁食、预防感染，坚持高碳水化合物和低脂饮食，新生儿期及早干预对患儿生存至关重要。

2. 急症处理　急性发病时应持续高速静脉输注葡萄糖溶液，以最大限度地抑制急性期的脂肪分解和脂肪酸氧化，对于有心肌病的患者，急性期除一般对症治疗外，应限制钠盐的摄入，联合洋地黄、利尿剂、抗心律失常药物等治疗，患儿出现心搏呼吸骤停时应立即实施心肺复苏。

3. 饮食控制　三大营养素的分配与 CPTD Ⅰ 和 CPTD Ⅱ 大致相同，限制长链脂肪酸饮食，补充中链甘油三酯、游离肉碱等。需频繁喂养，患儿8个月时可于夜间给予生玉米淀粉，但不能仅依靠生玉米淀粉作用，需要另外加餐或连续肠内喂养，以防低血糖的发生。

（吕红娇　魏　兵）

第五节　短链酰基辅酶A脱氢酶缺乏症

短链酰基辅酶 A 脱氢酶缺乏症（short-chain acyl-CoA dehydrogenase deficiency，SCADD）是短链酰基辅酶 A 脱氢酶（SCAD）基因缺陷引起线粒体脂肪酸氧化代谢障碍的一种能量代谢障碍性疾病，属于常染色体隐性遗传病。新生儿 SCADD 患病率美国加州与英国分别为 1/34 632 与 1/33 000，德国与澳大利亚约为 1/95 000，中国台湾地区筛查患病率为 1/118 543，我国其他地区新生儿筛查患病率约为 1/84 117。

一、病因

SCAD 是丁酰基肉碱（C4）与己酰基肉碱线粒体 β 氧化脱氢的第一个催化酶，主要可催化 C4 ～ C6 的短链辅酶 A 脱氢，其活性缺陷会引起血 C4、尿乙基丙二酸及甲基琥珀酸的蓄积，丁酰辅酶 A 旁路代谢生成丁酰基肉碱、丁酰基甘氨酸，丁酸盐或通过丙酰辅酶 A 羧化酶作用生成乙基丙二酸，导致发育迟缓、低血糖、癫痫和行为异常等临床表现，但乙基丙二酸同时也可以在另外一个线粒体呼吸链缺陷疾病乙基丙二酸脑病和多种酰基辅酶 A 脱氢酶缺陷症中升高，乙基丙二酸是 SCAD 缺陷非特异性的生化指标，与 SCAD 活性的缺乏程度不相关。致病基因 *ACADS* 定位于 12q24.31，长约 13kb，含 10 个外显子，编码412个氨基酸。迄今国际上已报道70余种基因突变类型，大部分为错义突变。

二、诊断要点

1.临床表现　患者发病年龄由新生儿到成人不等，多数起病于2个月至2岁，起病早期症状无特异性，主要临床表现为发育迟缓、语言发育落后、肌张力低下、惊厥、肌病、喂养困难、昏睡及行为问题等，也可见心肌病、宫内发育迟缓和呼吸抑制，偶见急性酸中毒发作报道。

2.辅助检查

（1）实验室检查：血氨、血乳酸升高。

（2）血串联质谱检测：血丁酰基肉碱（C4）升高，有时也可有C5酰基肉碱升高。

（3）尿气相色谱检测：乙基丙二酸升高，但乙基丙二酸升高并非SCADD的特异性改变，在不发病时，尿中可无相应有机酸检出。

（4）基因检测：是确诊SCADD的金标准，对于新生儿筛查出C4升高和尿乙基丙二酸异常升高者，可进行基因诊断。

3.鉴别诊断　临床上对疑似SCADD患者常行基因检测以明确诊断。尿中的乙基丙二酸升高不能诊断SCADD，需与戊二醛血症Ⅱ型、乙基丙二酸脑病相鉴别。

三、治疗要点

1.治疗原则　避免空腹，给予低脂饮食，适当补充肉碱及维生素B_2。

2.急性发作期　可静脉给予10%葡萄糖溶液，速率为8～10mg/（kg·min）或口服葡萄糖液抑制分解代谢。有报道增加肉碱的摄入可降低血及组织中的C4水平，减少尿中乙基丙二酸排出，改善临床症状，但尚有争议。

（吕红娇　魏　兵）

第8章

类固醇代谢病

类固醇代谢病主要表现为肾上腺皮质增生症（congenital adrenal cortical hyperplasia，CAH），其常见原因是肾上腺皮质功能减退，是一组由于类固醇激素合成代谢中某种酶缺乏引起的疾病，为常染色体隐性遗传病（图8-1）。CAH的婴儿总体发病率为1/20 000 ～ 1/10 000。其中最常见的是21-羟化酶缺乏症，约占95%；其次为11β-羟化酶缺乏症，占3% ～ 5%；以及17α-羟化酶缺乏症等；其他类型更为少见。酶的缺乏可导致终产物合成不足，底物或中间代谢产物堆积，从而引起相应的临床表现，即使同一个酶缺乏也可因基因突变差异引起酶缺陷的严重程度不一，从而出现发病年龄和临床表现差异较大。

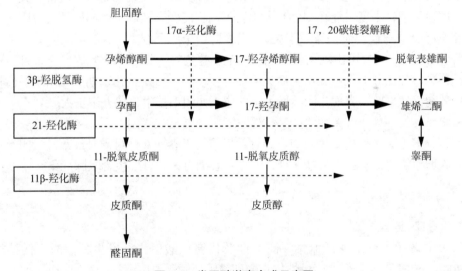

图8-1 类固醇激素合成示意图

第一节 21-羟化酶缺乏症

21-羟化酶缺乏症是CAH中最常见的类型，占95%，6号染色体短臂（6p21.3）*CYP21*基因突变导致21-羟化酶部分或完全缺乏，使皮质醇和醛固酮合成不足，负反馈造成促肾上腺皮质激素（ACTH）增多，刺激肾上腺皮质细胞增生，以增加皮质醇及皮质酮的合成，但由于21-羟化酶缺乏，无法合成上述类固醇激素，而雄激素合成途径不受影响，导致雄激素合成亢进，从而引起肾上腺皮质功能低下和高雄激素血症相应的临床表现。严重型出生后早期可因肾上腺危象危及生命，迟发型常因高雄激素血症引起性腺发育异常就诊。早期诊断、早期治疗对本症预后至关重要。

一、诊断要点

（一）临床表现

本病根据其临床表现、生化检查及基因突变类型可分为以下3种类型。

1.失盐型　约占75%，为21-羟化酶完全缺乏所致，皮质醇前体增多，皮质醇及醛固酮合成减少，表现为低钠血症、高钾血症及代谢性酸中毒，严重时发生低血容量性休克，多发生在出生后2～4周，又称失盐危象，多由感染、外伤及预防接种诱发。非危象时常表现为软弱无力、脱水、生长缓慢、呕吐、腹泻及拒食。有时可伴有高雄激素的症状及体征。

2.单纯男性化型　约占25%，多为21-羟化酶不完全缺乏所致。患者主要表现为高雄激素血症。由于仍有残存21-羟化酶活力，此型患者可合成少量皮质醇及醛固酮，可无失盐症状，也可有隐性的失盐，即体内存在失盐，代偿后电解质水平正常。高雄激素可使女性胎儿的外阴出现不同程度的男性化。轻度男性化仅表现为单纯阴蒂肥大，类似男性的尿道下裂，中度男性化则伴有大阴唇不同程度融合，严重者阴蒂肥大似阴茎，大阴唇完全融合似男性阴囊型尿道下裂，"阴囊"内未触及睾丸。B超可见卵巢、子宫和输卵管。患儿2～3岁可出现阴毛早现、多毛、痤疮等，青春期无乳腺发育，月经稀少或闭经；骨龄加速。男性患儿出生后无明显异常，婴儿后期至儿童期，可出现假性性早熟，即外周性性早熟，表现为阴茎增大，伴或不伴阴毛早生，睾丸不增大。

3.非经典型　早期可无症状，又称迟发型、隐匿型或轻型。至儿童期患儿表现为阴毛早发育、多毛、多痤疮，生长加速，骨龄提前；青春期女性可因月经紊乱、闭经被诊断为多囊卵巢综合征。虽无失盐表现，但少数感染时患者可发生肾上腺危象。

（二）辅助检查

1.内分泌检测

（1）电解质：可出现低血钠、高血钾及代谢性酸中毒。发生危象时，低钠血症（<120mmol/L）可导致低血容量性休克和抽搐等低钠所致中枢神经系统损害。

（2）血17-羟孕酮（17-OHP）：是21-羟化酶缺乏症的主要增高底物，也是该病特异性指标，清晨不迟于8：00抽血检测。检测结果包括以下3种情况：①＞300nmol/L（10 000ng/dl）考虑为典型的21-羟化酶缺乏症（包括失盐型和单纯男性化型）；②6～300nmol/L（200～10 000ng/dl）考虑为非经典型；③＜6nmol/L（200ng/dl）时不支持CAH或为非经典型。

（3）血皮质醇及ACTH：典型失盐型皮质醇水平低于正常，严重者可低于5μg/L，轻者可在正常范围；肾上腺危象时皮质醇明显降低。ACTH升高程度与皮质醇低下可不完全对应，非典型ACTH可正常。

（4）雄激素：可显著增高，较敏感的为雄烯二酮，上午相关性最佳，常于上午服用皮质醇制剂前采血。其次为睾酮，控制差时，男女睾酮均可升高。

（5）血浆肾素活性：肾素活性升高是失盐型的特征，但诊断的特异性不高，尤其是小婴儿，对盐皮质激素替代治疗有指导和监测意义。

（6）血醛固酮：并非该病特异性指标，失盐型也可有1/4患儿血醛固酮正常。

2.染色体　对于新生儿或婴儿低血钠、高血钾等失盐危象，均需进行染色体核型分析。

3.影像学检查　对性别模糊患儿，出生后尽早进行B超检查以明确有无子宫；儿童期对未经治疗者行肾上腺B超和CT等可见肾上腺增大，除外肾上腺肿瘤或其他肾上腺病变；出生18个月至2岁开始检查骨龄。

4.基因检查　该病主要是*CYP21*发生基因突变所致21-羟化酶结果改变，影响功能导致上述临床症状，*CYP21*基因以点突变发生率最高，因此基因检测对该病有诊断意义。常见突变包括I2g、I172N等，失盐型最常见的为基因缺失，单纯男性化型最常见为I172N，非典型患者最常见为P30L。

5.酶活性检测　有条件者可完善酶活性检测，酶活性与疾病临床表现及严重程度有关，酶活性低于1%，表现为严重失盐，可发生肾上腺危象，甚至新生儿期即可出现；酶活性达1%～2%时，醛固酮尚可在正常范围，失盐可在应激时发生；酶活性在20%～50%时，皮质醇合成几乎不受损。

（三）鉴别诊断

1.伴17-OHP增高的肾上腺皮质增生症　①11β-羟化酶缺乏症：也可出现皮质酮及皮质醇合成减少，雄激素合成增加，但11-脱氧皮质酮也有盐皮质激素作用，主要表现为高雄激素血症，而无明显失盐，反而出现水钠潴留、低钾血症及高血压；②17α-羟化酶缺乏症：主要表现为雄激素合成减少，醛固酮合成增加，造成低血钾、高血压；③P450氧化还原酶缺陷：肾上腺危象多见，患儿母亲妊娠期高雄激素表现，男性出生时外阴女性化，而女性出生时外阴男性化，出生后不加重，出生后所有性激素均低下。

2.17-OHP正常的肾上腺皮质增生症　①3β-羟脱氢酶缺陷：雄激素及皮质醇均降低，可存在失盐，女性外生殖器男性化；由于雄激素减少，其前体脱氢表雄酮增加，存在部分雄激素功能，导致女性出生时外阴不同程度男性化。②类固醇生成急性调节蛋白缺乏症（*StAR*基因）：所有肾上腺皮质激素合成缺陷，醛固酮及雄激素均降低，男性完全女性化，女性外阴正常。

3.肾上腺皮质肿瘤　常以高雄激素血症为表现，可伴有皮质醇分泌增多，但ACTH明显低下，影像学检查可证实。

二、治疗要点

本病主要采取皮质醇替代治疗。治疗目标是替代肾上腺分泌类固醇不足，补充生理需要的糖皮质激素、盐皮质激素，防止肾上腺危象，抑制ACTH，减少肾上腺雄激素过度分泌，抑制高雄激素，抑制男性化；促使正常线性生长及青春发育；对已发育者，最大程度维护正常生殖功能。

1.对失盐型患儿　应及时纠正水、电解质紊乱，静脉补液用生理盐水，有代谢性酸中毒时用0.45%氯化钠和碳酸氢钠溶液。忌用含钾溶液。

2.糖皮质激素

（1）生长发育期：必须使用氢化可的松，婴儿期8～12mg/（m²·d）；＞1岁10～15mg/（m²·d），分2～3次。不宜应用长效的制剂，因其抑制线性生长。初诊者氢化可的松剂量可偏大，尽快抑制高ACTH所致高雄激素状态，逐渐减至常规量。监测避免皮质醇过量的不良反应（如血压升高）。

（2）青春期：由于青春期药代动力学改变，皮质醇每天按总剂量维持在推荐剂量上限，尤其是青春期女性，可总量不变，分成4次，甚至更多次，为避免生长的副作用，一般不建议超过17mg/m²。

（3）已达成年身高：个体化应用长效皮质醇制剂，如泼尼松5～7.5mg/d，分2次；甲泼尼龙4～6mg/d，分2次，应用中需注意库欣综合征。

（4）监测：早晨空腹未服用氢化可的松前测定17-OHP和雄烯二酮，两者需联合评估，最好稍高于同龄儿童正常值，正常或低下提示治疗过度，导致抑制生长和皮质醇过量。ACTH常不作为监测指标，ACTH正常也提示治疗过度。同时，需监测体格生长，避免生长落后，建议3个月内每月1次；3个月至2岁，3个月1次；2岁以后半年1次；学龄期后每年1次，青春期4～6个月1次；成年后1年1次。2岁起每年测1次骨龄，6岁起注意第二性征发育，按需半年测1次骨龄。

3.盐皮质激素　对于失盐型需要联用盐皮质激素如氟氢可的松，剂量范围为0.03～0.075mg/d，酌情可增至0.15mg/d，严重者可增至0.4mg/d。＜2岁者还需补充氯化钠1～3g/d。其中失盐型即使达成人身高仍需补充氟氢可的松0.05～0.2mg/d，每天1次。应用氟氢可的松＞0.25mg/（m²·d）时，高血压风险增加。部分单纯男性化型肾素-血管紧张素升高时可存在隐性失盐，也应予以氟氢可的松；无肾素增高，可只应用氢化可的松。

4.肾上腺危象　危象时静脉给予大剂量氢化可的松，增加至50～100mg/（m²·d）；不需增加氟氢可的松的剂量，补充足够的钠以纠正低钠血症。危象控制后恢复原剂量或1周后恢复原剂量；如外科手术，可于24h内增至维持量的5～10倍。

5.非典型CAH　无明显症状者一般不需糖皮质激素，但存在骨龄加速、青春发育加速及高雄激素所致月经紊乱，多囊卵巢综合征者可给予糖皮质激素，症状消失即可停止。成人也可应用雄激素拮抗剂或第一代芳香化酶抑制剂治疗高雄激素血症，如女性应用氟他胺及非那雄胺。

（朱俊丞　魏　兵）

第二节　11β-羟化酶缺乏症

该病第二常见，占3%～5%，为常染色体隐性遗传，主要由*CYP11B*基因突变导致，位于8q21—22，11β-羟化酶缺乏引起底物堆积、产物皮质醇及醛固酮合成不足，ACTH反馈性增高，刺激肾上腺皮质细胞增生，合成雄激素增高，主要表现为低肾素性高血压、钠潴留、低血钾和高雄激素血症，女婴出生时不同程度男性化。由于11-脱氧皮质酮也有盐皮质激素作用，本病较21-羟化酶缺乏不易发生危象。

一、诊断要点

1.临床表现　主要表现为男性化（性早熟）及高血压。出生时外阴性别难辨，婴儿期出现女性男性化，但无失盐型表现，男孩外周性性早熟/中枢性性早熟伴高血压需考虑本病。

（1）性早熟：对出生后未及时诊断治疗者，女性呈现阴蒂增大、多毛、痤疮、嗓音低沉、阴毛和腋毛早现；男性出现外周性性早熟，阴茎增大，睾丸不增大，也可进一步发展为中枢性性早熟。同时伴线性生长加速，骨骺早闭合致成年矮小。

（2）高血压：其特点为应用糖皮质激素后高血压可下降，而停药后血压回升，常在儿童后期至青春期发现，少数于出生后3个月发现，迟发者可出现高血压远期并发症，如心肌病变及视网膜血管栓塞致失明。

2.辅助检查

（1）血、尿11-脱氧皮质醇和脱氧皮质酮增高是本病主要异常指标，两者的4-氢化代谢产物尿浓度也显著增高。

（2）血清离子：由于11-脱氧皮质酮也有盐皮质激素，本病可出现低血钾，血钠可正常。

（3）内分泌检测：皮质醇降低，醛固酮降低，血17-OHP和肾上腺雄激素升高，ACTH升高，血肾素活性降低。

（4）基因检测：对无法确诊该病者，应完善基因检测，如完善*CYP11B1*基因检测。

（5）酶活性检测：有条件可对11β-羟化酶活性进行检测，尤其是尚未报道的基因突变者。

二、治疗要点

1.该病治疗主要为氢化可的松替代治疗，目的是抑制ACTH分泌，降低脱氧皮质酮及雄激素的过度分泌，纠正高血压及高雄激素。氢化可的松剂量为12～20mg/（m²·d），分2～3次服用。

2.对应用氢化可的松后血压仍不下降的需联合应用降压药物，如螺内酯、氨基蝶啶类利尿剂及钙通道阻滞剂。

3.注意监测血压、血钾、肾素水平，监测线性生长、骨龄和性腺功能。定期做睾丸超声，注意睾丸残余瘤及睾丸间质瘤。

（朱俊丞　魏　兵）

第三节　17α-羟化酶缺乏症

该病为CAH中较少见类型，由于位于10q24.3的*CYP17A*基因突变，肾上腺糖皮质激素及性腺激素合成障碍，盐皮质激素及其前体增多。虽然肾上腺糖皮质激素合成减少，但11-脱氧皮质酮具有糖皮质激素和盐皮质激素作用，可代偿皮质醇不足，防止低血糖发生；由于雄激素合成障碍，其典型临床表现为男性假两性畸形，女性性幼稚；盐皮质激素增多，导致保钠排钾增多，伴有不同程度水钠潴留、高血压及低钾血症。多数为不危及生命的失盐，失盐症状不典型，故多数患者因青春期发育延迟，缺乏第二性征发育或原发性闭经就诊。

一、诊断要点

1.临床表现

（1）虽然皮质醇合成不足，但由于皮质酮具有部分糖皮质激素效应，故极少出现肾上腺危象，该病患者多因性发育障碍或青春期延迟就诊。

（2）由于皮质醇及雄激素合成不足，ACTH代偿性增加，盐皮质激素分泌增多，可出现不同程度肾素性高血压、低钾血症和代谢性碱中毒。

（3）由于性激素缺乏，男女均为女性外观：男性患者会有完全或部分女性化外生殖器、尿道下裂、小阴茎、隐睾表现，部分伴疝气、腹股沟肿块，进一步体格检查可发现盲端阴道并缺乏女性内生殖器；女性表现为性幼稚、性发育延迟、缺乏第二性征发育、原发性闭经、阴毛稀少等，部分出现多囊卵巢。

2.辅助检查

（1）激素水平：主要异常为17α-羟化酶催化产物降低，包括血皮质醇、17-OHP、雄烯二酮和DHEA；中间产物包括孕烯醇酮、孕酮、脱氧皮质酮（DOC）和皮质酮增高，其中DOC及皮质酮同时增高最为明显，而孕酮是17α-羟化酶的代谢底物，其升高对该病诊断尤为重要。ACTH可反馈性增高，未经治疗可出现肾素活性及浓度下降，醛固酮可正常、降低或稍增高。

（2）性激素：高促性腺激素的性腺发育不良，血睾酮、雌二醇降低，黄体生成素及卵泡刺激素增多。

（3）染色体核型分析：由于性激素缺乏，男女均为女性外观，因此需行染色体核型分析辨别性别。

（4）超声检查：判断是否存在女性内生殖器或腹腔内睾丸。本病会出现性器官发育不良，青春期后女性可出现多囊卵巢综合征。

（5）基因检测：对怀疑该病者可进行基因检测，主要检测*CYP17A1*基因，以明确诊断。

二、治疗要点

1.糖皮质激素替代治疗，儿童期可口服氢化可的松、醋酸可的松，骨骺闭合的成年人可选择地塞米松或泼尼松。一部分患者经糖皮质激素补充后，高血压可能进一步加重，需要降压药物，可选择醛固酮抑制剂如螺内酯等。

2.对于表现为完全女性表型的男性患者，目前认为原则上宜作为女孩抚养，2岁内做生殖器矫形手术，并切除腹腔内或腹股沟内发育不良的睾丸，以防止恶变。青春期后，男女均需要性激素替代治疗，男性选择睾酮，女性选用雌激素。女性发育后可以补充雌激素、孕激素，子宫成熟后进行人工周期治疗。

（朱俊丞　魏　兵）

第9章

代谢性骨病

代谢性骨病（metabolic bone disease）是一类由多种原因引起的骨骼矿盐代谢紊乱、骨转换异常或骨骼矿化障碍等破坏和干扰正常骨代谢和生化状态的全身性遗传性骨骼疾病，可见常染色体显性遗传、常染色体隐性遗传及X连锁遗传，临床表现有骨生长发育障碍、进行性骨痛、反复多发性骨折、骨骼畸形等多种特征表现。

儿童常见的代谢性骨病有低磷酸血症佝偻病、成骨不全、纤维性骨结构不良、特发性幼年型骨质疏松症、石骨症等。常见的结构性骨病有软骨发育不全综合征、脊椎骨骺发育不良、脊柱干骺发育不良、干骺软骨发育不良、短肢畸形、短躯干畸形、先天性骨畸形综合征、染色体异常性骨病等。

第一节　低磷酸血症佝偻病

低磷酸血症佝偻病（hypophosphatemic rickets，HR）是一种遗传代谢病，儿童期高发。主要为多种原因导致肾脏磷酸盐运输异常，磷酸盐在肾小管重吸收降低，尿中磷酸盐过多引起的骨骼矿化不良、骨软化等骨骼疾病。临床表现主要有骨骼钙化缺陷、生长发育迟缓、身材矮小、低磷血症及1,25-（OH）$_2$D$_3$生成不足等骨发育异常。

本病有多种表型，最常见X连锁低磷酸血症佝偻病（XLHR），其发病率为1/20 000。其表现为身材矮小、肢体骨骼畸形（以双下肢为主）、骨密度降低、骨质疏松及多发性骨折等。

一、病因

本病与X染色体的*PHEX*基因突变有关。该基因被认为能刺激成纤维细胞生长因子23（FGF23），广泛表达于骨骼。*PHEX*基因异常表达可以导致近端肾小管中的磷酸盐重吸收障碍，磷酸盐排泄增加，同时FGF23抑制1α-羟化酶活性，最终导致骨代谢异常。这种代谢异常导致肾脏长期消耗磷酸盐和骨骼矿化缺陷。

二、诊断要点

1.临床表现　骨钙化不良、牙釉质发育不良、生长发育低于正常同龄儿童、身材矮小等。一般来说，骨钙化不良及肌肉的牵拉作用可导致下肢因身体重量出现弯曲，如双下肢骨骼畸形（膝外翻、O形腿）。女性的相关骨骼受累通常比男性少。

本病表型较多，易与单纯维生素D缺乏性佝偻病混淆，但本病随着患者年龄增长，骨骼畸形逐渐严重，以双下肢为主，表现为膝内翻、膝外翻、髋内翻。牙齿发育、牙釉质发育不良也较常见。部分患者存在骨外钙化，钙化部位常在肌肉的骨骼附着点、关节周围及韧带处，重症患者可导致耳聋及肾结石的发生。

2. 实验室检查

（1）钙、磷、碱性磷酸酶：血磷降低，尿磷增加，肾小管最大磷吸收/肾小球滤过率（TMP/GFR）值减小，血钙浓度可正常，血清碱性磷酸酶活性增高，但与维生素D缺乏导致佝偻病的程度无关。尿羟脯氨酸排泄量与碱性磷酸酶活性相关，但与骨软化程度无关。

（2）甲状旁腺素、维生素D、FGF23：甲状旁腺素正常或稍升高。血25-（OH）D_3和1,25-（OH）$_2D_3$大多数正常。部分表型可有FGF23浓度升高，如X连锁显性遗传佝偻病、常染色体显性遗传佝偻病。众多表型中伴高钙尿症的遗传性低磷酸血症佝偻病生化特征最为明显，为血磷降低，但FGF23正常。

（3）骨骼X线检查：骨骼有普遍骨软化表现，典型改变常见于胫骨、股骨远端和尺桡关节，如长骨干骺端膨大，呈杯口状，干骺端边缘呈毛刷状，更为严重者可表现为磨玻璃状。

三、诊断及鉴别诊断

1. 诊断　因本病佝偻病表现出现较早，且本病为家族性遗传病，因此，可对可疑患者行生化检查、影像学检查以确诊。本病患者生化结果常为血磷降低明显、尿磷排泄增加、TMP/GFR值减小等，磷制剂联合1,25-（OH）$_2D_3$治疗效果良好，单一用药无效果。

2. 鉴别诊断

（1）营养性维生素D缺乏性佝偻病：是一种以骨骼改变为主的代谢病。发病机制为多种原因导致机体维生素D低于正常范围，钙、磷代谢紊乱，骨矿化异常。该病多发生于婴幼儿，各期临床表现存在差异。早期表现为神经兴奋性增高，如睡眠不安、易哭、易出汗。激期、恢复期、后遗症期以骨骼表现为主，如方颅、肋骨串珠、郝氏沟、手脚镯等。生化检查可见血清25-（OH）D_3水平降低、甲状旁腺素（PTH）升高、血钙降低、血磷降低等。维生素D治疗有效。

（2）遗传性维生素D抵抗性佝偻病：为常染色体隐性遗传，分两型。Ⅰ型是由于1α-羟化酶缺乏，25-（OH）D_3转化为1,25-（OH）$_2D_3$受阻，导致血钙降低，进而甲状旁腺功能亢进，尿磷流失增加，引起低磷血症。发病早期，25-（OH）D_3升高，1,25-（OH）$_2D_3$明显下降。生理剂量药物治疗后对1,25-（OH）$_2D_3$升高效果很好，通过这一点可以与低血磷性佝偻病相鉴别。Ⅱ型是维生素D受体（VDR）基因突变所致，用药对维生素D反应迟钝，多伴有头发稀少、秃头及佝偻病表现，血清1,25-（OH）D_3明显升高，伴或不伴PTH升高，尿磷正常，TMP/GFR值正常为主要鉴别点。

（3）干骺软骨发育不良：*PTH1R*基因突变引起。*PTHR1*基因定位于3p22—p22.1，该基因的突变导致位于生长板前肥大软骨细胞上甲状旁腺素相关蛋白受体（G蛋白受体）自主兴奋，延迟了软骨细胞的分化，干扰了骨的形成。婴儿期为发病高峰，主要由于干骺端发育异常，干骺端呈毛刷状，骨膜成骨，骨皮质呈侵蚀样破坏，引起骨干变短、弯曲，短肢型矮小，关节膨大，肋骨串珠，下肢弓形，蹒跚步态。生化检查可见血磷降低伴碱性磷酸酶升高。与低磷酸血症佝偻病不同，该病PTH降低或正常，存在高钙血症，尿羟脯氨酸及环腺苷酸（cAMP）升高。

（4）范科尼综合征：不仅有佝偻病，同时可伴有广泛的代谢异常表现，如近端肾小管性酸中毒、低磷血症、低钾血症、低尿酸血症、广泛的氨基酸尿、低分子量的蛋白尿、尿糖增多而血糖正常等。

四、治疗要点

适宜的治疗方案及患者良好的依从性可以促进患者身体发育，使部分畸形逐渐得到改善。本病发病时间早，应做到早预防、早治疗，以达到改善骨骼畸形、预防继发性疾病发生及提高患者生活质量的治疗目标。目前此病的治疗以补充磷酸盐混合制剂、活性维生素D（骨化三醇或阿法骨化三醇）为主，效果不理想、年龄合理的情况下，也可选用外科手术治疗。

1.磷酸盐制剂 参考国际临床医师指南，低磷酸血症佝偻病的磷酸盐给药剂量为20～40mg/（kg·d）（最多为2～3g/d），可分3～5次服用。根据病情药量可逐步增加。我国广泛应用$NaH_2PO_4 \cdot H_2O$ 18.2g ＋ $Na_2HPO_4 \cdot 7H_2O$ 145.0g加水至1000ml配制，磷浓度为20.8g/L，以维持血清磷在正常低限范围，而碱性磷酸酶在正常范围为目的。当过度服用磷酸盐制剂时，会引起继发性甲状旁腺功能亢进，所以这一目标很难达到。

2.活性维生素D

（1）方法1：起始剂量的维生素D类似物（1～2mg/d阿法骨化醇或0.5～1mg/d骨化三醇），在生长较快的时期应提高剂量（3mg/d阿法骨化醇或0.5～1.5mg/d骨化三醇）。维生素D类似物的剂量调整同样要基于ALP水平、四肢弯曲程度等；同时仔细监测血浆钙、甲状旁腺激素、肌酐和24h尿钙排泄，定时查肾脏超声（建议每年1次）以防止原发性甲状旁腺功能亢进症、高钙尿症、肾结石和肾功能不全。以往生长激素被用来辅助治疗，促进生长，但生长激素是否可导致腿部畸形加重及身体比例失调仍存在争议。

（2）方法2：起初可使用较大剂量的骨化三醇［50～70ng/（kg·d）］以加快骨矿化的反应，几个月后降低骨化三醇剂量［20～30ng/（kg·d），分2～3次服用］，以减少尿钙过高及高钙血症的发生。治疗期间3个月监测1次血清钙、磷、肌酐、尿钙/肌酐值及PTH水平。如果尿钙与尿肌酐的比值＞0.4，说明维生素D的剂量太大，为减少中毒的概率，应及早减量。

3.外科整形矫正 主术式为截骨术，适用于单纯药物治疗效果不佳者，如严重的胫骨畸形。微创手术也可用于此病的治疗，如对骨生长面微小差别进行矫正。但要注意慎用于6岁以下儿童。

4.口腔护理 本病易导致口腔脓肿发生，所以应做好预防护理，如勤刷牙、定期去口腔科就诊，一旦确诊有脓肿形成，应尽早治疗。如药物治疗效果不理想，则建议应用封闭剂。

（曲双双）

第二节　软骨发育不全综合征

软骨发育不全综合征（chondrodysplasia syndrome，CHD）是一组软骨发育障碍性疾病。CHD主要包括软骨发育不全（ACH，MIM 100800）、软骨发育低下症（HCH，MIM 146000）、致死性软骨发育不良症（TD，MIM 187600）、重症软骨发育不全伴躯体发育延迟与黑棘皮病（又称SADDAN型软骨发育不良症，ADDAN，MIM 602613）和颅缝早闭（MIM 602849）等类型。这类疾病的临床表现多样，但均具有身材矮小、多发性软骨发育不全的特点。

CHD中以软骨发育不全最常见，国外报道的发病率为1/40 000 ～ 1/15 000，我国ACH的发生率较低，但围生期死亡率及出生婴儿致死性软骨发育不良症的患病率较高。

一、病因

本病与成纤维细胞生长因子受体（FGFR）基因突变密切相关，FGFR属于受体酪氨酸蛋白激酶（receptor tyrosine kinase，RTK）家族。目前已发现4种FGFR，即FGFR1、FGFR2、FGFR3、FGFR4。据文献报道可知，软骨内成骨和膜内成骨两种方式可使骨骼发育。软骨内成骨又与软骨形成和骨形成密切相关。而膜内成骨则是由间充质密集后直接分化为成骨细胞并成骨。不同的FGFR在软骨形成和骨形成过程中的作用不一致。FGFR1、FGFR2主要参与膜内成骨过程，而FGFR3则主要参与软骨内成骨。FGFR3在骨骼发育早期的软骨中表达最高，通过与FGF结合激发相关生化反应，抑制软骨成骨过程。男性患病率明显高于女性。

二、诊断要点

1.临床表现

（1）ACH：主要临床表现为全身骨骼受累，主要特征为四肢短小、头颅增大、鼻梁下陷及前额突出等。患者出生时可见显著体征改变，表现为不均匀性矮小，大多数躯体长度可正常，但四肢短小，尤以肱骨和股骨为主，部分严重可见"O"形腿出现；头颅较正常人头颅大，且前后径较左右径长。头面部比例异常，可见面部骨骼发育畸形；脊柱的胸腰段向前明显突出，导致胸曲及腰曲曲度异常增大，使患者形成异于正常人的姿势；手短而宽，手指粗短，常与第4指分开呈"V"形；有脊髓或神经根受压的患者，可出现神经系统症状，偶见脑积水和颅内高压。

（2）TD：临床表现分为两型。I型TD患者的突出表现是股骨发育异常，呈弯曲状；Ⅱ型TD患者表现为颅骨发育异常，而股骨发育正常。Ⅱ型TD患者较正常人头部大，存在前额突出、颅底短、面部宽、鼻梁扁平及上齿槽突起、下颌骨突出等畸形表现。胸部发育不良合并四肢短小。死亡率较高，多在出生后不久死亡，极少数的幸存者常伴有中枢神经系统、循环系统及泌尿系统发育缺陷。

（3）颅缝早闭：与FGFR3基因突变有关，主要有两种临床情况。一是Muenke"角"样颅缝早闭。二是伴黑棘皮病的Crouzon综合征，临床特点是颅缝早闭、五官畸形、突眼及四肢短小，皮肤改变可遍及颜面部、胸腹部、乳腺及面部，表现为皮肤肥厚，呈疣状增生。

2.实验室检查

（1）生化检查：CHD属于结构性骨病的范畴，生化检查无异常改变，血钙、磷、ALP及其他骨代谢生化标志物均正常。

（2）X线检查

1）软骨发育不全：X线检查表现为头颅顶部增大，全身管状骨变短，直径相对增粗，骨皮质密度增高，尤以近端如肱骨、股骨最明显，长骨的干骺端及胸骨畸形明显。腰椎畸形常以脊柱前突、臀部后突最常见，其次为肘关节屈曲畸形和伸展受限。髂骨翼变方，上下径短，呈肾形，髋臼宽而平。

2）软骨发育低下症：X线检查可见头颅发育正常，偶有面部骨骼发育不良，大部分脊柱发育正常，偶有椎管狭窄或膝内翻。本病常与干骺软骨发育异常中的Schmidt相混淆，但后者X线检查表现为下肢干骺端增宽、外展及硬化，但头颅和脊柱正常。

3）致死性软骨发育不良症：Ⅰ型的突出X线检查表现是股骨弯曲畸形，Ⅱ型X线检查无股骨畸形，但存在颅骨畸形，常见颅底短、枕骨大孔狭窄等。

4）SADDAN型软骨发育不良症：X线检查主要表现为四肢长骨变短、干骺端明显变粗、胫骨弯曲畸形等。

（3）基因突变检查：*FGFR3*突变基因是本病的致病基因。目前，产前诊断和早期诊断CHD患者的简便、快速且可靠的手段为应用PCR-单链构象多态性分析（SSCP）和限制性内切酶酶切的方法检测。

三、治疗要点

本病尚无有效的治疗方法。目前以治疗并发症为主，对于躯体畸形者可予以矫正手术及康复治疗；压迫脊髓或神经根者可给予减压处理；对于因本病导致的侏儒症患者可给予双下肢延长术。曾经将生长激素（GH）作为本病的药物治疗方式，虽然有一定的临床效果，但长期应用后效果尚不清楚，且长期应用后副作用较大，现已不推荐使用。

四、预防

1.一级亲属中存在本病的子女应进行产前筛查，做到早发现、早处理，避免患儿出生，从而达到预防的目的。

2.超声对本病的诊断具有诊断价值，是产前筛查中的重要一项。超声下ACH的胎儿的表现如下：①头部大于正常胎龄儿；②四肢短小，长管骨发育畸形，表现为短粗且伴有弯曲，骨端膨大；③胸部前后径与左右径比例失衡；④腹围大于正常胎龄儿；⑤羊水量增多。通过超声检查可对约40%的高危儿做出诊断。但超声检查仅能在妊娠中期、妊娠晚期进行诊断，因此，超声检查具有一定的局限性。采集高危胎儿的遗传物质进行基因诊断是早期产前诊断较为理想的方法。

（曲双双）

第三节 成骨不全

成骨不全（osteogenesis imperfecta，OI）又称脆骨病，是由于Ⅰ型胶原蛋白（collagen type Ⅰ，COL1）结构异常、数量不足或翻译后修饰和折叠错误而导致的一类结缔组织病，以骨密度严重偏低、骨折、脊柱和四肢畸形及其他骨骼外表现为特征。主要特征有蓝色或灰色巩膜、多发性骨折、进行性骨骼畸形、早期听力丧失、牙齿生长不全等。其发病率为1/（20 000～15 000）。

一、诊断要点

临床表现　成骨不全可分为4型，主要表现为骨脆弱，同时可伴寿命缩短、身材矮小、骨骼畸形、牙变色、龋齿、牙脆裂、听力丧失、蓝巩膜等；重者可表现为严重的躯体畸形，甚至生命早期死亡。其中，Ⅰ型OI最多见。

（1）Ⅰ型OI是最轻的一种类型，与低骨量有关，出生时骨折较少发生，但长骨骨折的发生率随年龄增长有所增加，青春期后逐渐减少。蓝色或灰色巩膜及早期听力丧失是常见特征。长骨或脊柱畸形和牙本质发育不全极少见。

（2）Ⅱ型OI为围生期致死型，骨骼受到严重影响，在18～20周的胎儿超声中可观察到短小且严重变形的长骨，面部和头骨骨化不良。在子宫内观察到多处肋骨骨折，并且在围生期90%的受影响婴儿死于出生后4周。

（3）Ⅲ型OI是最严重的非致死型成骨不全，表现为严重的骨脆弱和进行性骨骼畸形。出生时的影像学检查可见全身性骨质疏松和骨折。蓝巩膜、牙本质发育不全可能存在，但随着年龄的增长，巩膜颜色逐渐变浅。身材矮小是一个规律，脊柱后侧凸开始于儿童期，并随着生长呈进行性发展。听力障碍可能在成人期出现。

（4）Ⅳ型OI主要表现为中等严重程度，临床表现为复发性骨折、不同程度矮身材，但大部分巩膜正常，听力损伤罕见。

二、辅助检查

1.骨骼X线检查　主要表现为全身性骨质疏松、多发性骨折、骨骼畸形等，病变较早且较严重的四肢骨X线检查可见短而粗，有多发性骨折且骨折断端有骨痂形成，还可见骨折后的畸形愈合。而病变较轻的四肢骨X线检查可表现为细而长且干骺端增宽、增大。病情严重者可因多次骨折及骨密度降低而导致长骨弯曲畸形。部分患者的长骨干骺端可有蜂窝状囊性改变。头部X线检查可表现为头颅较正常患者增大，同时因骨质薄及骨化不良可见囟门及颅缝闭合时间延迟，部分患者也可见缝间骨的存在。脊椎骨骨小梁较少，骨密度降低，椎体受压后变扁或呈双凹状。

2.B超　胎儿超声下可见多处肋骨骨折、长骨严重变形，且较正常胎龄儿短小，面部和头部骨骨化不良，部分患儿可存在轻度脑积水。胎儿心胸比、胸腹比显著异常，部分患儿可有胸腔积液及腹水。绝大多数胎儿存在软组织及胎盘发育不良。

3.双能X线吸光分析检查骨密度　可见骨密度显著降低。

4.血钙、磷、碱性磷酸酶 大部分患者化验结果无异常，少数部分患者可有碱性磷酸酶增高。

5.基因突变检测 基因检测是确诊成骨不全的主要方法，常以皮肤活检、绒毛膜绒毛活检及外周血等方式进行。

三、治疗要点

目前还没有治疗OI的确切方法。最大限度地提高活动能力和日常生活能力，减少骨痛和骨脆弱性是本病的治疗目标。因此，治疗策略主要集中在保守和手术干预上，具体如下。

1.个体化物理治疗 制定个体化康复训练，以促进运动功能恢复及增加日常生活能力。可通过水疗、游泳等方式进行低阻力活动训练以增加耗氧量，增加肌肉活力和肢体的运动能力，强度适宜的规律性运动是OI患者很重要的康复手段。

2.外科矫形治疗 轻者多采用手法复位小夹板固定或牵引治疗，重者或畸形者可行截骨矫正内固定术等，通过环形架颈牵引（halo氏）等矫形支架治疗脊柱侧凸，减轻躯体疼痛同时改善呼吸功能。截骨切开术后放置髓内针来治疗因骨折和矫正引起的骨畸形及骨功能障碍。枕骨颈部矫形支架的应用可避免后脑疝发生及脑脊液循环受阻，以延缓颅底凹陷症的发生及发展。应用颅后窝减压及枕骨颈部融合术治疗可复位性颅底凹陷症。应用经口、经腭咽的减压术治疗不可复位性颅底凹陷症，骨皮质太薄时，可采用异体骨移植。

3.双膦酸盐药物治疗（bisphosphonate，BPT） 抑制破骨细胞活性，进而提高骨强度及骨密度，减少患儿骨折的发生率，提高患者的生活质量。帕米膦酸二钠的循环性静脉注射能够增加骨密度，减轻骨痛，降低骨转换率，改善生活质量和减少骨折发生。参考剂量：2～3岁0.75mg/（kg·d），连续用3d，其间隔3个月为1个疗程；＜2岁及＞3岁参考2～3岁剂量适当增减用量（范围为0.5～1mg），最大剂量为60mg/d，年总剂量低于9mg；分别为2个月，4个月为1个循环，用药初期如出现高热，可在第1循环第1天的减半药物剂量。该药物最佳疗效期短，其后疗效衰减，不适合长期应用，目前无明确研究显示可改变OI的预后；且尚无促进骨愈合的证据，在适应证、用药剂量和长期安全性等方面问题，还需进一步证实解决。

4.基因治疗 应用有发育成成骨细胞潜能的正常基因型供体的骨髓间充质干细胞移植进行基因治疗，使突变基因不表达或减少表达。

（曲双双）

第四节 脊柱骨骺发育不良

脊柱骨骺发育不良（spondyloepiphyseal dysplasia，SED）是一组以脊柱发育障碍为主要表现的X连锁隐性遗传病，可见椎体、骨骺和干骺端畸形，儿童发病常出现步态异常、走路不稳、关节疼痛肿大、关节退行性病变，进而出现躯干短、关节挛缩屈曲畸形。SED患者的症状通常是身材矮小。特异性的骨骼表现及在疾病过程中可能出现的特征性骨骼外特征可作为诊断依据，这也变相强调了SED患者随访的重要性。并发症是可变的，但骨骺发育不良往往是一个主要特征，病程以过早的骨关节炎为标志。还需要对导致寰枢椎不稳定并有脊髓风险的齿状突发育不良进行系统调查。

一、病因

与12号染色体长臂上编码Ⅱ型胶原的*COL2A1*基因杂合突变有关。*COL2A1*基因编码Ⅱ型胶原α$_1$链，Ⅱ型胶原蛋白由3条单一的前α$_1$链构成。前α$_1$链经过转录后的修饰等复杂的化学变化，使Ⅱ型前胶原蛋白转化为Ⅱ型胶原蛋白。*COL2A1*基因的突变引起了Ⅱ型胶原病（MIM 120140）的发生。临床主要表型如下：Ⅰ型Stickler综合征（MIM 108300）、Ⅱ型软骨成长不全（MIM 200610）、Kniest发育不良（MIM 156550）、骨关节病（MIM 165720）、Strudwick型脊柱骨骺干骺端发育不良（MIM 184250）、Wagner综合征（MIM 143200）、脊柱干骺端发育不良（spondylometaphyseal dysplasia，SMD，MIM 184252）等。

二、诊断要点

临床表现

（1）先天性脊柱骨骺发育不良：表现为以脊柱变短、颈部变短为主的不成比例的身材矮小，伴有不同程度的髋内翻畸形。腰椎前凸也是一种临床表现，主要与髋关节屈曲有关，导致患者出现步态蹒跚。产前超声显示长骨（上肢、下肢）长度较正常胎儿缩短5%，且面容平坦，脊柱和膝盖骨化延迟。常于出生时发病，身材矮小表现并不明显，2～3岁时症状明显，婴儿期，椎体呈卵圆形或梨形，随后发展为不规则终板的椎弓。骨龄明显延迟，骨骺扁平且碎裂。股骨头骨骺严重受累，股骨头可能缺失，耻骨支骨化延迟是特征。

（2）X连锁迟发性脊椎骨骺发育不良：患者出生时正常，多在儿童期出现骨骼异常，但智力及面容正常，主要临床表现为严重短肢侏儒、短肢畸形。影像学上，所有长骨的骨干都是短而宽的。股骨远端骨骺及胫骨近端和远端骨骺嵌入其干骺，髁间沟明显狭窄。一些椎骨在婴儿时期表现为前突，呈舌状，成年时上下表面严重不规则。第11胸椎或第12胸椎呈楔形、骨盆狭窄、远端尺骨和腓骨的长度不成比例、手呈桡偏斜，手足有短轴。这一疾病在出生时无法检测到。

三、辅助检查

1.生化检查　血钙、磷和碱性磷酸酶正常，血尿生化无改变。合并骨质疏松时，PTH水平升高。

2.X线检查

（1）先天性脊柱骨骺发育不良：新生儿期骨骼改变不明显，仅可见部分骨骼骨化延迟，如脊柱、骨盆、四肢，但随着年龄增长，还可表现为椎体不规则骨化，形成扁平椎及脊柱后凸畸形。同时，常常伴随齿状突形态改变、股骨头及股骨颈发育不良、髂骨翼及体部畸形等表现。

（2）X连锁迟发性脊椎骨骺发育不良：脊椎椎体呈扁舌样，椎间隙变窄，以胸腰段明显，表现为腰痛，椎体后部呈驼峰样凸起，韧带部分骨化。骨盆较小，髂骨翼变方、变小，股骨头、颈变小，喜蹲，不爱坐。躯体大小关节较早出现退行性病变，骨质疏松明显，腿站不直，易疲劳。关节肿胀疼痛，不能长时间站立和行走，也不能负重。

四、诊断及鉴别诊断

诊断该病需要依据典型的临床表现及影像学检查，确诊需要通过基因诊断。此病需与短躯干性侏儒相鉴别。

1.黏多糖贮积症Ⅳ型 是一种常染色体隐性溶酶体贮积症，主要表现为身材矮小、运动功能障碍、多发性骨发育不全，包括寰枢椎不稳定和颈髓压迫等，与本病相似。但本病无头颅增大、眼距增宽等特殊表现。X线表现为颈椎不稳，胸腰椎交界后凸、颈胸后凸等。

2.Kniest病 COL2A1基因突变所致。主要表现为身材矮小、身材不对称、四肢短小、脊柱弯曲、关节菱形肿胀、关节粗大，头大脸圆，鼻梁低平，可有腭裂等特殊面容，也可出现近视及视网膜剥离、进行性关节僵硬、步态失常、骨骺和干骺端增大钙化、股骨头和股骨颈增大等。

3.脊椎干骺发育不良 是一种常染色体显性遗传病，临床表现为躯干和颈部较短，而四肢、手指和足趾的长度不成比例。X线检查显示椎体矢状缝和冠状缝严重骨化延迟，耻骨骨化缺失，长骨"气球状"的圆形骨骺，而掌骨和指骨存在多个假性骨骺。

五、治疗要点

产前检查可降低该病的发生率。

针对疾病本身并没有特异性药物及其他治疗方法，主要针对并发症进行治疗，以改善外观和功能，提高患者生活质量。早发型患儿可因缺氧出生后即死亡，成年后脊柱侧凸可行内固定及植骨融合术等矫形手术，髋关节畸形、髋关节发育不良可行骨骼矫正术及人工髋关节置换术，腭裂及近视等并发症均可有效治疗。晚发型患儿应尽量延缓其进展，避免损伤脊柱和大关节的运动。尽早进行心理疏导干预并开展遗传咨询，同时早期预防关节炎出现。

（曲双双）

第10章

线 粒 体 病

第一节 线 粒 体 病

线粒体病（mitochondrial disease）是指线粒体DNA（mtDNA）和核DNA（nDNA）突变或缺失引起的线粒体氧化呼吸链相关蛋白异常而导致的综合征。遗传性线粒体病的患病率高达1/5000活产儿。线粒体病的致病基因繁多，有近200种不同的基因突变被报道与线粒体病有关。随着线粒体病分子遗传学研究的进展，研究者发现mtDNA、nDNA突变，以及mtDNA与nDNA之间交流缺陷均可导致发病。mtDNA突变的临床症状可以是单系统也可以是多系统的表现，nDNA的突变在婴儿期及儿童早期发病，通常是致命的。

线粒体的主要功能是合成三磷酸腺苷，为机体提供能量，因为神经系统和肌肉组织代谢旺盛，故这些部位线粒体异常会导致肌力低下和运动不耐受等症状，如果病变同时侵犯骨骼肌中枢神经系统称为线粒体脑肌病。仅累及骨骼肌的线粒体病称为线粒体肌病。

一、诊断要点

1. 临床表现

（1）线粒体脑肌病（ME）：临床表现复杂多样。同一基因突变可导致多种临床表型，而同一种临床综合征又可以由不同的基因突变所致。这一特点与线粒体DNA的异质性密切相关。按症状学分类法，临床报道病例比较多的综合征如下：①慢性进行性眼外肌麻痹（CPEO）；②线粒体脑肌病伴乳酸酸中毒与卒中样发作（MELAS）；③肌阵挛性癫痫伴破碎红纤维（MERRF）；④Kearne-Sayre综合征（KSS）；⑤亚急性坏死性脑病（Leigh综合征）等。除了上述较为典型的临床综合征外，尚有大量的中间类型，各种临床综合征的症状相互重叠，出现了各种叠加综合征（表10-1）。探讨线粒体脑肌病临床表型与基因型间的关系对解释疾病的发病机制及寻找治疗途径具有重要意义。

表 10-1　常见线粒体脑肌病临床综合征的鉴别

临床症状	CPEO	KSS	MELAS	MERRF	Leigh综合征
发病年龄	小儿至70岁	儿童期	2～18岁	小儿至40岁	2个月至6岁
低身高	−	+	+	+	+*
失语	−	−	+	+	−
智力低下	±	±	+	+	+*
周期性头痛、呕吐	−	−	+*	−	−
皮质盲	−	−	+*	−	+
偏瘫、偏盲	−	−	+*	−	−
癫痫	−	−	+*	+*	+
肌阵挛	−	−	−	+*	+
小脑共济失调	−	±	−	+	+
周围神经病	−	±	±	±	±
肌力弱、运动不耐受	+*	+	−	+	+
眼外肌麻痹	+*	+	−	−	+*
眼睑下垂	+*	+*	−	−	−
视网膜色素变性	−	+*	−	−	±
视神经萎缩	−	−	−	−	+
糖尿病	−	±	±	−	−
心脏传导阻滞	−*	+*	±	−	−
听力障碍	−	±	+	+	−

注：＋表示出现；−表示不出现；±表示可能出现；*表示为鉴别要点

（2）线粒体肌病：主要侵犯骨骼肌，由于多不累及其他系统，也称单纯型线粒体肌病，或孤立的线粒体肌病。本病有两种发病形式，即青少年型和婴儿型等。

1）青少年型：多在20岁时起病，通常发现幼年期可能有乏力、耐力差、劳力性呼吸困难、心动过速等症状，这些症状比较轻微且进展缓慢，一般在青少年期逐渐出现四肢近端肌无力，常以双上肢明显。

2）婴儿型：包括严重致死型和良性可逆型。两型均在出生后很快发病，表现为严重的全身肌无力、呼吸和喂养困难、乳酸中毒。可逆型在5个月后随着血乳酸水平逐渐下降，病情也随之改善。重型的线粒体肌病患儿表现为肌无力持续进展，病情进行性恶化，从而早期夭折。

2.实验室检查

（1）血乳酸/丙酮酸测定：①安静状态下血乳酸＞2.0mmol/L，运动后＞4.0mmol/L为异常；②口服葡萄糖乳酸刺激试验，患儿禁食8h，口服葡萄糖前测定基础乳酸水平，按1.75g/kg口服葡萄糖液，分别于口服后30min、60min和90min测定血乳酸浓度，在基础值基础上升高2倍以上为异常；③运动前血乳酸/丙酮酸＞20提示呼吸链功能缺陷。

（2）头颅影像学检查：见图10-1。

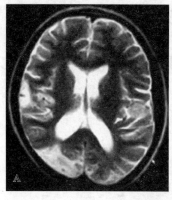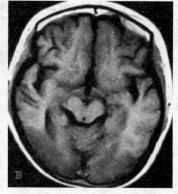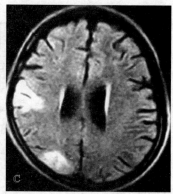

图10-1　一例误诊为脑炎的线粒体脑病患者

1）ME时灰质更易受累，且发生于儿童的ME多累及深部灰质，部分患者也可出现白质病变。

2）MELAS的常规MRI主要表现为大脑半球脑皮质层状异常信号、灶状坏死及基底节等脑内神经核团铁质沉积，以颞顶叶、额叶及枕叶多见，双侧病灶可对称或不对称，多次行MRI检查可发现病变区游走、多变的特点。

3）KSS的常见影像学改变为脑萎缩伴皮质下白质、丘脑、基底节及脑干异常信号。

（3）电生理检查

1）心电图：KSS心电图可出现预激综合征和心脏传导阻滞改变，心脏传导阻滞对KSS具有重要的诊断价值。

2）脑电图：MELAS和MERRF具有全脑弥漫性慢波，伴局灶性改变，可见棘慢、尖棘慢综合波。MELAS多出现后枕部异常癫痫波，MERRF可见典型肌阵挛改变。

3）肌电图：多为肌源性改变，少数表现为神经源性损害或两者兼有。

（4）肌肉组织活检：琥珀酸脱氢酶（SDH）染色可见较多破碎红纤维，SDH染色阳性深染纤维和细胞色素C氧化酶（COX）染色阴性肌纤维是线粒体病典型的病理改变。由于线粒体分布有组织特异性，约50%的患儿肌肉病理检查正常。

（5）DNA检测：外周血白细胞、尿液上皮细胞、毛囊、口腔黏膜、骨骼肌及皮肤成纤维细胞均可用于mtDNA缺陷的检测，不同的组织适用于不同的突变类型，必要时采集受累最严重的组织。

（6）酶活性测定：骨骼肌、成纤维细胞和外周血白细胞的酶活性测定均有其局限性，并不适用于所有线粒体病患者。目前骨骼肌的酶活性测定是线粒体病疑似病例的主要诊断手段，该方法由于有创目前较少应用。

（7）基因检测：线粒体呼吸链酶是由mtDNA和nDNA共同编码的产物，除复合体Ⅱ全部由nDNA编码之外，其余复合体均由mtDNA和nDNA共同编码。人类mtDNA是由16 569bp组成的双链共价闭合的环状分子，外环为重链（H），内环为轻链（L），两条链均有编码功能，共编码37个基因。基因型与临床表型之间存在一定的相关性，如A3243G与MELAS、A8344G与MERRF，而CPEO、KSS则以mtDNA缺失多见。婴幼儿及青少年起病的线粒体病大部分由nDNA突变所致。

3.鉴别诊断　线粒体病临床表现复杂多样，根据各系统临床表现需与多学科疾病相鉴别，如有眼外肌瘫痪者应与重症肌无力及癌性眼肌病相鉴别，各种综合征如MELAS和MERRF均应与其临床表现相似的疾病相鉴别。

二、治疗要点

线粒体病尚无有效的治疗方法，对症治疗可在一定程度上改善症状，延缓疾病进展，提高生活质量，但疗效因基因突变的类型、呼吸链酶缺陷的种类及临床表型而异。

1.对症治疗　由于线粒体病可累及全身各组织器官，其治疗依赖于多学科的共同合作，且治疗应个体化。针对线粒体病不同器官系统的表现，可给予相应的对症处理。对症治疗方案包括特异性和非特异性药物治疗、饮食疗法、物理治疗、有创介入治疗和手术等。高乳酸者应给予低碳水化合物饮食，避免饥饿、感染及应激等诱发加重因素；对于遗留运动障碍、偏瘫、吞咽困难和语言障碍表现的患者，可行相应的训练治疗；肝衰竭、肾衰竭者可考虑血液透析；对于线粒体神经胃肠型脑肌病（mitochondrial neurogastrointestinal encephalopathy disease，MNGIED）患者，血液透析可清除血浆中潴留的胸腺嘧啶及脱氧尿嘧啶，从而缓解症状；心脏传导阻滞患儿必要时可安装起搏器，心室颤动者可置入电复律器，而预激综合征可考虑射频消融术；眼睑下垂或斜视者应行相应的矫正手术，短期有效，一般需行2～3次手术以达到理想的效果；对于单个器官受累的患者，可考虑器官移植，但并不能避免后期其他器官出现相应的症状。

2.药物治疗

（1）辅酶Q10：10mg/kg，每天3次，口服。对以肌病、运动不耐受、小脑共济失调、乳酸酸中毒为临床表型患者，可改善症状，其对复合物Ⅰ、Ⅱ和Ⅲ缺陷患者均有效。

（2）维生素类药物：维生素K，每次2.5～25mg肌内注射或静脉注射；维生素B₂，12岁及12岁以上儿童，每天3～10mg口服，或每天2.5～5mg肌内注射；维生素C，每天100～300mg口服或每天100～300mg肌内注射；维生素E，每天1mg/kg口服。以上维生素类药物均为自由基清除剂。

（3）L-精氨酸：0.15～0.30g/kg，口服或静脉滴注。

（4）甲泼尼龙：每天1～10mg/kg，静脉滴注。

（5）依达拉奉：60mg/d可改善MELAS患者血管内皮细胞的功能，缓解肺动脉高压，延缓脑卒中样发作。

（齐双辉　魏　兵）

第二节　X连锁肾上腺脑白质营养不良

X连锁肾上腺脑白质营养不良（X-linked-adrenoleukodystrophy，X-ALD）是一种先天性代谢性疾病，也是最常见的溶酶体病之一，属于X连锁隐性遗传病。该病是指位于X染色体上ATP结合匣D亚组膜1（ATP-binding cassette subfamily D，member 1，*ABCD1*）基因发生突变，从而导致过氧化物酶体脂肪酸氧化障碍，致饱和极长链脂肪酸（very long chain fatty acid，VLCFA）在组织和体液中异常堆积，特别是脑白质、脊髓、肾上腺及睾丸中，进而引起以进行性中枢神经系统脱髓鞘和肾上腺功能不全为特征的临床表现。本病发病率为1/1.7万，本病在世界不同地区均有报道，无明显的种族差异。在男性婴儿中发病率为1/21 000，是白质脑病发病率最高的一种。女性携带致病基因，不发病或症状轻，携带率为1/14 000，约20%的女性携带者可出现神经系统的表现。

一、病因

*ABCD1*基因位于Xq28，长度为20 000bp，包含10个外显子，外显子1最长，为900bp。截至2012年，已经发现*ABCD1*基因有600种病理多态性，其中50%以上是致病性的，突变类型包括错义突变（62%）、阅读框移位突变（22%）、无义突变（10%）、框内缺失和插入（3%）、大片段缺失（3%）。最常见的病理性突变是位于5号外显子的c.1415-1416delA G错义突变。当*ABCD1*基因发生突变时，其表达的X-ALD蛋白（ALDP）减少70%，转运乙酰化的VLCFA能力降至正常的30%以下，而不能转膜进入细胞溶酶体急性脂肪酸氧化，导致VLCFA在组织中蓄积，细胞和血浆中VLCFA水平升高，影响细胞膜的结构、稳定性和功能，造成直接和间接的细胞毒性，表现为肾上腺髓质细胞内促皮质素（ACTH）刺激皮质醇释放能力降低，神经细胞氧化磷酸化信号通路下调，过氧化反应加速细胞凋亡发生，同时过量的VLCFA进一步促进炎性因子表达，进而引起脱髓鞘改变。尽管研究表明*ABCD1*基因突变是导致X-ALD的重要机制，但X-ALD的临床表现差异性很大。即使同胞共患X-ALD的表型差异也非常大，发病时间可能在儿童期，也可能在中年甚至老年。

二、诊断要点

1.临床表现　X-ALD临床表现差异性大，根据其临床表现的不同分为儿童脑病型、肾上腺神经脱髓鞘型和单纯肾上腺皮质功能减退型。

（1）儿童脑病型：该型约占35%，男性通常在4～8岁起病，高峰发病年龄为7岁，很少在3岁前发病。临床表现通常为进行性加重的认知、行为和运动功能倒退。病程早期表现为精神活动缓慢、缺乏兴趣或多动、注意力不集中、言语困难、构音困难、走路不稳、听力下降、视力下降及学习成绩下降等。其常易被误诊为多动症或注意力缺陷，绝大多数患者伴肾上腺功能低下，数月或更久后均发展为严重复杂的神经系统病变，包括进行性智力和运动能力倒退、书写困难、失语、失明、耳聋、平衡能力下降等。此时行头颅MRI会发现脑白质异常改变。个别病例以惊厥为首发症状。发病1～2年后病情恶化成植物状态，通常在发病数年后死亡。

（2）肾上腺神经脱髓鞘型：该型占40%～45%，是X-ALD中最常见的一类表型，多在20～30岁起病。单纯肾上腺脊髓型病情缓慢进展常超过10年或更长，临床表现为双下肢无力、僵硬，精神异常，振动觉和位置觉感觉障碍，性功能障碍。约有50%的肾上腺神经脱髓鞘型伴脑白质受累，其中10%神经系统会进行性加重，导致严重的认知和行为异常，病情进展迅速，于40岁左右死亡。

（3）单纯肾上腺皮质功能减退型：该型约占10%，起病年龄为2岁至成年期，最常见7岁时出现肾上腺皮质功能不足，临床表现为不可解释的呕吐、乏力或突然昏迷，以及由高ACTH导致的皮肤色素沉着，无中枢神经系统受累的证据。大多患者在中年时多发展为肾上腺脊髓型。

2.辅助检查

（1）VLCFA水平：VLCFA测定是最重要的辅助检查，通过串联质谱分析发现，X-ALD患者血浆中VLCFA水平升高，其中3个指标，即C26：0、C24：0/C22：0、C26：0/C22：0水平明显升高。几乎所有男性X-ALD患者均有VLCFA水平升高，甚至在新生儿期VLCFA水平即已增高。85%的受累女性患者血和（或）培养的皮肤成纤维细胞VLCFA水平增高。约20%的女性携带者血VLCFA水平正常，这部分患者则需进一步行基因突变分析以明确诊断。

（2）肾上腺皮质功能测定：可表现为ACTH增高及ACTH兴奋试验呈低反应性或无反应性。几乎所有神经系统表现的男性患者和大部分肾上腺脊髓型的患者均表现为肾上腺功能低下，而女性携带者一般正常。

（3）基因检测：目前已证明，*ABCD1*基因是导致X-ALD发病的唯一基因。采用基因测序技术可发现绝大部分男性存在*ABCD1*突变及女性携带*ABCD1*，对于未发现者，但临床高度怀疑X-ALD的病例，可以再应用其他基因检测方法，如多重连接依赖式探针扩增技术（MLPA）、定量PCR及微阵列分析来检测*ABCD1*基因大片段的缺失或重复。

（4）神经系统影像学检查：约85%的受累患者头颅MRI有典型表现，双侧顶枕区脑白质内对称分布的蝴蝶状异常信号，T_1序列呈低信号，T_2序列呈高信号。脑干受累时则表现为脑干前外方双侧对称性点状或条形T_1序列低信号、T_2序列高信号，该表现在儿童脑病型患者中常见。早期病变可仅为单侧，较少累及额叶。在传统的MRI表现未出现异常时，磁共振波谱成像（MRSI）即可早期测量到X-ALD患者的脑白质代谢异常。

3.鉴别诊断　X-ALD由于各型发病年龄、临床表现的差异，需分别进行以下鉴别。

（1）儿童脑病型X-ALD：应与多动症、其他肾上腺皮质功能低下、颅内肿瘤、癫痫、异染性脑白质营养不良、球形细胞脑白质营养不良、亚急性硬化性脑炎、多发性硬化、Lyme病、神经脂褐质沉积症少年型进行鉴别。鉴别点：X-ALD患者血中VLCFA水平高，必要时可行基因突变检测。

（2）肾上腺脊髓型X-ALD：需与慢性进展型多发性硬化、进行性痉挛性截瘫、家族性下肢轻瘫、肌萎缩侧索硬化、脊索肿瘤、维生素B_{12}缺乏症进行鉴别。鉴别点：肾上腺脊髓型X-ALD合并肾上腺皮质功能不全及血VLCFA水平增高。

（3）单纯肾上腺皮质功能减退型：需与Allgrove综合征（无泪、肢体乏力、交感神经系统异常、肾上腺皮质功能低下）相鉴别。鉴别点：X-ALD患者血中VLCFA水平高，必要时可行基因突变检测。

三、治疗与遗传咨询

1.治疗　目前X-ALD缺乏特异性治疗方法，主要治疗原则是饮食干预、激素替代治疗、康复训练及骨髓移植。

（1）饮食干预：强调低脂饮食，轻症的儿童脑病型患儿可通过使用以4：1比例混合白油酸三甘油酯与芥子酸的三甘油酯代替普通食用油可改善神经系统病变的程度。

（2）激素替代治疗：当患者出现肾上腺功能不足时，可进行肾上腺糖皮质激素替代治疗，可给予甲泼尼龙或地塞米松，其对神经系统无明显副作用；当患者疾病进展至较严重时，可出现盐皮质激素分泌不足，这时可给予盐皮质激素替代治疗。

（3）康复训练：对于肢体功能障碍的患者，可进行针对性的康复训练，可通过训练改善神经系统病变的恶化程度，适当的心理干预可改善患者的精神及行为异常。

（4）骨髓移植：儿童脑病型早期可行半相合异体骨髓移植，该治疗适用于只有头颅MRI显示脑白质改变，智商评估值＞80，并且神经系统检查正常者。

2. 遗传咨询　本病为X连锁隐性遗传，男性发病，女性为携带者。95%的X-ALD病例遗传自母亲携带者，4.1%的X-ALD病例为新发突变。先证者母亲在证实为携带者后，其子代中男孩的患病风险为50%，女孩携带风险为50%；如先证者父亲为携带者，其子代中女孩全部为携带者，男孩则正常。因而对X-ALD家系需要进行遗传咨询及产前诊断。产前诊断适用于已经被诊断为X-ALD者、X-ALD携带者或有可能是携带者的育龄夫妇。携带者目前妊娠时，如不知性别，胎儿发生X-ALD的风险为25%。产前诊断应在妊娠10～12周取绒毛膜细胞或妊娠15～20周取羊水细胞进行基因分析来确定有无ABCD1基因突变。

（张　超　魏　兵）

第三节　Zellweger综合征

Zellweger综合征（Zellweger syndrome）又称肝脑肾综合征，是一种罕见的过氧化物酶功能缺陷，其导致毒性代谢产物蓄积和神经髓鞘损害。临床特征主要为颅面畸形、肌张力减退、严重的神经发育迟滞、视网膜功能障碍、癫痫发作，以及肝大、肾囊肿等肝肾功能障碍等。该病为常染色体隐性遗传，常见为PEX1基因突变所致，其发病率为1/100 000～1/5000。可能不同种族发病率不同。

一、病因

Zellweger综合征为多种PEX基因突变所致，包括PEX1、PEX2、PEX3、PEX5等，其中常见的为PEX1基因突变，60%～70%的患者由PEX1基因突变引起，该基因定位于7号染色体。Zellweger综合征是由于过氧化物酶体生物发生过程障碍，编码过氧化物酶体蛋白的基因发生突变，进而导致过氧化物酶的蛋白不能正常组装，引起机体组织中过氧化物酶体功能缺陷，过氧化物酶体功能完全丧失，从而导致该病的发生。该病血浆中极长链脂肪酸（very long chain fatty acid，VLCFA）水平升高，植烷酸、胆汁酸及中间产物和L-哌可酸水平升高，以及尿中二羧酸水平升高等。

二、诊断要点

1. 临床表现

（1）特殊面容：前额凸起、枕部扁平、前囟增大、眼距宽、鼻梁低平、眶上缘发育不良、内眦皱褶、高腭弓、小下颌、颈部皮肤皱褶、外耳畸形、大头或小头畸形等。

（2）眼部异常：先天性白内障、青光眼、色素性视网膜病、眼球震颤和视神经发育不良等。

（3）神经系统异常：患者刚出生时头围正常，但生长落后，精神运动发育明显迟缓，有严重的智力障碍。新生儿期表现为全身肌张力降低和反射减弱或完全缺失，吸吮和吞咽困难。患者有不同类型和严重程度的癫痫样发作。神经元移行障碍，脑白质髓鞘化不良。不同程度的大脑半球脱髓鞘和星形胶质细胞增生等。

（4）其他：出生时低体重、先天性心脏病、喂养困难，大多数患者可有肾囊肿，约50%的患者表现为髌骨和髋臼点状钙化，以及点状软骨发育不良。部分患者还有胆汁淤积、肝大、肝结节样硬化。

2.辅助检查

（1）生化水平：血浆VLCFA水平异常升高，植烷酸水平升高。胆汁酸生成障碍，胆汁酸代谢的中间产物三羟甾胆固醇、二羟甾胆固醇随之升高，血浆和尿中哌可酸水平升高，部分患者血清铁及铁结合力增高。

（2）基因突变分析：Zellweger综合征患者可以发生PEX基因中任何一种基因的突变，一般可首先选择PEX1基因进行检测分析；若未发现突变，应进行余下所有可能的PEX基因检测分析。

（3）其他：裂隙灯检查可发现虹膜Brushfield斑及角膜混浊；下肢X线检查可见髌骨和髋臼点状钙化、点状软骨发育不良；头部MRI检查可见脑回异常和脑白质髓鞘化不良等。

3.鉴别诊断　需与新生儿脑白质肾上腺营养不良症、婴幼儿Refsum病、婴儿期多神经炎型遗传性运动失调、乌谢尔综合征（Usher syndrome）和严重张力减退相鉴别；另外注意与二尖瓣狭窄等心脏病及其他原因引起的黄疸进行鉴别。需结合临床表现、生化检查及其他辅助检查，最后结合基因突变检测进行鉴别诊断。

三、治疗与遗传咨询

1.治疗　无特殊治疗方法，主要为对症治疗。

（1）一般对症治疗：吸吮及吞咽困难者给予鼻饲以提供营养支持，抽搐者给予抗惊厥治疗，可给予10%水合氯醛0.5～1ml/kg，保留灌肠镇静，最大量为10ml，或苯巴比妥钠5～8mg/kg肌内注射或静脉注射镇静。

（2）饮食治疗：限制植酸摄入可使植烷酸水平恢复正常，从而延缓病情进展。

（3）药物治疗：轻型患者，口服醚酯可部分纠正红细胞缩醛磷脂水平以改善病情。每天口服胆酸和脱氧胆酸各100mg，可以改善肝功能和神经系统状况。每天口服二十二碳六烯酸250mg可改善运动功能、语言功能。但目前临床疗效尚不明确。

2.遗传咨询　Zellweger综合征为常染色体隐性遗传，患者的母亲再次生育，其子代患该病的风险为25%，属于高危风险，必须要进行产前诊断以避免该病的再次发生。

（张 超 魏 兵）

第 11 章

溶酶体贮积症

溶酶体是真核细胞中的一种细胞器，主要功能为分解各种内源及外源的大分子物质。溶酶体表面高度糖基化，以避免本身被水解；同时溶酶体内 pH 为 5 左右，可保证水解酶活性最佳。但是如溶酶体内出现异常，则大分子不能被分解，形成细胞内外堆积，就会形成溶酶体病。在人群中整体发病率为 1/（6000～7000）。

第一节　黏多糖贮积症

黏多糖贮积症（mucopolysaccharidosis，MPS）是由溶酶体中降解黏多糖的水解酶活性缺乏或降低导致黏多糖（glycosaminoglycan，GAG）贮积在机体各种组织引起多系统受累的一组疾病（表 11-1）。目前主要治疗方法为酶替代治疗（ERT）和异基因造血干细胞移植（allo-HSCT）。

表 11-1　MPS 各类型缺陷酶、贮积的黏多糖类型及致病基因

分型	缺陷酶	黏多糖	致病基因
MPS Ⅰ 型	α-L-艾杜糖苷酶	DS、HS	*IDUA*
MPS Ⅱ 型	艾杜糖醛酸硫酸酯酶	DS、HS	*IDS*
MPS Ⅲ 型	A 型：硫酸肝素酰胺酶	HS	*SGSH*
	B 型：α-N-乙酰葡萄糖苷酶		*NAGLU*
	C 型：乙酰辅酶 A-α-葡萄酰胺-N-乙酰转移酶		*HGSNAT*
	D 型：乙酰葡萄糖胺硫酸酯酶		*GNS*
MPS Ⅳ 型	A 型：半乳糖胺-6-硫酸酯酶	KS、CS	*GALNS*
	B 型：β-半乳糖苷酶	KS	*GLB1*
MPS Ⅵ 型	芳基硫酸酯酶 B	DS、CS	*ARSB*
MPS Ⅶ 型	β-葡萄糖醛酸酶	DS、HS、CS	*GUSB*
MPS Ⅸ 型	透明质酸葡糖胺酶	HA	？

注：DS 为硫酸皮肤素；HS 为硫酸肝素；CS 为软骨素；KS 为角质素；HA 为透明质酸；？为致病基因不详

引自中华医学会儿科学分会血液学组.异基因造血干细胞移植治疗黏多糖贮积症儿科专家共识.中国小儿血液与肿瘤杂志，2017,22（5）：227-230.

一、黏多糖贮积症 I 型

黏多糖贮积症 I 型（mucopolysaccharidosis type I，MPS I）为常染色体隐性遗传病，是由 α-*L*-艾杜糖苷酶（α-L-iduronidase）缺乏所致，是一种慢性进展性疾病。根据病情的严重程度该病可分为 3 个亚型：①Hurler 综合征，即 MPS I H 型，病情最为严重；②Scheie 综合征，即 MPS I S 型，又是七大类中原 V 型（MPS V 型），病情较轻；③Hurler-Scheie 综合征，即 MPS I H/S 型，其改变介于前两型之间。目前根据资料的不同，可将该病分为两型，分别为严重型（MPS I H 型）和轻型（MPS I S 型和 MPS I H/S 型）。虽然 MPS I 型有不同的亚型，但均为同一种酶缺乏，只是酶缺乏的程度不同。其中以 Hurler 综合征较常见，Scheie 综合征的症状出现较晚。MPS I 型发病率约为 1/100 000。热点突变基因：欧洲，p.W402X 和 p.Q70X；日本，c.704ins5 和 p.R89Q；中国，p.L346R 和 p.W626X。

（一）诊断要点

1.临床表现　刚出生时患儿一般无明显异常，可能存在脐疝和腹股沟疝等先天畸形，婴儿期可能存在反复的呼吸道感染，6 个月以后可见脊柱后凸，1 岁左右逐渐出现特殊面容，1.5 岁左右出现智力落后，2～3 岁线性生长停止，伴明显的智力障碍。Hurler 综合征患者常于儿童期死亡，Scheie 综合征及 Hurler-Scheie 综合征患者可存活至成年。严重型患者的表现如下。

（1）特殊面容：头大，前额突出呈舟状，毛发浓密、粗黑、发际线低，皮肤粗糙，眼突出，眼睑肿胀，眼距增宽，鼻梁塌陷或扁平，鼻孔增大，唇厚并外翻，张口，舌大且常伸于口外，牙齿小且无光泽，齿列稀疏、不齐。

（2）身材矮小：患儿可表现为短颈，耸肩，四肢及躯干短小，脊柱后凸，呈弓形驼背。极少数患者的身高可超过 1m。

（3）耳鼻喉特点：常发生中耳炎，并导致听力下降甚至耳聋。黏多糖贮积可导致扁桃体肥大及腺样体增生，气道狭窄，声带增厚，舌大，故易发生咽炎、打鼾、慢性阻塞性呼吸暂停。支气管软骨病变可致呼吸道狭窄，容易并发感染。

（4）角膜混浊：常见，是该病的特征性改变，随着疾病的进展可逐渐加重，严重者可致失明。

（5）心脏异常：心脏瓣膜及腱索受累可引起心脏增大与心功能不全。少数患儿可在疾病早期表现为心肌疾病和心内膜弹力纤维增生症。

（6）肝脾大：可引起腹部膨隆，肝脾质地较硬，同时腹腔压力增大导致腹股沟疝或脐疝，其经手术修复后仍可复发，可伴有腹泻或便秘。

（7）智力落后：在 1 岁左右即出现智力落后的表现，随后可出现明显的智力倒退及智力障碍，2～3 岁智力落后明显，智力水平大多维持在 2～4 岁。此类型患者的性格大多数表现为友好型。

（8）关节僵硬：多数关节呈屈曲状强直，活动受限，常有膝外翻、踝外翻和扁平足等畸形。掌、指粗短，可出现腕管综合征（爪形手）。

2.辅助检查

（1）尿液黏多糖定量和电泳：标本最好选取晨尿，尿黏多糖检测显示其含量增高，出现硫酸皮肤素和硫酸肝素条带。

（2）α-*L*-艾杜糖苷酶活性测定：可选取的标本有外周血白细胞、皮肤成纤维细胞、干血滤纸片和血浆。患者的检测结果为酶活性明显降低。

（3）α-*L*-艾杜糖苷酶基因突变测定：绝大部分患者都可以检测出*IDUA*基因突变。

（4）影像学检查：正位胸部X线片可发现肋骨呈"飘带样"改变；侧位脊柱可见胸椎、腰椎椎体发育不良，有"鸟嘴样"突起；左手正位片显示掌骨近端变尖，各指骨呈"子弹头"样改变。头颅CT或MRI可呈现脑积水导致的脑室增大表现。

（5）心脏超声：葡糖氨基葡聚糖代谢异常时最易累及二尖瓣，其次是主动脉瓣，黏多糖物质沉积于瓣叶及附属结构腱索和乳头肌上，导致腱索缩短、乳头肌肥厚，引发瓣膜变形、对合不良或脱垂，疾病进展后可导致瓣膜开放受限或狭窄。

3.鉴别诊断

（1）MPS Ⅱ型：X连锁隐性遗传病，患者大部分为男性，与Ⅰ型患者的区别为角膜较清。

（2）先天性甲状腺功能减退症：鼻梁低平，由于舌体大而常伸出口腔外，可表现为黏液水肿、腹胀、便秘、智力发育落后、先天性心脏病等，但甲状腺功能下降。

（二）治疗要点

1.异基因造血干细胞移植　为MPS Ⅰ型患者的特异性治疗方案。相对适应证：年龄＞2.5岁的MPS Ⅰ H型患者及MPS Ⅰ型非重型患者。早期治疗对神经系统的发育起到良好影响，但对心脏异常的改善作用不大，身高有改善但不能追平同龄儿童。建议仔细评估临床状态、供者匹配程度并充分权衡利弊谨慎选择。

2.酶替代治疗　国外酶替代治疗是MPS Ⅰ型患者的特异性治疗方案，安全性好，对于轻型患者，该治疗方案为首选治疗。目前美国FDA已批准α-*L*-艾杜糖苷酸酶（laronidase，商品名Aldurazyme®，Biomarin制药，2003年4月30日批准）应用于临床，其可以改善肺功能及缓解肝脾的体积，但并不能改善心脏瓣膜、骨骼、神经系统的症状。对于重症患者，在准备造血干细胞移植的围术期，也可以进行酶替代治疗。缺点：①酶不能通过血-脑屏障，不能纠正中枢神经系统损害；②长期替代治疗可导致抗体产生进而影响疗效；③酶制剂昂贵，我国多数家庭不能承受。鉴于我国目前尚无酶替代治疗，HSCT是唯一的根治手段。

3.对症治疗　可以进行各器官的替代治疗方案及手术治疗以改善患者生活质量，如角膜移植、疝修补、心脏瓣膜置换等。

（三）预后

患者呈进行性发展、加重，常于15岁左右因心脏病变及呼吸道反复感染而死亡。可由于环枢半脱位进而压迫脊髓或脊膜，引起颅内压升高，甚至危及生命。存活患者均有骨关节功能障碍，并可早发关节退变。

（四）预防

有先证者家庭要做产前诊断以预防同一家庭再次出现该病的患者。新生儿筛查是早期发现并结合特定医疗手段，减少发育障碍和降低死亡率的公共健康计划，可以在出现临床症状前检测生化变化，及早治疗。目前常对血液、尿液或皮肤成纤维细胞样本进行监测，通过荧光测定/免疫定量进行酶解产物检测。

二、黏多糖贮积症Ⅱ型

黏多糖贮积症Ⅱ型（mucopolysaccharidosis type Ⅱ，MPS Ⅱ），又称Hunter综合征，是由定位在X染色体的艾杜糖醛酸硫酸酯酶（iduronate sulfatase，IDS）基因突变导致分解不完全的硫酸皮肤素（dermatan sulfate，DS）及硫酸肝素（heparan sulfate，HS）在全身组织器官中沉积的X连锁隐性遗传病。该病患者绝大多数为男性。根据患者有无神经系统累及，可分为神经系统累及的重型和无神经系统累及的轻型，比例约为7:3。该病发病率为1/170 000～1/100 000，在亚洲国家此型的发病率较其他亚型高，约50%的MPS患者为MPS Ⅱ型。IDS基因突变目前已经发现超过542种，中国人群以外显子2、3及9变异最多见。

（一）诊断要点

1.临床表现　严重型患者临床表现类似于MPS Ⅰ型的Hurler综合征患者，但不同点是Hunter综合征患者没有明显的角膜混浊，病情进展稍慢，有多动及攻击性行为。Ⅱ型具体表现如下。

（1）丑陋面容：具有MPS的典型丑陋面容，鼻梁低平、唇厚、牙龈增生、多毛、发际低、大头。以上典型症状多在1岁半到4岁左右明显。

（2）眼部：此类型患者视力不受影响，一般无明显的角膜混浊，但是在裂隙灯下仍可以发现角膜的轻微改变。眼底检查可以发现少部分患者由颅内压升高导致的视盘水肿、视神经萎缩、视网膜改变，视觉诱发电位能发现视网膜功能降低。

（3）耳鼻喉：如舌体增大、腺样体及扁桃体增生。颞颌关节僵硬导致患者张口受限。喉部黏多糖贮积可导致患儿说话声音粗糙。骨硬化导致听觉传导性障碍、耳蜗神经受压、耳蜗神经节细胞及毛细胞减少导致的神经性传导障碍，最终导致听力下降。

（4）呼吸系统：早期可表现为反复呼吸道感染，随着疾病进展，会出现呼吸暂停，最终行气管切开以维持呼吸。

（5）心脏：大部分患者累及心脏，出现心血管系统症状和体征，包括心脏瓣膜病、心肌病、高血压、心律失常等。

（6）神经系统：该病患者早期神经运动发育正常、大运动及智力发育落后是该病神经系统累及的首要线索，逐渐进展，多于6～8岁后出现发育倒退。其他精神系统症状有行为及认知障碍、多动、攻击性行为及不受纪律约束。

（7）关节及骨骼：患者都有手指关节僵硬，其是早期诊断该病的线索之一。骨骼畸形如脊椎椎体鸟嘴样突起、骨骺骨化中心不规则、长骨皮质增厚、髋关节发育不良等相较于该病的其他亚型并无差异。

（8）腕管综合征：是该病的常见并发症。儿童患者没有针刺样疼痛、神经传导检查异常等典型症状。

（9）皮肤：特征性改变是皮肤结节状或鹅卵石样改变，以肩胛部、上臂及大腿两侧明显。

（10）身高：疾病早期并没有明显的身材矮小，于5岁左右身高增长逐渐缓慢，明显低于同龄儿童。

（11）其他：如慢性交通性脑积水、脊椎椎管狭窄等。

2. 辅助检查

（1）尿液黏多糖定量及定性试验：与MPS Ⅰ型相类似，患者尿液中会出现大量硫酸皮肤素和硫酸肝素。

（2）外周血酶活性检测：该型患者外周血白细胞、皮肤成纤维细胞和血浆中艾杜糖醛酸-2-硫酸酯酶明显降低。需要注意的是，同一标本需要同时检测另外一种硫酸酯酶的活性，只有在另一种硫酸酯酶活性正常的情况下，才能诊断MPS Ⅱ型。如果两种硫酸酯酶活性均下降，则考虑多种硫酸酯酶缺乏症。

（3）基因诊断：编码艾杜糖醛酸硫酸酯酶的基因*IDS*突变分析可进一步确诊。

3. 鉴别诊断

（1）MPS Ⅰ型：此类疾病患者有明显的角膜混浊及智力发育落后，而Ⅱ型患者则无明显的角膜混浊，病情进展速度也较Ⅰ型缓慢。

（2）MPS Ⅵ型：Ⅵ型患者也有角膜混浊，但是智力基本正常。

（二）治疗要点

1. 异基因HSCT　是MPS Ⅱ型患者的特异性治疗方案。MPS Ⅱ型患者均为相对适应证。该治疗对此类型患者的神经系统损伤疗效仍然存有疑问，但对比未经HSCT的Ⅱ型患者自然病程，有积极影响。建议仔细评估临床状态、供者匹配程度并充分权衡利弊谨慎选择。

2. 骨髓移植　目前骨髓移植用于治疗Ⅱ型患者仍存在争议。骨髓移植可以缩小肝脾体积、缓解关节僵硬、防止瓣膜病恶化，但并不能改善神经系统损伤。

3. 酶替代治疗　是该病轻型的标准治疗方法，能够使增大的肝脾缩小，增加关节的活动性，减少呼吸道感染的发生率。美国FDA已批准艾杜硫酸酯（idursulfase，商品名Elaprase®，Shire公司，2006年7月24日批准）的应用。但治疗费用很高，国内尚无相关治疗药物。

4. 对症治疗　外科手术可改善听力及进行心脏瓣膜修补等，以改善患者的生活质量。

（三）预防

该病是一种常见的X连锁隐性遗传病，母亲生育男孩的再发病风险是50%，家族中患者的姐妹及母亲的姐妹均有可能为携带者，因此，以上亲属都需要进行产前诊断以预防该病患者出生。

三、黏多糖贮积症Ⅲ型

黏多糖贮积症Ⅲ型（mucopolysaccharidosis type Ⅲ，MPS Ⅲ）根据致病基因不同，该病分为 MPS Ⅲ A 型（硫酸肝素酰胺酶缺乏）、MPS Ⅲ B 型（α-N-乙酰葡萄糖苷酶缺乏）、MPS Ⅲ C 型（乙酰辅酶 A-α-葡萄酰胺-N-乙酰转移酶缺乏）和 MPS Ⅲ D 型（乙酰葡萄糖胺硫酸酯酶缺乏）。该病的临床表现为明显的智力倒退，多发性骨发育不良相对较轻，部分患者存在肝脾大。MPS Ⅲ型以中枢系统神经损害为主，其他症状相对较轻。4 种亚型在临床上并没有明显的区分方法，需要基因及酶学检测加以鉴别。A 型及 B 型相对常见，其中 A 型临床表现更重，发病时间早、病情恶化迅速、寿命相对较短，C 型及 D 型罕见。在亚洲 MPS 病例中Ⅲ型所占比率为 18.4%。

（一）诊断要点

1. 临床表现　MPS Ⅲ型根据临床表现可分为轻型、中型、重型。不同于其他 MPS，Ⅲ型患者以神经系统异常为主，智力及发育落后典型，其他表现如骨骼改变、肝脾大、关节退行性变等相对较轻。

（1）神经系统：根据神经系统损害的程度，MPS Ⅲ型可分为以下三期。

第一期：患者在围生期及出生后 12 个月大致是正常的，1～4 岁开始出现明显的发育落后，语言落后较行为落后更为明显，部分患者可出现行为问题。

第二期：3～4 岁出现严重的行为问题，包括多动、焦虑、破坏性及攻击性行为，对于该类患者，行为治疗通常是无效的，部分患者应用抗精神病药物有效。患者可出现进行性智力发育倒退，特别是在运动倒退前出现语言功能的倒退，Ⅲ A 型及Ⅲ C 型患者分别于 10 岁及 15 岁左右发生语言交流能力的丧失，分别于 15 岁、20～30 岁丧失行走能力，病情严重的患者可出现痴呆表现。Ⅲ型患者常见睡眠紊乱（包括入睡困难、早醒、夜间惊醒等），可出现昼夜节律异常。根据疾病进展的程度不同，又可以分为快速进展的经典型及缓慢进展的轻型。

第三期：是病程进展的末期。由于患者的主动性行为消失，其行为问题也逐渐消失，但运动障碍包括出现吞咽困难，然后出现强直性痉挛，直至对外界刺激无反应。一般于 20～30 岁死亡。

（2）丑陋面容：大部分患者面部畸形不明显，容易漏诊。丑陋面容症状较轻，如舟状头、前额较窄、多毛、头发浓密、眉毛浓或出现连眉、嘴唇较厚、耳郭厚、鼻子圆钝。随着年龄增长，丑陋面容愈发明显。儿童时期头围可增大，至成年头围可恢复至正常范围。

（3）关节部位可出现轻度的挛缩表现。

（4）12 岁以上的患者中 50% 出现身材矮小，身高低于同性别同年龄儿童。

（5）肝脾大：大部分患者可出现肝大，脾大多不明显。

（6）其他系统改变：小年龄段儿童可出现反复的呼吸道感染、腹泻等不典型症状；大年龄段儿童可出现便秘、癫痫发作等。部分患者可出现视力、听力下降。

2. 辅助检查

（1）尿液黏多糖定性及电泳：尿液中黏多糖检测可发现较多的硫酸肝素。

（2）外周血白细胞酶活性检测：应用荧光法测定SGSH和NAGLU酶活性可发现酶活性降低。一般多建议先完善Ⅲ型A/B型酶活性检查（原因为A/B型较为多见）。

（3）影像学检查：胸部正位片可提示脊椎椎体子弹头样改变、肋骨飘带；双手正位片提示双手掌骨、指骨改变，较Hurler综合征及Hunter综合征改变稍轻。头颅侧位片呈特征性板障增宽改变，尤以头颅后部改变更为明显。

（4）基因学诊断：建议先确定缺陷的酶种类，再进行基因学检测进行诊断。

3.鉴别诊断　需与其他可导致神经退行性变的疾病加以鉴别，如异染性脑白质营养不良、球形脑白质病、GM1神经节苷脂贮积症、神经褐质沉积病等。

（1）GM1神经节苷脂贮积症：出生即有容貌特征，前额高、鼻梁低、皮肤粗糙，50%病例眼底出现樱桃红斑，淋巴细胞胞质出现空泡。X线检查可见多发性骨发育不全，特别是椎骨。

（2）MPS Ⅰ型：此类疾病患者有明显的角膜混浊及智力发育落后，而部分Ⅲ型患者则出现视力、听力障碍。

（二）治疗要点

1.该病目前尚无有效的特异性针对治疗方案，异基因HSCT治疗的Ⅲ型患者均未提示神经系统症状有改善，不建议Ⅲ型患者进行移植治疗。

2.有报道称大豆异黄酮能延缓病情进展，体外试验可抑制所有细胞中黏多糖的合成，使细胞中黏多糖蓄积减少，但无临床试验证据。

3.对症治疗以改善患者的生活质量。发生行为问题时，可使用抗精神病药物控制。腺样体或扁桃体增大时手术切除可以有效控制反复呼吸道感染的发生频率。

（三）预防

该病属于常染色体隐性遗传病，有先证者的家庭再次生育时，应进行产前诊断以防止同类疾病患者的出生。

四、黏多糖贮积症Ⅳ型

黏多糖贮积症Ⅳ型（mucopolysaccharidosis type Ⅳ，MPS Ⅳ），又称Morquio综合征，属于常染色体隐性遗传病，因缺乏酶的种类不同，分为MPS ⅣA亚型和MPS ⅣB亚型，其中ⅣA亚型较为常见。ⅣA亚型是由半乳糖胺-6-硫酸酯酶基因（GALNS）突变导致相应的酶缺乏所致；ⅣB亚型是由β-半乳糖苷酶基因（GLB1）突变导致酶缺乏所致。两种亚型在临床表现上并无明显差异，均表现为明显的骨骼畸形，主要为鸡胸和X形腿，腕关节松弛、身材矮小，但智力正常。ⅣA亚型中大约有217种，其中错义突变最为常见。而ⅣB亚型中大约有181种被报道。中国人Ⅳ型较为常见，热点突变为p.G340D。

（一）诊断要点

1.临床表现　ⅣA型和ⅣB型临床表现相似，后者相对较轻。ⅣA型可分为轻型和重型。

（1）重型：大部分患者都归于此类。该病患者刚出生时并无明显异常，一般于出生后1年开始出现生长迟滞，逐渐出现明显的骨骼畸形。颜面部可见颌骨突出、塌鼻、角膜混浊（轻度或无）、口大、牙间隙增宽、牙釉质发育不良；颈短、脊柱后凸或侧凸、鸡胸、膝关节外翻，关节松弛（腕关节常见），关节肿大，少数患者可有颈椎齿状突发育不良（该病最危险的骨骼系统畸形）。齿状突发育不良、韧带松弛及硬脑膜外黏多糖沉积可致寰枢关节半脱位脊髓型颈椎病，甚至死亡。少数可伴有肝脾大、心脏瓣膜病变。本型也有反复呼吸道感染、耐力下降等症状。成年身高一般不超过1.3m，存活年龄一般不超过30岁。

（2）轻型：在青少年时期发病，症状较轻，髋关节僵硬及疼痛可为该病的首发症状，容易被误诊。成年后身高可超过1.3m，寿命正常。

2.辅助检查

（1）尿液黏多糖定性及电泳：尿液黏多糖检测可发现含有较多的角质素及软骨素。

（2）半乳糖胺-6-硫酸酯酶和β-半乳糖苷酶活性测定：可选用皮肤成纤维细胞、外周血白细胞及干血滤纸片为标本进行测定，其中皮肤成纤维细胞是检测该酶活性的最佳样品。干血滤纸片可与新生儿筛查标本同时递送，但阳性结果需要外周血白细胞或皮肤成纤维细胞验证。

（3）脊柱侧位X线片及胸部正位X线片：脊椎椎体扁平，椎体前缘突出似鸟嘴状，肋骨飘带，髂骨外翻，股骨头扁平，骨质疏松等。

（4）基因诊断：酶活性缺乏明确后可进行基因突变分析以进行确定诊断。

3.鉴别诊断 该病需与其他短躯干型侏儒病相鉴别。①Dyggve-Melchior-Clausen综合征：*DYM*基因突变所致，骨骼畸形同时伴智力落后；②Smith-McCort综合征：*DYM*基因突变所致，骨骼畸形不伴智力及运动发育落后；③Maroteaux型脊椎骨骺发育不良：*TRPV4*基因突变所致，为显性遗传病；④X连锁的迟发性脊椎骨骺发育不良：定位于X染色体上的*SEDL*基因突变导致。

（二）治疗要点

1.异基因HSCT 是MPS Ⅳ型患者的治疗方案，且Ⅳ型患者均为相对适应证者。对此类型患者长期随访显示该治疗可以恢复患者独立行走功能，且呼吸功能及骨质疏松等均有所改善。故而认为该治疗手段对Ⅳ型患者有积极影响，可谨慎考虑后进行移植治疗。

2.酶替代治疗 目前美国FDA已批准elosufase注射液（商品名Vimizim®，2014年2月14日批准）治疗MPS Ⅳ A型。该药物可提供外源性*N*-乙酰半乳糖胺-6-硫酸酯酶，促进溶酶体吸收，增加黏多糖底物硫酸角质素和6-硫酸软骨素分解代谢。目前临床试验证实每周给药者6min步行距离较安慰剂组增加，但爬楼速率无显著差别。治疗费用高。

3.对症治疗 如膝外翻矫形、心脏瓣膜修补手术、角膜移植等，主要用于改善患者的生活质量。

4.骨髓移植 该病已经被证实骨髓移植无效。

（三）预防

本型属于常染色体隐性遗传病，主要通过产前诊断避免相同疾病的患者在同一家庭再发。

五、黏多糖贮积症Ⅵ型

黏多糖贮积症Ⅵ型（mucopolysaccharidosis type Ⅵ，MPS Ⅵ）又称为Maroteaux-Lamy综合征，或称芳基硫酸酯酶B缺乏症（arylsulfatase B deficiency），是由N-乙酰半乳糖胺-4-硫酸酯酶基因（*ARSB*）突变导致的遗传病，为常染色体隐性遗传病，约占1.4%。根据病情的进展速度，可分为经典型和缓慢进展型。当尿液黏多糖浓度定量＞200μg/mg肌酐时，为经典型，而浓度低于100μg/mg肌酐时，为缓慢进展型。不同患者临床表现及严重程度差异较大，包括面容丑陋、角膜混浊、矮小、肝脾大、多发性骨发育不良、关节僵硬、心脏改变等，但是智力一般处于正常水平。发病机制为N-乙酰半乳糖胺-4-硫酸酯酶基因（*ARSB*）突变后导致该酶活性的直接降低，引起硫酸皮肤素及硫酸软骨素降解不完全，聚集在细胞内，主要影响骨骼、角膜、心脏瓣膜、肝、脾等。目前已经发现大约161种基因突变，形式多为点突变，常见突变有中间表型患者中的p.Y210C及严重表型患者中的p.L72R、p.R160X和p.R315Q。

（一）诊断要点

1. 临床表现

（1）经典型（快速进展型）：患者在刚出生时或出生后较短时间内即可出现症状。出生1年后生长速度明显减慢，3～4岁生长停止，成年期身高一般低于1.2m。患者存在多毛、前额突出、角膜混浊、视力及听力下降、头大、鼻梁低平、舌大、牙龈增生、胸廓畸形（鸡胸较为常见）、脊柱畸形（脊柱侧凸或后凸）、关节僵硬（爪形手）、肝脾大、脐疝、腹股沟疝、心脏瓣膜改变。由于气道分泌物增多及气道阻塞，患儿常伴有呼吸困难、打鼾、反复发作的中耳炎及鼻窦炎。患者寿命一般为20～30岁。

（2）缓慢进展型：髋关节发育不良，走路为鸭步步态，且伴有疼痛。患者10岁以后或成年早期才被发现有异常，如腕管综合征、髋关节疾病、心脏瓣膜疾病、夜间呼吸暂停、肺功能下降、体力耐力下降等。相对于经典型，该类型患者的面部特征不明显。预期寿命较经典型明显延长，一般可存活至40～50岁。

2. 辅助检查

（1）尿液黏多糖定性及定量分析：硫酸皮肤素及硫酸肝素排出增多。

（2）N-乙酰半乳糖胺-4-硫酸酯酶活性测定：可供选择的标本类型有外周血白细胞、皮肤成纤维细胞、干血滤纸片。该类型患者提示该酶活性极低。检测到N-乙酰半乳糖胺-4-硫酸酯酶活性降低后需要同时检测溶酶体内另外一种可溶性硫酸酯酶的活性，以排除多发性硫酸酯酶缺乏症。

（3）影像学检查：提示多发性骨发育不良。

（4）基因突变检测：N-乙酰半乳糖胺-4-硫酸酯酶（*ARSB*）基因分析有助于明确诊断。

3. 鉴别诊断

MPS Ⅵ型需与MPS的其他类型、多发性硫酸酯酶缺乏症及黏脂病相鉴别。以上几种疾病在临床表现上多有重叠，且影像学检查多有相似，都需要酶活性测定及基因学检测加以鉴别。

（二）治疗要点

1.酶替代治疗　目前美国FDA已批准加硫酶（galsulfase，商品名Naglazyme®，2005年5月31日批准）的应用。但治疗费用很高，且不能缓解神经系统症状。

2.异基因HSCT　是MPS Ⅵ型患者的治疗方案，且Ⅳ型患者均为相对适应证。可评估患者病情，谨慎考虑后进行移植治疗。

3.骨髓移植　已应用于临床数年，对于缓解病情有一定的效果。有报道该病患者在骨髓移植十余年后酶活性再次下降、尿液黏多糖增多、病情进展。

4.对症治疗　主要用于改善患者的生活质量。

（三）预防

对于有先证者的家庭再次孕育胎儿时需要进行产前诊断以避免相同疾病患儿在同一家庭出生。

六、黏多糖贮积症Ⅶ型

黏多糖贮积症Ⅶ型（mucopolysaccharidosis type Ⅶ，MPS Ⅶ）又称Goldberg综合征，是由β-葡萄糖苷酸酶基因（GUSB）突变导致的一种少见的黏多糖贮积症。患儿临床表现多样，经典的婴儿型患者临床表现与Hurler综合征相似，严重时可表现为胎儿水肿，也有相当一部分患者发病较晚，同时智力正常。本型为常染色体隐性遗传病，相较于其他类型的黏多糖贮积症，本型发病率明显降低。

（一）诊断要点

根据病情的严重程度，本型可分为新生儿期发病的严重型、经典型及中间型（轻型）。

1.临床表现

（1）严重型：最常见的表现为胎儿非免疫性水肿（凹陷性水肿）、腹水和肝脾大。与其他胎儿水肿的区别是这些患者在刚出生时有明显的黏多糖贮积症面容、多发性骨发育不良，部分患者有马蹄内翻足、先天性髋关节脱位、进行性心肌肥厚，多于6个月内死亡。患者母亲可能有自发的流产病史。

（2）经典型：表现为矮小、丑陋面容、肝脾大、脊柱后凸、智力落后等。

（3）中间型：患者病情进展及疾病的严重程度相对较轻。

2.辅助检查

（1）尿黏多糖定量及定性：可发现尿液硫酸皮肤素及硫酸肝素增加。

（2）β-葡萄糖苷酸酶活性测定：β-葡萄糖苷酸酶活性明显降低。可选取外周血白细胞、皮肤成纤维细胞、血浆、干血滤纸片等为标本测定酶的活性。

（3）β-葡萄糖苷酸酶基因突变检查：基因分析可明确诊断。

（4）影像学检查：如脊柱侧位X线片、胸部正位X线片及手正位X线片，可发现与其他类型黏多糖贮积症类似的骨骼变化。

3.鉴别诊断　需要与黏多糖贮积症的其他类型、黏脂病及其他可导致胎儿水肿的疾病（如孕妇和胎儿血型不合引起的免疫性胎儿水肿、地中海贫血等）相鉴别。

（1）胎儿水肿：指胎儿软组织水肿及体腔积液，超声表现为2处及2处以上的胎儿胸腔积液、腹水、心包积液及皮肤水肿（皮肤厚度＞5mm），其他指标还包括胎盘增厚（妊娠中期胎盘厚度≥4cm）和羊水过多。其分为免疫性水肿和非免疫性水肿。

（2）黏多糖贮积症Ⅰ型：此型患者有明显的角膜混浊及智力发育落后，有典型的黏多糖贮积症面容，但胎儿水肿不多见。

（二）治疗要点

1.对症支持治疗　有助于改善患者的生活质量。

2.异基因HSCT　有助于该病的治疗。

3.酶替代治疗　目前正在药物临床试验中。

（三）预防

有先证者的家庭在再次生育时，需要进行产前诊断及产前咨询以避免同类型疾病的患者出生。

（周　楠　魏　兵）

第二节　尼曼-皮克病

尼曼-皮克病（Niemann-Pick disease，NPD）是一种常染色体隐性遗传的溶酶体贮积症，溶酶体内酸性鞘磷脂酶基因突变后，肝、脾、肺、脑、骨髓及中枢神经系统鞘磷脂和胆固醇贮积。总体发病率为0.5/100 000～1.0/100 000，亚洲人发病率最低，我国罕见。根据发病年龄、临床表现及酶学检查不同，本病一般分为5型：①A型（急性神经型或婴儿型），最常见，表现为进行性智力、运动减退，多于4岁内因感染死亡，突变基因为SMPD1；②B型（慢性非神经型或肝脾型），1～2岁起病，进展缓慢，肝脾进行性增大，一般无神经系统表现，智力正常，突变基因为SMPD1；③C型（慢性神经型），临床表现多样，异质性大，主要包括内脏、神经、精神3方面，易被误诊为精神病，突变基因为NPC1及NPC2；④D型（Nova-Scotia型），病程较长，一般于12～24岁死亡，表现为神经异常、肝脾大及黄疸，突变基因为NPC1；⑤E型（成人非神经型），此型极其少见，起病隐匿，症状轻，易漏诊及误诊。

一、尼曼-皮克病A/B型

尼曼-皮克病A/B型均为SMPD1基因突变所致，根据临床表现分为尼曼-皮克A型（早期有神经系统累及）和尼曼-皮克B型（无明显神经系统累及）。其中一部分B型的患者在2岁以后可出现轻微的神经系统症状，这些患者可归为中间型。尼曼-皮克病A/B型整体的发病率约为1/250 000。

（一）诊断要点

1.临床表现

（1）尼曼-皮克A型：又称急性神经型或婴儿型，最常见。少部分患者可出现新生儿时期的水肿甚至胎儿期水肿。患者多于1岁内起病，最初表现为食欲缺乏、呕吐、喂养困难、极度消瘦，皮肤干燥呈蜡黄色，肝脾大及腹部膨隆。由于妊娠期脂质已经在胎儿的肝、大脑、肾及胎盘组织中出现沉积，故而可在妊娠期产检时超声提示胎盘增大，部分患者在刚出生时即可出现肝脾大。患者可出现出生后黄疸消退延迟。由于脂质在肺部有浸润、患者抵抗力低下，故患者会出现反复呼吸道感染症状。

该类型的患者神经系统症状较重。最初可表现为肌张力低下，运动发育迟缓，抬头、翻身、坐、爬等发育均落后于同龄儿童。1岁以后会出现明显的运动发育障碍，甚至发育倒退。神经变性最后进展为痉挛强直状态，对外界刺激无反应，一般不表现为抽搐状态。此类型患者的脑电图大多数是正常的。50%的患者可以出现眼底樱桃红斑、失明，而多焦视网膜电图正常。患者病情进展非常迅速，多于4岁前死亡。

（2）尼曼-皮克B型：又称肝脾型。患者可以在各个年龄段因为肝脾大而被发现患有此病。病情重者可在新生儿时期即出现脾大，而病情较轻的患者在成人期才出现脾大。骨髓或组织中可被发现泡沫细胞或海蓝细胞。由于患者脾功能亢进，可继发全血细胞减少，部分患者可出现肝硬化、脾破裂。小部分患者可于2岁以后出现轻微的神经系统症状（锥体外系反应、智力低下、小脑共济失调等），其可归为中间型。患者可有眼底樱桃红斑或灰色斑点，但一般并不会出现明显的神经系统症状。

该类型的患者常出现肺功能异常，肺部X线检查可以发现肺部弥漫性浸润，严重者可出现低氧血症。患者多有生长发育障碍，身高及体重均低于同龄儿童，骨龄落后。

2.辅助检查

（1）酸性鞘磷脂酶活性检测：在患者的白细胞及皮肤成纤维细胞中该酶的活性降低，其是该病的确诊性检查指标。

（2）其他化验检查：由于脾功能亢进，可出现全血细胞减少。由于鞘磷脂在肝贮积，可出现转氨酶、甘油三酯增高，高密度脂蛋白降低。

（3）超高效液相色谱-串联质谱（UPLC-MS/MS）：能够测定干血滤纸片中酸性葡糖脑苷脂酶（ABG）和酸性鞘磷脂酶（ASM），以对疾病进行诊断。

（4）组织活检：对于该病的诊断并不是必需条件，可供选择的活检部位有骨髓、脾、肝、肺及淋巴结。活检组织可于光镜下被观察到富含脂质的巨噬细胞，也称泡沫细胞。电镜下泡沫细胞的细胞核小并且偏离细胞中心，膜侧因为脂肪贮积而呈现透明状改变。

（5）基因诊断：发现SMPD1基因突变即可诊断。

3.鉴别诊断　主要与其他溶酶体贮积症相鉴别，如戈谢病、黏多糖贮积症、尼曼-皮克病C型等。鉴别的要点为外周血白细胞或皮肤成纤维细胞中鞘磷脂酶活性。

另外，由于尼曼-皮克病患者可出现眼底樱桃红斑，其需与Tay-Sachs病相鉴别。后者于出生后6个月以内即出现严重的智力及精神和运动发育落后、易激惹、失明、强直性痉挛、惊厥等，最终会出现去大脑强直并在3岁左右死亡。通过酶活性检测或基因学检验即可鉴别。

（二）治疗要点

1.该病的A型患者目前只能对症治疗，暂无特异性治疗方法。例如，对于脾功能亢进的患者采取输注血小板、保证足够的营养供给、控制肺部感染等措施。

2.大部分B型患者都有脾功能亢进导致的血小板减少表现，故该类型的患者多需要进行血小板输注治疗。脾切除可以减少血小板减少情况发生，但可能会加重肺部感染，因此进行脾切除时需要慎重考虑。

3.异基因造血干细胞移植：可以一定程度上缓解肝脾大的表现，在出现中枢系统症状前进行移植可以缓解中枢神经系统的损伤，但对于已经形成中枢系统损伤的患者则不能改善症状。

4.对于B型患者，可考虑进行原位肝移植治疗，改善继发肝衰竭患者的症状和生活质量。

5.酶替代治疗：目前B型患者的酶替代治疗已完成 I 期药物临床试验，此法可以使肝、脾、肾神经鞘磷脂储存量明显降低，但对神经系统症状改善无效，故B型患者适用。

（三）预防

对于有先证者的家庭必须进行产前诊断以避免该病患者在同一家庭出生，可以通过酶学检测或基因学手段进行诊断。

二、尼曼-皮克病C型

尼曼-皮克病C型（NPD-C）是一种*NPC1*和*NPC2*基因突变使胆固醇转运障碍的常染色体隐性遗传的溶酶体贮积症。在任意年龄均可发病，表现为神经系统受累（如共济失调、进行性智力运动倒退、学习困难、痴笑、猝倒等）及肝脾大、黄疸等。C型发病率约为1/100 000，普遍认为C型的发病率远高于A型和B型，我国确诊病例数有限，暂无准确发病率调查。外源性胆固醇以酯化的形式被摄入人体，进入溶酶体经酸性脂酶脱脂后形成游离胆固醇，游离胆固醇需要经过NPC1和NPC2共同作用而转运出溶酶体，进而被其他部位利用。C型患者中95%为*NPC1*突变，目前移植*NPC1*突变超过300种。

（一）诊断要点

1.**临床表现**　C型患者临床表现多样，特异性不高，症状出现的时间及持续时间均不稳定，给诊断造成了一定程度的困难。临床上本型可分为新生儿型（0～3个月）、早期婴儿型（3个月至2岁）、晚期婴儿型（2～6岁）、青少年型（6～15岁）及成人型（>15岁），主要包括神经、精神及其他系统表现。延迟的新生儿黄疸/胆汁淤积、脾大、垂直性核上性麻痹（VGSP）、痴笑猝倒发作和认知能力下降/痴呆表现是诊断尼曼-皮克病C型的提示因素。

（1）神经精神症状：出现的时间不尽相同，可表现为抽搐、运动障碍、丧失自理能力、肌张力降低、共济失调等。青少年患者可出现学习障碍、进行性智力倒退、构音困难和吞咽困难，逐渐进展加重。成年患者可出现学习认知障碍、痴呆等表现。神经系统症状出现越早，疾病进展的速度越快。

（2）肝脾大：C型是造成婴儿胆汁淤积性肝病的重要原因，对于围生期出现水肿、腹水及胆汁淤积的患者应警惕是否存在C型。儿童期患者主要表现为肝脾大，以脾大为主。

（3）新生儿型C型患者可伴有明显的肝功能损害，血清胆红素升高。

（4）眼部异常：C型患者最早出现的神经系统症状为眼球运动异常。C型患者的特征性表现为垂直性核上性麻痹，几乎在所有青少年型及成人型患者中出现。

（5）听觉异常：听力检测异常。

（6）肺部：以肺部炎症改变为主，如间质性肺炎。

2.辅助检查

（1）血浆壳三糖苷酶：该酶是由活化的巨噬细胞合成，戈谢病的患者该酶有明显升高，C型患者呈现轻度升高。

（2）组织活检：骨髓、肝、脾可发现泡沫细胞，又称尼曼-皮克细胞，在全身网状内皮系统及神经系统可见。开展基因检测以后，活体组织检测的重要性降低。

（3）部分患者可出现脾功能亢进血象及胆汁淤积型肝病表现。

（4）成纤维细胞相关检查：Filipin染色；LDL介导的胆固醇酯化率检测。

（5）头部检查：多无特征性改变，脑代谢检测可显示额叶皮质低代谢。

（6）基因检查：如NPC1及NPC2基因突变则可确诊该病，并且对携带者的检出也有一定的临床意义。

3.鉴别诊断

（1）婴儿型戈谢病：以肝大为主，肌张力亢进、痉挛，无眼底樱桃红斑，淋巴细胞胞质无空泡，血清酸性磷酸酶升高，骨髓中找到戈谢细胞。

（2）Wolman病：无眼底樱桃红斑，腹部X线平片可见双肾上腺肿大，外形不变，有弥漫性点状钙化阴影。淋巴细胞胞质有空泡。

（3）GM1神经节苷脂贮积症：出生即有容貌特征，前额高、鼻梁低、皮肤粗糙，50%的病例出现眼底樱桃红斑，淋巴细胞胞质出现空泡。X线可见多发性骨发育不全，特别是椎骨。

（二）治疗要点

本型无特效疗法，以对症治疗为主，加强营养。

1.抗氧化剂维生素C、维生素E或丁羟基二苯乙烯，可阻止神经鞘磷脂所含不饱和脂肪酸的过氧化和聚合作用，减少脂褐素和自由基形成。

2.脾切除适用于非神经型、有脾功能亢进者。

3.三环类抗抑郁药和中枢神经系统兴奋剂可改善猝倒症状，如氯米帕明。

4.美格鲁特于2006年批准用于治疗尼曼-皮克病C型伴进行性神经系统症状的患者。该药物可以通过血-脑屏障，降低脑内鞘磷脂贮积，延长生存期，出现神经系统症状应及早应用该药物治疗。成人治疗剂量为每次200mg，3次/天，口服。儿童需要根据体表面积换算剂量。

5.胚胎肝移植已有成功的报道。

（三）预后

尼曼-皮克病C型患者多数较早死亡，死亡年龄集中于10～25岁。神经系统症状越早，病情恶化越快。少数患儿因肝衰竭或呼吸衰竭在刚出生时或出生6个月以内死亡，多数患者因吞咽困难而死于吸入性肺炎。

（四）预防

对于有先证者的家庭，需进行产前咨询及遗传诊断。

（周　楠　魏　兵）

第三节　戈　谢　病

戈谢病（Gaucher disease，GD）是溶酶体贮积症中最常见的一种，为常染色体隐性遗传病，是葡糖脑苷脂酶基因突变引起机体β-葡萄糖苷酶（acid beta-glucosidase，GBA）缺乏导致葡糖脑苷脂在肝、脾、骨骼、肺和中枢神经系统的单核巨噬细胞溶酶体内贮积，形成典型的贮积细胞，即"戈谢细胞"。临床上主要分为3型：Ⅰ型非神经病变型、Ⅱ型急性神经病变型和Ⅲ型慢性或亚急性神经病变型，其他少见类型有围生期致死型、心血管型等。戈谢病致病基因位于1号染色体，已报道的基因突变超过400种，且基因型与临床表型的关系尚不确定。全球戈谢病Ⅰ型发病率为1/50 000～1/40 000，Ⅱ型和Ⅲ型并无发病率统计。

一、诊断要点

1.临床表现

（1）Ⅰ型非神经病变型：为本病最常见类型（欧美达90%，东北亚患者占比略低），无原发性中枢神经系统受累表现，随着疾病的进展患者可能出现继发性神经系统临床表现（如脊髓受压等）。任何年龄均可起病，2/3患者在儿童时期起病，常以脾大就诊。进展可快可慢，进展慢者，脾大尤甚，有时有脾梗死或脾破裂而发生急腹症。肝呈进行性增大，但不如脾大明显。病程久者，皮肤及黏膜呈茶黄色，常被误诊为黄疸，暴露部位如颈、手及小腿最明显，呈棕黄色。眼球结膜上常有楔形睑裂斑，底在角膜边缘，尖指向内外眦，初呈黄白色，后变为棕黄色。

晚期患者四肢可有畸形或慢性骨痛，甚至病理性骨折，以股骨下端最常见，也可累及股骨颈及脊椎。有脾功能亢进者可因血小板减少而有出血倾向和（或）贫血症状。小儿患者身高及体重常受影响。

部分患者可出现肺部受累，呈现间质性肺病、肺实变、肺动脉高压等表现，可出现呼吸困难、发绀、杵状指等症状。本型患者还会出现碳水化合物和脂类代谢异常、多发性骨髓瘤等恶性肿瘤风险增高、胆石症、免疫系统异常等表现。

（2）Ⅱ型急性神经病变型：患儿自出生后即可有肝大、脾大，3～6个月时已很明显，有喂养困难、贫血、血小板减少及生长发育落后表现。其常发病于新生儿至婴儿期，进展快，死亡率高。急性神经系统受累表现突出，表现为颈强直、头后仰、肌张力增高、角弓反张、腱反射亢进、延髓麻痹、动眼障碍、癫痫发作、认知障碍，最后变为软瘫，无反应。脑神经受累时可有内斜、面瘫等症状。由于病程短暂，本型患者多于婴儿期死亡，因此肝脾大不如成人型明显，无皮肤色素沉着，骨骼改变不显著。

（3）Ⅲ型慢性或亚急性神经病变型：早期表现与Ⅰ型相似，常于2岁至青少年期发病，进展缓慢，寿命可稍长。脾大常于体检时被发现，一般呈中度增大。随着疾病进展患者逐渐出现中枢神经系统症状，如动眼神经受损、眼球运动障碍、共济失调、角弓反张、癫痫、肌阵挛、动作不协调、精神错乱，伴有发育迟缓和智力落后，最后卧床不起。肝常轻微增大，但也可进行性增大而出现肝功能严重损害。其可分为3种亚型。

Ⅲa型：以较快进展的眼球运动障碍、小脑共济失调、痉挛、肌阵挛及痴呆等神经系统症状和肝脾大为主要表现。

Ⅲb型：以肝脾大及骨骼症状为主要表现，中枢神经系统症状较少。

Ⅲc型：以心脏瓣膜钙化及角膜混浊为特殊表现，其他症状较轻，主要出现在德鲁兹人中。

（4）围生期致死型：是该病最严重的亚型。胎儿期起病，约2/3该型胎儿在妊娠后期出现非免疫性胎儿水肿，伴有肝脾大、关节挛缩、特殊面容等，可出现早产及早产后迅速死亡。即便是没有水肿的胎儿，在出生后1周即可出现神经系统症状，3个月内死亡。

2. 辅助检查

（1）血常规：可正常，脾功能亢进者可见三系减少，或仅血小板减少。

（2）骨髓涂片：在片尾可找到戈谢细胞，这种细胞体积大，有丰富胞质，内充满交织成网状或洋葱皮样条纹结构，有一个或数个小偏心核，部分胞质之间空泡；糖原和酸性磷酸酶染色呈强阳性的苷脂包涵体。此外，戈谢细胞在肝、脾、淋巴结中也可见到。但存在假阴性及假阳性：①假阴性，当未见戈谢细胞时，不能否定其患有戈谢病，需要通过葡糖脑苷脂酶活性检测进行确诊；②假阳性，骨髓中单核巨噬细胞会吞噬细胞碎片或脂质代谢物，形成与戈谢细胞相似的"类戈谢细胞"，慢性髓性白血病、地中海贫血、多发性骨髓瘤、霍奇金病、浆细胞样淋巴瘤中均可发现。

（3）酶学检查：葡糖脑苷脂酶是一种外周膜蛋白，在人类细胞中常与激活蛋白Saposin C聚集在一起。当检测酶活性时，需加去污剂牛磺胆酸钠将其溶解。检测患者白细胞或皮肤成纤维细胞中的葡糖脑苷脂酶活性可确诊该病。此法也用于产前诊断。通过检测绒毛和羊水细胞中的酶活性，判断胎儿是否正常。患儿父母为杂合子，其酶活性介于正常人与患儿之间。由于杂合子的酶活性与正常低限有重叠，因此不能用于杂合子的检查。少数戈谢病患者酶活性正常，则应考虑为激活蛋白Saposin C的缺陷。戈谢病患者血浆中多种酶活性升高，包括酸性磷酸酶及其他溶酶体酶，如氨基己糖苷酶。干血纸片法测定葡糖脑苷脂酶活性可用于新生儿筛查。

（4）皮肤成纤维细胞葡糖脑苷脂酶与半乳糖脑苷脂的比值：可出现降低。

（5）血浆壳三糖酶活性检测：较正常人高数百倍或上千倍，能够辅助诊断戈谢病及检测酶替代治疗的治疗效果。

（6）基因诊断：优于酶学诊断，而且标本稳定。通过突变型的分析可推测疾病的预后，患儿基因型确定后，其母亲再次妊娠时可做产前基因诊断，也可于杂合子检出。我国目前已发现戈谢病基因40余种，以*L444P*为最常见突变类型，其次为*F213I*、*N188S*、*V375L*及*M416V*。

（7）X线检查：广泛性骨质疏松影响股骨、肱骨、腓骨等，表现为海绵样多孔透明区改变、虫蚀样骨质破坏，股骨下端可见扩宽的"三角烧瓶样"畸形；骨皮质变薄，并有化骨核愈合较晚等发育障碍现象。

（8）脑电图检查：可较早发现神经系统浸润，如出现慢波、棘波等。

3.诊断流程（图11-1）

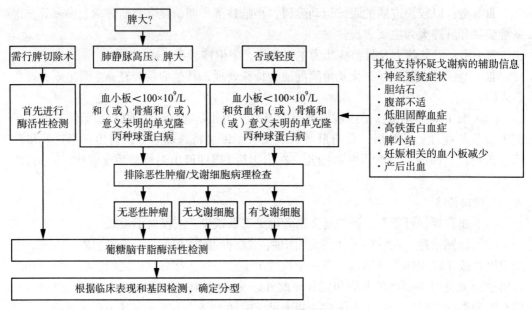

图11-1 戈谢病诊断流程图

引自溶酶体贮积病医疗协作组《中国戈谢病诊治专家共识》编委，2011.中国戈谢病诊治专家共识（2015）.中华医学杂志，91（10）：256-261.

4.鉴别诊断

（1）尼曼-皮克病：见于婴儿，且肝、脾也增大，但此病肝大比脾大明显；中枢神经系统症状不如戈谢病显著。主要鉴别点为此病黄斑部有樱桃红色斑点，骨髓中所见特殊细胞与戈谢病显著不同，且酸性磷酸酶反应为阴性，结合其他组织化学染色可资鉴别。

（2）某些代谢性疾病：如脂质贮积症中的GM1神经节苷脂贮积症、岩藻糖苷贮积症及黏多糖贮积症ⅠH型（Hurler综合征），均有肝大、脾大及神经系统表现，但GM1神经节苷脂贮积症50%有黄斑部樱桃红色斑，骨髓中有泡沫细胞，三者均有丑陋面容、舌大、心肌肥大，X线片均有多发性骨发育不良改变，岩藻糖苷贮积症尚有皮肤增厚及呼吸困难等。

（3）表现为肝脾大的疾病：如需与血液病中的白血病、霍奇金病、重型地中海贫血等相鉴别。

（4）有戈谢细胞的疾病：戈谢细胞可见于慢性粒细胞白血病、重型地中海贫血、慢性淋巴细胞白血病，此类患者中β-葡糖脑苷脂酶正常，超越组织巨噬系统的分解代谢能力，而出现葡糖脑苷脂的沉积，形成戈谢细胞。艾滋病及分枝杆菌属感染及霍奇金病也可有戈谢细胞。鉴别有赖于临床表现、辅助检查及β-葡糖脑苷脂酶的测定。

二、治疗要点

1. 一般疗法：注意营养，预防继发感染。

2. 对症治疗：贫血患者可补充维生素及铁剂，预防继发感染。贫血严重或出血多者可给予成分输血。巨脾或脾功能亢进症状明显者可考虑切脾，全脾切除后虽可减轻腹部负担，减轻贫血和出血倾向，改善发育状态，但有加速肝大及骨骼破坏的可能。故应尽量延迟手术，必要时，可考虑部分脾切除。骨骼病变的处理包括镇痛、理疗、骨折处理、人工关节置换等，并辅助钙剂及双膦酸盐治疗骨质疏松。骨痛可用肾上腺皮质激素。

3. 酶替代疗法：采用β-葡糖脑苷脂酶治疗本病，取得一定疗效。美国FDA于1994年批准了葡糖脑苷脂酶［注射用伊米苷酶（imiglucerase）］用于酶替代治疗，是我国可获得的用于治疗戈谢病的特异性药物。根据患者病情的严重程度、病情进展、合并症等情况对患者进行疾病风险评估，并确定应用伊米苷酶进行酶替代治疗的治疗剂量（具体参考《中国戈谢病诊治专家共识（2015）》）。高风险患者的初始剂量为60U/kg，低风险患者的初始剂量为30～45U/kg，均为每2周1次静脉滴注。

4. 美国FDA批准了一些底物减少疗法，其作用机制是抑制脂肪形成的代谢过程，直接减少脂肪沉积物在细胞中的贮积。其仅适用于成年人，不适用于儿童。其他疗法如分子伴侣疗法、基因治疗等正在探索中。

5. 造血干细胞移植：异基因造血干细胞移植治疗能使酶活力上升，肝、脾缩小，戈谢细胞减少，但手术危险性与疗效必须慎重衡量考虑。由于造血干细胞移植存在死亡率高、异体移植匹配程度低等缺陷，且尚无随机对照临床试验比较其相对于酶替代治疗法的有效性和安全性，因此，造血干细胞移植不应在能够接受酶替代疗法的患者中展开。

三、预后

Ⅰ型戈谢病进展缓慢，脾切除后可长期存活，智力正常，生长发育落后。β-葡糖脑苷脂酶替代治疗效果显著，预后最好。Ⅰ型戈谢病脾切除后，肝和骨髓中葡糖脑苷脂酶蓄积加快，故可早期死于肺功能障碍、肝功能障碍、感染出血等。

Ⅱ型戈谢病多于发病后1年内死于继发感染，少数可生存2年以上。

Ⅲ型戈谢病多由于神经系统症状较重，死于并发症。由于β-葡糖脑苷脂酶的应用，预后有较大的改观。

四、预防

该病是一种常染色体隐性遗传病，患者父母如果再次生育子女，其子女的患病风险为25%。对于该病的预防，首先应避免近亲结婚。其次对于有先证者的家庭应进行遗传咨询和产前诊断，进行致病基因检测。高危孕妇妊娠9～13周取胎盘绒毛，或在

16～22周取羊水行胎儿羊水细胞培养，进行葡糖脑苷脂酶活性和（或）DNA基因突变检测。产前诊断是预防高危家庭再次生育此类患者最有效的方法。

（周　楠　魏　兵）

第四节　异染性脑白质营养不良

异染性脑白质营养不良（metachromatic leukodystrophy，MLD）为常染色体隐性遗传病，是由芳基硫酸酯酶A（arylsulphatase A，ARSA）或神经鞘脂激活蛋白B（sphingolipid activator protein B，SAP-B）酶活性缺乏导致，其中前者缺乏致病者更为常见。当ARSA缺乏时，半乳糖神经酰胺3-O-硫酸酯在中枢神经系统及周围神经系统沉积。异染性脑白质营养不良占儿童脑白质病的8%左右，在不同的溶酶体疾病中总体患病率为1/100 000～1/40 000。按照发病年龄本病可分为经典晚期婴儿型（50%～60%）、青少年型（20%～30%）及成人型（15%～20%）。芳基硫酸酯酶A起到水解鞘磷脂的硫酸基团作用，其具有热不稳定性，而神经鞘脂激活蛋白B可以增加芳基硫酸酯酶A的稳定性，增加其活性。当两者或其中之一活性下降时，其底物脑硫脂贮积在大脑白质、周围神经系统等，发生脱髓鞘病变。体内大量的脑硫脂可通过尿液排出，故该病患者尿脑硫脂较正常人高100～200倍。

一、诊断要点

1.临床表现　根据年龄该病可划分为3型，即经典晚期婴儿型、青少年型及成人型。

（1）经典晚期婴儿型：大部分于2岁半以内发病，首要表现为运动功能倒退或丧失。体格检查可发现患儿肌张力低下，深部肌腱反射减弱甚至完全消失。多数患者能够独立行走，能讲短语，短期内迅速出现明显的智力运动倒退，较少的患者出现独走延迟或一直不会独立行走。几乎为致死性。

根据病情的发展程度，经典晚期婴儿型病程分为以下4期。

第一期：运动功能开始出现倒退。

第二期：患者不能独站，只能独坐；语言功能表现为口齿不清直至失语；智力开始出现倒退；眼球震颤，眼底检查可发现视神经萎缩、视网膜及黄斑灰色样变。

第三期：患者出现痉挛性截瘫，只能卧床；可以出现去大脑皮质僵直及张力障碍性运动，约有1/3的患者出现抽搐发作；由于咽喉部肌肉协调功能障碍，患者可出现喂养困难；智力倒退持续进展，完全失语；对父母有反应。

第四期：患者与外界完全失去交流，失明，无法吞咽。一般于7岁左右死于肺部感染。

（2）青少年型：一般在4～14岁发病。早期表现为学习困难、智力衰退，可能伴有精神症状（与婴儿型类似），也可能出现步态不稳、中枢性或周围性瘫痪、共济失调。发病1年内，运动功能急剧下降，不能行走，逐渐进展到类似经典晚期婴儿型的三期和四期表现。青少年型一般由神经鞘脂激活蛋白B缺陷所致。

（3）成人型：多在15～62岁发病，病情相对较轻，进展缓慢，多表现为精神症状（如幻听、幻想、失忆、精神分裂等），伴有智力下降，逐渐出现运动障碍（如步态不稳等）。后期出现张力障碍性运动、痉挛性截瘫及去皮质姿势。疾病终末期可出现失明、失语及对外界无反应。

2.辅助检查

（1）芳基硫酸酯酶A活性测定：外周血中该酶的活性明显降低。需要注意的是，约1%的健康人也可以出现该酶活性降低，类似于患者的酶活性水平，被称为芳基硫酸酯酶A假性缺乏（ARSA-PD）。

（2）芳基硫酸酯酶A基因测定：当检测出芳基硫酸酯酶A活性下降时，进一步完善相关基因检测可明确诊断。

（3）神经鞘脂激活蛋白B基因测定：当患者临床表现高度提示异染性脑白质营养不良而芳基硫酸酯酶A活性测定为正常时，则需要完善神经鞘脂激活蛋白B基因测定，除外神经鞘脂激活蛋白B基因突变导致的异染性脑白质营养不良。

（4）头颅MRI：侧脑室周围脑白质对称性长T_1长T_2信号，类似于"虎纹"或"豹纹"征，是该病的特异性改变。大多数婴儿型患者早期发现脑室周围白质累及，皮质下U形纤维及小脑白质未被累及，晚期可出现脑萎缩（多以额叶改变显著）、脑积水改变。MRI液体衰减反转恢复序列（FLAIR）及弥散加权成像均呈高信号。

（5）组织活检：中枢神经系统、肾、胆囊、肝和肾上腺等经过甲苯胺蓝染色时呈异染性（黄褐色）。

3.鉴别诊断 需与其他类型的脑白质病相鉴别，如多种硫酸酯酶缺乏症、球形脑白质营养不良等。

（1）肾上腺脑白质营养不良：伴性隐性遗传病，由脂肪代谢紊乱所致。患者体内缺乏乙酰辅酶A合成酶，不能将特长链脂肪酸切断，使其在肾上腺皮质沉积，导致脑白质和肾上腺皮质破坏。头部MRI提示花边样强化，将低密度区分隔成中央和周缘区，中央区密度略低于周缘区，随疾病进展，患者可出现脑白质为主的脑萎缩。

（2）类球状细胞型脑白质营养不良：罕见的常染色体隐性遗传病，是半乳糖脑苷脂β-半乳糖苷酶缺乏引起神经脂质代谢障碍所致。头部MRI提示T_1加权低信号和T_2加权高信号改变，主要位于脑白质，特别是半卵圆中心和放射冠，晚期有明显脑萎缩。

（3）中毒性脑白质病：是颅脑照射、药物、环境毒素等多种原因引起的脑白质病，脑白质发生局灶性坏死，病变呈弥漫性，无家族遗传因素。

二、治疗要点

1.骨髓移植 在青少年型和成人型疾病早期，骨髓移植有一定的治疗效果。经典晚期婴儿型患者则不建议此治疗。

2.异基因造血干细胞移植（allo-HSCT） 可用于治疗儿童脑白质营养不良，HSCT对病变早期要优于晚期。

3.对症治疗 如控制抽搐、镇静治疗等。

三、预防

对该病的预防与其他常染色体隐性遗传病相同，对有先证者的家庭应进行产前诊断以避免同类患者在同一家庭出生，避免近亲结婚。

（周　楠　魏　兵）

第五节　GM1神经节苷脂贮积症

GM1神经节苷脂贮积症（monosialoganglioside 1 gangliosidosis）是一种常染色体隐性遗传病，由定位于3号染色体的β-半乳糖苷酶基因（GLB1）突变导致β-半乳糖苷酶（GLB）活性明显降低，引发GM1神经节苷脂代谢障碍，进而其在大脑及内脏贮积，表现为退行性脑病及黏多糖贮积。根据发病年龄，本病普遍分为Ⅰ型（早期婴儿型）、Ⅱ型（晚发婴儿型或青少年型）和Ⅲ型（成人型）3种类型。临床表现包括智力运动发育迟缓伴倒退、肝脾大、眼底樱桃红斑、丑陋面容、多发性成骨不良等。国外发病率为1/200 000～1/100 000，巴西发病率最高。目前已经发现GLB1基因有140余种突变。

一、诊断要点

1.临床表现　最经典类型为早期婴儿型，多于出生后6个月以内发病，患儿寿命为1～2岁，主要表现为智力运动倒退、肌张力低下、丑陋面容、肝脾大、成骨不良及眼底樱桃红斑；晚发婴儿型/青少年型一般发病于7个月至3岁，主要表现为智力运动倒退、成骨不良、肌张力低下、丑陋面容；成人型多于3～30岁起病，多有骨骼畸形、锥体外系反应及异常步态。青少年型和成人型较少见。但是在日本，成人型更为常见。

（1）经典型早期婴儿型：患者于刚出生时即可出现临床表现，如黏液水肿样面容、皮肤粗糙、前额凸出、头围增大、鼻梁低平、牙龈增生、舌体增大、吸吮力差、喂养困难、声刺激敏感、肝脾大、肌张力低下、生长发育缓慢、多发性骨发育不良、背部及臀部可见大面积片状蒙古斑（Mongolian spot）。约50%的患者可在眼底检查中发现樱桃红斑，部分患者有角膜薄翳。1岁以内的患者智力运动发育较为缓慢，1岁以后智力运动发育明显落后，甚至出现发育倒退现象。在疾病的终末阶段，患者可出现失明、失聪，呈去大脑强直状态，对外界刺激没有反应。多于2岁以内死于呼吸衰竭及呼吸道感染。

经典型早期婴儿型的另一种表现为肥厚型心肌病，可快速进展到充血性心力衰竭，该类型较为少见。该种类型可能的原因为GLB1基因突变位于两个剪切子的共同部分，使得β-半乳糖苷酶活性缺乏，同时伴有弹性蛋白结合蛋白合成障碍。

（2）晚期婴儿型/青少年型：该类型发病时可以表现为共济失调，全身肌无力及易摔倒。之后语言能力开始出现下降，智力运动功能也随之快速下降，并且能够出现声音诱发的肌肉阵挛。此类患者一般于3～7岁进入去大脑强直状态，直至死亡。晚期婴儿型患者可以出现颜面部粗糙、肝脾大；而青少年型则无明显的颜面部异常。

（3）成人型：首发表现可为进行性小脑功能障碍、进行性共济失调、肌阵挛、肌强直。主要症状为肌张力障碍，一般并无丑陋面容及抽搐表现，智力损伤较为轻微。头颅影像学检查病变局限在基底节。

2.辅助检查

（1）影像学检查：①骨骼X线片同黏多糖贮积症Ⅱ型表现，较Hurler综合征改变严重，表现为长管状骨、肋骨骨膜新骨形成，继之出现椎体发育不良，并呈鸟嘴状。胸腰部脊柱侧凸，肋骨在椎体端变细，其余部分呈船桨状。患者也有"乙"状形蝶鞍、髂骨翼向外张开、掌骨畸形、爪形手、关节僵直、肘关节和膝关节屈曲挛缩等表现。骨骼畸形在新生儿期不明显，到5～6个月时才较显著。②头部MRI可提示大脑及小脑萎缩；脑白质T_2加权高信号，提示髓鞘形成不良；胼胝体发育不良；基底核及苍白球T_2加权低信号；壳核T_2加权高信号。

（2）尿液检查：尿中可见半乳糖的寡糖增多。尿液甲苯胺蓝、酸性白蛋白、溴代16烷基三甲胺试验阳性。尿检中可检出硫酸角质素。

（3）脑电图改变：可由正常脑电图逐渐发展为节律不齐；视觉诱发电位也可出现异常改变。

（4）外周血涂片：镜下可见空泡样淋巴细胞。

（5）需要进行β-半乳糖苷酶活性测定及β-半乳糖苷酶基因突变分析确诊。

3.鉴别诊断 需要与之鉴别的疾病包括GM2神经节苷脂贮积症、黏多糖贮积症ⅣB型、黏多糖贮积症Ⅰ型等。

（1）黏多糖贮积症ⅣB型：相似点，临床常可表现为多发性骨发育不良；不同点，黏多糖贮积症ⅣB型一般智力、运动发育正常，不伴神经系统、肝脾损害，而GM1神经节苷脂贮积症以神经系统损害为主。

（2）GM2神经节苷脂贮积症：一般无肝损害。

二、治疗要点

本病无特效疗法，主要以对症治疗为主。

三、预防

避免近亲结婚，通过胎盘绒毛细胞、羊水细胞β-半乳糖苷酶活性或基因诊断，可进行产检诊断，减少患儿出生。

（周 楠 魏 兵）

第六节 Sandhoff病

Sandhoff病（Sandhoff disease），又称GM2神经节苷脂贮积症变异型O，是常染色体隐性遗传性溶酶体病，是*HEXB*基因突变导致β-氨基己糖苷酶同工酶A（β-hexosaminidase A，Hex A）和B（Hex B）共同缺乏，大量的GM2神经节苷脂沉积在神经细胞的溶酶体中，同时含有*N*-乙酰己糖胺的寡糖也沉积在全身组织细胞中，除了引起神经系统进行性损伤外，且伴有肝脾大、骨骼损伤等表现。Sandhoff病的发病率约为1/400 000，以婴儿型多见。*HEXB*异常基因携带率犹太人约为1/1000，非犹太人为1/600。

一、诊断要点

1.临床表现　　根据起病的年龄和临床表现，该病可分为婴儿型、青少年型及成年型3种，以婴儿型多见，临床表现有高度的特异性。青少年型和成年型可以统称为迟发型。

（1）婴儿型：又称经典型，与Tay-Sachs病相似，患者在刚出生时常表现为正常，直至出生后3～9个月发病，表现为易激惹、精神运动发育迟缓（如不能抬头、不会坐、肢体运动减少、肌张力降低、全身瘫软等）或倒退、听觉过敏、视力下降、语言丧失、吞咽困难、锥体束征阳性，此后肢体逐渐痉挛；眼球震颤，失明，眼底可见樱桃红斑，听力下降。少数伴有大头、巨舌、丑陋面容、肝脾大（轻度）、心脏瓣膜病等黏多糖病样表现。其他异常为支气管及肺发育异常、并指畸形及少见的摇椅足。3～5岁死亡较常见，死亡原因以原发病为主。

（2）青少年型：又称晚发婴儿型、亚急性型、儿童型等，其严重程度仅次于婴儿型。起病年龄多为4～6岁，常以小脑共济失调、语言障碍、痴呆、智力落后、肌肉萎缩起病，表现为步态异常、动作不自然和不协调、构音困难，智力衰退、肌无力等，另外便秘及排尿中断、尿失禁及下肢反射增强也比较常见。

（3）成年型：又称慢性型，发病年龄常在18岁以后，仍有35%的患者可在10岁以前发病。病情进展缓慢，具有显著的异质性，主要表现为肌无力、肌肉萎缩、构音困难、动眼神经损伤、精神心理异常、认知障碍、进行性痴呆及运动障碍等。

2.辅助检查

（1）影像学检查：CT可见双侧丘脑均匀性高密度影。头颅MRI检查T_2WI呈低信号是该病的重要特征，与细胞内GM2神经节苷脂沉积导致钙异位沉积有关，此检查也可见皮质萎缩、脑白质水肿，脑体积增大，胼胝体变薄，尾状核、苍白球、硬膜、小脑及脑干异常信号。

（2）生物标志物：血浆溶酶体GM2水平增高提示GM2神经节苷脂贮积症，见于Tay-Sachs病及Sandhoff病。

（3）Hex A、Hex B酶测定：是确诊Sandhoff病的重要依据。可采用外周血白细胞和培养皮肤成纤维细胞进行检测，婴儿型Hex A、Hex B酶活性缺乏，其他两型可残留部分酶活性。

（4）脑电图检查：非特异性，有轻度异常。

3.鉴别诊断　　本病需与Tay-Sachs病、GM1神经节苷脂贮积症、异染性脑白质营养不良或球形细胞脑白质营养不良等溶酶体贮积症相鉴别。

Tay-Sachs病是由于编码α亚基的基因突变导致Hex A缺乏。基因检测是本病与Sandhoff病鉴别的主要方法。

二、治疗要点

1.目前本病尚无特殊治疗方法，以对症支持治疗为主。对于癫痫发作儿童，糖皮质激素及抗癫痫药物联合使用有一定的疗效，但多数治疗效果不佳。

2. 青少年型 Sandhoff 病患儿可采用美格鲁特联合生酮饮食治疗。

3. 底物减少疗法或小分子伴侣治疗晚发型 Sandhoff 病尚处于临床试验阶段，已取得初步临床疗效。造血干细胞移植治疗无效。

三、预防

避免近亲结婚。对先证者父母进行产前筛查，可检测妊娠早期胎盘绒毛或羊水细胞以进行 Hex A、Hex B 酶活性或基因突变分析，以达到预防 Sandhoff 病患儿出生的目的。

（周　楠　魏　兵）

第七节　神经元蜡样质脂褐素沉积病

神经元蜡样质脂褐质沉积病（neuronal ceroid lipofuscinosis，NCL）是一组儿童最常见的遗传性、进行性神经系统变性病。大多数患者在儿童期发病，偶尔也出现在成年人。临床特点包括进行性痴呆、难治性癫痫发作和视力丧失。在病理上本病表现为具有黄色自发荧光特性的脂色素沉积在神经细胞和其他细胞内，导致以大脑皮质和视网膜为主的神经细胞脱失。超微结构检查发现脂色素在不同的临床亚型由颗粒型、曲线体和指纹体状物质构成。这些沉积物除在中枢神经系统的神经细胞内存在外，可以在皮肤活检和血淋巴细胞的超微结构检查中发现。总体发病率为 1/12 500，国内缺乏其流行病学资料。根据发病年龄、病程、超微病理改变和基因异常本病分为 5 个主要亚型和 5 个地区性的变异型（表 11-2）。其中先天型、婴儿型和晚期婴儿型属于急性病，而青少年型和成年型则属于慢性病。

表 11-2　神经元蜡样质脂褐素沉积病（NCL）的分型

疾病分类	发病年龄	脂褐素	突变蛋白	NCL 分型
CLN1	3 个月至 10 岁	颗粒型	PPTT1	婴儿型（INCL）
CLN2	2～8 岁	曲线体/混合	TPP1	晚期婴儿型（LINCL）
CLN3	4～10 岁	指纹体/混合	跨膜蛋白	青少年型（JNCL）
CLN4	11～55 岁	混合	—	成年型（ANCL）
CLN5	3～6 岁	指纹体/混合	跨膜蛋白	芬兰变异型（LINCL）
CLN6	18 个月至 8 岁	曲线体/混合	—	非芬兰变异型（LINCL）
CLN7	1～6 岁	指纹体/混合	—	土耳其型（LINCL）
CLN8	5～10 岁	颗粒型	跨膜蛋白	癫痫智能发育迟缓型
CLN9	学龄期	混合	RDCS	—
CLN10	胎儿期	颗粒型	CTSD	先天型

注：PPTT1 为溶酶体酶棕榈酰蛋白硫脂酶；TPP1 为三肽酰肽酶；RDCS 为二羟基神经酰胺合成酶调节因子；CTSD 为组织蛋白酶 D

一、诊断要点

1.临床表现　80% NCL患者的首发症状为癫痫、痴呆、失明或运动障碍。20%的患者出现其他的首发症状，主要集中在青少年型NCL，如行为异常、精神病、周围神经病、不随意运动和共济失调。出现非典型的NCL临床表现可能是常见亚型的个体变异，如合并多发性周围神经病、关节病和骨硬化病，很难区别是NCL的非典型表现还是两个病同时发病。

（1）婴儿型（CLN1）：发病年龄多在3个月至10岁，常染色体隐性遗传，表现为几乎完全的精神和运动功能衰竭及视力减退，患者出现耐药性癫痫发作和类似于脊髓休克的症状（如腱反射减低和肌张力低下），无视网膜的累及症状。有的婴儿表现为智能和语言发育倒退，不伴癫痫和视网膜变性。

（2）晚期婴儿型NCL及其变异型：主要表现为难治性癫痫、进行性痴呆和视力下降。

经典的晚期婴儿型（CLN2）：发病年龄集中于2～4.5岁，以耐药性癫痫和智力发育倒退为主要表现，然后出现肌强直、共济失调、视力丧失和视神经萎缩，大部分患者在发病后3.5年左右卧床不起，在10～15岁死亡。除此之外这个亚型存在最多的变异型。Wisniewski变异型发病年龄为2.5～3.5岁，首发症状是小脑和锥体外系病变引起的运动异常，然后出现痴呆、肌阵挛癫痫发作，视力障碍在5～6岁出现。Edathodu变异型的发病年龄在9岁，患者主要表现为精神异常，不伴癫痫、痴呆、运动异常和视网膜病变。

芬兰变异型（CLN5）：发病年龄在3～6岁，开始出现注意力不集中和运动笨拙，然后出现智力发育迟缓、视力丧失、共济失调、肌阵挛和难治性癫痫。

非芬兰变异型（CLN6）：即Lake-Cavanagh病，发病年龄多在18个月至8岁，表现为共济失调，然后出现视力丧失、癫痫发作和痴呆。非空泡性指纹体出现在血淋巴细胞中，类似于青少年型NCL。

土耳其型（CLN7）：以癫痫为首发症状，常伴视力下降，临床表现较经典的晚期婴儿型更严重。文献报道*MFSD8*基因突变可致该病的发生。

（3）青少年型（CLN3）：为常染色体隐性遗传病。临床表现也有明显的差异，典型患者的发病年龄在4～10岁，视力丧失和视网膜变性为主要表现，同时伴有癫痫和轻度的精神与智力损害。青少年型NCL的变异型首先表现为学习障碍，然后出现进行性的全脑性痴呆、失明、失语，最后在12～18岁出现不能进食和不能行走。

延迟性青少年型表现为于10～20岁出现视力损害，继而出现癫痫和痴呆。患者可以生存到40岁，病理改变表现为混合型嗜锇性板层小体。过去此型被作为成年型NCL进行了报道，但延迟性青少年型的遗传和病理改变特点不同于成年型NCL。

（4）成年型（CLN4）：呈常染色体隐性或显性遗传，发病年龄在11～55岁，平均发病年龄为30岁，可有显性和隐性家族史。临床以慢性、进行性病程为主，也有急性发作或迟发性（老年期发病）发病者。主要表现为进行性痴呆和精神行为异常，肢体无力，咽喉肌麻痹症状，锥体系和锥体外系症状，肌阵挛性癫痫出现在部分患者。其分为

A、B两个亚型，A型主要表现为肌阵挛型癫痫或痴呆，B型以精神和行为异常为主，继而出现痴呆和运动障碍。

（5）癫痫智能发育迟缓型（CLN8）：此类型是一种出现在芬兰东北部的NCL亚型，也是常染色体隐性遗传病，又称北方癫痫型。此病早期正常发育，发病年龄为5～10岁，主要表现为癫痫大发作，然后出现进行性的智能发育延迟。癫痫在青春期之前发作频繁，之后发作减少，痴呆出现在癫痫发作后2～5年，持续到成年，部分患者出现构音障碍和行为异常。视力的改变比较轻微或后期出现。患者的寿命比其他类型NCL长。

（6）先天型：基因型为CLN10，属常染色体隐性遗传，在胎儿期或出生数天内发病，表现为癫痫和弥漫性脑萎缩，短时间内死亡。

（7）CLN9型：该基因型与CLN3基因型具有相似的临床表现，不同点在于分型不明确。

2.辅助检查

（1）酶活性测定：主要用于可溶性蛋白质的检查，是诊断CLN1、CLN2、CLN10基因型的重要方法。该类型患者白细胞或成纤维细胞可见溶酶体棕榈酰蛋白硫酯酶1、三肽基肽酶1和组织蛋白酶D活性明显下降。

（2）影像学检查：MRI检查对于NCL没有特异性，但有助于NCL的鉴别诊断。NCL的MRI特点如下：①弥漫性脑萎缩是主要的影像学改变，CLN1型和CLN2型表现比较明显，特别是小脑萎缩。CLN3型和CLN4型一般早期不明显，在晚期主要表现为大脑和小脑萎缩。②大脑白质在T_2加权像出现信号轻度增高，主要是深部大脑白质的改变，一般首先出现在侧脑室后角附近的白质，后期出现胼胝体萎缩，脑干和小脑白质无明显改变。改变的程度不如脑白质营养不良明显。③皮质变薄，出现的比较晚，在横断面比较有助于观察。

单光子发射计算机断层显像（SPECT）显示有广泛的灰质葡萄糖代谢减少或缺乏，这种改变以丘脑和皮质最为明显，并且和病情轻重及病程长短有明显的相关性。

（3）电生理检查：体感、听觉和视觉诱发电位异常及视网膜电位的改变对于诊断具有较高的提示价值。脑电图除发现患者有癫痫的电生理改变外，在低频光刺激时出现多相高压尖波是一种比较典型的电生理改变，CLN2型出现假周期性的癫痫放电，在CLN4型可以发现肌阵挛的改变特点。

（4）组织病理学检查：皮肤组织和血液淋巴细胞的电子显微镜检查是常用的诊断手段。CLN1型患者神经细胞内可见嗜锇颗粒沉积。CLN2型以曲线体为主。CLN3型以指纹体为主。CLN4型及其他类型多为混合型沉积物。在观察汗腺有无异常的情况下，注意观察汗腺周围的神经末梢，神经轴索营养不良患者可以出现巨大型轴索。

（5）基因检查：目前已经成为诊断NCL的重要方法，是除形态学检查之外另一个可靠的诊断手段。但CLN2型存在许多变异型，个别亚型的基因改变不清楚，我国患者是否存在和西方国家相同的*NCL*基因改变还不明确。

3.鉴别诊断　应注意与其他锥体外系病变引起的运动异常、共济失调，以及各类型痴呆、精神异常、延髓麻痹、肌阵挛性癫痫和视网膜病变等相鉴别。

（1）肝豆状核变性：是以铜代谢障碍引起的肝硬化、基底节损害为主的脑变性疾病。临床表现可呈现为肝炎、肝硬化、肝衰竭、帕金森综合征、运动障碍、口-下颌肌张力障碍、肾损伤、骨关节肌肉损害、溶血性贫血、角膜K-F环等。化验显示血清铜蓝蛋白显著降低和尿铜排出量增高。

（2）肌阵挛性癫痫：是以肌阵挛发作为主要表现的癫痫，包括一大组与遗传代谢异常相关的疾病。由于该病表现为全身或部分肌群的短暂收缩，并无意识障碍，从而不易引起患者及其家人的重视。肌阵挛性癫痫多与其他类型的癫痫发作形式合并出现，尤其是在合并全身强直-阵挛发作时，易造成误诊及漏诊。肌阵挛是指单个或不同部位（体轴、近端或远端）多个肌肉突然的、不自主的短暂性收缩，可以遍及全身或局限于面部及躯干一个或数个肢体，甚至个别肌肉或肌群，可反复出现，多无意识障碍。脑电图可见多棘、尖-慢综合波。

二、治疗要点

目前本病尚无有效治疗，可给予抗癫痫药物（如丙戊酸钠、奥卡西平、左乙拉西坦等）对症处理。已经证实骨髓移植无效。

三、预防

本病尚无有效的预防方法，对症处理是临床医疗护理的重要内容。通过测定胎盘绒毛或羊水细胞溶酶体酶棕榈酰蛋白硫脂酶或三肽酰肽酶活性，可对CLN1型和CLN2型进行产前诊断。需进行必要的产前基因诊断，预防高风险胎儿出生。

（周　楠　魏　兵）

第八节　黏脂贮积症

黏脂贮积症（mucolipidosis，ML）一般分为4型，分别为 I～IV型。ML患者体内 5′-二磷酸尿嘧啶核苷-N-乙酰葡萄糖胺-1-磷酸化酶活性缺乏，是溶酶体酶因磷酸化及定位酶缺陷而不能转运入溶酶体内，导致多种溶酶体酶溢出细胞外，未经处理的黏多糖和糖脂类物质贮积在全身器官，引起生长发育异常、智力发育异常、面容异常、角膜混浊、肝脾大、多发性骨发育不良及心脏损害等多种病变。ML I 型常被称为涎酸贮积症（Sialidosis），是一种糖蛋白贮积症。该病十分罕见，II 型发病率约为1/325 000。ML II 型和ML III 型 α/β亚型由 GNPTAB 基因突变所致，ML III 型 γ亚型由 GNPTG 基因突变导致，前者突变为严重性突变。

一、诊断要点

1.临床表现　ML II 型的临床表现与MPS I H型相似，但较MPS I H型病情重、发病早，出生时即可有表现，如宫内生长迟缓、骨骼畸形，严重者可表现为非免疫性水肿胎。一般于2岁时停止生长，终身高＜80cm，逐渐出现精神、发育、运动迟缓，丑陋面容，一般5～7岁死于肺部感染或心力衰竭，少数能活过10岁。

ML III 型于2～4岁发病，病情进展慢、病程长，可生存至成年。III 型γ亚型一般没有面容异常及智力明显落后，更易误诊、漏诊。

2.辅助检查

（1）尿液分析：尿黏多糖正常，偶有轻度升高，主要用于与MPS相鉴别。尿苯胺蓝试验阴性。

（2）皮肤成纤维细胞显微镜下观察：可见特征性包涵体。

（3）酶活性检查：血清或血浆中多种溶酶体活性明显增高，皮肤成纤维细胞或白细胞溶酶体酶活性降低或缺乏，如α-甘露糖苷酶、β-葡萄糖苷酶、β-半乳糖苷酶等。

（4）*NEU1*、*GNPTAB*、*MCOLN1*基因突变分析。

（5）X线检查有助于观察骨黏多糖贮积症改变，超声心动图可呈现心脏瓣膜和心肌病变，如瓣叶增厚、脱垂，瓣膜关闭不全等。

3.鉴别诊断　该病应注意与糖蛋白贮积症、鞘磷脂贮积症及多种硫酸酯酶缺乏症相鉴别。

（1）尼曼-皮克病：见于婴儿，且肝脾大，但此病肝大比脾大明显。主要鉴别点为此病黄斑部有樱桃红色斑点，骨髓中所见特殊细胞与戈谢病显著不同，且酸性磷酸酶反应为阴性，结合其他组织化学染色可资鉴别。

（2）多种硫酸酯酶缺乏症：与黏多糖贮积症、异染性脑白质营养不良、X连锁鱼鳞病等进行鉴别。

二、治疗要点

目前本病尚无有效的治疗方案。

支持治疗包括呼吸道感染、呼吸困难、心力衰竭等处理。骨骼畸形及关节病变可采取手术进行矫正。心脏病变可于心脏外科进行手术处理。以上措施主要用于改善生活质量及生活水平。

三、预防

ML十分罕见，属于高度致死致残性疾病，并且缺乏有效的治疗手段。目前最重要的就是预防该病患儿的出生，故产前诊断和遗传咨询尤为重要。

（周　楠　魏　兵）

第九节　溶酶体酸性脂酶缺乏症

溶酶体酸性脂酶缺乏症（lysosomal acid lipase dificiency，LALD）是一种常染色体隐性遗传病，由于溶酶体酸性脂酶基因（*LIPA*）突变导致溶酶体酸性脂酶缺乏，溶酶体内胆固醇酯和三酰甘油水解障碍而沉积在细胞内，进而引发一系列临床表现。该病分为两种表型：Wolman病和胆固醇酯沉积病（cholesteryl ester storage disease，CESD）。Wolman病是重型，常于新生儿时期起病，进展快，累及多个系统。CESD为轻型，起病相对较晚，进展较慢，临床上主要表现为高脂血症及肝功能损伤。Wolman病发病率为1/100 000，犹太人多见，CESD发病率不详，国内尚无报道。*LIPA*基因定位于

10q23.31，含10个外显子，目前已知近50种致病突变。

一、诊断要点

1.临床表现

（1）Wolman病：大部分患者在刚出生时表现正常，出生后2周左右出现体重增长不良、呕吐、腹泻、腹胀、肝脾进行性增大，病情呈进行性加重，同时伴有贫血、肝功能损伤、凝血功能障碍等，也可伴有肾上腺皮质功能低下，常于出生后3～6个月出现死亡。严重病例可于胎儿时期出现非免疫性水肿、单纯腹水等。其通常于1岁内死亡。超声及腹部X线平片发现双侧肾上腺广泛钙化是重要的诊断线索。

（2）CESD：由于溶酶体酸性脂酶有部分活性，故起病较Wolman病晚，临床症状相对较轻，多数在5岁前发病，也可于成年期起病，临床表现个体差异性较大，主要表现为肝大、脂肪肝和肝硬化，可伴有脾大、肝功能异常、高胆固醇血症等。少数有腹痛、腹泻、消化吸收不良等，偶可见神经系统异常。

2.辅助检查

（1）影像学检查：腹部平片、超声、腹部MRI或CT检查均可发现双侧肾上腺钙化、肾上腺肿大，但形态基本上是正常的。腹部X线片可作为一线的筛查方法。

（2）血液检查：血常规可见贫血、血小板减少，外周血和骨髓淋巴细胞可见空泡样改变。骨髓可见泡沫样细胞浸润。

（3）生化检查：肝功能和凝血功能异常。Wolman病患者血脂可呈现正常或降低，CESD则表现为混合型高脂血症。

（4）病理活检：肝、脾、淋巴结等外观可见黄色瘤样改变，肝细胞内见脂肪浸润、脂肪空泡样变性、组织泡沫样细胞浸润。Wolman病骨髓涂片PAS呈阴性。

（5）血清壳三糖苷酶活性测定：可轻至中度升高。

（6）酶学分析：白细胞或培养的成纤维细胞溶酶体酸性脂酶活性缺乏或显著降低。

（7）*LIPA*基因突变分析：主要用于遗传咨询及产前诊断。

3.鉴别诊断

Wolman病主要与肠梗阻、尼曼-皮克A型、戈谢病等疾病相鉴别，鉴别手段主要为腹部平片检查和白细胞酶学分析。CESD主要与儿童时期或成年期不明原因的高脂血症、肝功能异常、脂肪肝及肝硬化相鉴别。

二、治疗要点

Wolman病以对症支持治疗为主，如低脂饮食，保证水、电解质、脂溶性维生素、热量供应，需停母乳喂养。疾病的早期可以考虑造血干细胞移植，其是可防止肝衰竭和死亡的治疗措施。

CESD患者的高胆固醇血症可应用HCM-CoA还原酶抑制剂和胆酸树脂治疗。肝硬化及肝衰竭者可考虑肝移植。

美国FDA已批准sebelipase alfa（商品名Kanuma®，2015年12月8日批准）用于治疗LALD，该药品是一种重组人溶酶体酸性脂酶（rhLAL）。对于急性LALD的6个月以内婴儿，推荐起始剂量为1mg/kg，每周1次静脉输注，如不能达到最佳临床效果，可增加至1mg/kg，每周1次静脉输注。LALD的儿童和成人，根据病情和体重推荐剂量为

1～3mg/kg，每隔1周1次静脉输注。本品在使用5mg/kg时，未发现额外的不良反应。暂时没有65周岁以上临床研究数据。

三、预防

对高危家庭应进行遗传咨询和产前筛查。

（周　楠　魏　兵）

第12章

金属元素代谢异常

第一节 铜代谢障碍之肝豆状核变性

肝豆状核变性（hepatolenticular degeneration，HLD）又称 Wilson 病（WD），是一种铜代谢障碍的常染色体隐性遗传病，致病基因*ATP7B*定位于13q14.3，编码一种铜转运 P 型 ATP 酶。其主要发病机制是*ATP7B*基因突变导致 ATP 酶功能减弱或丧失，使血清铜蓝蛋白（ceruloplasmin，CP）合成减少及胆道排铜障碍，以致体内游离铜增多，蓄积于体内的铜离子在肝、脑、肾、角膜等处沉积，引起进行性加重的肝硬化、锥体外系症状、精神症状、肾损害及角膜色素环（Kayser-Fleischer ring，K-F 环）等。WD 的世界范围发病率为 1/100 000 ～ 1/30 000，致病基因携带者约为 1/90，本病在我国较多见。WD 发病年龄范围广，好发年龄为 5 ～ 35 岁，低龄和高龄都不能作为排除本病的依据，男性稍多于女性。WD 也是至今少数几种可治的神经遗传病之一，关键是早诊断、早治疗，晚期治疗基本无效，如不恰当治疗将会致残甚至死亡。

一、诊断要点

早期诊断 WD 的三大要素为肝硬化、神经系统症状及 K-F 环。临床特点是症状轻而体征重，转氨酶和胆红素变化轻而白蛋白和凝血功能变化重等是筛查本病的线索。碱性磷酸酶/总胆红素＜2 和谷草转氨酶/谷丙转氨酶＞2.2 有助于暴发型的诊断。

（一）临床特点

WD 患者虽然出生时就有胆汁排铜障碍，但铜累积至一定程度才表现出临床症状。铜先沉积在肝，然后才沉积到中枢神经系统及眼、肾等器官，因此最早出现的往往是肝功能异常（主要为转氨酶升高）。症状性患者多以肝病或神经/精神症状就诊，但很少在5岁以前出现症状。

1.临床表现 ①神经症状（锥体外系症状为主）和精神症状：早期可表现为性格改变、学习成绩下降，注意力不集中等；②肝损伤症状：部分患儿发病隐匿，无自觉症状，仅有肝酶异常；③角膜 K-F 环（7岁以下患儿少见）和向日葵样白内障：K-F 环对 WD 的诊断具有高度特异性；④其他：镜下血尿、微量蛋白尿、肾小管酸中毒、急性非免疫性溶血性贫血、骨关节病及肌肉损害等。

2.临床分型

（1）肝型：①持续性血清转氨酶增高；②急性或慢性肝炎；③肝硬化（代偿或失代偿）；④暴发性肝衰竭（伴或不伴溶血性贫血）。

（2）脑型：①帕金森综合征；②运动障碍，扭转痉挛、手足徐动、舞蹈症状、步态异常、共济失调等；③口-下颌肌张力障碍，流涎、讲话困难、声音低沉、吞咽障碍等；④精神症状。

（3）其他类型：以肾损害、骨关节肌肉损害或溶血性贫血为主。

（4）混合型：以上各型的组合。

（二）辅助检查

1.铜代谢相关的生化检查 ①CP：正常为200～400mg/L，＜80mg/L是诊断WD的依据；②24h尿铜：正常＜100μg，患者≥100μg；③肝铜量：正常＜40～55μg/g（肝干重），患者＞250μg（肝干重）；④血清铜氧化酶活性：铜氧化酶吸光度正常值为0.17～0.57，患者其值明显降低。

2.血尿常规 WD患者有肝硬化伴脾功能亢进时其血常规可出现血小板、白细胞和（或）红细胞减少；尿常规镜下可见血尿、微量蛋白尿等。

3.肝脏检查 可有血清转氨酶、胆红素升高和（或）白蛋白降低；肝脏B超常显示肝实质光点增粗甚至结节状改变；肝病理早期表现为脂肪增生和炎症，以后发展为肝硬化改变。

4.K-F环检查 早期需在眼科裂隙灯下检查，之后肉眼也可见。

5.影像学检查 头颅MRI比CT特异性更高。约85%脑型患者、50%肝型患者的MRI表现为豆状核（尤其壳核）、尾状核、中脑和脑桥、丘脑、小脑及额叶皮质T_1加权像低信号和T_2加权像高信号，或壳核和尾状核在T_2加权像显示高低混杂信号，还可有不同程度的脑沟增宽、脑室扩大等。骨X线检查常见骨质疏松、关节间隙变窄或骨赘生等病变。

6.其他 放射性铜掺入试验、*ATP7B*基因突变分析等。

（三）鉴别诊断

本病主要与下列疾病相鉴别：急慢性肝炎和肝硬化、帕金森病、肌张力障碍、亨廷顿舞蹈症、原发性震颤、其他原因的精神异常、血小板减少性紫癜、溶血性贫血、类风湿关节炎、肾炎及甲状腺功能亢进等。

1.慢性肝炎 多种因素均能引起慢性肝炎，常见的原因为病毒感染，如乙肝病毒、丙肝病毒；另外，自身免疫性因素或药物性因素都可以导致慢性肝炎。患者主要表现为肝功能异常、迁延不愈，可有全身乏力、轻度发热、食欲缺乏、恶心、腹胀、黄疸等。

2.亨廷顿舞蹈症 是一种迟发型常染色体显性遗传病，以舞蹈样不自主运动、精神异常和进行性痴呆为主要临床特点，可发病于各个年龄段，男女无明显差异。CT或MRI检查显示基底节及皮质脑萎缩是其特征性表现，根据临床表现和基因检测可确诊。

二、治疗要点

治疗原则是减少铜的摄入，增加铜的排出，以改善其症状；早期治疗；终身治疗（肝移植手术者除外）。

1.饮食　不需要严格限制饮食，但通常应避免食用含铜量特别高的食物，如贝类、坚果、巧克力、蘑菇和动物内脏。

2.驱铜及阻止铜吸收的药物　主要有两大类，一是络合剂，强力促进体内铜离子排出，主要是青霉胺；二是阻止肠道对外源性铜的吸收，常用锌制剂。

（1）青霉胺：青霉素皮试阴性者才可服用，从小剂量开始，然后逐渐加量，最大剂量为20mg/（kg·d），分2～4次服用，空腹服药，最好在餐前1h或餐后2h或睡前服；同时口服补充维生素B_6，每次10～20mg，每天3次。要注意恶心、呕吐、白细胞及血小板减少等不良反应。

（2）锌剂口服：诱导金属硫蛋白，减少铜在肠道的吸收。较大儿童，元素锌剂150mg/d，体重低于50kg的儿童，元素锌剂75mg/d，分3次服用。剂量可个性化调整，锌剂与食物同服可降低疗效，但为了保证依从性，可通过增加剂量补偿。

3.中药治疗　大黄、黄连、姜黄、金钱草、泽泻、三七等由于具有利尿及排铜作用而对WD有效，但单独使用中药治疗WD，效果常不满意，中西医结合治疗效果更佳。

4.对症治疗　针对肝损害、震颤、精神症状等采取相应的对症治疗措施。

5.肝移植治疗　常采用原位肝移植或亲属活体肝移植。WD患者进行肝移植治疗的适应证：①暴发性肝衰竭；②对络合剂无效的严重肝病者（肝硬化失代偿期）。对有严重神经或精神症状的WD患者因其损害已不可逆，不宜做肝移植治疗。

6.康复和心理治疗。

7.治疗监测　目的是确认临床和生化的改善、保证依从性，及时发现副作用，治疗初期随访需频繁，以后至少每年2次，随访内容包括临床症状、体征及实验室检查（包括铜代谢指标）。

（刘　宁　魏　兵）

第二节　铜代谢障碍之Menkes病

Menkes病（Menkes disease，MD）又称Menkes卷发综合征（Menkes kinky hair syndrome），是一种铜代谢异常的X连锁隐性遗传病，致病基因*ATP7A*定位于Xq21.1区，编码一种膜功能蛋白，即ATP7A酶蛋白，其是铜离子进行跨膜转运的离子泵，主要表达于胎盘、胃肠道及血-脑屏障。其主要发病机制是*ATP7A*基因突变导致ATP7A酶蛋白表达减少、功能降低或丧失，阻断胃肠道黏膜细胞对铜的转运，从而使血浆和脑中铜含量降低及铜在某些组织中异常蓄积（十二指肠、肾、脾、胰、骨骼肌、胎盘），导致许多特异性的铜依赖酶活性降低甚至丧失，出现一系列MD的临床表现，以进行性神经系统变性、特征性卷发和结缔组织异常为特点，主要表现为智力及运动发育倒退、结节性脆发、特殊面容、肌张力低下等。该病在活产婴儿中的发病率为1/250 000～1/5000，我国目前少见相关发病率研究。MD主要累及男性，典型者于婴儿期发病，轻度变异型可在儿童期或成年早期发病，预后大多不良；依据临床特征、血生化检查及影像学特点可行临床诊断，基因第二代测序及多重连接依赖式探针扩增技术可完成基因诊断。

一、诊断要点

1.临床表现 MD 患者的临床表现与*ATP7A*基因突变类型相关，可表现为经典型、轻型及极轻型（枕角综合征），经典型患者占患者总数的90%～95%。

经典型MD于婴儿期内（一般出生3个月左右）发病，大多数患儿在3岁前死亡。其典型的临床特征如下。

（1）神经变性：神经病变进行性加重，严重的以进行性智力发育落后、顽固性癫痫发作为常见表现。

（2）结缔组织障碍：皮肤松弛、干燥、弹性差，血管走行纡曲、易破损，累及全身各处血管，以颅内血管为著；肌张力减退、关节韧带松弛、泌尿系统畸形（如肾积水、输尿管积水或膀胱憩室）、腹股沟疝、滑动性食管裂孔疝等。

（3）特殊面容及毛发特点：面颊饱满下垂、下腭宽、面部表情少、眼距宽、通贯掌，面容呈短宽面颊，鼻梁低、头发颜色浅、扭结、质脆易断、发量少，主要分布在头顶部，显微镜下见毛发呈念珠状或结节状脆发，沿发干有多处折裂，或细窄，整个毛发呈分段状，并可见毛发扭曲。

（4）其他表现：如生长停滞、喂养困难、体温不升、斜视、视力下降等。

轻型和极轻型一般为基因点突变，基因蛋白产物残留部分活性，故临床表现以结缔组织和骨骼改变为主，可伴有轻度认知损害。

2.辅助检查

（1）血清铜降低（＜11μmol/L）和血浆铜蓝蛋白降低（＜200mg/L）。新生儿和胎儿血浆儿茶酚胺浓度异常及胎盘铜浓度增加是新生儿期MD快速、可靠的生化诊断指标。

（2）头颅影像学检查：早期头颅MR表现可以正常，但随病情进展出现特征性影像学改变。①经典型MD头颅MRI提示脑白质损害，表现为髓鞘形成缺陷、巨脑室、弥漫性脑萎缩、血管纡曲等。典型的表现为颅内血管纡曲、脑白质异常、脑萎缩、硬膜下积液等。②磁共振血管造影（MRA）可见脑血管"螺丝锥"样改变，有的患儿可有硬膜下血肿和渗出。磁共振质子波谱提示乳酸峰升高，*N*-乙酰天冬氨酸与总肌酸的比值降低。

（3）*ATP7A*基因突变检测：有助于病因诊断及产前诊断。

3.鉴别诊断 需与其他婴儿期起病的神经发育疾病如有机酸尿症、氨基酸尿症、线粒体脑肌病、生物素酰胺酶缺乏症等相鉴别。

（1）有机酸尿症：是儿童遗传代谢病中较常见的病种，临床表现复杂，可于各个时期发病，多导致严重神经系统损害，死亡率很高，生存者常遗留严重神经系统损害，早期诊断、早期治疗是改善预后的关键。对于原因不明的智力运动障碍、惊厥、代谢异常等患儿应及早进行筛查。应用气相色谱-质谱法（GC/MS）进行尿有机酸分析是有机酸尿症筛查与诊断的可靠方法。

（2）线粒体脑肌病：是线粒体代谢过程中某些酶缺乏所引起的以脑和肌肉受累为主

的多系统疾病，既可累及骨骼肌、眼肌、中枢和周围神经系统，也可累及肝、心脏、血管、肾及内分泌系统。临床表现复杂多变，可表现为四肢无力、眼睛干涩、复视、眼球活动欠灵活、心悸、气促、食欲缺乏等。本病的诊断尚无统一标准，病理检查、生化检测及基因检查与临床相结合是诊断该病的主要根据。

二、治疗要点

1. 铜替代治疗　口服铜替代治疗无效，需肠外给予硫酸铜及组氨酸铜等替代治疗。硫酸铜的推荐剂量：＜1岁，250μg，每天2次皮下注射；＞1岁，250μg，每天1次皮下注射。定期监测血清铜离子浓度及铜蓝蛋白水平，保持血清铜浓度在正常范围内（75～150μg/dl）。患儿需终身治疗，铜替代治疗不能缓解已有的神经系统症状。

2. 对症治疗　包括胃造瘘改善营养状况，手术治疗膀胱憩室，应用抗生素预防膀胱炎，生长发育落后的干预治疗等。

3. 预防　在母亲妊娠16～20周时分析绒毛或羊水细胞ATP7A基因有无缺失、插入、点突变等异常以进行产前诊断。

（刘　宁　魏　兵）

第三节　铁代谢障碍之遗传性血色素沉着病

遗传性血色素沉着病（hereditary hemochromatosis，HH）又称血色病，是常见的人类遗传性铁过载性疾病，是一种以实质性器官内铁沉积为病理特征的遗传病，致病基因定位于6号染色体，目前已知的血色病基因主要包括HFE、TfR2、HJV、FPN及HAMP。该病发病机制是上述基因突变导致肝脏分泌铁调素减少或抵抗，引起肠道铁吸收增加及网状内皮系统铁释放增多，大量的铁离子沉积在肝、胰腺、心脏等敏感的实质细胞内，诱导自由基产生，造成组织结构损伤，导致组织器官病变，引发肝硬化、肝癌、糖尿病、心力衰竭、垂体及性腺功能减退、关节疾病和皮肤色素沉着等。血色病发病遍及全球，最常见于北欧人群，在18～70岁人群中，血色病的发病率为（1.5～3）/1000，男女患病比例高达8:1，血色病女性发病年龄较晚，病情较轻，可能与月经、哺乳及妊娠生理性失铁有关。血色病在我国较少见，且多为散发病例，目前无发病率统计。

一、诊断要点

1. 临床表现　血色病的发生与种族、性别等因素有一定的关系，有病情隐匿、进展缓慢、受累组织广泛且程度多变及临床表现不特异等特点。器官受累程度与血清铁超负荷的速度和时间有关，这主要由基因突变类型决定。铁调素是主要的铁平衡调节物质，由肝脏分泌，结合并祛除铁转运蛋白，从而抑制肠道铁吸收。不同的基因突变对铁调素生理功能的影响各不相同，因此临床表现也大不相同。根据不同的基因突变情况，将血色病分为1～4型。1型主要涉及HFE基因突变，因此又称HFE相关血色病，或经典血色病，是最为常见的血色病类型，2型、3型和4型统称为非HFE相关血色病，较少见。其中2型由于发病年龄较早，又称幼年型血色病。

1型血色病：常染色体隐性遗传，致病基因 *HFE* 定位于6p21.3，编码通过转铁蛋白受体1调节细胞铁吸收的物质，即HFE蛋白。其主要的发病机制是 *HFE* 基因突变导致铁调素减少，进而导致铁在肝、心脏、内分泌腺等实质细胞内沉积。*HFE* 基因上存在两种错义突变：C282Y和H63D，其中C282Y纯合突变频率占HH患者的80%～85%。发病年龄通常为40～50岁，临床典型表现为难以解释的肝硬化、青铜色皮肤、糖尿病、关节炎和心脏病。最常见的症状有疲劳、心神不宁、关节痛和肝大等。实验室检查可有转铁蛋白饱和度、血清铁蛋白升高。治疗上以静脉放血或应用铁螯合剂为主。

2型血色病：常染色体隐性遗传，分为A、B两个亚型，致病基因 *HJV* 和 *HAMP* 分别定位于1q21和19q13.1，分别编码铁调素调节蛋白和铁调素。发病机制分别为基因突变导致铁调素活性下降和铁调素减少或缺乏，进而导致铁快速沉积于氧化代谢旺盛的组织器官中，如心脏、胰腺及性腺。该病男女发病率大致相同，发病年龄多在30岁之前，因此被称为幼年型血色病。常见的临床表现有心脏病、糖尿病、性功能减退、皮肤色素沉着等症状，其中心力衰竭和心律失常是造成患者死亡的重要原因。因此，对于晚期患者，唯一的治疗方法是进行心脏移植手术。实验室检查和治疗与1型血色病大致相同。

3型血色病：常染色体隐性遗传，致病基因 *TfR2* 定位于7q22，编码转铁蛋白受体2，介导肝细胞的铁吸收。发病机制为基因突变导致铁感应障碍，进而铁在肝、心脏、内分泌腺等实质细胞内沉积。临床表现、实验室检查与1型血色病相似，但该病发病年龄较早，且更严重。

4型血色病：常染色体显性遗传，致病基因 *FPN* 定位于2q32，编码铁转运蛋白，其是小肠、肝、脾细胞膜上的铁输出蛋白。发病机制为基因突变导致铁调素抵抗，进而导致铁在网状内皮系统沉积。发病年龄为40～50岁，与其他型血色病不同，由于铁不能被网状内皮系统释放，该型在静脉放血后常发生贫血症状，因此无法耐受频繁的放血治疗，红细胞生成素可提高4型血色病患者放血治疗时的耐受性。实验室检查主要特点为早期铁蛋白升高，转铁蛋白饱和度正常，铁多沉积在网状内皮的库普弗细胞中，随着年龄的增长，病情进展，铁逐步在肝或其他组织蓄积，转铁蛋白饱和度随之升高。

根据欧洲肝病学会2000年专题会议的建议，血色病临床病程分期：1期指存在基因易感性但尚无铁超载的早期阶段；2期指铁过载表型开始显露但尚无组织学损伤；3期指由此引起的铁过载已导致组织或器官损伤。早期发现和规范监测易感人群有助于及时（即于2期时）进行放血去铁治疗以延缓或逆转疾病进展，减少并发症的发生和降低死亡率。

2.辅助检查

（1）生化检查：血清铁蛋白（女性＞200μg/L，男性＞300μg/L）和转铁蛋白饱和度升高。转铁蛋白饱和度反映体内铁代谢状况，用于筛查铁代谢异常或一级亲属中有确认血色病患者的人群。铁蛋白是衡量机体内铁储备情况的指标，通常用于评价组织铁沉积状况。血清铁蛋白＞1000μg/L提示1型血色病患者可能发生肝纤维化。

（2）基因检测：确定诊断和指导治疗。适用人群：原因不明的肝病患者，转铁蛋白饱和度＞45%、铁蛋白升高；一级亲属中有确诊的血色病患者，无论转铁蛋白饱和度和铁蛋白是否正常；对有铁过载证据但基因检测为非C282Y纯合突变的患者，排除其他肝及血液疾病后，应考虑检测其他血色病相关基因（*TfR2*、*FPN*、*HJV*、*HAMP*）。

（3）肝组织活检：是既往诊断血色病的金标准，基因检测技术出现后，用于患者的预后评估。铁蛋白＞1000μg/L、转氨酶升高、肝大或年龄＞40岁的C282Y纯合子患者必须进行肝活检来评价肝的受损程度（肝纤维化或肝硬化）。检测内容包括组织形态分析、纤维化程度分期及评价组织铁沉积范围及程度。肝铁浓度（HIC）是评价肝铁沉积的首选指标；肝铁指数（HII＝HIC/年龄）是反映铁沉积速度的指标。肝活检病理表现：细小的铁颗粒主要沉积在胆管上皮细胞，浓度从肝小叶中央向外呈梯度降低，当高浓度的铁引起肝细胞坏死时，间叶组织中可见铁颗粒。

（4）MRI：可用于评估肝铁浓度，分析肝内铁沉积的部位，区分实质器官和间质器官的铁沉积，以及检出不含铁的小占位灶。1.5T MRI的梯度回波技术能敏感地测定组织铁含量，表现为沉积器官内小颗粒状低信号影，在T_2加权像降低更为明显。用于肝脏检测时，铁的超顺磁性效应是肝组织的T_1弛豫时间延长，T_2弛豫时间缩短所致，肝脏信号强度明显降低，形成低信号的肝脏，称为"黑肝症"，且以T_2缩短更明显，故T_2WI对病灶的显示优于T_1WI，且MRI信号不受脂肪肝的影响，较CT更适合对肝血色病评价。

3.鉴别诊断

（1）其他特定病因慢性肝炎或肝硬化继发的肝铁沉积：较常见于酒精性肝硬化、慢性丙型肝炎和非酒精性脂肪性肝病患者，但肝铁含量远低于血色病，肝铁沉积于巨噬细胞系统或间实质，患者体内铁总量并不增加。放血治疗无效，有相应原发病的特征性线索有助于鉴别。

（2）新生儿血色病：是以新生儿肝衰竭为特征的全身铁过载综合征，其特殊之处在于本病肝细胞损伤在先而铁过载为继发形成，与其他原因导致的血色病明显不同。大部分患儿是因母体针对某种未知的胎肝抗原产生跨胎盘IgG抗体介导的自体免疫损伤。如不及时行肝移植，患儿几乎不能存活。

二、治疗要点

血色病最根本的治疗是清除体内过多的铁，主要包括放血疗法、口服或静脉注射铁螯合剂及针对并发症的治疗。早期诊断和及时开展去铁治疗可延长血色病患者的生存时间。

1.静脉放血疗法　是目前最安全、有效的方法，但是未真正从病因上治疗血色病；早期应用可改善大多数患者的临床表现、并发症，提高生存率；但对于有严重贫血、心力衰竭及无法耐受的患者，静脉放血疗法并不可行。放血疗法适应证：①血色病且有铁过载证据的患者；②C282Y纯合子无铁过载证据但铁蛋白升高的患者；③非*HFE*突变基因导致的铁沉积，肝脏铁含量升高的患者；④铁过度沉积引起肝硬化等并发症的患者。初始治疗为每周1～2次，每次静脉放血400～500ml（可去除200～250mg铁），进行10～12次后，监测铁蛋白水平，当铁蛋白为50～100μg/L，应停止常规放血，改为维持放血，放血频率因人而异，目标是将铁蛋自始终维持在50～100μg/L。当铁蛋白＜25μg/L，表明铁缺乏，应暂停放血治疗，避免出现缺铁性贫血。2017英国血液病学会（BSH）发布的指南建议铁蛋白维持在20～30μg/L，至少＜50μg/L，同时推荐监测转铁蛋白饱和度。在进行放血治疗前应对患者并发症情况做出评估，如糖尿病、内分泌系统疾病、心脏病及骨质疏松症。同时在治疗期间，应避免补充维生素C和铁剂。放血治疗可以降低转氨酶、减轻皮肤色素沉着及减缓肝硬化进程，但不能缓解关节疼痛。妊娠期患者如无铁过载带来的心脏或肝脏损害，放血治疗应延迟至分娩后。

2.铁螯合剂　血色病患者并发严重贫血、心功能不全或不能耐受放血治疗时，可采用铁螯合剂治疗。临床试验表明，新型铁螯合剂地拉罗司应用于C282Y纯合子患者是安全的，并能有效降低铁蛋白水平。

3.激素替代疗法　各种类型血色病共同病理基础为铁代谢调节激素铁调素分泌不足或缺乏，因此激素替代疗法，即应用铁调素分子或铁调素刺激剂将是未来血色病治疗最有前景的策略。但是目前尚无相关治疗药物可应用于临床。

4.并发症治疗　用非甾体抗炎药改善关节病变；雄激素治疗性功能减退；戒酒；胰岛素控制糖尿病；晚期肝硬化或肝癌患者进行肝移植治疗；严重心脏病，可进行心脏移植手术。

（刘　宁　魏　兵）

第四节　镁代谢障碍之遗传性低镁血症

镁是细胞内主要的阳离子，为机体代谢的重要辅酶，在蛋白合成、核酸稳定、神经肌肉兴奋性和氧化磷酸化方面起重要作用。正常血清镁浓度为0.74～1.03mmol/L，＜0.74mmol/L诊断为低镁血症，＜0.5mmol/L诊断为严重低镁血症。低镁血症可引起神经、肌肉兴奋性增高，表现为烦躁、震颤、惊厥及手足搐搦等，也可引起心动过速、室性心律失常。低镁血症代谢机制为肠道吸收减少（摄入不足、吸收不良、丢失过多）及肾脏排泄增多［继发性肾脏排镁过多、原发性肾脏排镁过多（遗传性低镁血症）］。对于起病早、反复发生的低镁血症，需考虑遗传性低镁血症；不同基因突变造成的低镁血症临床表现、疾病进展和预后存在一定差异性；常见的遗传性低镁血症主要包括家族性低镁血症合并高尿钙和肾钙质沉着、常染色体显性遗传低镁血症并低尿钙、家族性低镁血症继发低钙血症、常染色体显性遗传低钙血症、常染色体隐性遗传低镁血症、经典型Bartter综合征及Gitelman综合征（GS）等；相关的基因检测对遗传性低镁血症的诊治及预后评估有重要意义。

一、诊断要点

1.家族性低镁血症合并高尿钙和肾钙质沉着　致病基因*CLDN16*定位于3q27—q29，编码claudin-16蛋白，在肾表达于髓袢升支粗段和远曲小管，增强肾上皮对镁的重吸收。临床特点为低镁血症合并尿镁、尿钙过多，双侧肾钙质沉着和进行性肾衰竭。婴儿期，甚至新生儿期起病，表现为反复泌尿系统感染、烦渴多饮、多尿、肾结石、肾功能进行性减退；严重低镁血症症状（如惊厥、搐搦）少见，部分可有眼部异常表现，如严重近视、角膜钙化、眼球震颤、视野缺损、圆锥角膜、脉络膜视网膜炎。实验室检查：低镁血症、高尿镁、高尿钙、血清甲状旁腺素（PTH）水平增高、远端肾小管酸化功能不全、低枸橼酸盐尿、高尿酸血症。大多数患儿有慢性肾衰竭。治疗：口服枸橼酸盐、噻嗪类药物及大剂量的镁制剂，可部分纠正异常的生化指标，但不能延缓肾功能损伤的进展。支持治疗：提供足够的液体量、治疗结石、抗细菌感染。肾移植是该病唯一有效的治疗方法。预后：预后差，在青春期就可发展为慢性肾衰竭。

2. **常染色体显性遗传低镁血症并低尿钙**　致病基因 *FXYD2* 定位于 11q23，编码远曲小管基底外侧膜 Na^+，K^+-ATP 酶的 γ 亚单位，Na^+，K^+-ATP 酶维持有利于细胞旁路及跨细胞镁离子重吸收的电化学浓度，γ 亚单位调节 Na^+，K^+-ATP 酶的活性，降低其对钠、钾的亲和力。一般在儿童期至成年早期发病，临床表现较为轻微，甚至无症状，只有严重低镁血症者会出现手足搐搦和惊厥，一些成年患者可有关节软骨钙化症的症状。实验室检查：低镁血症，可有尿钙排泄减少。治疗：补镁治疗有效，预后良好。

3. **家族性低镁血症继发低钙血症**　罕见的常染色体隐性遗传病，致病基因 *TRPM6* 定位于 9q22，编码瞬时受体电位阳离子通道 M6 蛋白，表达于胃肠道和肾远曲小管，组成镁离子可通透性通道，参与镁离子的主动转运。新生儿期或婴儿早期发病，临床表现为全面性惊厥，神经肌肉兴奋性增高表现（如肌肉痉挛或搐搦）。该病惊厥对抗惊厥药物治疗无效，患儿可能因持续惊厥死亡。诊治不及时，该病将导致患儿严重精神发育迟滞。实验室检查：血清镁、钙水平极低，部分患者血 PTH 水平降低。治疗：惊厥发作时需静脉给予镁制剂。终身服用大剂量镁制剂可缓解临床症状并使血钙和 PTH 水平正常，但血清镁水平难以达到正常水平；长期大剂量服用镁制剂可能会导致严重腹泻，因此治疗依从性差。

4. **常染色体显性遗传低钙血症**　致病基因 *CASR* 定位于 3q13.3—21，编码钙离子感应受体，分布于甲状旁腺、肾脏、胃肠道，在细胞外段有镁离子、钙离子结合位点，对生理浓度的镁和钙敏感。当 *CASR* 基因发生功能获得性突变时，PTH 分泌减少、肾脏髓袢升支粗段钙镁重吸收减少，最终导致低钙血症和低镁血症。儿童期可出现与低钙相关的症状，如惊厥、感觉异常、搐搦和喉痉挛。实验室检查：低钙血症、血 PTH 水平降低，大部分患者有低镁血症和肾镁丢失过多。治疗：PTH，患者低钙症状明显时才能给予钙和维生素 D 治疗。

5. **常染色体隐性遗传低镁血症**　致病基因 *EGF* 定位于 4 号染色体，编码表皮生长因子前体。*EGF* 基因突变，EGF 受体激活不足，瞬时感受器电位 M6 活性下降，镁离子主动吸收减少，导致低镁血症。儿童期发病，临床表现为精神运动发育迟滞、癫痫性惊厥，成年期智力中度发育迟缓，尿钙增高可出现肾脏并发症如肾钙质沉着、肾石症、肾功能损害。实验室检查：低镁血症、尿钙排泄分数高。治疗与常染色体显性遗传低钙血症相似，应避免维生素 D 和钙的过度治疗。

6. **经典型 Bartter 综合征（cBS）**　是一组以低钾性代谢性碱中毒、肾性失盐、血肾素和醛固酮增高及血压正常为主要特点的遗传性肾小管疾病。其为常染色体隐性遗传，致病基因 *CLCNK* 定位于 1p36，编码氯离子通道蛋白，促进氯离子重吸收。婴儿期和儿童期起病，临床表现差别大，可表现为致死性的血容量不足，也可以是轻微的肌无力。通常在妊娠期有羊水过多和早产病史。临床表现多样，除有多尿、烦渴、呕吐、便秘、嗜盐、疲劳、喂养困难、消瘦、易脱水等外，几乎均有肌无力和痉挛表现。婴幼儿起病多表现为反复呕吐、严重脱水、喂养困难、生长发育迟缓，较大儿童或成人以多饮、多尿、乏力为主要表现，可有生长迟滞。预后多良好，治疗及时，身高、骨龄、青春期发育可达正常水平；智力发育水平差异大，大部分可以接受学校教育。实验室检查：低氯、低血钾、代谢性碱中毒、血钠正常或降低，尿钙正常或轻度升高，少见尿钙化，尿浓缩功能几乎正常，肾素、血管紧张素、醛固酮升高。肾活检以肾小球旁器增生为特征，少数可能有肾小管、肾间质及肾小球损害。治疗：主要目的是矫正低钾血症和代谢性碱中毒。替代治疗：补钾，氯化钾；保钾药，抗醛固酮类药物，即醛固酮等。

7.Gitelman 综合征（GS） 为常染色体隐性遗传，大部分病例致病基因 *SLC12A3* 定位于16q13，编码噻嗪敏感的钠氯共转运体（NCCT），NCCT只在远曲小管的顶膜表达，重吸收7%氯化钠，远曲小管镁重吸收障碍的机制还不明确。该病的临床表现异质性大，一些人终身无明显症状，而是通过生化检测确诊。GS起病晚，通常在成年期才能确诊，儿童期或青春期可有肌无力、搐搦、感觉异常等严重低镁血症的临床表现，成年患者有软骨钙质沉着病，导致关节发热、肿胀、触痛。辅助检查：典型生化异常为低钾血症、低氯性代谢性碱中毒、低镁血症、低尿钙。GS可有血浆肾素和醛固酮升高。治疗：补钾，补镁，抗醛固酮类药物。GS长期预后良好。

二、治疗要点

1.纠正低镁血症治疗

（1）口服给药：氧化镁0.25～0.5g、氢氧化镁0.2～0.3g、10%醋酸镁10ml，每天1次。

（2）深部肌内注射：对于不能口服或病情较重者，25% $MgSO_4$ 0.1ml/kg，每6小时1次。

（3）静脉给药：严重低镁血症（＜0.5mmol/L）者，$MgSO_4$加葡萄糖，稀释成1%，静脉滴注；或稀释成5%，静脉推注。

2.纠正水、电解质紊乱 可口服或静脉补钾，应用螺内酯、氨苯蝶啶、阿米洛力纠正低血钾；合并低氯血症时，补镁推荐氯化镁，可同时补充镁离子和氯离子。

3.其他 治疗结石、防止感染等。

（刘　宁　魏　兵）

第13章

其他遗传代谢病

第一节　淀粉样变性

淀粉样变性（amyloidosis）是由蛋白结构异常造成的一组疾病，发病机制为错误折叠的淀粉样蛋白无法正常溶解，在细胞外聚集形成不溶性的纤维丝，沉积在除了脑室膜之外的任何组织，损伤组织结构并进一步导致组织器官功能受损，引起多组织器官功能障碍的全身性疾病。淀粉样蛋白由免疫球蛋白轻链组成，与碘接触发生棕色反应，像淀粉一样，因此而得名。淀粉样变性既往被分为原发性、继发性及遗传性等类型，但随着致淀粉样变性的蛋白性质逐渐明确，以致病蛋白种类为依据的分型方法因能更准确地揭示病因而受到广泛认可。淀粉样变性亚型主要包括免疫球蛋白轻链型（AL型）、淀粉样蛋白A型（AA型）、转甲状腺素蛋白型（ATTR型）、载脂蛋白A-Ⅰ型（AApo AⅠ型）、溶菌酶型（ALys型）、凝溶胶蛋白型（Agel型）等，其中AL型淀粉样变性最常见，AA型与炎症反应有关，β_2-微球蛋白型（Aβ_2M型）常见于血液透析患者，ATTR型与老年性系统性淀粉样变性及家族性淀粉样多发性神经病相关。淀粉样变性的发病率约为0.8/10万，60～79岁为发病的高峰年龄，儿童极少见。特征性的临床表现有肾病综合征、心肌病变或周围神经病变等，加之组织病理活检典型的刚果红染色阳性可诊断淀粉样变性，但仍需证实淀粉样沉积物的化学本质，以进行淀粉样变性分型。

一、诊断要点

淀粉样蛋白沉积在儿童期有时尚不明显，如临床出现原因不明的蛋白尿、末梢神经障碍、心功能不全、肝脾大及视力障碍等，同时有家族阳性病史时，应考虑本病的可能性。

1.临床表现　淀粉样变性的原发性患者很少见。

继发性淀粉样变性：多继发于伴有组织萎缩、细胞坏死的慢性炎性疾病，如慢性骨髓炎、支气管扩张症，也可并发于结核病、类风湿关节炎、溃疡性结肠炎或局限性回肠炎的长期过程中。

淀粉样蛋白沉积于肝脏，往往先有肝大，但不发生黄疸，到晚期，脾、肾也都增大，偶见腹水及水肿，消瘦异常显著，面色如大理石，指（趾）有时呈杵状，血压正常。肾脏受累主要表现为蛋白尿、水肿，严重者表现为肾功能损害或肾衰竭；病变在肾小管可出现肾小管酸中毒症状，如生长缓慢、多饮多尿。淀粉样物质沉积在自主神经和肾上腺可出现直立性低血压。淀粉样物沉积于鼻咽部、下呼吸道和皮肤等部位，可有相应症状。

2. 辅助检查

（1）实验室检查

1）常规检查：血常规可有血红蛋白降低或升高，尿常规可有血尿、蛋白尿，血生化可有白蛋白低下、转氨酶和胆红素升高，肌酐清除率降低，红细胞沉降率增快等。

2）刚果红试验：怀疑本病时可做该试验，以1%刚果红溶液0.22ml/kg静脉注射，在4min及1h后各取静脉血10ml。用双份血清标本做比色检查，获得染剂留存在血清中的百分比。在正常人体内，染剂由肝缓慢排泄，1h排泄量最多为40%。由于患者的淀粉样物迅速吸收刚果红，1h甚至4min后血清标本已失去大部分的染剂，有助于诊断。同时应收集1h后尿液，检查有无染剂，如无染剂则可确定诊断，如带染剂应考虑类脂性肾病而予以鉴别。

（2）病理检查：采取气管、直肠或牙龈黏膜进行病理检查。病理切片用刚果红染色，一般用光学显微镜可明确诊断。

（3）X线检查：胸部X线片往往正常。支气管镜检查可见气管管径变小而其内膜组织容易破碎。

（4）闪烁扫描技术：用血清淀粉样P物质成分进行扫描被认为是有用的诊断工具。

3. 鉴别诊断　淀粉样物质沉积在不同的组织或器官可表现出相应的症状。临床表现缺乏特异性，需与相应系统的疾病进行鉴别，如沉积在心脏，需与肥厚型心肌病、扩张型心肌病等相鉴别。

（1）肥厚型心肌病：是一种具有家族性心脏异常倾向、独特的病理生理和临床过程的特发性心肌病。特点是室间隔不均匀肥厚、心肌细胞异常肥大、排列方向紊乱等，临床表现为不同程度的心室排空受阻而非充盈受限，主要症状有呼吸困难、端坐呼吸、心绞痛、心悸等，超声心动图是一项重要的非侵入性诊断方法。

（2）扩张型心肌病：是一组以左心室扩大、收缩功能降低为特征的心肌疾病，临床表现多样，多数病例病情发展缓慢，少数病例病情急剧发展。主要表现为慢性充血性心力衰竭，较大儿童表现为乏力、食欲缺乏、腹痛、活动后呼吸困难、心动过速、尿少、水肿，婴儿期表现为喂养困难、体重不增、多汗、烦躁不安等，通过临床观察及超声心动图检查一般可确诊。

二、治疗要点

目前本病尚不能治愈，自体造血干细胞移植仍是治疗首选，而新型药物开拓了治疗方向。

1. 对症疗法　摄入低脂肪高蛋白质饮食可能减少病情发作。呈肾病综合征表现时，可应用利尿剂；出现呼吸道症状时可采取吸氧等对症支持治疗。

2. 控制感染　对继发性淀粉样变性者应积极消除或控制感染病灶，可减慢病情发展或预防淀粉样变性的继续加重。

3.腹膜透析及肾移植 适用于肾淀粉样变性所致肾功能不全，但仅能延长患儿的生存时间，不能根治。

4.药物治疗 对家族性地中海热可采用秋水仙碱，进行长期（2～3年）预防性治疗，可减少发作次数，剂量为0.02～0.03mg/（kg·24h），最大剂量为2mg/d，分1～2次服用。应用二甲基亚砜或苯丁酸氮芥治疗已有取得临床症状及肾功能改善的报道，但细胞毒性药物有发生恶性肿瘤的未知风险，也缺乏应用经验，应慎用。

（刘 宁 魏 兵）

第二节 地中海贫血

地中海贫血（thalassemia）又称海洋性贫血、珠蛋白生成障碍性贫血，是最常见的单基因遗传病，属常染色体隐性遗传。该病的共同特点是珠蛋白基因缺陷使一种或几种珠蛋白肽链合成减少或不能合成，导致血红蛋白的组成成分改变，呈慢性进行性贫血。根据不同类型的珠蛋白基因缺少或缺陷，而引起相应的珠蛋白链合成受抑制情况不同，可将地中海贫血分为α地中海贫血、β地中海贫血、δ地中海贫血、γ地中海贫血及少见β地中海贫血，以前两种类型常见。地中海贫血最早发现于地中海区域，主要分布于全球热带及亚热带疟疾高发地区，包括非洲、地中海地区、中东、东南亚及中国南方在内的地区，尤其是我国的广西、广东及海南省3个地区，发病率达10%～14%，而在北方较为少见。

一、α地中海贫血

α地中海贫血（α thalassemia）主要是由于定位于16号染色体末端p13.3位点的α珠蛋白基因缺失或功能缺陷而导致α珠蛋白链合成障碍，进而导致无效造血，使红细胞携氧能力降低，同时异常血红蛋白使红细胞破坏所引起的溶血性贫血。

1.临床表现 依据临床表型的特征，α地中海贫血可分为静止型、轻型、中间型、重型。

（1）静止型：患者无症状。红细胞形态正常，仅在脐带血中可能检测出低水平的血红蛋白Bart。

（2）轻型：一般无贫血的特征，红细胞及血红蛋白正常，也可表现为小细胞低色素贫血的特征，脐带血样本中可检测出5%～10%的血红蛋白Bart，多在重型地中海贫血的家系调查中发现。

（3）中间型：患者的临床表型个体差异性大，发病时间和贫血轻重不一，发病年龄越早，病情越重。患儿刚出生时多无明显症状，婴儿期以后逐渐出现贫血、疲乏无力、肝脾大、轻度黄疸；年龄较大者可出现类似重型β地中海贫血的特殊面容；严重者发育迟缓，合并感染时可诱发急性溶血，使病情加重。血常规检查可有典型的小细胞低色素性贫血表现，此外血红蛋白电泳可检测出血红蛋白H带，血红蛋白A2及血红蛋白F含量正常；脐带血中可检测出5%～30%的血红蛋白Bart。

（4）重型：又称巴氏胎儿水肿综合征（Bart hydrops fetalis syndrome），为致死性贫血，胎儿通常于妊娠30～40周因严重贫血在宫内死亡或出生后短期内死亡。胎儿表现为重度贫血、黄疸、全身水肿、肝脾大、胸腔积液、腹水，皮肤苍白或发绀、剥脱，四肢短小或有其他器官畸形，巨大胎盘。

2.辅助检查

（1）常规检查：包括全血细胞分析（血常规）、血红蛋白电泳分析、血清铁蛋白（serum ferritin，SF）等。其中血常规及血红蛋白电泳是α地中海贫血初筛常规检测手段。

1）血常规：平均红细胞容积（MCV）和平均血红蛋白量（MCH）降低是最重要的阳性指标，诊断参考标准为MCV＜80fl、MCH＜26pg；镜下检查可见红细胞出现苍白区、异形红细胞、包涵体形成，骨髓象红细胞系明显增多等对α地中海贫血有提示作用。

2）血红蛋白电泳分析：转型α地中海贫血可有血红蛋白A2水平降低（＜2.5%），血红蛋白电泳分离出血红蛋白H（β_4聚体）即可诊断血红蛋白H病，即α地中海贫血中间型；血红蛋白Bart（γ_4聚体）及含量可作为α地中海贫血的另一种特异性诊断指标。

（2）特殊检测：基因型分析是α地中海贫血临床确诊的检测手段，也是进行产前诊断的必备技术。

3.鉴别诊断　本病的诊断主要依据临床表现及实验室检查，主要与缺铁性贫血及先天性溶血性贫血（如球形红细胞增多症）相鉴别。

（1）缺铁性贫血：常有缺铁的诱因，血清铁蛋白含量降低，骨髓外铁粒幼红细胞减少，铁剂治疗有效，可有助于鉴别。

（2）遗传性球形红细胞增多症：本病突出的临床表现为贫血、黄疸、肝脾大，根据血涂片中球形红细胞增多、红细胞渗透脆性增加可诊断；地中海贫血患者血涂片无增多的球形红细胞。

二、β地中海贫血

β地中海贫血（β-thalassemia）主要是定位于11号染色体末端p15.3位点的β珠蛋白基因*HBB*缺陷而导致β球蛋白肽链合成减少或缺如，使红细胞的主要结构蛋白即血红蛋白生成障碍，导致无效造血和红细胞破坏而产生溶血性贫血。

1.临床表现　依据临床表型的特征，β地中海贫血可分为静止型、轻型、中间型、重型。

（1）静止型：临床上无症状。

（2）轻型：无明显临床表现，或表现为轻度贫血，脾轻度增大或不大，不影响正常生活，可存活至老年，多在重型地中海贫血患者家系调查中发现。

（3）中间型：临床表现严重度介于轻型和重型之间，多于幼童期出现症状，中度贫血，脾轻度或中度增大，黄疸可有可无，骨髓改变较轻。

（4）重型（也称Cooley贫血）：刚出生时无明显症状，通常在3～6个月发病，呈慢性进行性贫血，面色苍白、肝脾大、发育迟缓、轻度黄疸，发病越早，病情越重。长期中度或以上贫血者由于骨代偿性增生而导致骨骼变大、髓腔增宽，常首先发生于掌骨，其次为长骨、肋骨。1岁后颅骨出现明显改变，形成典型的地中海贫血外貌：鼻梁低平、眼距宽、颧骨高、头颅大。患者多并发肺部感染，或由于含铁血黄素沉积，心脏、肝、胰腺等器官功能改变进而出现相应的临床症状，其中最严重的并发症为心力衰竭。本型患者如不治疗，存活期一般不超过5年。

2.辅助检查

（1）静止型：血常规检查可表现为血红蛋白正常，MCV＜79fl，MCH＜27pg，红细胞脆性降低，网织红细胞正常。血红蛋白电泳显示血红蛋白A2＞3.5%或正常，血红蛋白F正常或轻度增加（不超过5%）。

（2）轻型：外周血涂片提示成熟红细胞有轻度形态改变，血红蛋白电泳提示血红蛋白A2含量增高（＞3.5%），血红蛋白F可正常。

（3）中间型：血常规提示中度贫血，呈小细胞低色素贫血，血红蛋白F含量为40%～80%，血红蛋白A2可正常或稍高。

（4）重型：血常规提示重度贫血，呈小细胞低色素贫血，外周血涂片发现红细胞大小不等、中央淡染区扩大、出现异性、靶形、碎片红细胞，红细胞渗透脆性明显降低，血红蛋白F含量明显增高，＞40%是诊断重型β地中海贫血的重要依据。

（5）基因诊断：目前常用PCR结合反向点杂交技术检测β地中海贫血，基因型分析作为确诊指标，但仍需结合临床表现及血液学表型结果分析综合评价。

3.鉴别诊断　见α地中海贫血章节。本病与α地中海贫血的主要区别是β地中海贫血杂合子的血红蛋白A2水平升高。

三、治疗要点

静止型、轻型地中海贫血无须特殊治疗。中间型和重型地中海贫血应采取下列一种或多种方法联合治疗。

1.一般治疗　注意休息和营养，积极预防感染。适当补充叶酸和维生素E。

2.输血和去铁治疗

（1）输血：少量输注法仅适用于中间型地中海贫血。对于重型β地中海贫血宜从早期开始输血，以保证患儿的生长发育、防治骨骼病变。方法是先反复输注浓缩红细胞，使血红蛋白含量达120～140g/L，然后每隔3～4周血红蛋白≤80～90g/L时输注浓缩红细胞10～15ml/kg，使血红蛋白含量维持在100g/L。

（2）铁螯合剂：红细胞含有丰富的铁剂，反复输血会导致体内铁负荷增加。一般主张2～3岁后或患儿接受规则输注红细胞10～20次后进行铁负荷评估，若血清铁（SF）＞1000μg/L，开始进行铁螯合剂治疗，常用药物有去铁胺、去铁酮片、地拉罗司分散片等。去铁胺剂量：20～50mg/（kg·d），加注射用水或生理盐水用便携式输液泵每天（或每晚）腹壁皮下注射8～12h，每周连用5～6d。用药前后应做SF、尿铁的监测。

3.脾切除　对中间型地中海贫血的疗效较好，对重型β地中海贫血效果差。脾切除应在5～6岁以后施行并严格掌握适应证：①每年纯红细胞输注量超过200ml/kg；②脾功能亢进，持续红细胞破坏增加、持续白细胞或血小板减少；③巨脾引起压迫症状。

4.造血干细胞移植　本方法是目前唯一可临床治愈重型β地中海贫血手段。移植方式包括骨髓移植、外周血干细胞移植、脐带血移植。年龄越小，移植效果越好，有条件的患者应尽早（2～6岁）接受移植。

5.基因治疗　随着基因工程技术的发展，国际上已有重型β地中海贫血患者采用基因治疗取得成功的报道。但由于该方法的长期安全性仍有待评估，目前其未得到广泛的应用。

（刘 宁 魏 兵）

第三节 葡萄糖-6-磷酸脱氢酶缺乏症

葡萄糖-6-磷酸脱氢酶（glucose-6-phosphate dehydrogenase，G-6-PD）缺乏症，俗称"蚕豆病"，属X连锁不完全显性遗传，是人类最常见的单基因遗传病之一，*G-6-PD*基因位于Xq28。G-6-PD是磷酸戊糖旁路途径第一步反应的关键酶，其代谢产生的还原型辅酶Ⅱ（NADPH）是红细胞中重要的还原剂，可抵御氧化应激，维持红细胞膜的完整性，防止与此相关的溶血性贫血的发生。蚕豆、氧化性药物、感染等可诱发体内氧化反应，导致红细胞破坏和溶血。本病主要分布于疟疾高发的热带、亚热带地区。在我国本病的分布呈"南高北低"趋势，海南、广西、广东、云南、贵州等地人群患病率高，为4%～20%，其中海南省部分少数民族地区发生率为15%，广西地区发生率约为7.4%，广东地区发生率约为3.7%。

一、诊断要点

1.临床表现　G-6-PD缺乏症的临床表现与一般溶血性贫血大致相同。本病临床表现的轻重程度不同，多数患者一般无症状，部分可表现为由感染或药物、食物诱发的发作性溶血性贫血，少数表现为自发性慢性非球形细胞性溶血性贫血。此外，新生儿期严重黄疸也是需要引起高度重视的临床表现。

（1）发作性溶血：常在感染、接触或进食具有氧化性的物质（食物或药物）24～48h后，出现严重的急性溶血综合征，即血红蛋白尿、贫血、黄疸，严重者出现肾衰竭；溶血的程度与诱因、摄入物质的数量、患者酶活性缺乏的程度有关，药物诱发的溶血通常具有自限性。

（2）慢性非球形红细胞性溶血性贫血：临床表现为轻至中度贫血，溶血可因感染、服用药物而加重，常伴有肝脾大、黄疸。

（3）新生儿高胆红素血症及胆红素脑病：G-6-PD缺乏症是新生儿高胆红素血症、胆红素脑病最主要的病因之一，本病患者新生儿期黄疸高峰出现时间相对较早，通常在出生后2～3d出现，部分早产儿还可出现自发性溶血，极易造成胆红素脑病，但不同患者黄疸的严重程度有较大的变异性。

2.辅助检查　本病的实验室检查主要包括新生儿疾病筛查、常规检查及基因诊断三部分。

（1）新生儿疾病筛查：是早期预防G-6-PD缺乏症、避免严重黄疸和溶血等并发症的有效方法，在国际上得到广泛的认可。具体方法：出生后3d抽取新生儿足跟血，对G-6-PD酶活性进行测定，对可疑阳性患儿进行确诊，以达到早期预防。

（2）常规检测：①血常规，红细胞、血红蛋白降低，平均血红蛋白容积、平均血红蛋白浓度正常，呈正细胞正色素性贫血，网织红细胞升高；②外周血涂片，可见有核红细胞增多，红细胞内可见Heinz小体；③骨髓象增生活跃；④尿常规，尿液隐血试验阳性，可见蛋白、红细胞管型，尿胆原、尿胆素阳性。

（3）基因诊断：基因检测为疾病诊断及遗传咨询提供重要信息。

3.鉴别诊断　本病在新生儿期主要与ABO/Rh溶血症相鉴别，此外，需与自身免疫性溶血性贫血、阵发性睡眠性血红蛋白尿等溶血性疾病相鉴别。

（1）新生儿ABO/Rh溶血性贫血：本病患儿可出现极重度贫血、水肿、宫内死亡等，轻度受累的患儿在刚出生时可有轻度贫血或没有贫血，但在出生后很快，一般24h内，发生高胆红素血症，通常母亲血型为O型，新生儿血型为A型或B型，或母亲血型为Rh阴性，新生儿为Rh阳性。母亲及新生儿血型检测、Coomb试验可鉴别诊断。

（2）自身免疫性溶血性贫血：该病是由于体内免疫功能调节紊乱，产生自身抗体和（或）补体吸附于红细胞表面，通过抗原抗体反应加速红细胞破坏而引起的一种溶血性贫血。实验室检查：周围血涂片可见球形红细胞、幼红细胞，偶见红细胞被吞噬现象，Coomb试验阳性，患者G-6-PD酶活性测定正常。

二、治疗要点

早期诊断和预防是重点，当出现急性溶血时，应去除诱因，并按急性溶血性贫血的处理原则进行治疗，如输血、纠正电解质紊乱及补液等对症处理；新生儿黄疸可用蓝光治疗，个别严重者应考虑换血疗法，防止胆红素脑病的发生。

急性溶血性贫血时输血治疗。

1.输血原则　科学、安全与合理用血；缺什么，补什么；可不输血者尽量不输，可少输血者尽量少输；输血应先慢后快；溶血越严重，输血速度应越缓慢，输血量越小；注意控制血液出入量平衡。

2.输血指征　一般轻至中型G-6-PD缺乏症急性发作患者可以不用输血，如患者溶血持续数天未见好转，贫血进行性加重，应予以输血治疗；血红蛋白<60g/L，伴有缺氧症状与体征或心力衰竭者，应给予输血；红细胞≤1.5×10^{12}/L，血红蛋白≤40g/L，应给予输血；临床症状严重，血红蛋白尿持续存在，应迅速输血；病情严重，患者出现脑部缺氧或脑细胞水肿症状，如昏迷、抽搐、两眼同向性偏斜、瞳孔放大、脉搏摸不清、对刺激无反应，宜急速输血进行抢救。输血后病情不见好转或仍有血红蛋白尿者，应再次输血。

3.血液制剂的选择　可选择输注悬浮红细胞、少白细胞的悬浮红细胞、浓缩红细胞等血液制剂纠正贫血，紧急时也可用全血，有条件时应选用G-6-PD正常的献血者血液。对于免疫力较低下的患者，应选择使用巨细胞病毒感染阴性者血液，并去除血液制剂中的白细胞。对心、肺、肝、肾功能不全，白血病、肿瘤等患者，应主张输注洗涤红细胞制剂。

（刘　宁　魏　兵）

第四节　嘌呤代谢障碍

嘌呤代谢障碍是指嘌呤核苷酸从头合成、补救合成或分解代谢过程中的酶缺乏或活性异常，进而导致的疾病，主要包括磷酸核糖焦磷酸合成酶活性增强症、腺苷酸琥珀酸裂解酶缺乏症、次黄嘌呤-鸟嘌呤-磷酸核糖转移酶缺乏症、肌腺苷酸脱氨酶缺乏症、腺苷脱氨酶缺乏症等。嘌呤核苷酸是细胞的固有物质，嘌呤代谢异常导致能量传递、DNA及RNA合成异常，某些代谢产物异常累积或缺乏，进而引起临床症状，尤其嘌呤的最终代谢产物尿酸，溶解度较小，体内过多时可形成尿路结石或痛风。

1.临床表现

（1）嘌呤核苷酸从头合成过程酶缺乏或异常相关疾病

1）磷酸核糖焦磷酸合成酶活性增强症：嘌呤核苷酸从头合成增强使尿酸产生增加，尿酸在血液和尿液中水平增高，引起临床症状。本病仅见于男性，多发生在青少年和成人早期，主要表现为痛风性关节炎、尿酸性结石病，很少在婴儿期发病，可能存在神经系统异常，主要表现为感音性耳聋、智力障碍、肌张力低下、运动落后、共济失调、自闭。实验室检查：尿酸及次黄嘌呤升高。治疗：限制饮食中嘌呤摄入量；碱化尿液，增大液体摄入量；别嘌醇10～20mg/（kg·d），需警惕防止黄嘌呤结石，动态监测黄嘌呤和羟嘌呤醇。

2）腺苷酸琥珀酸裂解酶缺乏症：腺苷酸琥珀酸裂解酶缺乏导致患者尿液和脑脊液中琥珀腺嘌呤、N-琥珀酰-5-氨基咪唑-4-甲酰胺核苷酸、琥珀酰腺苷堆积。本病多在新生儿期和婴儿期发病，主要表现为中至重度的精神运动发育迟缓、癫痫、孤独症、共济失调等，有时可发生生长迟缓。实验室检查：Bratton-Marshall试验阳性，琥珀酰腺苷及N-琥珀酰-5-氨基咪唑-4-甲酰胺核苷酸升高；酸性水解后氨基酸：天冬氨酸、甘氨酸升高。目前本病没有有效的治疗方法，有报道口服核糖10mmol/（kg·d）可以降低惊厥的发生频率。该病的预后与腺苷酸琥珀酸裂解酶的缺乏程度有关，轻者可存活至成年，重症者多在新生儿期因频繁抽搐而死亡。

（2）嘌呤核苷酸补救合成过程酶缺乏或异常相关疾病：次黄嘌呤-鸟嘌呤-磷酸核糖转移酶缺乏症是一种很罕见的X染色体隐性遗传的单基因遗传病，又称Lesch-Nyhan综合征（自毁容貌综合征），是编码次黄嘌呤-鸟嘌呤-磷酸核糖转移酶的 *HGPRT* 基因活性完全或部分缺乏引起。次黄嘌呤-鸟嘌呤-磷酸核糖转移酶是嘌呤核苷酸补救合成过程中的关键酶，催化次黄嘌呤核苷酸及鸟嘌呤核苷酸形成，嘌呤经次黄嘌呤和黄嘌呤分解为尿酸。补救合成存在于脑组织和骨髓，且脑组织中缺乏从头合成酶，只能进行补救合成，因此不仅可以导致高尿酸血症，也会影响神经系统的生长发育。本病的特点是男孩发病、神经系统发育障碍（智力低下、舞蹈状手足徐动、强迫性自残、攻击性行为）、幼年型痛风性关节炎和高尿酸血症。患儿刚出生时正常，但可在尿布上发现橘黄色沙粒状尿酸结晶，或有血尿、尿路感染、尿路结石等；出生后3～4个月患儿首先出现神经系统发育障碍，表现为运动发育倒退、舞蹈样手足徐动、肌张力增高。随年龄增长，患儿逐渐出现自毁行为，咬自己的手指、足趾和嘴唇，可有抽搐；幼年出现高尿酸血症，表现为尿路结石；长期尿酸升高导致痛风性关节炎和肾损害。对于伴有智力和生长发育障碍的痛风患者，尤其出现神经系统特征性强迫自伤行为的男性患儿，应警惕该病，及早鉴别诊断。实验室检查：血清尿酸、24h尿中总尿酸升高，晨尿尿酸/肌酐值升高，次黄嘌呤升高，血常规可有巨幼细胞贫血表现。治疗：

饮食限制嘌呤摄入量；大量饮水，保证液体摄入量；别嘌醇10～20mg/（kg·d），需警惕防止黄嘌呤结石，动态监测黄嘌呤和羟嘌呤醇；对症治疗（神经系统并发症）。

（3）嘌呤核苷酸分解代谢过程酶缺乏或异常相关疾病

1）肌腺苷酸脱氨酶缺乏症：肌腺苷酸脱氨酶缺乏打破了嘌呤核苷酸循环，使肌肉活动时消耗的ATP不能马上恢复，因而不能耐受运动，运动后出现肌痉挛和肌痛，休息时无症状。本病罕见，从儿童期发病，大多数患者无临床症状，一些患者表现为运动后肌无力、易疲劳、肌痉挛、肌痛，往往有肝肾肿大，发育迟缓，血清肌酸激酶升高，血糖低，血尿酸升高，血脂高或血酮体阳性，肌电图可正常。运动试验可用于本病筛查，确诊需要肌活检。患者应避免运动，有报道核糖2～60g/d分次口服可改善肌肉的耐受性。

2）腺苷脱氨酶缺乏症：腺苷酸脱氢酶缺乏可导致细胞中腺苷酸、脱氧腺苷酸、脱氧腺苷三磷酸及S-腺苷同型半胱氨酸浓度的增加和ATP的耗尽，脱氧腺苷三磷酸通过抑制核糖核酸还原酶阻滞DNA的合成进而影响淋巴细胞的形成和分化，且促进胸腺T细胞的凋亡。因此，腺苷脱氨酶缺乏可导致严重的联合免疫缺陷病。本病的发病率极低，新生儿期发病，罕见学龄期儿童以后发病，大部分患者因联合免疫缺陷导致出生后即出现反复感染，危及生命，此外可有腹泻、生长停滞，以及进行性神经系统症状如痉挛状态、运动障碍等。实验室检查：血细胞计数，淋巴细胞减少；低丙种球蛋白血症；腺苷升高。确诊者可给予酶替代治疗，骨髓移植可根治本病。

2. 辅助检查

（1）晨尿中尿酸/肌酐值（mol/mol）：新生儿，0.2～3；0～1岁，0.2～2；2～5岁，0.2～1.5；6～14岁，0.2～1；成人，0.15～0.6。

（2）高效液相色谱法（HPLC法）：可检测尿中嘌呤和嘧啶。需注意：①留取24h尿或晨尿（嘌呤和嘧啶的排泄受饮食的影响，一天中结果差别可能大）；②检查前1d及尿液留取过程中避免甲基黄嘌呤的影响（如咖啡、红茶、可可、甘草）；③排除尿路感染；④关于神经系统方面疾病的诊断，及时冷冻尿样，于干冰上送检（腺苷酸琥珀酸裂解酶缺乏时可见不稳定的代谢标志物）。

（3）基因分析：杂合子的检出和产前诊断都已可能，可有多种突变类型；基因分析有助于确诊。

（4）其他：脑电图可正常，头颅CT、MRI可表现为正常或脑萎缩，听力测试可有异常等。

3. 鉴别诊断　需与其他遗传代谢病及某些精神疾病等相鉴别。

（1）苯丙酮尿症：是一种先天性氨基酸代谢障碍性疾病，苯丙氨酸羟化酶缺乏导致苯丙氨酸代谢异常。临床表现为进行性智力落后，患儿刚出生时智力正常，3～6个月后出现症状，易激惹，运动发育落后；早期可有神经行为异常，如兴奋不安、多动或嗜睡等；患儿出生后数月毛发、皮肤和虹膜颜色变浅，皮肤由正常变白嫩，易出现湿疹；本病患儿尿和汗液有鼠尿臭味；临床表现结合血浆游离氨基酸分析可确诊本病。

（2）21三体综合征：是小儿最常见的一种染色体病，主要临床特征为特殊面容、智力障碍和体格发育落后，并伴有多发畸形，染色体检查可确诊该病。

（刘 宁 魏 兵）

第五节 嘧啶代谢障碍

嘧啶合成和分解代谢途径中酶缺乏可引起嘧啶代谢障碍。临床上嘧啶代谢障碍非常罕见。

一、诊断要点

1.临床表现

（1）尿嘧啶核苷酸（UMP）合成酶缺陷症（遗传性乳清酸尿症）：是一种极其罕见的代谢性疾病，截至2015年全球只报道20例，属常染色体隐性遗传，发病机制是UMP合成酶缺陷使嘧啶从头合成受阻，不能将乳清酸转化为合成核糖核酸所必需的尿苷，导致乳清酸在体内大量堆积和嘧啶核苷酸缺乏，进而影响细胞的分化，导致巨幼细胞贫血和生长发育迟滞。患者出生后数周至数月即可发病，临床症状包括血液异常（贫血、白细胞减少、中性粒细胞减少）、尿道堵塞（尿道中形成乳清酸晶体）、发育停滞、发育迟缓。尿苷三乙酸酯（xuriden）是美国FDA批准的首个治疗该疾病的药物，于2015年9月4日获批，剂型为口服颗粒，可与食物、牛奶、婴儿配方奶粉等混合服用，临床试验中暂未观察到任何不良反应。

（2）二氢嘧啶脱氢酶缺乏症：为常染色体隐性遗传，患者在儿童期起病，表现为癫痫、运动和智力发育落后，伴有肌张力低下和反射亢进、小头畸形及自闭症特征。

2.辅助检查

（1）常规检查：UMP合成酶缺陷症（遗传性乳清酸尿症）患者外周血涂片可见红细胞大小不等、着色不足、异性红细胞；尿中可检出大量的乳清酸，有时可见乳清酸结晶；骨髓检查可见红系增生活跃、大量巨幼红细胞前体；尿中可检出大量的乳清酸，有时可见乳清酸结晶。

（2）酶活性测定：相应酶的活性降低、完全或近完全缺失。

（3）基因分析。

（4）其他：智力测定低下；脑电图可有癫痫表现，可见棘波等。

二、治疗要点

1.UMP合成酶缺陷症 可给予尿嘧啶，起始剂量为$100 \sim 150\text{mg/kg}$，分次口服，此后根据尿中乳清酸的水平进行调整。尿苷三乙酸酯，1次1粒，每天1次口服。患者贫血对铁剂、叶酸和维生素B_{12}治疗无反应。

2.二氢嘧啶脱氢酶缺乏症 本病无有效治疗方法，患者常在婴儿期死亡。

（刘 宁 魏 兵）

第六节 胆汁酸合成缺陷症

胆汁酸合成缺陷症（bile acid synthesis defect，congenital，CBAS）是一组罕见的遗传性疾病，多属于常染色体隐性遗传，由胆汁酸合成过程中的酶缺陷所致。临床表现为进行性胆汁淤积性肝病、神经系统病变及脂溶性维生素吸收不良等，其中进行性胆汁淤积性肝病的特点是结合胆红素升高、转氨酶升高、γ谷氨酰转移酶（γ-GT）正常，组织活检显示为巨细胞性肝炎，神经系统病变在儿童晚期或成年后出现，即痉挛性截瘫。胆汁酸替代治疗对上述两种病变有效，因此早期诊断十分重要。

一、诊断要点

1.临床表现　不同的酶缺陷导致不同程度的肝脏疾病，出现不同严重程度的临床表现。最常见的临床表现为婴儿期进行性肝内胆汁淤积，也可以是其他的临床表现，如刚出生时即为严重肝脏疾病、新生儿肝炎及儿童晚发型肝病。

各酶缺乏导致临床症状如下。

（1）3β-羟基-C27-类固醇脱氢酶/异构酶缺陷：是先天性胆汁酸合成缺陷中最常见的酶缺陷，称为先天性胆汁酸合成缺陷1型（CBAS1）。其发病年龄为3个月至26岁，多数在3岁以前发病，尤其是在婴儿期。临床上主要以黄疸、肝脾大、脂肪泻为最常见症状，年龄相对较大的患儿主要表现为佝偻病、生长发育迟缓，一般无瘙痒，只有极少数患儿可有瘙痒症状。儿童期和成人期发病表现为不明原因的肝硬化，也可表现为脂溶性维生素缺乏引起的生长迟缓、佝偻病及出血倾向等。实验室检查表现为高胆红素血症、转氨酶升高、脂溶性维生素缺乏，但血清γ-GT 正常，血清总胆汁酸多数在正常范围。尿质谱分析发现大量3β，7α-二羟或3β，7α，12α-三羟胆烷酸等异常胆汁酸。肝病理可表现为肝巨细胞样变和炎性改变、胆汁淤积，部分胆管紊乱或少量胆管增生、肝纤维化等。

（2）δ-4-3-氧固醇-5β-还原酶缺陷症：引起的临床表型称为先天性胆汁酸合成缺陷2型（CBAS2）。其多在新生儿期出现严重的胆汁淤积症和肝衰竭。临床表现为明显黄疸、黑尿、白陶土或浅黄色粪便伴脂肪泻，可出现生长发育障碍、肝脾大及凝血功能障碍。肝功能检查显示明显的高胆红素血症，以结合胆红素升高为主，不伴瘙痒，血清转氨酶明显升高但血清γ-GT 和总胆汁酸正常。尿液质谱分析发现大量7α-羟-3-氧-4-胆烷酸和7α，12α-二羟-3-氧-4-胆烷酸。肝活检显示胆管排列紊乱，伴肝巨细胞样变及肝细胞内明显胆汁淤积，偶可见单个肝细胞坏死，可伴或不伴髓外造血。这些患儿多在新生儿期因暴发性肝衰竭或多器官功能衰竭而死亡。

（3）氧固醇-7α-羟化酶缺陷症：引起的临床表型称为先天性胆汁酸合成缺陷3型（CBAS3）。其发病率低，全球仅有数例报道，在新生儿期患儿即出现明显的胆汁淤积，并进行性加重，伴肝脾大、出血倾向等。氧固醇-7α-羟化酶缺陷的第二种临床表型即遗传性痉挛性截瘫，遗传异质性明显，多数在儿童期和青中年期发病，临床表现为以上运动神经元退行性病变所致双下肢无力和痉挛为主的综合征。实验室检测发现高胆红素血症、血清转氨酶明显升高，但γ-GT正常，血清总胆固醇和总胆汁酸均在正常范围。尿质谱分析显示初级胆汁酸缺乏，出现大量不饱和的单羟基胆汁酸（3β-羟基-5-胆烷酸和3β-羟基-5-胆烯酸）。肝活检示胆汁淤积、明显肝巨细胞样变、广泛纤维化、胆管排列紊乱及小胆管增生。

（4）2-甲酰基辅酶A消旋酶缺陷症：引起的临床表型称为先天性胆汁酸合成缺陷4型（CBAS4）。儿童发病率低，1例儿童2-甲酰辅酶A消旋酶缺陷症报道中患儿在新生儿期出现脂溶性维生素缺乏、血便和轻度胆汁淤积性肝病。对患者的血和尿液分析显示25R-三羟基胆烯酸（25R-THCA）明显升高。基因检测证实为AMACR基因发生突变。

（5）胆固醇-27-羟化酶缺陷症：临床表现多种多样，新生儿期可表现为胆汁淤积性肝病，程度轻重不一；儿童早期表现为幼年性白内障和慢性腹泻，可伴有发育迟缓；儿童后期表现为肌腱异常、学习困难（智力低下）或精神疾病；成人早期表现为黄色瘤，可发生在跟腱、髌腱、手伸肌腱、肘伸肌腱、肺部、骨骼、中枢神经系统等部位；成年期表现为进行性神经功能障碍，包括小脑性共济失调、锥体束征、智力低下或痴呆、痉挛性截瘫、构音障碍、癫痫、周围神经病变等。实验室检查显示血二羟胆烷醇和胆固醇比例升高和（或）尿中胆汁醇分泌增加，尿质谱分析主要显示为葡萄糖醛酸胆烷醇升高。

（6）胆汁酸结合作用中的酶缺陷症：可表现为脂溶性维生素吸收不良、高结合胆红素血症、血转氨酶升高、脂质吸收不良等。尿液分析显示胆汁酸明显升高，主要为胆酸和脱氧胆酸等未结合胆汁酸，而甘氨酸和葡萄糖醛酸结合的胆汁酸完全缺乏。

（7）胆固醇-25-羟化酶缺陷症：目前为止，仅1例胆固醇-25-羟化酶缺陷患者报道，该患儿9岁时出现严重的肝内胆汁淤积症。实验室检查发现血中胆酸和鹅脱氧胆酸浓度降低，葡萄糖醛酸结合的胆烷醇升高，这些异常的胆烷醇也出现在尿液中。因此推测可能与胆固醇-25-羟化酶的先天性缺陷有关，但是未对此患儿进行基因检测。

2. 辅助检查

（1）肝功能、血脂及脂溶性维生素测定：血清胆红素升高，转氨酶异常，脂溶性维生素缺乏，血清γ-GT、总胆汁酸多在正常范围内。

（2）胆汁和血、尿质谱分析：胆汁、血、尿中的特异性胆汁酸或胆汁醇升高。

（3）基因分析：由于先天性胆汁酸合成缺陷1型、2型、3型早期临床及生化表现相似，为明确酶缺陷，在血和尿胆汁酸分析基础上结合基因检测进行鉴别。

3. 鉴别诊断　对于已发生新生儿肝衰竭的患儿，需排除胆道闭锁、囊性纤维化、先天性感染、α₁-抗胰蛋白酶缺乏症、半乳糖血症、Zellweger综合征、希特林蛋白缺乏症和Alagille综合征等。

（1）先天性胆道闭锁：是指肝内外胆管部分或全部发生闭锁，临床表现为进行性阻塞性黄疸、胆汁性肝硬化、门静脉高压等。

（2）Alagille综合征：是一种可累及肝、心脏、骨骼、眼和颜面等多系统或器官的显性遗传性疾病，常以婴儿期胆汁淤积为突出表现。临床表现为在婴儿早期即可出现高结合胆红素血症，呈阻塞性黄疸表现；此外心脏听诊可闻及心脏杂音；眼科检查可发现角膜后胚胎环；可有前额突出、眼球凹陷伴眼距增宽、尖下颌、鞍形鼻合并前端肥大等面部特征；脊椎放射线检查可发现蝶状椎骨等。经病理证实存在肝脏小叶间胆管缺乏者，结合上述特殊的临床表现可确诊。

二、治疗要点

1.替代治疗　多数胆汁酸合成缺陷症经口服初级未结合胆汁酸，如胆酸（CA）、鹅脱氧胆酸（CDCA）、熊脱氧胆酸（UDCA）等治疗后，其临床症状和生化指标可得到明显改善，但需在肝功能严重障碍前给予口服胆汁酸治疗，可避免肝移植。治疗原理：①提供人体必需的初级胆汁酸；②通过负反馈作用下调异常胆汁酸的合成，因而减少缺陷肝细胞异常毒性中间代谢产物的产生。治疗剂量多是经验性的，从10mg/（kg·d）开始，根据尿质谱分析异常代谢产物的量进行调节。

2.补充脂溶性维生素　可补充维生素K_1、维生素E、维生素AD等。

3.对症治疗　辅酶Q10可改善肌无力症状，补充维生素D和钙可改善骨质疏松，抗癫痫药物可控制癫痫发作等。

4.肝移植　是目前治疗先天性胆汁酸合成缺陷3型的唯一选择。

（刘　宁　魏　兵）

第 14 章

染 色 体 病

染色体病主要指染色体畸变造成正常基因数量和位置改变,打乱了基因之间正常的排列顺序,从而引起特有的临床表现。染色体畸变包括染色体数目异常、染色体结构异常。染色体畸变可由亲代遗传而来,也可以新生突变自发产生,也可以通过物理(电离辐射)、化学(化学药物、农药及毒物)、生物(弓形虫、风疹病毒、巨细胞病毒、麻疹病毒、腮腺炎病毒等感染)诱因的诱变而导致。染色体病的发病率在新生儿约为1/200。根据病变染色体位置,可将染色体病分为常染色体疾病及性染色体疾病。

第一节 21三体综合征

21三体综合征又称先天愚型或唐氏(Down)综合征,主要原因为多了一条21号染色体,是最常见的非整倍体染色体疾病,在活产婴儿中发生率为1/800左右,约50%以上患儿在胎内早期即自行流产,存活者有明显的智力落后、特殊面容、生长发育障碍和多发畸形。

一、病因

本病是由于染色体异常,即多一条21号染色体而导致的疾病。21三体综合征的发生与母亲妊娠年龄过大(分娩年龄超过35岁)、遗传因素、妊娠时使用某些药物或放射线照射,孕母患有流行性腮腺炎、风疹、肝炎等有关,受上述因素的影响,亲代之一的生殖细胞在减数分裂的过程中,或受精卵在有丝分裂时发生不分离或畸变。孕母年龄越大,子代发生染色体病的可能性越大,可能与孕母卵子老化有关。

二、分型

根据染色体核型分析本病可分为标准型、易位型及嵌合体型三种类型(图14-1)。

1.标准型 约占95%。患儿体细胞染色体为47条,有一条额外的21号染色体,核型为47,XX(XY),+21。其主要分为原发性减数分裂不分离和继发性减数分裂不分离。

2.易位型 占4%左右,患儿的染色体总数为46条,多为罗伯逊易位,是指发生在近端着丝粒染色体的一种相互易位,多为D/G易位,即核型为46,XX(或XY),-D,+t(Dq21q)。其分为散发型及遗传型,散发型为配子形成过程中发生异位,遗传型为父母一方中为携带者,再孕后再发率高。

3.嵌合体型 占1%左右，患儿体内有2种或2种以上细胞株（以2种为多见），一株正常，另一株为21三体细胞，由于受精卵早期分裂过程中发生不分离，临床表现的严重程度与正常细胞所占百分比有关，21三体细胞株比例越高，智力落后及畸形的程度越重。核型为46，XX（XY）/47，XX（XY），＋21。

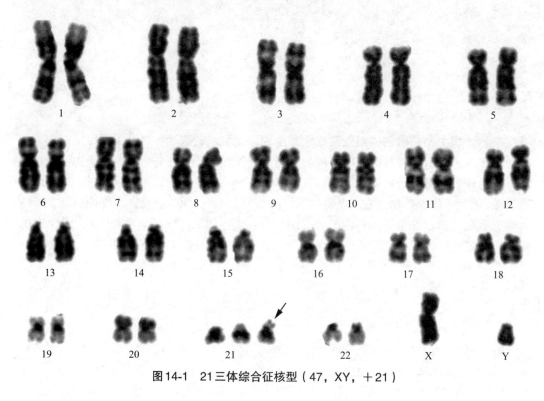

图14-1 21三体综合征核型（47，XY，＋21）

三、诊断要点

1.临床表现

（1）智力发育障碍：绝大多数患儿都有智力低下，其智力低下程度不同，随年龄增长智力低下逐渐明显，多为中至重度，是其最严重的临床表现。

（2）特殊面容：如眼距宽、鼻根低平、眼裂小、眼外侧上斜、内眦赘皮、外耳小、耳郭上缘折叠、硬腭窄小、舌常伸出口外、流涎多。

（3）体格发育迟缓：身材矮小，头围小于正常，前囟大而关闭延迟，枕部扁平，颈短，颈部皮肤松弛，骨龄常落后于年龄，出牙延迟且常错位。头发细软而较少。四肢短，手指粗短，由于韧带松弛，关节可过度弯曲，小指中节骨发育不良使小指向内弯曲，动作发育和性发育都延迟。

（4）皮肤纹理特征：手掌、指骨短，手掌三叉点向远端移位，常见通贯掌纹；指纹可全部呈尺侧箕纹；足短小，踇趾和第二趾间距宽，呈草鞋足。

（5）其他畸形：常伴有先天性心脏病（多表现为室间隔缺损、房间隔缺损、动脉导管未闭）、消化道畸形、唇腭裂、多指（趾）畸形等。

（6）免疫功能低下，易患各种感染，先天性甲状腺功能减退症及急性淋巴细胞白血病发生率增高，白血病的发生率比一般正常人高10～30倍。

2.辅助检查

（1）染色体核型分析：是目前诊断的金标准，取外周血进行染色体核型分析以确定诊断并分型；优点是准确率高，缺点是需要细胞培养，检测周期长。

（2）荧光原位杂交（FISH）技术：应用特异性探针进行荧光原位杂交，与外周血中的淋巴细胞或羊水细胞进行杂交，在荧光显微镜下表现为3个21号染色体的荧光信号，优点为检测所需细胞量少，无须细胞培养，检测周期短，缺点是无法分析是否存在易位、重复、缺失等染色体结构异常，且无法诊断嵌合体，同时也需要预先知道异常发生部位，针对性选择特异性探针。

（3）PCR扩增技术：应用特异性引物进行PCR扩增，检测特异性DNA片段，优点是无须培养，检验周期短，缺点是不能查出探针以外的染色体片段。

（4）微列阵比较基因组杂交技术（array-CGH）：采用染色体微列阵芯片进行全基因组扫描及分析，优点为分辨率高、敏感性高、准确性高，可以验证微缺失或微重复，直接定位在基因水平，缺点是无法检测出染色体平衡易位，且设备昂贵，费用高。

3.鉴别诊断　先天性甲状腺功能减退症：出生时即有嗜睡、哭声嘶哑、喂养困难、腹胀、便秘、生理性黄疸消退延迟等症状，舌大而厚，皮肤粗糙，无21三体综合征的特殊面容，完善血清甲状腺素、促甲状腺素和染色体核型检测以进行鉴别。

四、治疗要点

目前本病尚无有效的治疗方法。注意预防感染，加强教育及训练，使患者逐步能生活自理，从事力所能及的劳动。如伴有其他畸形（如先天性心脏病、唇腭裂、消化道畸形等）则可行手术矫正。伴有白血病者，以急性粒细胞白血病常见，经积极治疗，预后较好，但治疗后严重骨髓抑制常增加感染机会，而21三体综合征患儿多合并先天性心脏病，对高强度化疗多不能耐受，可根据患儿病情采用减强度的化疗方案。

五、预后

60%的患儿在胎儿早期即夭折流产，出生后寿命长短取决于有无并发症，先天性心脏病是早期死亡的主要原因，同时患者患有严重呼吸道感染时常因心力衰竭而死亡。患者如存活至成人期，则常在30岁以后即出现老年性痴呆症状。

六、预防

1.妊娠期避免接触放射线及化学药物等，诸如农药、化肥、油漆、染发剂、射线等有害物质，减少患病率。

2.预防本病的关键在于对高危孕妇进行遗传咨询、定期产前检查和严格产前诊断，包括妊娠期唐氏筛查、无创DNA产前检测、羊水及脐血穿刺行染色体核型分析等检查，及时发现染色体核型异常胎儿，一经确诊尽早终止妊娠，预防和减少21三体综合征患儿出生。目前唐氏筛查由于是对胎儿无伤害的一种筛查方法，且简单、安全、经济，已成为孕妇产前检查的一种常规筛查方法，但缺点是假阳性率及漏诊率高。对于生育过染色体异常的孕妇、高龄孕妇及错过唐氏筛查最佳孕周的孕妇，可行无创DNA检测，无创DNA产前检测是利用DNA测序技术对母体外周血浆中的游离DNA 片段进行测序，并将测序结果进行生物信息分析，得到胎儿的遗传信息，从而检测胎儿是否患有染色体病，其筛查准确率可达99%左右，但它筛查的疾病是有限的，只能筛查出21三体综合征、18三体综合征和13三体综合征，如存在其他染色体方面的问题，仍然存在漏诊的可能。对于筛查异常的孕妇进行产前诊断，目前仍应用羊水或脐血穿刺行染色体核型分析。

（夏艳秋　魏　兵）

第二节　18三体综合征

18三体综合征又称爱德华（Edward）综合征，是仅次于21三体综合征的第二种常见染色体疾病，活产儿患病率为1/6000左右，女性较多，男女比例为1∶（3～4）。

一、分型

根据染色体核型分析18三体综合征主要分为3种核型（图14-2）。

（1）18三体型：可能与母亲高龄相关，大部分患儿多一条18号染色体，源于母亲减数分裂期发生不分离，核型：47，XX（XY），＋18。

（2）易位型：少见，主要为染色体新生突变或父母为平衡异位携带者，临床症状差异性大，主要与异位部位及范围有关。

（3）嵌合体型：46，XX（XY）/47，XX（XY），＋18。

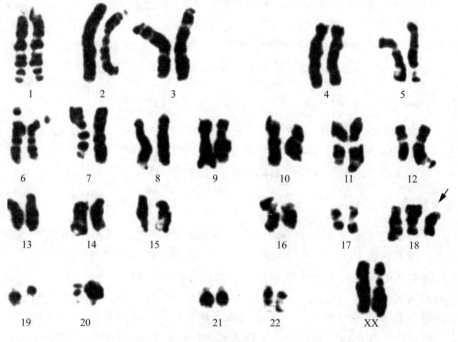

图14-2　18三体综合征核型（47，XY，＋18）

二、诊断要点

1. **临床表现** 18三体综合征临床症状复杂，表现的畸形繁多。

（1）宫内表现：胎动少，羊水多，胎盘小，单脐动脉，可出现早产及过期产，患儿在宫内就有明显的生长发育迟缓，故出生体重低，多为小于胎龄儿。

（2）神经系统：大部分患儿常发生严重智力障碍，哭声低微，新生儿期肌张力降低，之后肌张力增高。

（3）头面部：大部分患儿常头小，前额横径窄，枕部隆突，耳位低，耳郭畸形，睑裂小，口颌小，腭弓高而窄；少数可发生唇腭裂，眼睑下垂，内眦赘皮，角膜混浊。

（4）手足：特殊手的姿势，手足紧握，示指及小指叠压中指及环指。小指或所有手指仅1条横纹，踇趾短，背屈。少数可发生拇指发育不良或缺如、通贯手、马蹄内翻足等。

（5）循环系统：大部分患儿常见室间隔缺损、动脉导管未闭、房间隔缺损，少数可见冠状动脉畸形、大动脉转位、法洛四联症等。

（6）泌尿生殖系统：大部分患儿常见外生殖器发育不良、隐睾，少数可见肾及输尿管畸形及异位、双角子宫、阴囊裂、肛门异位或畸形。

（7）其他脏器：大部分患儿常发生皮肤松弛、前额及背部多毛、皮肤呈大理石样花纹、胸骨短、乳头小、骨盆小、髋外展受限等异常。少数可发生胸廓畸形、乳头距宽、肺叶发育不良、膈疝、麦克尔憩室、胰脾异位、肠扭转不良、甲状腺及胸腺发育不良、血小板减少等异常。

2. **辅助检查**

（1）染色体核型分析：是目前诊断的金标准，取外周血进行染色体核型分析以确定诊断并分型；优点是准确率高，缺点是需要细胞培养，检测周期长。

（2）荧光原位杂交（FISH）技术：应用特异性探针进行荧光原位杂交，与外周血中的淋巴细胞或羊水细胞进行杂交，在荧光显微镜下表现为3个18号染色体的荧光信号，优点为检测所需细胞量少，无须细胞培养，检测周期短，缺点是无法分析是否存在易位、重复、缺失等染色体结构异常，且无法诊断嵌合体，同时也须预先知道异常发生部位，针对性选择特异性探针。

（3）PCR扩增技术：应用特异性引物进行PCR扩增，检测特异性DNA片段，优点是无须培养，检验周期短，缺点是不能查出探针以外的染色体片段。

（4）微列阵比较基因组杂交技术（array-CGH）：采用染色体微列阵芯片进行全基因组扫描及分析，优点为分辨率高、敏感性高、准确性高，可以验证微缺失或微重复，直接定位在基因水平，缺点是无法检测出染色体平衡易位，且设备昂贵，费用高。

三、治疗要点及预后

大多数患儿存在宫内缺氧、胎儿窘迫，出生时常需复苏。患儿出生后常出现呼吸暂停、吸吮困难，多需鼻饲。虽精心护理，但患儿多在出生后几周内死亡，不到5%的患儿活到1岁。预防本病的关键在于对高危孕妇进行遗传咨询、定期产前检查和严格产前诊断，包括妊娠期胎儿彩超及无创DNA筛查、妊娠期胎儿超声，尤其关注有无羊水增多及减少或合并发育畸形，如有异常，应尽早完善羊水或脐血穿刺行染色体核型分析等，及时发现染色体核型异常胎儿，一经确诊尽早终止妊娠。

（夏艳秋　魏　兵）

第三节　13三体综合征

13三体综合征又称Patau综合征，是1960年由Patau发现的D组染色体中多了一条额外的13号染色体的染色体病，由于此染色体长臂中下部分DNA复制延迟而致病，畸形严重程度高于21三体综合征和18三体综合征，活产新生儿中的发病率低于21三体综合征及18三体综合征，为1/20 000～1/10 000，女性多于男性。发病原因可能与母亲高龄有关。

一、分型

根据染色体核型分析13三体综合征主要分为3种核型（图14-3）：80%为单纯13三体型，由于减数分裂时13号染色体不分离而产生，核型为47，XX（XY），＋13；易位型：46，XX（或XY），−13，＋t（13 q 14 q）；嵌合体型，少见，核型为47，XX（或XY），＋13/46，XX（或XY）。

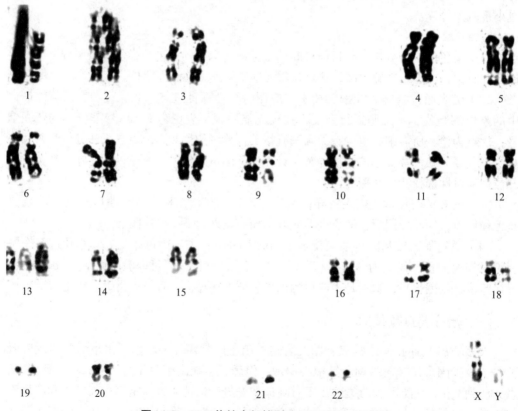

图14-3　13三体综合征核型（47，XY，＋13）

二、诊断要点

1.临床表现

（1）中枢神经系统：大部分患儿常发生严重智力障碍、全前脑型缺损伴有前脑、嗅脑及视神经发育不良，往往在新生儿期出现呼吸暂停。少数患儿可发生胼胝体不发育、脑积水、脑膜膨出、肌张力过高或过低。

（2）头面部：大部分患儿常发生小头、前脑无裂畸形、前额小、头颅发育不全、顶部头皮缺损、眼距窄，偶呈独眼畸形、小眼球、耳畸形、唇腭裂。少数患儿可发生眼裂外上斜、无眉毛、无眼球、鼻唇沟缺如、小下颌。

（3）手足：大部分患儿常发生手指弯曲、通贯手、多指（趾）、指甲窄凸、足跟后突。少数患儿可发生并指、桡骨不发育。

（4）循环系统：大部分患儿常发生先天性心脏病及其他内脏或生殖器畸形；少数患儿可发生心脏主动脉骑跨或肺动脉狭窄。

（5）泌尿生殖系统：大部分患儿常发生隐睾、双角子宫；少数患儿可发生宫内发育不良、多囊肾、马蹄肾、尿道下裂、卵巢发育不良。

（6）其他脏器：大部分患儿常发生肋骨不全，少数患儿可发生腹部脐膨出、胰脾异位、肠扭转不良。

2.辅助检查

（1）染色体核型分析：是目前诊断的金标准，取外周血进行染色体核型分析以确定诊断并分型；优点是准确率高，缺点是需要细胞培养，检测周期长。

（2）荧光原位杂交（FISH）技术：应用特异性探针进行荧光原位杂交，与外周血中的淋巴细胞或羊水细胞进行杂交，在荧光显微镜下表现为3个13号染色体的荧光信号，优点为检测所需细胞量少，无须细胞培养，检测周期短，缺点是无法分析是否存在易位、重复、缺失等染色体结构异常，且无法诊断嵌合体，同时也须预先知道异常发生部位，针对性选择特异性探针。

（3）PCR扩增技术：应用特异性引物进行PCR扩增，检测特异性DNA片段，优点是无须培养，检验周期短，缺点是不能查出探针以外的染色体片段。

（4）微列阵比较基因组杂交技术（array-CGH）：采用染色体微列阵芯片进行全基因组扫描及分析，优点为分辨率高、敏感性高、准确性高，可以验证微缺失或微重复，直接定位在基因水平，缺点是无法检测出染色体平衡易位，且设备昂贵，费用高。

三、治疗要点及预后

目前本病尚不能根治，病死率高，大部分患儿在出生后6个月内死亡，存活者较少，存活者多伴有惊厥或肌张力改变等，如存活者合并非致命畸形，可通过精心护理及营养支持，延长患儿生存时间。预防本病的关键在于对高危孕妇进行遗传咨询、定期产前检查和严格产前诊断，包括妊娠期胎儿彩超、无创DNA筛查，如有异常，尽早完善羊水或脐血穿刺行染色体核型分析等，及时发现染色体核型异常胎儿，一经确诊尽早终止妊娠。

（夏艳秋　魏　兵）

第15章

先天性心脏病

第一节　房间隔缺损

房间隔缺损（atrial septal defect，ASD）是指在胚胎发育过程中，房间隔的发生、吸收和融合出现异常，导致左心房、右心房之间残留未闭的缺损。本病发病率为1/1500，占所有先天性心脏病的6%～10%，男女发病率之比为1:（1.5～3）。正常的房间隔组织由第一房间隔和第二房间隔组成，前者位于房间隔较低部，相对较薄，后者较厚，上缘衍生于皱褶的心房顶部。在胚胎期，第一房间隔下缘与心内膜垫融合形成房间隔，第一房间隔向上延伸至第二房间隔下缘左侧，犹如活瓣，关闭卵圆孔。

一、分型

根据胚胎学发病机制和解剖学特点ASD可分为原发孔型和继发孔型，前者占20%～30%，缺损位于房间隔的下部，由第一房间隔发育不良或心内膜垫发育异常导致，其上缘为第一房间隔形成的弧形边缘，下缘为二尖瓣、三尖瓣的共同瓣环，常伴二尖瓣前叶及三尖瓣隔叶的裂隙，导致二尖瓣关闭不全、三尖瓣关闭不全，此型需外科手术矫治。后者占60%～70%，是胚胎发育过程中，第一房间隔上部吸收过多、继发孔过大或第二房间隔生长发育障碍所致，是介入治疗主要选择的类型。15%～20%的ASD合并其他心血管畸形，如合并肺动脉狭窄、部分肺静脉异位引流、室间隔缺损、动脉导管未闭、二尖瓣狭窄（即为卢滕巴赫综合征）、二尖瓣脱垂及其他复杂心血管畸形。

根据缺损部位的不同，继发孔型ASD通常分为以下5种类型。

（1）中央型：即卵圆孔型，最常见，约占75%以上，缺损位于房间隔中央，相当于卵圆孔的位置，边缘完整，大的缺损几乎占全部房间隔，小的缺损＜1mm，多见单发缺损，个别病例呈筛孔状。

（2）上腔型：又称静脉窦型，位于房间隔后上方，上缘缺如，常和上腔静脉相连，多伴有右上肺静脉异位引流，异位肺静脉开口于缺损右缘，即上腔静脉与右心房交界处，约占12%。

（3）下腔型：此型不适合行介入治疗，缺损位于房间隔后下方，下缘缺如，和下腔静脉入口相延续，左心房后壁构成缺损后缘，此型少见，约占10%。

（4）混合型：中央型合并上腔型或下腔型。

（5）冠状静脉窦型：又称无顶冠状静脉窦，是左心房与冠状静脉窦部分或完全缺如，从右心房观，房间隔是完整的，此型多合并永存左上腔静脉。

由于正常左心房压力（8～10mmHg）略高于右心房压力（3～5mmHg），同时三尖瓣口面积大于二尖瓣口，右心室腔较左心室短、宽，从而右心室在舒张期与左心室相比有较低的充盈阻力，因此出现左向右分流。分流量大小与缺损大小及右心室顺应性有关。在婴儿期，由于右心室肌层较厚，顺应性低，从而限制了心房水平的左向右分流量，随年龄增大，右心室壁与左心室壁相比逐渐变薄，分流量逐渐增加，血液分流至右侧心腔，引起右心房、右心室扩大，肺循环血流量增多，出现不同程度肺动脉高压，通常到成年后部分患者出现器质性肺动脉高压，即为艾森门格综合征。

继发孔型ASD的总体自然闭合率可高达87%。在3个月以前3mm以下的ASD在1岁半内可100%自然闭合，缺损在3～8mm的患儿1岁半内有80%以上可自然闭合，但缺损在8mm以上者很少能够自然闭合。ASD的自然愈合年龄为7个月至6岁，中位数为1.6岁。右心室增大者的自愈率为9.5%，右心室正常的自愈率为63.6%。

二、诊断要点

1.临床表现

（1）症状：大多数ASD患儿除易患感冒、支气管炎等呼吸道感染外可无症状，活动也不受限制，仅在体格检查时发现胸骨左缘中上部有轻度收缩期喷射性杂音。当患儿剧烈哭闹、合并肺炎或心力衰竭时，右心房压力可超过左心房，出现暂时性发绀。一般到青年时期才表现出气急、心悸、乏力等症状。大中型ASD在20～30岁将发生充血性心力衰竭和肺动脉高压，而且无论是否手术治疗，40岁以后绝大多数患者症状加重，并常出现心房颤动、心房扑动等心律失常和充血性心力衰竭表现，这也是死亡的重要原因。此外，部分患者可因矛盾性血栓而引起脑血管栓塞。

（2）体征：ASD患儿生长发育可正常或稍落后。体格检查可发现部分患儿体形瘦弱，左侧心前区胸壁隆起，心脏搏动增强，范围较大，并可触及右心室抬举感。心脏听诊典型表现为胸骨左缘第2～3肋间闻及2/6～3/6级收缩期喷射性杂音，较柔和，传导范围局限，杂音是右心室排血量增多，肺动脉瓣血流速度增快，引起肺动脉瓣相对性狭窄所致。此外，肺动脉瓣区第二心音固定分裂是ASD听诊的特征性表现，即分裂的第二心音不受呼吸的影响。左向右分流量较大时，可在胸骨左缘下部或剑突下听到舒张期隆隆样杂音，其是大量血流通过三尖瓣口引起三尖瓣相对性狭窄所致。如右心室抬举感增强，肺动脉瓣区收缩期杂音减弱，但第二心音更加亢进、分裂，则提示存在肺动脉高压。病变晚期将发展为充血性心力衰竭，出现颈静脉怒张、肝大、双下肢水肿。

2.辅助检查

（1）胸部X线检查：心影可见轻中度扩大，以右心房及右心室扩大为主，主动脉结缩小，左心室和主动脉正常或比正常稍小，肺动脉段明显突出，肺门血管影增粗，透视下可见肺门"舞蹈征"，肺野血管影增多（图15-1）。若为原发孔型ASD伴二尖瓣关闭不全，则左心室也可增大，且右心房、右心室尤其是右心室流出道扩大及肺血管阴影更加明显。

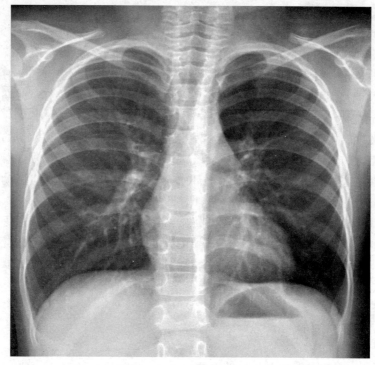

图15-1　继发孔型房间隔缺损的心脏正位X线片表现

（2）心电图：ASD的典型心电图表现为电轴右偏、不完全性右束支传导阻滞（V_1导联、V_3导联QRS波群呈rsR'波形）。部分患儿可出现完全性右束支传导阻滞图形，其为右心室扩张所致。也有少数患儿心电图表现为右心房和右心室肥大。原发孔型ASD常见电轴左偏、左心房及左心室肥厚。部分患儿由于房室结向后下方移位或右心房增大，心电图可见P-R间期延长。此外，有学者报道不论是否有右束支传导阻滞，继发孔型ASD或静脉窦型ASD可见下壁导联的R波有切迹（此种图形被称为"钩形"），其可见于73.1%的ASD患者。

（3）超声心动图：诊断ASD有直接征象和间接征象。前者主要包括：①二维超声心动图直接显示缺损的位置，应注意两个以上切面显示缺损位置以排除假性回声失落；②脉冲多普勒或彩色多普勒超声发现房间隔水平的异常血流信号，可以明确血液分流方向、速度并估计分流量，有助于鉴别真正缺损和假性回声失落；③心脏声学造影可见心房水平右向左分流。后者主要包括房水平分流导致右心室容量负荷过重表现，如右心房、右心室增大及室间隔运动异常，合并肺动脉高压者可出现肺动脉增宽及三尖瓣反流表现。经食管多普勒彩色超声可更清楚显示各型ASD的情况。ASD超声心动图的特征为房间隔组织连续性回声中断。继发孔型ASD回声缺如位于房间隔中部（图15-2）。原发孔型ASD如位于近房室瓣连接的十字交叉处房间隔下方，通常合并瓣叶裂隙或心内膜垫缺损。

（4）右心导管检查：超声心动图结合声学造影检查一般可确立ASD的诊断；但在疑有复杂畸形和明显肺动脉高压时还应行心导管检查。右心导管检查可发现右心房血氧含量超过上腔静脉、下腔静脉血液平均血氧含量1.9容积%以上；术中导管可由右心房

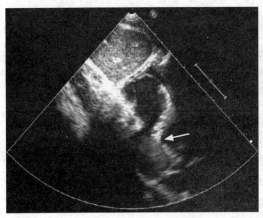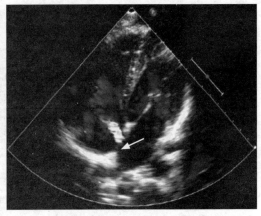

图15-2 继发孔型房间隔缺损（箭头）的不同切面超声心动图表现

经过ASD进入左心房。右心导管检查还可测压及计算肺循环与体循环血流量，确定心内分流情况和测量肺动脉压等。

（5）MRI：心脏MRI可在不同水平显示ASD的情况。

3.鉴别诊断 肺动脉瓣区有柔和的收缩期喷射性杂音，第二心音固定分裂，不完全性右束支传导阻滞心电图表现及肺血管阴影增粗等X线表现，均提示ASD的存在，经超声心动图及心导管检查等可确诊。然而，ASD仍需与以下疾病进行鉴别。

（1）生理性杂音：收缩期杂音较短、柔和，无第二心音固定分裂，心电图及X线检查无异常，二维超声心动图显示心脏结构完全正常，彩色多普勒血流显像显示心脏及大动脉血流信号完全正常。

（2）单纯肺动脉瓣狭窄：肺动脉瓣狭窄的肺动脉瓣区收缩期杂音性质粗糙、响亮，并常可扪及震颤，肺动脉瓣区第二心音减弱甚至消失。胸部X线片可见肺动脉段明显突出，但肺血少于正常或在正常范围，心脏超声检查可明确诊断。二维超声心动图在心尖四腔心切面显示房间隔回声完整，在胸骨旁大动脉短轴切面显示肺动脉瓣开放受限，彩色多普勒血流显像于收缩期显示过肺动脉瓣五彩镶嵌射流束信号。右心导管检查右心房与腔静脉血氧含量无显著差异，右心室与肺动脉压力阶差超过20mmHg。

（3）室间隔缺损：典型杂音为胸骨左缘第3～4肋间有3/6～5/6级响亮粗糙的全收缩期吹风样杂音，传导广泛。杂音位置较低，多伴有收缩期细震颤。除右心室肥大外，左心室也可肥大，超声心动图及右心导管检查可明确诊断。

（4）原发性肺动脉扩张：也可在肺动脉瓣区听到2/6级收缩期杂音，胸部X线片可有肺动脉段突出，但肺血正常，超声心动图检查房间隔无回声中断和分流。右心导管检查右心房、右心室无血氧含量改变，右心室和肺动脉间无压力阶差。

三、治疗要点

1.小型继发孔型ASD在出生后1年内有自然闭合可能，1岁后闭合可能性很小。单纯ASD一般可于学龄前期进行治疗，原发孔型ASD患儿应在2～3岁前行手术治疗为佳。继发孔型ASD若符合介入治疗适应证则可行经导管封堵术。不具备介入治疗适应证者，均可进行手术修补。两种手术方法治疗效果均良好，死亡率极低。

2.对于无症状患儿，如缺损＜5mm则可以观察，如有右心房、右心室增大则一般也主张在学龄前进行介入治疗或手术治疗。约5%的婴儿于出生后1年内并发充血性心力衰竭，内科治疗效果不佳。大型ASD导致难以控制的心力衰竭或肺炎、肺动脉压力进行性增高倾向或合并其他心脏畸形者，宜尽早手术治疗。

3.未经介入或手术治疗，部分患儿到成年后可出现肺小血管梗阻性病变，故一般认为，分流量大合并肺动脉高压者，一经诊断明确，应尽早手术治疗。

4.经导管ASD封堵术的适应证：①通常年龄≥3岁；②继发孔型ASD直径≥5mm，伴右心容量负荷增加，且≤36mm的左向右分流ASD；③缺损边缘至冠状静脉窦，上腔静脉、下腔静脉及肺静脉的距离≥5mm，至房室瓣≥7mm；④房间隔直径大于所选用封堵伞左心房侧的直径；⑤不合并必须手术的其他心脏畸形。

5.外科手术修补ASD适应证主要包括：①原发孔型ASD；②冠状静脉窦型ASD；③不适合介入封堵或介入治疗失败的继发孔型ASD；④合并其他需要手术治疗的心脏疾病。

6.ASD手术修补术常经胸骨正中入路，于体外循环下直视修补，小型继发孔型ASD可直接缝合，如缺损大则需用心包片或涤纶补片修补。右前外侧切口也可提供良好的手术显露，但需排除合并其他类型心脏畸形。随着胸腔镜器械的不断改进，胸腔镜ASD修补术已成为胸腔镜心脏手术临床应用最多、技术最为成熟的适应证。

（王琦光　肖家旺）

第二节　室间隔缺损

室间隔缺损（ventricular septal defect，VSD）是儿童最常见的先天性心脏畸形，由于室间隔在胚胎时期发育不全，从而形成心室水平的异常交通，血液由高压的左心室通过异常通道流入低压的右心室。VSD在胚胎发育过程中由肌部和膜部两部分组成，而膜部间隔起源于心内膜垫和心球-动脉干的纵隔，其中任何一个成分在胚胎发育过程中发生障碍都可导致VSD。本病发生率约占成活新生儿的0.3%，占所有先天性心脏病的25%～30%。VSD多单独存在，也可与肺动脉瓣狭窄、房间隔缺损、动脉导管未闭、大动脉转位等其他畸形合并发生。

VSD自然闭合率高，婴儿期约有30%可自然愈合，40%相对缩小，其余30%缺损较大，多无变化。自然闭合多发生于出生后7～12个月，大部分在3岁前闭合，少数3岁以后逐渐闭合。关于VSD自然病程及其自然闭合率有诸多报道，总的自然闭合率为6%～71%，且多发生于5岁以下，尤其是1岁以内。VSD闭合机制与高速射流对内皮的损伤、间隔肌肉发育黏着等有关。对于闭合趋势及自然病程的判断则需综合多种因素，如膜部瘤样组织形成、患儿年龄、缺损大小、缺损部位及有无左心室-右心房分流、主动脉瓣下纤维嵴、主动脉瓣脱垂等。

一、分型

VSD大小差异很大，直径一般为0.1～3cm，小的仅有1mm，而大型VSD几乎可以是整个室间隔。根据VSD直径大小可将其分为小型缺损、中型缺损和大型缺损，儿童VSD直径小于主动脉根部直径1/3，为小型缺损，大于主动脉根部直径1/2，为大型缺损，1/3～1/2则为中型缺损。

VSD可发生在室间隔的任何部位，根据缺损位置的分型如下。

1.膜周型VSD　最多见，占75%～80%，位于室间隔膜部并累及邻近的肌部室间隔，根据缺损的延伸方向其又可分为膜周流入道型、膜周小梁部型及膜周流出道型，大型缺损可向2个或以上部位延伸，称为膜周融合型。

2.肌部型VSD　占15%～25%，膜部完整，根据所在部位其可再分为肌部流入道型、肌部小梁部型及肌部流出道型，后者有肌肉与肺动脉瓣分隔。

3.双动脉下型VSD　又称肺动脉瓣下型，占3%～6%，其主要特征是在缺损的上缘为主动脉与肺动脉瓣环的连接部，圆锥部室间隔发育差或缺如，主动脉瓣脱垂时可以减少左向右分流，且容易导致主动脉瓣反流。在部分膜周型VSD，尤其是膜周流入道型VSD，可见衍生自三尖瓣的纤维组织黏附于缺损边缘，形成假性室间隔膨出瘤，使缺损变小或完全阻止分流而达到自然闭合。

二、诊断要点

1.临床表现

（1）症状：VSD的症状与缺损大小相关。小型缺损者（直径＜0.5cm），分流量较小，可无明显症状，仅活动后稍感疲乏，生长发育一般不受影响。中型缺损者在婴儿期即出现症状。大型缺损者症状出现早且明显，以致影响生长发育，体格比较瘦小，可于出生1～2个月后出现呼吸急促、多汗、喂养困难，吸奶时常因气促中断，体重增加缓慢，面色苍白。伴慢性左心功能不全时，患儿经常夜间烦躁不安，有"哮喘"样喘鸣声。幼儿常有呼吸道感染，反复肺部感染，严重时易发生心力衰竭。年长儿可出现消瘦、气短、心悸、乏力等症状。缺损很大且伴明显肺动脉高压者，后期可发生右向左分流，出现发绀，并逐渐加重，有时因扩张的肺动脉压迫喉返神经而引起声音嘶哑。此外，本病易罹患感染性心内膜炎，赘生物多见于VSD的右心室面。

（2）体征：患儿生长发育可正常或稍落后。可见左侧心前区胸壁隆起，心尖搏动增强，心界向左下扩大，典型心脏杂音为胸骨左缘第3～4肋间3/6～5/6级响亮粗糙的全收缩期吹风样杂音，传导广泛，可触及收缩期细震颤。若分流量大，部分儿童可体型瘦小，除了可听到上述杂音外，心尖部还可有功能性舒张期隆隆样杂音，肺动脉瓣区第二心音增强。伴有严重肺动脉高压时，患儿发生右向左反向分流，可出现发绀，此时原有VSD的收缩期杂音可减弱或消失，而肺动脉瓣区第二心音显著亢进，且伴有相对性肺动脉瓣关闭不全的舒张期泼水样杂音。婴幼儿小至中型VSD杂音性质表浅，又称表浅性杂音，这种患儿VSD容易自然闭合。

2.辅助检查

（1）心脏X线检查：小型缺损心脏和肺部X线检查多无明显异常，或只有轻度左心室增大或轻度肺充血（图15-3）。中度以上缺损心影轻度到中度扩大，以左心室为主，左心缘向左向下延长，肺动脉圆锥隆出，主动脉结变小，肺门充血。大型缺损时心影中度以上增大，以左心室为主或左心室、右心室及左心房均增大，主动脉结较小，肺动脉段凸出明显，肺野充血，肺门血管影增粗、增多。若肺动脉段凸出明显，则提示肺动脉

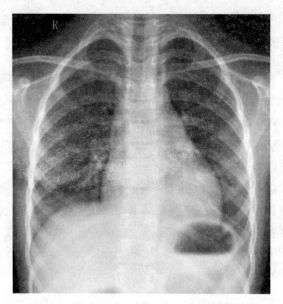

图15-3　室间隔缺损的心脏正位X线片表现

高压，若有器质性肺动脉高压则X线片表现为肺门血管影虽增粗，但肺野外侧带反而清晰，肺野外周纹理稀疏，分支呈鼠尾状，肺血管阴影有突然中断现象（肺门截断现象），心影反比以前稍有缩小。

（2）心电图检查：小型缺损心电图往往正常或表现为轻度左心室增大；中度缺损可出现左心室高电压和不完全性右束支传导阻滞图形；大型缺损者，随分流量和肺动脉压增大可出现左心室、右心室肥大或$V_5 \sim V_6$导联深Q波等改变；肺动脉高压严重者，表现为右心室肥大或伴劳损。

（3）超声心动图：M型超声心动图表现为小型VSD者显示各心腔内径多在正常范围内；中大型VSD可有左心房、左心室内径增大，二尖瓣前叶运动幅度增大，室间隔及左心室后壁运动幅度增大。而大型VSD发生肺动脉高压时，早期可显示左心房、左心室内径增大，中期可能显示各心腔内径正常，晚期则显示右心房、右心室内径增大，甚至室间隔与左心室后壁呈同向运动。

二维超声心动图显示VSD的直接征象是室间隔回声连续性中断，断端部位回声增强，可明确显示VSD的部位、形态甚至大小和类型等直接征象。多普勒超声可发现室间隔水平的异常血流信号，可以明确血液分流方向、速度并估计分流量（图15-4）。

（4）心导管检查：右心导管检查显示右心室水平血氧含量高于右心房0.9容积％以上，或右心室平均血氧饱和度大于右心房4％以上即可认为心室水平存在左向右分流。偶尔导管可通过缺损到达左心室。导管尚可检测压力和分流量。依分流量的多少，肺动脉或右心室压力有不同程度的增高。进行心导管检查时应特别注意瓣下型VSD，其由于左向右分流的血流直接流入肺动脉，导致肺动脉水平的血氧饱和度高于右心室，容易被误诊为动脉导管未闭。

（5）左心室造影：彩色多普勒超声诊断单纯性VSD的敏感性达100％，准确性达98％，一般不需要进行造影检查确诊。但对于疑难病例或拟行VSD介入封堵的患者，可

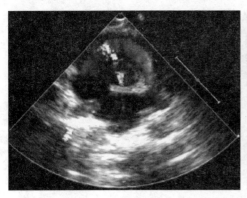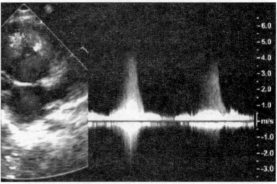

图 15-4　室间隔缺损的超声心动图表现

行选择性左心室造影检查以明确缺损的部位及大小等（图 15-5）。

3.鉴别诊断　胸骨左缘第 3～4 肋间有响亮而粗糙的全收缩期杂音，X 线与心电图检查有左心室增大等改变，结合无发绀等临床表现，均可提示 VSD 的存在，二维超声心动图结合彩色多普勒血流显像检查是诊断 VSD 的最好方法。然而，VSD 仍需与以下疾病进行鉴别。

（1）ASD：收缩期吹风样杂音较柔软，部位在胸骨左缘第 2 肋间，多半无震颤。心电图提示不完全右束支传导阻滞或右心室肥大，而无左心室肥大，额面 QRS 环多为顺钟向运行，主体部向右向下。超声心动图可进行鉴别。

（2）肺动脉瓣狭窄：收缩期杂音位于胸骨左缘第 2 肋间，呈喷射性，肺动

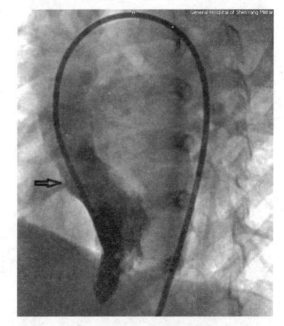

图 15-5　室间隔缺损左心室造影

脉瓣区第二心音减弱或消失，有心影增大，肺动脉段突出，肺血管影变细等，一般不易与 VSD 杂音相混淆。

右心室漏斗部狭窄杂音常在胸骨左缘第 3～4 肋间听到，易与 VSD 杂音相混淆。但前者胸部 X 线检查显示肺循环不充血，肺纹理稀少，右心导管检查可发现右心室与肺动脉间的收缩期压力阶差，而无左至右分流的表现，可确定前者诊断。VSD 与右心室漏斗部狭窄可以合并存在，形成所谓"非典型的法洛四联症"，且可无发绀。

（3）主动脉瓣狭窄：收缩期杂音位于胸骨右缘第 2 肋间，并向颈动脉传导，不易与 VSD 杂音相混淆。但主动脉瓣下狭窄，则杂音位置较低，且可在胸骨左缘第 3～4 肋间听到，又可能不向颈动脉传导，需与 VSD 的杂音相鉴别，可通过超声心动图进行鉴别。

（4）梗阻性肥厚型心肌病：有左心室流出道梗阻者，可在胸骨左下缘听到收缩期杂

音，其位置和性质与VSD杂音类似，但此杂音在下蹲时减轻，50%的患者在心尖部有反流性收缩期杂音，脉搏呈双峰状。另外，X线片显示肺部无充血，心电图提示左心室肥大伴劳损的同时有异常Q波，超声心动图可见室间隔明显增厚、二尖瓣前瓣叶收缩期前移（SAM征），心导管检查未见左向右分流，而左心室与流出道间有收缩期压力阶差，选择性左心室造影显示左心室腔小，肥厚的室间隔凸入心腔等有助于梗阻性肥厚型心肌病诊断。

三、治疗要点

单纯性VSD一般可于学龄前期进行治疗。中小型VSD若符合介入适应证者可行经导管封堵术。大型VSD、不具备介入适应证或介入治疗失败者，均可进行手术修补。若合并心力衰竭、肺部感染、感染性心内膜炎等，需内科治疗稳定病情后再行手术治疗。

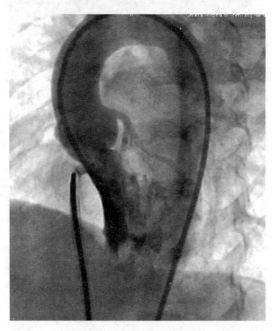

图15-6　经皮室间隔缺损封堵术后左心室造影表现

1.内科治疗　主要防治感染性心内膜炎、肺部感染，纠正贫血和心力衰竭。通过给予洋地黄、利尿剂，限制盐分摄入和（或）降低后负荷，以及积极处理呼吸道感染等能够使患儿心力衰竭得到控制，并保证其正常生长发育。

2.经皮介入封堵治疗　小型VSD，如缺损＜0.3cm，无心腔增大，可行临床观察。但也有学者认为VSD可并发感染性心内膜炎，故积极主张介入治疗（图15-6）。经皮介入封堵治疗适应证主要包括：①年龄通常≥3岁。②体重大于10kg。③膜周部VSD，有血流动力学异常的单纯性VSD，3mm＜直径＜14mm；VSD上缘距主动脉右冠状瓣≥2mm，无主动脉右冠状瓣脱入VSD及主动脉瓣反流；超声在大血管短轴五腔心切面9:00～12:00位置。④肌部VSD直径＞3mm。⑤嵴内型VSD。⑥手术后残余分流。⑦心肌梗死或外伤后VSD。

3.手术治疗　不适合进行介入封堵治疗或介入治疗失败的患儿可进行手术修补，手术年龄以学龄前期最为理想。但对于大型缺损在6个月内发生内科难以控制的充血性心力衰竭，包括反复罹患肺炎和生长缓慢者，应尽早予以手术治疗；6个月至2岁患儿，虽然心力衰竭能控制，但肺动脉压力持续增高，大于体循环动脉压的1/2，或2岁以后肺循环量与体循环量之比大于2，也应及时手术修补。晚期器质性肺动脉高压，有双向分流或以右向左分流为主者，肺血管阻力在10wood单位以上，则不宜手术。

VSD修补手术通常在胸骨正中切口或右侧小切口直视下进行，目前多采用经右心房切开途径，这对膜部缺损显露更佳。高位缺损，则以经肺动脉途径为宜。对边缘有纤维组织的较小缺损可直接缝合，缺损较大者则用涤纶织片缝补。

（王琦光　肖家旺）

第三节　动脉导管未闭

动脉导管未闭（patent ductus arteriosus，PDA）是常见的先天性心脏病之一，其占所有先天性心脏病的10%～21%，每2500～5000例存活新生儿中即可发生1例。早产儿发病率明显增加，出生时体重＜1kg者发病率可高达80%。女性多见，男女比例约为1∶3，约10%的患儿并存其他心血管畸形。遗传因素是PDA主要内因。在胎儿期任何影响心脏胚胎发育的因素均可能造成心脏畸形，如孕母患风疹、流行性感冒、腮腺炎、柯萨奇病毒感染、糖尿病、高钙血症等，孕母接触放射线，孕母服用抗肿瘤药物或甲苯磺丁脲等药物。

胚胎发育第5～7周，动脉导管发育形成，连接于主动脉与肺动脉之间，是胎儿时期血液循环必不可少的通道之一。小儿出生后由于肺膨胀，肺血管阻力下降，肺动脉压下降，血氧分压提高，动脉导管壁肌肉发生收缩而关闭，这个过程通常在1个月内完成，早产儿可延迟，多在出生后3个月左右完成，如果患儿在出生后6个月动脉导管仍未闭合，以后就几乎没有机会闭合，则形成PDA。

一、分型

PDA的形态变化较大，Krichenko根据造影形态将PDA分为5种类型（图15-7）：A型（漏斗状，最窄处位于肺动脉端）、B型（窗型，动脉导管较短，肺动脉与主动脉紧贴呈窗型，一般直径较大）、C型（管状，长度在10mm以内，导管两端基本相等，无狭窄）、D型（串珠型，可见多处狭窄）和E型（形状怪异，有伸长的漏斗状结构，最窄处远离气管前缘），发生率分别为64.5%、17.7%、7.5%、3.7%和6.3%。根据PDA患者的肺动脉端与气管的位置关系，A型和B型又各分为3个亚型。PDA造成主动脉血液经过未闭动脉导管直接流向肺动脉，导致大量左向右分流，由于大量高压血流直接冲击肺血管床，PDA较室间隔缺损更易造成肺动脉高压，一旦肺动脉压力升高水平超过主动脉压水平，就会造成反向分流即右向左分流，这时就出现艾森门格综合征，通常表示疾病已属晚期，并且丧失手术机会。因此，PDA患者一旦诊断均应该接受积极治疗。

二、诊断要点

1.临床表现

（1）症状：PDA临床表现主要取决于主动脉至肺动脉分流血量的多少及是否产生继发肺动脉高压和程度。常见症状有劳累后心悸、气急、乏力，易患呼吸道感染和生长发育迟缓。分流量小的患儿可无明显症状，常在健康检查时被发现。中度以上分流患儿则有活动后心悸、气喘、咳嗽、乏力、胸廓畸形等。重度患儿幼儿期即有吸奶时呼吸急促，反复发生呼吸道感染、发育障碍等，甚至早年即发生心力衰竭，体循环血量减少则引起生长发育迟缓。晚期肺动脉高压严重，产生右向左分流时，下肢可出现差异性发

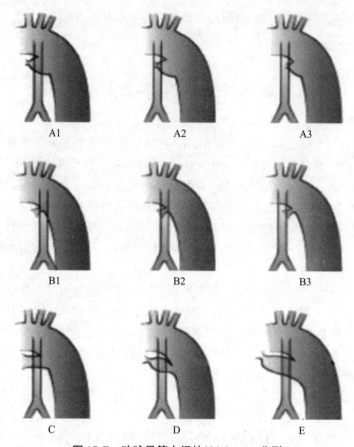

图15-7　动脉导管未闭的Krichenko分型

绀、杵状指等，偶因扩张的肺动脉压迫喉返神经而引起声音嘶哑。部分患儿可并发感染性心内膜炎。

（2）体征：PDA典型体征是胸骨左缘第2肋间可闻及响亮的连续性机器样杂音，向左侧第1肋间及锁骨下传导，在杂音最响处可扪及收缩期或收缩、舒张两期震颤。肺动脉瓣区第二心音增强，常被响亮杂音所掩盖而不易被识别。婴幼儿期因肺动脉压高，主动脉、肺动脉压力差在舒张期不明显，往往仅听到收缩期杂音，晚期出现肺动脉高压时，肺动脉瓣区第二心音亢进分裂，杂音变异较大，可仅有收缩期杂音，或收缩期杂音消失而代之以相对于肺动脉瓣关闭不全的舒张期杂音，下肢出现差异性发绀、杵状指等。分流量较大者，在心尖区尚可听到因二尖瓣相对狭窄产生的舒张中期隆隆样杂音。由于左心室收缩期射血量增加，收缩压往往增高，舒张压因左向右分流而降低，导致脉压明显增大，可出现明显周围血管征，包括毛细血管搏动征、水冲脉和股动脉枪击音等，脉压增大为本病临床诊断重要依据之一。

2.辅助检查

（1）胸部X线检查：分流量小的轻型患儿X线检查可无异常发现（图15-8）。分流量较大者可见肺动脉主干突出，肺门影增大，搏动增强，肺充血。主动脉结扩大，心影增大，早期为左心房、左心室增大，晚期右心室也增大，有时透视下可见肺门舞蹈征。

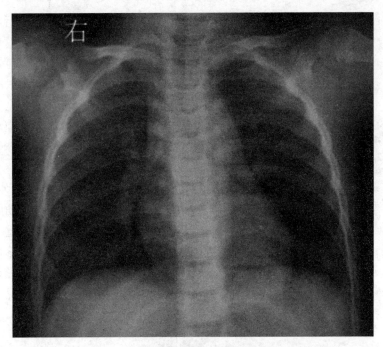

图15-8　动脉导管未闭心脏正位X线片表现

分流量大者除了左心增大，右心室增大更加明显，肺动脉干突出显著，升主动脉及主动脉弓影增宽而显著，搏动明显增强，导管区的主动脉有时呈漏斗状突起。随着肺动脉压力增高，肺小动脉痉挛甚至硬化，扩张的左右肺动脉远端变细，肺野充血反而不明显。

（2）心电图：轻者心电图可正常，分流量中等患儿可有电轴左偏、左心室高电压或左心室肥大等改变。分流量较大伴肺动脉高压明显者，可出现左心室、右心室均肥大。晚期则以右心室肥大为主，并有心肌损害表现。

（3）超声心动图检查：基本可以明确诊断，一般左心房和左心室有不同程度的增大，主动脉增宽。二维超声心动图显示主动脉与肺动脉分叉之间存在异常的管道交通；如存在肺动脉高压，右心室也可增大，脉冲多普勒或连续多普勒在动脉导管开口处也可探测到典型的收缩期与舒张期连续性湍流频谱（图15-9）。

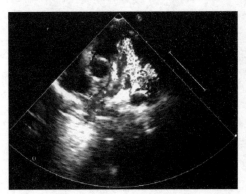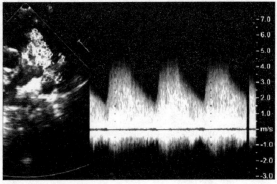

图15-9　动脉导管未闭超声心动图

（4）右心导管及主动脉造影检查：对经过上述检查尚不能确诊者、拟行介入封堵治疗或怀疑合并其他畸形者，可行右心导管检查或逆行性主动脉造影检查（图15-10）。前者可进一步明确分流部位、是否有肺动脉高压且导管可以自肺动脉进入降主动脉。心导管检查显示肺动脉血氧含量高于右心室0.5容积%以上，提示大动脉水平存在分流；同时可测定肺动脉压力及阻力情况，如插管通过动脉导管进入降主动脉更可确诊。逆行性主动脉造影，可见造影剂经动脉导管进入肺动脉的情况，从而可观察到动脉导管形态，测量其大小及长度。

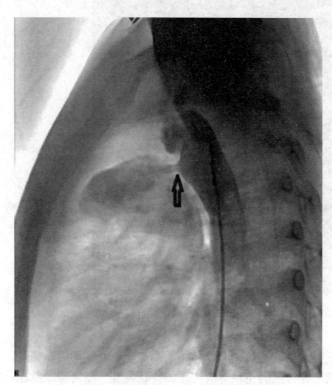

图15-10　动脉导管未闭的主动脉造影表现

3.鉴别诊断　根据胸骨左缘第2～3肋间连续性机器样杂音、周围毛细血管征及X线检查、心电图和超声心动图特点，对典型病例不难做出诊断。但本病必须与其他在胸骨左缘可有连续性机器样杂音的疾病进行鉴别。

（1）主-肺动脉间隔缺损：本病血流动力学改变与大型动脉导管未闭相同，杂音性质相同，但位置较低，靠近胸骨左缘第3肋间最响，超声心动图可加以鉴别。右心导管检查常易通过未闭动脉导管进入升主动脉。升主动脉造影可见升主动脉后壁造影剂通过，升主动脉和肺动脉同时显影。

（2）VSD合并主动脉瓣关闭不全：高位VSD缺损较大时往往伴有主动脉瓣脱垂畸形，导致主动脉瓣关闭不全，并引起相应体征。杂音位置较低，以胸骨左缘下方最响，呈不连续性收缩期与舒张期双期杂音。主动脉瓣区舒张期泼水样杂音较响，不向上传导，但有时与连续性杂音相仿，难以区分。超声心动图可显示主动脉瓣脱垂畸形及主动脉血流反流入左心室，同时通过VSD由左心室向右心室和肺动脉分流。逆行性升主动脉造影可显示造影剂经升主动脉反流至左心室。左心室造影则显示左心室造影剂通过VSD分流入右心室和肺动脉。

（3）主动脉窦瘤破裂：临床表现与PDA相似，主动脉窦瘤破入低压心腔时也可听到性质相同的连续性心脏杂音，只是部位和传导方向稍有差异。破入右心室者偏下偏外，向心尖传导；破入右心房者偏向右侧传导。如彩色多普勒超声心动图显示主动脉窦畸形及其向各心腔、肺动脉分流即可判明，再加上逆行性升主动脉造影更可确立诊断。

（4）冠状动脉瘘：可听到与PDA相同的连续性杂音伴震颤，但部位较低，表浅，且偏向内侧，舒张期较收缩期为响。多普勒彩色超声能显示冠状动脉扩张、冠状动脉瘘口位置和其沟通的房室腔。逆行性升主动脉造影或冠状动脉造影更能显示扩大的病变冠状动脉主支或分支走向和瘘口。

三、治疗要点

1. 内科治疗

（1）早产儿患PDA时容易并发呼吸窘迫综合征、呼吸衰竭和心力衰竭，可试用吲哚美辛或布洛芬促使动脉导管关闭，若无效则需早期行手术关闭。但早期应用布洛芬会增加药物不良反应，增加早产儿并发症及内脏损伤的风险，故大多数学者倾向待PDA患儿出现血流动力学影响后，再使用药物治疗，这样更合理和安全。

（2）婴幼儿大型PDA分流量大，反复发生心力衰竭和肺炎，内科治疗无效或难以控制者，应尽早手术关闭。

（3）若并发感染性心内膜炎，经过积极有效的抗菌治疗，感染控制后3～6个月可行手术关闭PDA，若感染难以有效控制，仍应争取手术，术后继续抗菌治疗，感染常可得以控制。

2. 介入封堵治疗

（1）PDA介入治疗操作方便、适应证范围广、相关并发症少。目前大多数专家认为PDA一经诊断就必须进行治疗，而且大多能够通过介入方法治愈（图15-11）。

（2）PDA介入治疗适应证：①患儿体重≥4kg；②PDA合并左心房和（或）左心室扩大；③存在肺动脉高压，肺动脉压力＜体循环压力的2/3或肺血管阻力＜体循环阻力的2/3；④存在肺动脉高压，肺动脉压力＞体循环压力的2/3或肺血管阻力＞体循环阻力的2/3，但表现为单纯左向右分流；⑤合并感染性心内膜炎，但已控制3个月；⑥有连续性杂音的小直径PDA；⑦无杂音的小直径PDA。

（3）介入治疗禁忌证：①肺动脉高压，出现单纯右向左分流，即艾森门格综合征；②合并需外科手术矫正的心脏畸形；③依赖PDA生存的心脏畸形。

（4）近年来，一些新型介入治疗器械不断应用于临床，如ADO Ⅱ及ADO Ⅱ-Additional Size封堵器（St Jude Medical，Minneapolis，MN）（图15-12）只需使用4F或5F输送鞘管，可避免血管损伤，更适合封堵低体重婴幼儿和细小PDA，提高介入治疗成功率。

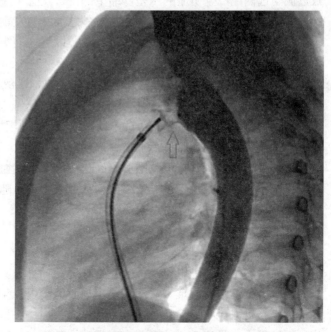

图15-11 经皮动脉导管未闭封堵术后主动脉造影

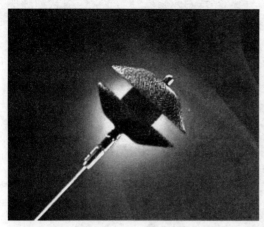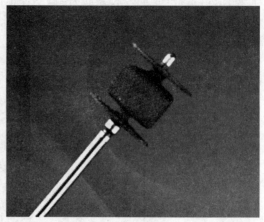

图15-12　ADO Ⅱ与ADO Ⅱ-Additional Size封堵器（St Jude Medical，Minneapolis，MN）

3.外科手术　目前大多数PDA均可采用介入方法治疗，但对过于粗大、早产儿或介入治疗失败的PDA可考虑手术治疗。手术闭合方法包括结扎、缝扎、切断缝合，还可通过胸腔镜手术进行闭合。

（王琦光　肖家旺）

第四节　主动脉缩窄

主动脉缩窄是一种先天性主动脉畸形，一般指主动脉弓远端的局限性管径狭窄，导致近侧与远侧端产生明显的压差。缩窄部位常发生于左锁骨下动脉起始部和主动脉与动脉导管连接处远端；少数缩窄发生在左颈总动脉与左锁骨下动脉之间；极少数缩窄可位于主动脉弓部或降主动脉膈肌平面或肾动脉以远。缩窄范围多数较为局限，也可为长段缩窄。缩窄程度不一，一般缩窄的主动脉内径为2～5mm，严重缩窄主动脉内腔近于闭锁。发病率为2‰～6‰，占先天性心脏病的5%～8%，居先天性心脏病第8位。1760年，Morgagni首次在尸检病例中描述了主动脉缩窄。30年后Paris阐述了本病的病理征象。1944年，Grafaord首次成功对主动脉缩窄施行了手术治疗。主要病理生理改变为缩窄近端高血压，左心室后负荷加重，出现左心室肥大、劳损，从而可导致左心衰竭。脑血管长期处于高血压状态可致脑血管硬化。缩窄远端血流量减少，致下半身和腹腔脏器缺血，严重肾血流减少，可导致少尿，甚至酸中毒。随着侧支循环形成，上述变化可得到改善。

一、诊断要点

1.临床表现　与年龄和是否合并心脏病变等有关。婴幼儿期合并心内畸形，患儿常出现呼吸急促、喂食困难、多汗甚至出现心力衰竭。年龄稍大至青少年期若未合并心脏畸形，患者可以无明显症状。部分患者自诉头痛、头晕，活动后心悸、气促，心前区疼痛，下肢乏力，易疲乏，甚至可出现间歇性跛行。少数患者可因扩张的肋间动脉压迫脊髓前动脉影响脊髓供血，也可因肋间动脉瘤样扩张破裂导致硬膜外出血而致下肢瘫痪。合并心内畸形者常有充血性心力衰竭症状，且对强心利尿等治疗反应不佳。

胸骨左缘可闻及收缩期杂音，可出现奔马律。桡动脉搏动增强，股动脉及足背动脉搏动减弱甚至消失。上肢血压明显高于下肢，有明显的压力阶差。由于上半身血压高，颈部及锁骨上窝可见到动脉搏动，在背部肩胛区因增粗的侧支循环有时可扪及动脉搏动和震颤并可闻及收缩期杂音。合并心内畸形者在心前区常可听到心内病变产生的相应杂音。婴幼儿患有严重导管前型主动脉缩窄伴有动脉导管未闭时，可出现右向左分流，肺动脉血流经未闭动脉导管流入降主动脉，足趾发绀，手指及口唇无发绀，而呈现差异性发绀。在此种情况下下肢动脉搏动可正常。

婴儿型主动脉缩窄常因合并其他复杂畸形而漏诊，临床一旦发现有上下肢压差，差异性发绀，应高度怀疑该病。成年人型主动脉缩窄常无症状，多因下肢无脉或脉搏弱而就诊。行超声心动图检查即可明确诊断。心导管和心血管造影可准确了解缩窄部位、压力阶差、侧支血管分布及心内合并畸形。也可选择其他无创检查CT及MRI，其对诊断和术式选择有指导意义。

2.辅助检查

（1）心电图检查：正常或有左心室肥厚，后者多见于年龄较大的患者，且有心肌损害。

（2）胸部X线检查：心影正常或左心室不同程度增大。伴心力衰竭患儿可呈现全心扩大和肺充血。①升主动脉扩张可致右上纵隔阴影增宽。②左锁骨下动脉扩张，缩窄近侧和远侧降主动脉扩大及缩窄段的凹陷在左上纵隔外缘形成"3"字形X线征（图15-13A）。食管钡剂造影则呈现"E"字形X线征（图15-13B）。

（3）超声心动图检查：二维超声心动图对主动脉缩窄区的检出率为90%～100%，胸骨上窝主动脉长轴切面可显示弓后峡部主动脉局限性狭窄，管壁回声增强。缩窄范围及缩窄前后主动脉管腔扩张情况（图15-14A）。彩色多普勒在缩窄部位的近端可见血流在接近缩窄部位时加速而形成的血流汇聚区。缩窄部位血流呈五彩镶嵌状，血流变细且加速，远端多彩镶嵌的湍流信号（图15-14B），通过缩窄段后血流呈扩散状。此外，彩色多普勒在缩窄周围可显示较为丰富的侧支循环血流信号。根据通过缩窄部位血流速度可推算缩窄两端的压力阶差并估测缩窄程度。

（4）主动脉造影及心导管检查：主动脉造影可确定缩窄的部位、范围，并可显示有无主动脉峡部及弓部发育不全，主动脉弓分支及侧支循环及有无动脉瘤样扩张等情况。心导管检查可测定心排血量及缩窄部位的压力阶差，有助于判定缩窄程度。

3.鉴别诊断

（1）主动脉弓中断：是指管腔完全闭塞，而主动脉缩窄则是指主动脉一节段内径局限性显著缩窄。超声心动图、CTA及MRI和经导管主动脉造影可以帮助鉴别。前者在主动脉弓长轴相应切面均无血流通过的多普勒信号或征象；后者尚可见到缩窄的管腔和血流征象。

（2）主动脉瘤及瘤样扩张：主动脉某一节段局限性扩张，但近端主动脉无明显缩窄。彩色血流及多普勒见不到五彩血流及高速湍流信号。

（3）双主动脉弓：包绕气管走行的主动脉分为前后2个弓，前弓常合并缩窄或闭

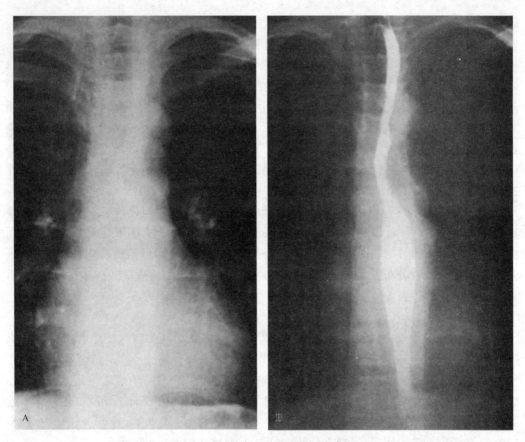

图15-13　主动脉缩窄胸部X线表现

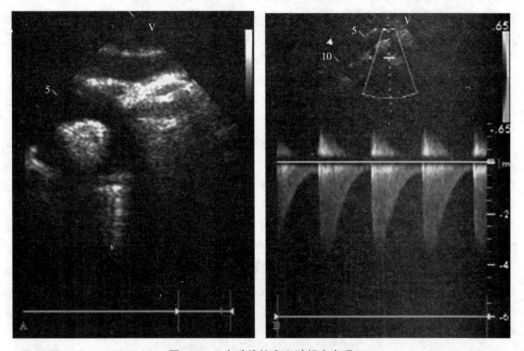

图15-14　主动脉缩窄心脏超声表现

塞。超声心动图、CTA和MRI可明确显示局部结构、血流信号及延续的降主动脉。

二、治疗要点

先天性主动脉缩窄确诊后原则上应尽早手术，外科治疗方法可概括为：①缩窄段切除端-端吻合或人造血管移植术；②主动脉缩窄成形术，又可分为锁骨下动脉垂片成形术、补片成形术及Vosschulte主动脉缩窄成形术等；③主动脉缩窄人工血管旁路移植术。手术方式的选择应根据病变的具体情况而定。自20世纪80年代以来，介入技术的发展使得部分主动脉缩窄患者可通过球囊扩张术或主动脉腔内支架置入术得到快速有效治疗。

1.外科治疗

（1）手术适应证：①无症状的单纯主动脉缩窄，压差不大于30mmHg，手术年龄可推迟到4～6岁，此时主动脉已发育到最大直径的50%，术后再发生缩窄的概率较小。②新生儿及婴幼儿症状严重，伴呼吸困难、顽固性心力衰竭，经积极内科治疗无效者应尽早手术治疗。③对于合并心内畸形者是否一期矫正尚存争议。一般主张新生儿合并大型室间隔缺损者应先矫正主动脉缩窄，同时行肺动脉环缩术以减少肺血流量，延缓发生肺血管阻塞性病变，二期修复室间隔缺损；1个月以上婴儿可同期手术矫正主动脉缩窄及室间隔缺损。近年越来越多学者认为，无论患儿年龄大小均可一期实施矫正术，并不增加手术死亡率。

（2）术前准备：重症主动脉缩窄的新生儿和婴幼儿常处于严重左侧心力衰竭和代谢性酸中毒状态，因此，应进行以下术前准备。①有充血性心力衰竭的患儿，应给予吸氧及强心利尿等治疗，以控制心力衰竭。②严重心力衰竭伴酸中毒及体循环灌注不良的患儿，应给予机械辅助呼吸，输入碳酸氢钠以纠正酸中毒。并可应用前列腺素E_1，以延缓动脉导管闭合，改善体循环灌注。③伴肾功能不全者术前给予透析治疗，以维持水和电解质平衡。

（3）手术方式：主动脉缩窄手术方式多样，各有其优缺点。可根据患儿年龄、病变情况及有无心内畸形等选用不同方法。

1）缩窄段切除端-端吻合术或人造血管移植术：缩窄段切除端-端吻合术最初由Crafood等于1944年完成，该式主要适用于婴幼儿及局限的主动脉缩窄。年长儿童及成年人因主动脉弓及降主动脉位置比较固定，不能像婴幼儿那样彻底游离，安全地进行无张力吻合。1951年，Cross首次采用同种主动脉管道治疗长段主动脉弓缩窄。该术式对于婴幼儿及儿童患者而言，同种管道不能随年龄增长而生长发育，需要再次手术更换更粗的管道。但对于16岁以上的成年人，缩窄段多发、较长，合并主动脉瘤，缩窄严重不易做成形及缩窄切除吻合术后再狭窄者多采用直径18～20mm的人工血管移植。

2）缩窄段切除扩大端-端吻合术：1977年Amato首先采用缩窄段切除扩大端-端吻合术治疗主动脉缩窄合并弓部发育不良。该术式优点：手术切除了所有可能影响吻合口生长的主动脉缩窄组织，保留了左锁骨下动脉，避免了左上肢缺血和生长发育障碍；不使用人工材料，保存了正常的血管解剖，减少了动脉瘤的形成，同时纠正主动脉弓、弓远端和峡部发育不良。该术式多适用于2岁以下主动脉缩窄合并弓部发育不良患儿。年长儿童或成年患者因主动脉弓及降主动脉位置比较固定，不能进行充分游离、吻合，故不适合此术式。

3）主动脉补片成形术：该术式适用于缩窄近心端的血管发育较好、缩窄段附近血管壁纤维化不重、缩窄段较长的患者。补片包括自体血管补片和人工材料补片两类。其中自体血管补片多采用左锁骨下动脉补片；人工血管补片多采用聚四氟乙烯血管补片。

4）旁路移植术：适用于降主动脉长段缩窄（如行缩窄段切除则需切断多对肋间动脉影响脊髓供血）及再缩窄须二次手术者。再缩窄的手术指征为经血管造影证实血管腔横截面积已缩小至50%以上，并有上肢高血压，上肢、下肢压差 > 30mmHg，伴有间歇性跛行，股动脉搏动减弱或消失，心电图出现左心室肥厚和劳损者。

2.介入治疗

（1）单纯球囊扩张术：自1982年经皮球囊扩张血管内成形术首次应用于临床后，以其操作简单、疗效显著而迅速成为当时治疗或缓解主动脉缩窄首选的治疗方式。适应证：单纯的局限性成年人型主动脉缩窄及婴儿型主动脉缩窄的姑息治疗，以减轻心脏后负荷，缓解充血性心力衰竭或为进一步手术治疗争取时间。另外，主动脉缩窄术后再狭窄者也是经皮球囊扩张血管内成形术对象。

（2）主动脉腔内支架置入术：常用的主动脉腔内支架有金属裸支架和覆膜支架两种。金属裸支架治疗主动脉缩窄虽无再缩窄发生，但裸支架置入后，血流对主动脉管壁的冲击和压力仍然存在，术后发生夹层和动脉瘤等屡见报道。目前，对于主动脉缩窄均采用覆膜支架进行治疗，其中的Cheath am platinum（CP）覆膜支架是一种激光焊接而成的"Z"形铂铱合金支架，该支架边缘圆钝，对血管壁损伤小，扩张后短缩率低，支架表面的聚四氟乙烯膜可有效阻止血流直接冲击血管壁。文献显示，覆膜CP支架能有效扩大缩窄段主动脉直径，降低跨缩窄段收缩压压差，并改善患者高血压情况，对重度主动脉缩窄有良好的疗效。覆膜CP支架置入后，近中期随访发生再缩窄和动脉瘤的概率为0。对于合并未闭动脉导管的主动脉缩窄，覆膜支架在解决缩窄的同时还能够封闭动脉导管开口，达到"一站式"的治疗效果，与其他方法相比，治疗过程大为简化。

（3）镶嵌治疗：随着介入治疗技术的发展及手术技术的改良，介入和手术协同治疗可改善某些复杂主动脉缩窄的近期、远期效果。这种介入治疗和外科治疗相互结合应用的治疗模式称为镶嵌治疗（hybrid approach）。主动脉缩窄的镶嵌治疗主要应用于严重主动脉缩窄或合并广泛严重的主动脉弓发育不良而不能耐受体外循环者；另外，主动脉缩窄合并不太严重心内畸形（如小室间隔缺损等）的婴幼儿也适合应用镶嵌治疗。

综上，对主动脉缩窄的具体治疗应该根据患儿具体情况而定。手术治疗仍是复杂主动脉缩窄的主要治疗方法。介入治疗为治疗主动脉缩窄提供了新思路，扩大了主动脉缩窄的治疗指征。对严重或复杂性主动脉缩窄，镶嵌治疗已逐渐成为一种趋势。

三、预后

主动脉缩窄严重并伴有心内畸形的婴幼儿，约5%在出生后数周内即发生顽固性心力衰竭，常因未及时行手术治疗而死亡。约10%在6个月内虽有心力衰竭发生，但及时手术常能挽救生命。85%可生长至青少年期，但约25%患者在20岁以前死亡。90%在50岁以前死亡。Abbott等报道先天性主动脉缩窄的平均寿命仅为32岁。女性患者发生高血压及动脉粥样硬化进程较缓慢，少数可生存至60岁以上。本病的死亡原因主要为充血性心力衰竭（26%）、细菌性心内膜炎（25%）、自发性主动脉破裂（21%）及颅内出血（13%）。颅内动脉瘤发生率极低。

（韩宏光）

第五节　右　位　心

右位心是指心脏的主要部分位于右侧胸腔，心脏长轴指向右下方的一种先天性心脏位置异常。在先天性心脏病中右位心约占2%。多数是由胚胎发育过程中的异常所致，胚胎第4周时，心管异常地向左而不向右弯曲，导致心脏及血管的位置与正常相反。

一、分型

按Van Praagh节段分析方法右位心分为以下3种类型。

1.镜面右位心　发生率约为0.5/10 000。心脏在胸腔的右侧，其心房、心室和大血管的位置宛如正常心脏的镜中像。其常伴有内脏转位，但也可不伴有内脏转位。15%～25%的患者并发Kanagener综合征。合并心内畸形者高达40%～50%。无性别差异。

2.右旋心　心脏位于右胸，心尖虽指向右侧而各心腔间的关系未形成镜像倒转，为心脏移位并旋转所致，又称假性右位心。右旋心常合并纠正型大血管转位、肺动脉瓣狭窄和心室或心房间隔缺损。男性多见。

3.孤立右位心　是一种较为特殊的类型，无内脏反位，静脉心房的位置位于脊柱左侧，下腔静脉的肝上段由脊柱右侧突然转向左侧进入静脉心房。此型多合并复杂心血管畸形，如大动脉转位（TGA）、完全型房室管畸形（CAVC）等。男性多见。

二、诊断要点

1.临床表现

（1）不伴其他的单纯右位心，患者无不适症状，往往在查体时被发现，进行胸部叩诊、听诊时发现心脏位于右侧。

（2）右位心常和较严重的先天性心血管畸形同时存在，少数镜像右位心可伴房间隔缺损、室间隔缺损、单心室等先天性心血管畸形，临床表现则随合并畸形的类型而异。

（3）如同时有内脏异位，应注意各脏器的位置。

（4）易并发肺部疾病，如肺炎、肺不张、张力性气胸、胸腔积液等。

2.辅助检查

（1）X线检查：对右位心的诊断、分型有重要帮助，可确定心脏和心尖位置，排除心外原因引起的心脏移位，同时判断胃囊泡及肝脏的位置，根据支气管-心房-内脏相关性做出右位心的诊断。镜面右位心伴全部内脏反位者，X线片可见心影偏右侧，胃囊泡位于右上腹，肝在左侧，其他腹腔脏器也都左右颠倒。内脏不转位者，则X线片可见心影在右侧，但胃囊泡仍在左上腹部。继发性右位心者X线检查常能发现将心脏推或拉向右侧的原发疾病（图15-15）。

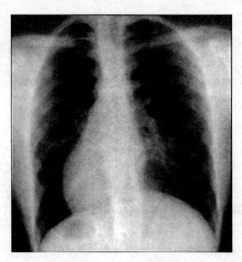

图15-15　X线片显示心脏位于胸腔右侧（内脏反位）

（2）心电图：对右位心的鉴别诊断有参考价值，有助于先天性心脏病、内脏反位等畸形的早期诊断，同时对心律失常有特殊临床意义。

1）镜像右位心：Ⅰ导联、aVL导联P波、T波、QRS波群均向下，aVF导联的图形与正常心脏位置的aVF相同，胸导联$V_1 \sim V_6$导联R波振幅逐渐递减而S波逐渐增深，R/S比例逐渐减小。

2）右旋心：心电图改变与镜像右位心图形特征相似，但由于右旋心的左心、右心位置不变，故Ⅰ导联的P波是直立的，即右旋心有正常形态的P波。

3）右移心：是指疾病等因素导致心脏移位，而心脏本身一般无畸形，故心电图肢体导联图形接近正常，Ⅰ导联P波直立，而在胸导联可显示右胸导联R波振幅增高，左胸导联电压减小。心电轴右偏。

（3）超声心动图：利用左心室长轴切面可判断心脏在胸腔内的位置，再根据"形态学右心房总是和肝主叶和下腔静脉肝上段在同侧"这一规律进一步显示内脏位置、下腔静脉进入左心房的部位及心耳的形态，即可确定心房的位置关系。如果超声心动图显示心脏的大部分和心尖位于右侧胸腔则提示右位心。超声心动图对心内畸形的诊断具有不可替代的重要作用，可判断心房方位、房室连接、心室形态及心室大动脉连接，并显示相关的心内畸形如瓣膜、瓣环、房室间隔的改变及心内异常血流（图15-16，图15-17）。

（4）MRI：在显示右位心的心房-内脏关系、左右主动脉弓、双上腔静脉、心室襻、主动脉病变和大血管转位等方面优于超声心动图，但对房间隔缺损、室间隔缺损的分流情况及瓣膜病变的观测则不如超声心动图。

（5）螺旋CT：对大血管和左右心室的形态结构及位置关系、体静脉和肺静脉回流异常的显示等方面有独特优势。

（6）心导管检查及心血管造影：伴有复杂先天性心脏畸形时需要进行心导管检查及心血管造影以协助诊断。

3.鉴别诊断　将正常人将左手、右手电极反接记录出来的心电图，酷似右位心的心电图特征，但与右位心不同，前者胸导联P波、QRS波群及T波均正常。

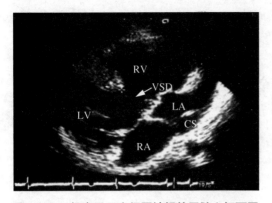
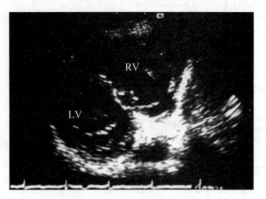

图15-16　超声显示室间隔缺损的四腔心切面图

　　RV.右心室；LV.左心室；RA.右心房；LA.左心房；VSD.室间隔缺损；CS.冠状静脉窦

图15-17　超声显示短轴切面图

　　RV.右心室；LV.左心室

三、治疗

　　1. **一般治疗**　单纯的右位心不引起明显的病理生理变化及临床表现，不合并其他畸形或疾病者可不治疗；胸部疾病引起者需积极治疗原发疾病。

　　2. **手术治疗**　对于合并心内畸形的先天性右位心应根据具体情况采取治疗对策。Fontan类手术（改良Fontan或全腔肺动脉连接术）是治疗复杂先天性右位心较有前途的方法，选择标准如下：①合适的肺动脉大小；②肺动脉压＜18mmHg；③良好的左心室功能，左心室舒张末压＜12mmHg；④中度以下的房室瓣反流；⑤无左心室流出道梗阻；⑥可修复的局部肺动脉狭窄。其中①、②、③、④是主要条件。目前多数认为心外管道全腔静脉-肺动脉连接方式心外管道耗能少、操作简便、不需阻断循环、心房损伤小、管腔不易变形、血流动力学效应好，可减少术后晚期并发症，在难以采取解剖矫治的情况下，常能取得一定的治疗效果。

（韩宏光）

第六节　大动脉转位

　　右心房与右心室相连接，后者发出主动脉，而左心室与左心房相连并发出肺动脉干，系主动脉与肺动脉在解剖上互换位置，形成体循环与肺循环异常的一种先天性畸形。与胎生期心血管的扭转和动脉圆锥健康搜索的发育分隔等密切相关。胎生第5～6周心管扭转。正常时右向襻转（D-Loop），右心室位于右侧，左心室位于左侧。主动脉圆锥位于右后偏下而肺动脉圆锥位于左前偏上。心管在发育过程中如左向襻转（L-Loop），或者由心室起源的动脉圆锥干不呈螺旋状而呈笔直地发育分隔，便会形成右心室在左，左心室在右，或主动脉在右前而肺动脉在右后的位置变化。流行病学调查显示：新生儿期最常见的发绀型先天性心脏病，发病率为0.2‰～0.3‰，占先天性心脏病总数的5%～7%，居发绀型先心病的第二位，男女患病之比为（2～4）:1。患有糖尿病母体的发病率较正常母体高达11.4倍，妊娠初期使用过激素及抗惊厥药物的孕妇发病率较高。若不治疗，约90%的患者在1岁内死亡。

一、分型

大动脉转位分为矫正型大动脉转位和完全型大动脉转位。

1.矫正型大动脉转位　属于复杂先天性心脏病一种，由大动脉与心室连接不一致，同时又有房室连接不一致而构成的。心房可以是正位的，也可以是反位的，同时心脏可以出现在胸腔的任何位置，包括左位心、右位心和中位心。

2.完全型大动脉转位　主动脉完全或大部分起自右心室，而肺动脉完全或大部分起自左心室的先天性心脏畸形。

二、诊断要点

1.临床表现　未经治疗完全型大动脉转位婴儿的临床症状为发绀、低氧血症和充血性心力衰竭。其临床表现和经过完全取决于体、肺两循环间分流产生混合血量的多少，所以单纯和复杂完全型大动脉转位的症状和体征有明显差别。

（1）完全型大动脉转位室间隔完整病例的临床突出表现为出生后早期发绀。有此畸形的新生儿两循环之间交通少，出生后1h内出现发绀的占50%，生后1d内出现发绀占92%。此种小的新生儿应及时诊断和治疗。目前采取的方法有出生后立即经过超声心动图检查确定诊断，采用前列腺素E_1和（或）经导管进行球囊房间隔撑开术，也可立即施行动脉调转术。如不治疗，一般PO_2为25～40mmHg，吸入纯氧也得不到改善。在出生后24～48h动脉导管闭合后，病情迅速恶化，很快产生酸中毒并进行性加重直至死亡。完全型大动脉转位室间隔完整病例在出生后除有发绀外，身体健康和发育良好，随后出现低氧血症。Levin报道50例2周以内的新生儿，其中62%发育和一般状况良好。所有病例均有发绀，其中82%为中度，18%为重度。1/2的婴儿有轻度呼吸浅快和困难。在肋下可以扪及肝。听诊第一心音正常，1/3婴儿第二心音分裂，另2/3婴儿第二心音呈单音亢进。有时可听到第三心音。42%新生儿无杂音，其余可在胸骨左上缘听到2/6级收缩期射血性杂音，可能为功能性左心室流出道阻塞所产生的杂音。有大的动脉导管未闭时，可听有连续性机械杂音。

（2）完全型大动脉转位合并大室间隔缺损和动脉导管未闭的新生儿在出生后24h内无症状，仅在哭闹时有轻度发绀，心脏较小和很少出现杂音，所以在出生后数天或数周内很容易漏诊。但在出生后2～6周肺血管阻力下降时，出现充血性心力衰竭，其特征为呼吸快、呼吸困难、心动过速、躁动和肝大等。此种病例也应早期手术，防止产生阻塞性肺血管病。小室间隔缺损的临床表现与完全型大动脉转位室间隔完全相似。完全型大动脉转位合并室间隔缺损的新生儿的听诊，起初心脏杂音轻，以后则出现3/6～4/6级全长收缩期杂音、第三心音伴有舒张中期辘辘性杂音、奔马律、第二心音分裂变窄和肺动脉成分增强。15%婴儿的室间隔缺损自行闭合或缩小，则杂音可以消失和减轻。导管前和导管附近的主动脉缩窄可出现股动脉搏动减弱，但很少见，如存在时通常合并向前对位异常的室间隔缺损。在完全型大动脉转位合并室间隔缺损和肺血管病导致肺血流减少的病例，早期在体检中很难发现。婴儿在成功地施行姑息性手术后又出现第二次发绀加重，并有血细胞比容升高，应高度怀疑因发生阻塞性肺血管病或左心室流出道阻塞而致的肺血流减少。有重度肺血管病时，可有收缩早期射血性杂音，也可无杂音或有柔和的收缩期射血性杂音。在大的儿童和青年，可听到肺动脉瓣关闭不全产生的早期舒张期杂音或因心脏普遍增大在心尖部出现二尖瓣关闭不全的收缩期反流性杂音。

（3）完全型大动脉转位合并室间隔缺损和左心室流出道阻塞病例，临床症状犹如法洛四联症，出生后有轻度发绀，以后根据左心室流出道阻塞的严重程度，发绀逐渐加重。出生后立即出现重度发绀者可能为此畸形合并严重肺动脉狭窄或肺动脉闭锁。完全型大动脉转位合并室间隔缺损和左心室流出道阻塞者往往在胸骨左下缘听到3/6～4/6级收缩期射血性杂音，肺动脉瓣区第二心音亢进，呈单音。在杂音甚轻或有连续性杂音的病例，则可能合并重度肺动脉狭窄或肺动脉闭锁伴有主动脉到肺的侧支循环动脉。在合并大的动脉导管未闭和肺动脉高压者，可见有反向区域性发绀，上肢的发绀较下肢重，这是由于主动脉氧合血经大的未闭动脉导管从肺动脉向降主动脉产生右到左分流。有此区域性发绀者，应疑为复杂大动脉转位合并主动脉弓畸形，即导管前主动脉缩窄或主动脉弓中断。

2.辅助检查

（1）X线检查：①由于主动脉、肺动脉干常呈前后位排列，因此，正位片见大动脉阴影狭小，肺动脉略凹陷，心蒂小而心影呈"蛋形"；②心影进行性增大；③大多数患者肺纹理增多，若合并肺动脉狭窄者肺纹理减少（图15-18）。

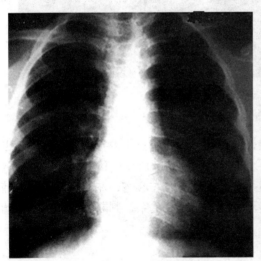
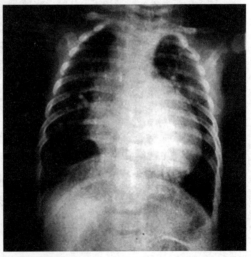

图15-18　大动脉转位X线检查表现

（2）心电图：新生儿期患儿可无特殊改变。婴儿期心电图显示电轴右偏，右心室肥大，有时尚有右心房肥大。肺血流量明显增加时则可出现电轴正常或左偏、左右心室肥大等。合并房室通道型室间隔缺损时电轴左偏，双室肥大。

（3）超声心动图：诊断的常用方法。若二维超声显示房室连接正常，心室大动脉连接不一致，则可建立诊断。主动脉常位于右前，发自右心室；肺动脉位于左后，发自左心室。彩色及频谱多普勒超声检查有助于心内分流方向、大小的判定及合并畸形的检出（图15-19）。

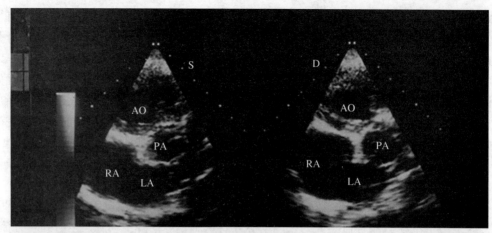

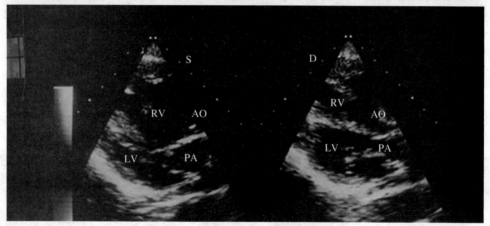

图15-19 大动脉转位心脏超声改变

RV.右心室；LV.左心室；RA.右心房；LA.左心房；AO.主动脉；RA.肺动脉

（4）心导管检查：导管可从右心室直接插入主动脉，右心室压力与主动脉相等，也有可能通过卵圆孔或房间隔缺损到左心腔再入肺动脉，肺动脉血氧饱和度高于主动脉。

（5）心血管造影：选择性右心室造影时可见主动脉发自右心室，左心室造影可见肺动脉发自左心室。选择性升主动脉造影可显示大动脉的位置关系，判断是否合并冠状动脉畸形。

3.鉴别诊断

（1）永存动脉干：与完全型大动脉转位相似的是患者均有发绀，在胸骨左缘第2～3肋间可听到较强的主动脉第二心音。所不同者是永存动脉干的心脏杂音常是连续性的，其X线平片显示纵隔影宽，心界扩大。心电图则显示双室肥厚，而心导管检查可证实为只有单一的动脉干，即永存动脉干。

（2）完全型肺静脉畸形引流：当肺静脉总干发生梗阻时，完全型肺静脉畸形引流患者的症状加重，发绀也明显，此时可能疑为完全型大动脉转位，但前者的X线平片显示典型的"8"字征；胸骨左缘收缩期杂音较轻，位置较高，且第二心音常分裂。行心导管检查及超声心动图检查，均可较明确地鉴别此两种疾病。

（3）法洛四联症：与完全型大动脉转位相似的是患者均有发绀；合并室间隔缺损的

大动脉转位患者，其心脏杂音也相近似。但法洛四联症患儿出生后发绀发生常较晚，平时喜蹲踞，X线平片有靴形心的特征，肺血少，纵隔不宽。超声心动图检查可做进一步的鉴别诊断，而心导管及右心室造影更加有助于鉴别诊断。

三、治疗

完全型大动脉转位的矫正手术分为两大类。①解剖矫正：动脉调转术是目前完全型大动脉转位最常用的一种手术，两大动脉相互调转和冠状动脉移植，结果使主动脉连接至左心室、肺动脉连接至右心室，变为正常串联循环。Lecompte手术、Rastelli手术、Nikaidoh手术及其改良手术，双动脉根部移植术和半旋转动脉干调转术等手术适用于完全型大动脉转位合并大的室间隔缺损和左心室流出道阻塞的手术治疗。②生理矫正：心房内调转术的Senning手术和Mustard手术是在心房平面将腔静脉与肺静脉互相调转，致使肺静脉氧合血经三尖瓣进入右心室到主动脉，腔静脉还原血经二尖瓣进入左心室到肺动脉，达到生理矫正的目的；但原有心室与大动脉连接不一致的病理解剖依然如故，右心室和三尖瓣难以长期承担体循环高压高阻力的负荷，术后10年50%的病例产生房性心律失常和10%～15%右心室功能不全。近40年来，由于新生儿和婴儿心血管外科迅速发展，动脉调转术的近期和远期治疗效果越来越好，现已成为完全型大动脉转位的常规手术；而心房调转术的应用不断减少，逐步被动脉调转术所替代，其主要原因为左心室的解剖结构适合于体循环高压高阻力的血泵。左心室壁厚、坚、实，呈圆锥形和握拳式收缩，有2支冠状动脉供血，流出部邻近流入部，二尖瓣有2个粗大乳头肌附着于左心室游离壁，以及胚胎时左心室由原始心室演变而来，动脉调转术中仅缝合未闭卵圆孔或房间隔缺损，术后心功能良好和心律失常少。右心室的解剖结构适合于低压低阻力的容量泵，右心室壁较薄，心腔呈半月形风箱式活动，1支冠状动脉供血，流入部与流出部隔开，三尖瓣有3个较小的乳头肌附着于室间隔和右心室游离壁，以及胚胎时右心室由心球发育而来，心房调转术中心房壁和房间隔的缝合损伤较多，所以在心房调转术后，右心室难以长时期承担体循环的压力负荷，容易引起右心室和三尖瓣环扩大及三尖瓣关闭不全，久之则产生房性心律失常和右心室功能不全。

1.姑息性治疗方法

（1）球囊房间隔成形术：缺氧严重而又不能进行根治手术时可行球囊房间隔造漏或房间隔缺损扩大术，使血液在心房水平大量混合，提高动脉血氧饱和度，使患儿生存至适合根治手术。在X线或超声心动图的直视监控下，导管自股静脉插入，经下腔静脉至右心房后推开卵圆孔帘膜进入左心房，确定导管位于左心房后使球囊膨胀，再轻巧快速地回拉导管，使球囊撕裂房间隔。这种方法可改善体循环的缺氧状态。

（2）肺动脉环缩术：完全型大动脉转位伴大型室间隔缺损者，6个月内做肺动脉环缩术，预防充血性心力衰竭及肺动脉高压引起的肺血管病变。

2.根治性手术

（1）生理纠治术（Senning手术或Mustard手术）：出生后1～12个月进行，即用心包膜及心房壁在心房内建成板障，将体循环的静脉血导向二尖瓣口而入左心室，并将肺静脉的回流血导向三尖瓣口而入右心室，形成房室连接不一致及心室大血管连接不一致，以达到生理上的纠治。

（2）解剖纠正手术（Switch手术）：出生后4周内进行，即主动脉与肺动脉互换及冠状动脉再植，达到解剖关系上的纠正。手术条件：左/右心室压力比＞0.85，左心室射血分数＞0.45，左心室舒张末期容量＞正常的90%，左心室后壁厚度＞4～4.5mm，室壁张力＜12 000dyn/cm^2。

四、预后

完全型大动脉转位病例的预后极差。根据Liebman对665例未治疗此畸形病例的调查报道，28.7%死于出生后1周内，51.6%死于1个月以内，70%死于6个月以内，89.3%死于1岁以内，在22岁以内全部死亡。未经治疗完全型大动脉转位病例的生存率与此畸形的类型有密切关系。完全型大动脉转位室间隔完整者的生存率最低，生存1周者占80%，生存2个月者占17%，生存1年者仅占4%。主要死亡原因为缺氧。反复肺炎发作可使有效肺循环血流量明显减少，骤然缺氧导致酸中毒和死亡。患者也可由于严重发绀引起红细胞增多症，血液黏稠度增加，特别是脱水导致脑血管意外而死亡。在合并大室间隔缺损的病例中，早期生存率较高，生存1个月者占91%，生存5个月者占43%，生存1年者占32%。其中肺部血流特别增多者，生存率较低，患者多死于充血性心力衰竭。死亡病例中证实有严重肺血管病者，生存6个月左右占25%，12个月则占50%。完全型大动脉转位合并大室间隔缺损产生严重肺血管病的发生率远远超过单纯室间隔缺损，可能由于缺氧和丰富的侧支循环参与其发生机制。大室间隔缺损伴阻塞性肺血管病病例的1年生存率反而高达40%，以后1～5岁无1例生存。合并大室间隔缺损和主动脉弓中断或主动脉缩窄者的死亡率特别高，均在出生后数月内死亡。合并大的动脉导管未闭者的早期死亡率也较高。在完全型大动脉转位合并室间隔缺损和左心室流出道梗阻的病例，早期生存率较高，生存至1岁者高达70%，5岁者29%。少数病例可存活到成年。

（韩宏光）

第七节 法洛四联症

法洛四联症（tetralogy of Fallot，TOF）属于圆锥动脉干畸形，含有4种同族的心血管畸形，包括漏斗部狭窄在内的右心室流出道梗阻、对位异常的室间隔缺损、主动脉横跨及继发性右心室肥厚。主动脉横跨范围为15%～95%，但无论横跨的程度多大，只要有主动脉瓣和二尖瓣的纤维连接，均称为法洛四联症，这是与右心室双出口鉴别的主要标志。法洛四联症是最常见的先天性心脏病之一。每万次分娩中发现患此症的新生儿3.9例，在先天性心脏病中法洛四联症占5%～7%，在儿童发绀型心脏畸形中则居首位，占50%～90%。在此畸形中，单纯法洛四联症占85%～90%，合并肺动脉闭锁、肺动脉瓣缺如和完全房室间隔缺损的复杂法洛四联症占10%～15%。近10年来，法洛四联症的手术治疗已常规采用早期一期心内修复。新生儿和婴儿法洛四联症的一期心内修复达到满意治疗效果。复杂法洛四联症的手术治疗稳步发展，手术效果明显提高，本章仅介绍法洛四联症伴肺动脉狭窄和法洛四联症伴肺动脉瓣缺如。法洛四联症伴肺动脉狭窄除极少数室间隔缺损变小外，其病理生理变化完全取决于其特征性肺动脉狭窄和室间隔缺损相互影响和作用的结果。法洛四联症的病理生理变化大，从严重的右向左分流导致的严重发绀到心室水平的左向右分流出现的血氧饱和度基本正常。其主要表现为两心室高峰收缩压相等、心内分流和肺血流减少，以及慢性缺氧而致的红细胞增多症和肺部侧支循环血管增多等。

一、诊断要点

1.临床表现

（1）发绀：是法洛四联症患者的主要症状，大多数在出生后3～6个月出现发绀，也有少数在儿童或成年期才产生发绀。由于漏斗部狭窄是进行性加重和动力性的，晚期出现发绀或发绀变深通常与年龄增长致使右心室流出道梗阻加重有关；发绀在哭闹和活动时加重，平静时减轻。

（2）呼吸困难和重度发绀发作（hypercyanotic spell）：大多数法洛四联症患者出生后即出现呼吸困难，呼吸快或有强力呼吸，喂养困难。重度发绀发作在发绀型先天性心脏病中，法洛四联症最多见，通常发生在单纯漏斗部狭窄的婴幼儿。发作多发生在清晨和活动后，其特点为呼吸困难和次数加快，发绀加重、晕厥，有时甚至抽搐致命。这与体循环、肺循环的血流改变，体循环血管阻力下降或肺动脉下阻塞加重有关。重者漏斗部因痉挛而产生完全阻塞，则肺部血流突然中断和引起心搏骤停，如不及时抢救，患者死亡。采用膝胸位和蹲踞都能增加体循环阻力，减少心室内右向左分流，提高血氧饱和度。对此种患者应准备急诊手术。由于组织缺氧，患者的体力和活动耐力均较同龄人差。因此，法洛四联症患儿一般举止缓慢，不愿与其他儿童玩耍，不喜喧嚷，而爱清静。

（3）蹲踞：是法洛四联症患者的特征性姿态，在儿童多见，青少年和成年人少见。蹲踞是肺循环和体循环血流比值下降的结果，任何原因引起肺部血流减少时，患者均可自动出现蹲踞。蹲踞时发绀和呼吸困难减轻。其发生机制为蹲踞致体循环血管阻力增加和下肢重度未饱和的静脉回心血流减少，从而使肺部血流增多和动脉血氧饱和度上升。

（4）心力衰竭：法洛四联症患者在临床上很少出现心力衰竭。其仅见于如下情况：①婴儿的肺动脉狭窄甚至伴大量左到右分流，好似大室间隔缺损伴肺动脉高压产生心力衰竭，但随着年龄增长右心室流出道梗阻加重和肺部血流减少，则出现法洛四联症发绀等典型症状；②室间隔缺损的一部分被三尖瓣隔瓣覆盖和粘连或四周肌肉肥厚阻塞形成右心室高压并超过体循环压力，产生充血性心力衰竭；③严重发绀伴高血压者，两心室压力明显升高，也可以引起慢性右心衰竭。

（5）其他：高血压在严重发绀法洛四联症成年人中比较多见，有时动脉压高达220/140mmHg，术后消失。这可能与肾长期缺氧引起肾素分泌增多有关。成年人也有因侧支循环血管破裂而出现大咯血的症状。少数法洛四联症患儿因血液高度浓缩而产生脑血栓，甚至引起脑脓肿。个别患者出现急性或亚急性心内膜炎。

（6）生长和发育：一般法洛四联症患者的生长和发育正常。生长和发育缓慢主要发生在严重肺动脉狭窄的病例。儿童和成年人身材矮小，通常伴有左心室发育不全。

（7）发绀和杵状指（趾）：口唇发绀轻重直接反映出肺动脉狭窄的程度，轻者无发绀或轻度发绀，重者则有重度发绀，特别是有高血压和慢性心力衰竭者，除口唇有重度发绀外，两颊也出现发绀。杵状指（趾）是法洛四联症患者常见的体征，多在发绀发生后数月至1～2年出现，并逐渐加重。严重者可引起腕关节和距小腿关节肿大（肥大性肺性骨关节病）。

（8）心脏检查：大多数法洛四联症患者的心前区无畸形，但少数出现鸡胸。心尖搏动不明显。听诊的特征为肺动脉低压而产生肺动脉瓣区第二心音第二成分减弱甚至消失；以及右心室流出道梗阻产生的收缩期射血性杂音，室间隔缺损不产生杂音。肺动脉瓣区第二心音增强或单音亢进是第二心音的主动脉瓣闭合成分，在胸骨左缘第3肋间最响。第二心音肺动脉瓣关闭成分一般减弱，甚至听不清楚。肺动脉狭窄越重，则第二心音肺动脉瓣关闭成分越弱，仅能听到主动脉瓣关闭成分呈单音亢进。右心室流出道梗阻引起的收缩期射血性杂音常在胸骨左缘第3肋和第4肋间最响。但在镜像性右位心（ILI）型和大动脉反应（SDI）型法洛四联症，则在胸骨右缘第3肋和第4肋间最响。杂音的高低和长短通常反映出肺动脉狭窄的严重程度。杂音越响和越长，则肺动脉狭窄越轻，反之亦然。杂音在静息时响，活动后杂音减弱或消失，多为单纯漏斗部狭窄。杂音向胸骨左缘第2肋间和第1肋间传导，常为漏斗部和肺动脉瓣均有狭窄。杂音传至胸骨右上缘最响，应疑为左侧肺动脉缺如。

2.辅助检查

（1）心电图：法洛四联症伴肺动脉狭窄患者的心电图均有电轴右偏和右心室肥厚，通常伴有右心房肥大。有不完全右束支传导阻滞者约20%。法洛四联症在心电图上右心室肥厚的特点为经历多年不加重；而单纯肺动脉瓣狭窄，则有右心室肥厚进行性加重。大多数法洛四联症患者的肺部和左心房血流减少，左心室容量负荷减轻和心腔变小，因此在胸前左心导联显示无Q波和有低的R波。轻型法洛四联症患者有双向等量分流，肺部和左心房血流正常，左心室容量负荷和心腔大小正常，从而胸前左心导联有小的Q波和正常或接近正常的R波。无发绀型法洛四联症的肺部和左心房血流增多，左心室容量超负荷和心腔增大，则胸前左心导联出现高的R波和T波直立高峻。

（2）X线影像检查：胸部后前位显示"靴状心"和肺部血管纹理细小，是诊断法洛四联症伴肺动脉狭窄有参考价值的资料（图15-20）。心腰凹陷是肺动脉窄小的结果。心影近乎正常和左心缘肺动脉段突出者多为单纯漏斗部狭窄，并且右心室流出道较大和肺动脉发育良好。有时此类患者的临床症状很重，活动后发绀加深和重度发绀发作频繁，手术仅做单纯修复，治疗效果满意。所以说法洛四联症患者症状轻重取决于右心室流出道梗阻的程度，手术的难易有赖于肺动脉狭窄的部位。随着年龄增长，心影可以增大，肺内有丰富侧支循环血管形成网状结构。患者有"靴状心"影，并经食管钡剂透视证明右位主动脉弓，则多为法洛四联症伴肺动脉狭窄。两侧肺门和肺部血管纹理不对称，一侧肺部血流比对侧明显减少，提示法洛四联症伴有一侧肺动脉缺如或一侧肺动脉起源于主动脉或其分支。胸部X线片还可显示心脏类型，SDS型或ILI型，但对SDI型的诊断比较困难。

（3）超声诊断：目前超声心动图和彩色血流多普勒超声对法洛四联症伴肺动脉狭窄的诊断和手术方法的选择有重要价值，已大部分替代心血管造影。多个切面观察到肺动脉狭窄部位和严重程度、室间隔缺损的类型和大小、主动脉横跨程度的百分比和合并畸形，以及估计肺动脉发育情况和计算左心室容量和功能等。胸骨旁长轴显示室间隔缺损

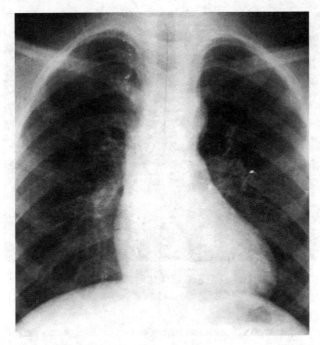

图15-20　胸部后前位X线片显示"靴状心"和肺部血管纹理细小

和主动脉横跨，大动脉短轴切面显示漏斗隔向前移位形成漏斗部狭窄及肺动脉干和两侧动脉发育情况。在两侧肺动脉远端测量其直径和（或）膈肌平面降主动脉直径，也可计算出肺动脉指数和McGoon比值。心尖四腔心切面也可见到围膜部室间隔缺损，要重点观察两心室发育情况，测定左心室舒张末期容量、左心室射血分数和缩短率（图15-21）。右胸骨旁和胸骨上窝观察主动脉和肺动脉情况，寻找肺血流的其他来源，观察主动脉分支头臂干以指导选择分流手术的位置，观察降主动脉有无粗大主动脉到肺的侧支动脉等。

（4）心导管术和选择性右心室造影：目前法洛四联症患者无须常规进行心导管术和选择性右心室造影，仅用于少数诊断尚不明确或疑有周围肺动脉和左心室发育不全及冠状动脉和双主动脉弓等畸形患者。

1）心导管术：能直接了解心室压力，右心室与肺动脉压力阶差，心排血量和血氧饱和度。测得两心室高峰收缩压相等和右心室与肺动脉之间压力阶差，以此可排除小室间隔缺损合并漏斗部狭窄、大室间隔缺损合并肺动脉瓣狭窄等类似法洛四联症心脏畸形。个别患者在术前误诊为法洛四联症，测定压力发现有严重肺动脉高压，则可确诊为室间隔缺损伴艾森门格综合征（Eisen menger syndrome）。测定肺动脉压力可以了解右心室流出道梗阻的严重程度，压力越低则肺动脉狭窄越重。轻型法洛四联症患者的肺动脉压力正常，合并大的动脉导管未闭者则肺动脉压力升高。肺动脉右心室压力曲线能确定右心室流出道梗阻部位，有无肺动脉瓣和两侧肺动脉分支狭窄。测定右心系统的血氧含量可以说明室内分流方向和分流量大小。

2）心血管造影：选择性右心室造影具有明确显示法洛四联症患者的室间隔缺损类型、肺动脉发育情况、冠状动脉畸形和肺部侧支循环血管等优点。选择性右心室造影的后前位影像显示法洛四联症的心脏类型包括常见的SDS型和少见的ILI型和SDI型，肺

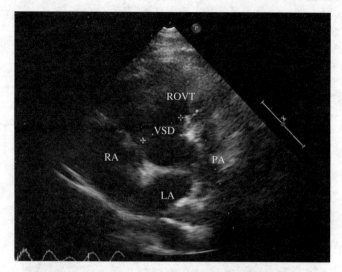

图15-21　法洛四联症伴肺动脉狭窄超声心动图
ROVT.右心室流出道；VSD.室间隔缺损；RA.右心房；LA.左心房；PA.肺动脉

动脉狭窄的部位和严重程度，肺动脉发育情况特别是肺动脉干发育不良和两侧肺动脉开口狭窄或周围肺动脉发育不全及左侧或右侧肺动脉缺如。根据后前位造影片，测定两侧肺动脉在心包外的宽度，计算McGoon比值和肺动脉指数来证明肺动脉发育情况，其要比超声心动图精确。这对确定法洛四联症的手术适应证和选择手术方法具有十分重要意义。后前位影像可显示双主动脉弓等合并畸形。正、侧位影像可清楚地看到主动脉瓣和二尖瓣连续、主动脉横跨程度、围膜部或肺动脉下室间隔缺损，显示管状或低位漏斗部狭窄及漏斗部、肺动脉瓣及其瓣环、肺动脉干及其分支等多处肺动脉狭窄。根据造影资料可以进行法洛四联症与右心室双出口和完全型大动脉转位的鉴别诊断，后两者不但两大动脉起源异常，而且主动脉瓣与二尖瓣的连续中断。侧位影像还可以确定法洛四联症是否合并左心室发育不全。证明法洛四联症合并冠状动脉畸形和侧支循环血管可做主动脉根部造影和降主动脉血管造影，诊断更加明确。

（5）多层螺旋CT、血管造影CT：扫描能够确定法洛四联症伴肺动脉狭窄的诊断，还可清晰显示主动脉横跨程度，主动脉和二尖瓣的纤维连续，以及左心室大小和肺动脉发育情况。

（6）实验室检查：法洛四联症患者往往有红细胞增多症，从而血红蛋白、血细胞比容和红细胞计数均升高。血红蛋白从正常到250g/L。血细胞比容从正常到0.9，大多数患者为0.5～0.7。动脉血氧饱和度也各有不同，大多数患者为0.5～0.7，少数患者在活动后可降至25%。在重度发绀患者，血小板计数和全血纤维蛋白原均明显减少，血小板收缩能力差，有时凝血时间和凝血酶原时间延长。有些单位主张术前应用新鲜冷冻血浆，以改善血液凝固因子活性，防止术后出血。尿蛋白有时阳性，多见于成年人，特别是有高血压者。术后3～6个月恢复正常。

二、自然历程

法洛四联症伴肺动脉狭窄的自然历程主要取决于右心室流出道梗阻的严重程度，患者平均寿命为12岁。根据统计，25%～35%未手术的法洛四联症患者死于1岁以内，40%～50%死于3岁以内，70%～76%死于10岁以内，90%死于20岁以内，95%死于40岁以内。绝大多数患者死于肺部血流严重减少和重度发绀发作。极少数患者能活到70～80岁。由于法洛四联症患者存活到40～50岁时，常因右心室压力超负荷、慢性缺氧和红细胞增多症产生继发性心脏肥大症导致心力衰竭死亡。也有极少数患者死于感染性心内膜炎。

三、治疗要点

1.内科处理　应用0.01～0.1μg/（kg·min）的前列腺素E$_1$以保持动脉导管通畅，这对依赖动脉导管的肺循环是非常重要的。法洛四联症患者的肺循环血量减少，重度发绀发作的处理的原则是患者呈胸膝位，吸氧，扩充血容量，应用吗啡镇静，必要时给予β受体阻滞药减轻右心室漏斗部肌肉痉挛，应用去氧肾上腺素增加体循环阻力，减少心室内右向左分流，增加肺血流量。

2.外科手术　法洛四联症一旦确诊，均应根据病情选择急诊或择期矫正手术。法洛四联症的外科治疗分为矫正手术和姑息手术。

（1）法洛四联症的矫正手术时机：目前有越来越多的有经验的单位早期施行矫正手术，防止姑息性手术导致的肺动脉扭曲，增加容量负荷和二次开胸手术的风险。早期矫正手术有以下优点：早期手术能保存正常数量的肺泡和促进肺动脉特别是周围肺肺动脉的发育和生长。由于减少左心室承受发绀和缺氧的持续时间，从而可更好地保护心功能。减少慢性低氧血症和红细胞增多症给中枢神经系统带来的损害。保护右心室功能，随着年龄增长，右心室肥厚肌肉内纤维组织迅速增生，特别是高血压和尿蛋白阳性者，可导致的心脏收缩和舒张功能障碍，直至心脏肥大症和慢性右心衰竭。经心电图观察和证实在婴儿时期手术可减少术后心律失常。晚期室性心律失常与手术迟早的关系比与手术本身和残留血流动力学障碍的关系更加密切。严重右心室心肌间质纤维组织增生可使心肌细胞呈岛状分布，从而产生小折返环的室性心律失常。早期手术可避免或减少术后晚期室性心律失常和猝死。早期手术还可制止重度发绀发作及其后果。即使患者重度发绀发作伴有心搏骤停时，经复苏和在血流动力学稳定后施行急症心内修复也可挽救其生命，收到满意的效果。早期何时手术，国际各心血管外科中心尚未统一。

（2）法洛四联症矫正手术的两个必备条件，一为左心室容量足够大，二为肺动脉的发育较好。法洛四联症伴肺动脉狭窄矫正手术的两个必备客观指标：一为左心室发育足够大，左心室舒张末期容量指数≥30ml/m^2；二为肺动脉发育较好，McGoon比值≥1.2或肺动脉指数≥150mm^2/m^2。单纯法洛四联症伴一侧肺动脉缺如的病例如符合上述指标，也可进行一期矫正手术。术后血流动力学和效果满意。不符合上述指标是一期矫正手术的禁忌证，应考虑施行姑息手术。严重红细胞增多症、高血压和尿蛋白及可以控制的心力衰竭和凝血功能障碍不是手术禁忌证，应积极治疗后进行一期矫正手术。

（3）手术方法的选择：单纯心内修复室间隔缺损的闭合和漏斗部肌肉切除和（或）肺动脉瓣切开的适应证为单纯漏斗部狭窄和（或）肺动脉瓣狭窄且流出腔与肺动脉瓣环较大及围膜部室间隔缺损和肺动脉发育良好。一般采用右心室横切口，在新生儿和婴儿则更适合应用经右心房和肺动脉径路。应用右心室流出道补片的手术适应证：①肺动脉瓣环的Z值≤-3，代表单纯心内修复术后右心室与左心室压力比值升高，需要应用跨肺动脉瓣环的右心室流出道补片，有时可加心包单瓣，减少肺动脉反流。②多处肺动脉狭窄包括漏斗部、肺动脉瓣及其瓣环和（或）肺动脉干及其分支多处狭窄，全部病例均适用跨瓣环右心室流出道补片，有时尚须用心包片来扩大一侧或两侧肺动脉开口。肺动脉瓣发育差或成年人瓣膜增厚和钙化或有赘生物须切除瓣膜者，则应用跨瓣环带单瓣的右心室流出道补片。③漏斗部管状狭窄或流出腔甚小者，在漏斗部切除后肌肉残端可阻塞肺动脉瓣口，需做肺动脉下右心室流出道补片或跨瓣环右心室流出道补片。④肺动脉下室间隔缺损有漏斗隔向前上方移位形成潜在的狭窄，在心内修复和右心室切口缝合后，通常引起严重右心室流出道梗阻，甚至右心室高压导致右心室切口裂开产生大出血，因此，一律采用跨瓣环右心室流出道补片。⑤法洛四联症伴肺动脉瓣环狭窄和一侧肺动脉缺如，术后肺动脉压力和阻力增高可导致中到重度肺动脉瓣关闭不全，适用跨瓣环带单瓣的右心室流出道补片。

右心室到肺动脉心外管道的适应证：①冠状动脉畸形，特别是左前降支起源于右冠状动脉或单支冠状动脉有粗大分支横过右心室漏斗部表面，并影响施行右心室流出道补片者；②法洛四联症矫正手术后有极少数病例产生重度肺动脉瓣关闭不全和右心衰竭需再次手术。目前经实验研究和临床应用证明，经抗生素处理的新鲜同种带瓣主动脉或肺动脉的应用效果较好。室间隔缺损应用涤纶补片、聚四氟乙烯补片或戊二醛处理的心包片修复。为了避免损伤心脏传导束，室间隔缺损的下缘缝合在三尖瓣隔瓣根部和室间隔右心室面。同时要结扎动脉导管和侧支循环动脉。

（4）姑息手术：法洛四联症患者的左心室太小（左心室舒张末期容积指数＜30ml/m²）和肺动脉发育差（McGoon比值＜1.2，肺动脉指数＜150mm²/m²），不具备矫正手术的两个条件或婴儿冠状动脉畸形影响应用右心室流出道补片者，均应先做姑息手术，再进行二次矫正手术。

（5）手术禁忌证：法洛四联症无论应用矫正手术或姑息手术均有其禁忌证。①有顽固性心力衰竭和（或）呼吸衰竭的老年人，经洋地黄、利尿剂等治疗无效；②个别病例有广泛的肺动脉及其分支严重狭窄或周围肺动脉发育不全，无法进行体-肺分流术；③有严重肝肾功能损害者。

（韩宏光）

第八节　先天性心脏病的定量评价及治疗

先天性心脏病广义上指出生时即已存在的心脏畸形，在胚胎发育过程中已经出现。大多数先天性心脏病包括大体结构异常及与其伴随的血流动力学紊乱。超声心动图为心脏疾病诊断提供依据，可以无创地评价心脏结构及功能，已成为最准确并且广泛应用的重要方法。

超声心动图评价先天性心脏病与其他类型的心脏病，在方法上有明显区别。儿童体型较小，可应用较高频率的探头以提高成像质量。大多数儿童骨骼钙化程度较低，儿童超声心动图显示不存在肺过度充气，因此具有更多成像质量较高的声窗。但儿童在检查时不能配合并且可能存在其他畸形（如胸廓畸形）均可影响成像质量。

超声心动图在先天性心脏病的术前诊断、手术指征判断、术中监测、手术术式的规划、心功能及瓣膜功能动态评价、肺动脉压力的监测、术后重症监护病房的治疗监测、术后随访、药物疗效的评价及治疗指导等诸多方面有重要价值。

一、先天性心脏病的节段分析法

可疑先天性心脏病的患者进行初次超声心动图检查时，应采用系统有序的方法分析心脏解剖结构。该方法对检出心脏位置异常及确诊复杂性先天性心脏病非常必要。第一步需确定心房位置并判断静脉回流心房的方式；第二步，判断房室连接关系并确定心室形态及位置；第三步，判定心室与大动脉的连接关系。

1.心房与内脏的关系　剑突下切面最适合判断心房位置。心脏的正常位置为正位，即形态学右心房位于右侧，形态学左心房位于左侧。心房与内脏的位置几乎始终保持一致，因此肝和胆囊位于右侧、胃位于左侧、右肺分三叶，称为形态学右位结构，即心房正位。形态学右心房内总是存在下腔静脉瓣，并且右心耳较左心耳粗短，左心房内不存在下腔静脉瓣，其形态更圆，左心耳细长，与心房的连接部也较窄。若肝和胆囊位于左侧、胃位于右侧，内脏反位，心房多为反位。有少数病例既不属于正位，也不是反位，表现为肝脏水平位，无脾或多脾，2个心房或为双右结构，或为双左结构，称为心房异构。

2.心室袢与房室连接关系　心室袢分为三种类型：①心室右袢（D-Loop），右心室在右侧，称为心室正位，应用D表示；②心室左袢（L-Loop），右心室在左侧，称为心室反位，应用L表示；③心室不定位（X-Loop），即左心室、右心室之间无肯定的左右关系，应用X表示。

内脏心房关系确定后，进一步确定房室连接关系，有一致性、不一致性和不定性。房室连接一致是指形态学右心房和形态学右心室连接，形态学左心房与形态学左心室连接。以房室瓣及心室的形态和结构来确定具体的心室。一般三尖瓣对应的是形态学右心室，二尖瓣对应的是形态学左心室。

3.心室与大动脉的连接　心室位置正常时，肺动脉位于左前，主动脉位于右后，主动脉弓及降主动脉为左位，肺动脉起源于右心室，主动脉起源于左心室。

二、先天性心脏病的种类

先天性心脏病分为发绀型和非发绀型。

1.非发绀型先天性心脏病最常见，包括房间隔缺损、室间隔缺损、动脉导管未闭、肺动脉瓣狭窄、主动脉畸形等。

2.发绀型先天性心脏病中最常见的为法洛四联症、右心室双出口、单心室、三尖瓣闭锁、肺动脉闭锁等。

三、常见的几种先天性心脏病的定量评价指标及其在诊断、治疗中的应用

超声心动图的定量评价在先天性心脏病手术时机的抉择上有决定性作用，是手术指征的重要评价手段，尤其是婴幼儿时期就发现的先天性心脏病，根据不同疾病的发生

发展特点，需要对是否手术、如何手术、何时手术及预后如何进行评价，解读超声心动图的数据是关键点，包括缺损的大小、肺动脉压力的测量、狭窄程度的判定、肺动脉发育情况、各个房室内径的大小等因素，需要结合患儿的临床特点及病理生理指标进行综合判断。下面分别阐述常见的几种先天性心脏病的定量评价指标及其在诊断、治疗中的应用。

1.房间隔缺损

（1）房间隔缺损可分为4种类型（图15-22，图15-23），分别对应于特定的胚胎发育阶段及特定的部位发生的异常。①以继发孔型房间隔缺损最常见，其缺损位于卵圆孔或房间隔中部，约占所有成人房间隔缺损的2/3；②原发孔型房间隔缺损累及房间隔下部（或第一房间孔），约占成人房间隔缺损的15%，本型可以单独发生，也可以是心内膜垫缺损的一部分；③静脉窦型房间隔缺损略少见（约占10%），发生于房间隔后上部，靠近上腔静脉入口处，经常合并右上肺静脉异位连接；④冠状静脉窦型房间隔缺损，较罕见，需要与永存左上腔静脉进行鉴别。

房间隔缺损是最常见的先天性心脏病之一，在青少年或成人时才发现，但随着医疗水平及就医意识的提高，很多房间隔缺损患者在婴幼儿甚至是在胎儿期即发现。超声心动图的定量评价，对恰当选择治疗时机起决定性作用，必要时可行经食管超声心动图准确测量缺损的大小并判定成功封堵的可能性。

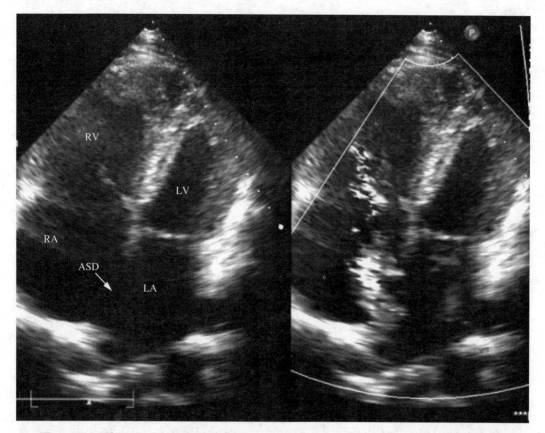

图15-22　心尖四腔心切面显示房间隔回声中断，右心房、右心室扩大，考虑为房间隔缺损

ASD.房间隔缺损；RA.右心房；LA.左心房；RV.右心室；LV.右心房

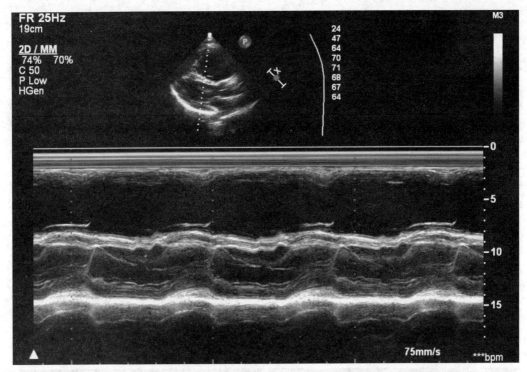

图 15-23 房间隔缺损较为典型的 M 型超声图像，其提示右心室容量负荷过重

（2）超声心动图在手术指征中的应用

1）1岁以内的患儿，分流量小，无症状，一般不主张手术治疗，但患儿的房间隔缺损较大，分流量大，伴有肺动脉高压、生长发育迟缓，或易患肺炎，应该尽早手术。

2）1岁以上的房间隔缺损患者，自然闭合概率很小，理想的手术年龄为3～5岁的学龄前儿童。

3）经皮导管介入房间隔缺损封堵术的适应证：年龄＞3岁，体重＞5kg。继发孔型房间隔缺损的局部解剖结构必须满足以下条件：最大伸展直径＜40mm，继发孔型房间隔缺损边缘至少大于4mm；房间隔直径大于房间隔缺损14～16mm。

4）右前外小切口房间隔缺损心内修复术是另一个目前选择较多的手术方式，因其适用范围更广，切口较为隐蔽，心内无明显异物残留，逐渐被越来越多的患者及医务人员所认可。

5）根据房间隔缺损的大小、位置及合并症，可以采用下列手术术式，如经皮导管介入房间隔缺损封堵术、经胸小切口房间隔缺损封堵术（非体外循环下）、胸腔镜微创体外循环下房间隔缺损修补术、右前外小切口房间隔缺损心内修复术、正中切口房间隔缺损心内修复术等。

6）房间隔缺损较大的患者，常合并二尖瓣后叶的发育不良，一般超过10岁未行房间隔修复术的患者，二尖瓣可能会出现不可逆的病变，而需要同时处理二尖瓣。因此，超声心动图在评价房间隔缺损的位置、大小的同时，更要仔细地、多切面地观察二尖瓣的形态、收缩期瓣叶闭合缘的高度、左心房和左心室容积的大小等因素，为患者设计恰当的手术方案，以免遗漏二尖瓣病变而需要二次手术。

7）长期存在房间隔缺损，无论大小，都会存在不同程度的右心房、右心室扩大，一般来说，房间隔分流中断后右心房、右心室会恢复正常。但当右心房、右心室扩大到一定程度时，三尖瓣反流由功能性转为器质性反流，就需要手术同期进行三尖瓣成形术或置换术。超声心动图检查，需要在四腔心切面、右心室两腔心切面及类大动脉短轴切面等多切面测量三尖瓣瓣环的大小及反流束缩颈径的宽度，给予三尖瓣反流一个定量评价的依据，以更好地指导手术术式的制订。

2. 室间隔缺损　室间隔由膜部和肌部组成。膜部面积较小，紧邻主动脉瓣下方，其右心室面与三尖瓣隔叶相邻，左心室面构成左心室流出道上缘。室间隔的其余部分由肌组织构成，自膜部向下方、心尖部及前方延伸，可分为三部分，即流入部室间隔、小梁部室间隔、流出部室间隔。

室间隔缺损很少局限于膜部，多累及3个肌性区域之一，而称为膜周部室间隔缺损，其为最常见的室间隔缺损类型，约占所有室间隔缺损的80%（图15-24）。其次为小梁部室间隔缺损，可以多发且大小及位置各异。流入部室间隔缺损不常单独发生，可为心内膜垫缺损的一部分。流出部室间隔缺损与两组半月瓣均毗邻，称为嵴上型和干下型室间隔缺损，后者为前者的2倍。

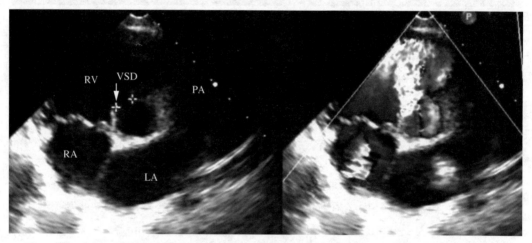

图15-24　较大的膜周部室间隔缺损，伴肺动脉增宽，见左向右的中高速分流信号
VSD.室间隔缺损；RV.右心室；RA.右心房；LA.左心房；PA.肺动脉

明确室间隔缺损的解剖部位对于评价缺损自愈的可能性、选择手术方案、评估累及传导系统的风险及术后瓣膜功能障碍（如主动脉瓣反流）的可能性等各方面均具有重要的临床意义。

超声心动图检测室间隔缺损的准确性取决于缺损的大小和位置。室间隔呈弧形，不能在单一切面完全显示，需要多切面全面显示室间隔的每一个区域，而一个切面既不能完整显示室间隔的全部结构，也不能检出所有缺损。总体而言，假阴性结果多于假阳性，二维超声心动图诊断室间隔缺损的敏感性取决于缺损发生的部位，以流入部和流出部缺损最高（接近100%），膜周部缺损略低（80%～90%），小梁部缺损的检出敏感性最低。

多普勒技术的应用有助于室间隔缺损的确诊和确定分流的方向及速度，在手术时机的选择上，有很重要的价值。限制性室间隔缺损的分流速度较高，说明收缩期左右心室间压差较大，可以在患儿1岁左右考虑手术治疗，如右前外小切口室间隔缺损心内修复术不仅美观、远期的生活质量高，而且无金属异物残留。当缺损较大时，左右心室间的压差较小，分流速度较低，患儿的生长一般比较迟缓，必要时需要尽早手术，肺动脉收缩压的估测有助于决定是否手术治疗及何时手术治疗。当右心室压力较高时，分流量较少，出现室间隔中断处的双向分流，甚至是右向左分流，注意评价是否存在艾森门格综合征，可以考虑先行肺动脉高压的药物治疗，再选择手术时机。

超声心动图可检出绝大多数室间隔缺损的并发症，其中以室间隔膨出瘤最常见，部分患者由室间隔缺损边缘的薄膜状组织构成，此种膨出瘤通常被认为是室间隔缺损自愈的一种表现，有的室间隔膨出瘤的部分瘤壁是由三尖瓣隔叶组织构成的，称为"假性室间隔膨出瘤"。前者可以考虑采用经皮导管介入室间隔缺损封堵术治疗，或采用右前外小切口心内修复术（采用直接缝合的方法），但后者不建议采用经皮导管介入室间隔缺损封堵术，且在行心内修复术时，最好采用切开三尖瓣修补室间隔缺损的方法。

主动脉瓣反流是室间隔缺损的另一个并发症，最常见于流出部室间隔缺损，是由瓣环下方心肌缺失而主动脉瓣支撑组织脱离所致。膜周部室间隔缺损也可合并主动脉瓣反流，也可见通过缺损的主动脉瓣脱垂。室间隔缺损患者发现主动脉瓣反流具有很重要的临床意义，超声心动图是最敏感和特异的检查手段。即使不存在大量分流，也应该进行室间隔缺损的修补术，以减少主动脉瓣功能障碍的风险。

彩色多普勒血流显像对室间隔缺损分流信号的敏感性最高，可用于室间隔缺损的定性诊断及术中监测是否有残余分流，但由于室间隔缺损与周围组织的关系不确定，并不能以彩色多普勒分流流束的宽度，所以确定室间隔缺损的大小，需要在二维图像上仔细测量室间隔缺损的大小，为手术适应证和手术时机的选择提供确切的证据，并有效指导手术术式的选择，以及术前预估手术的具体操作。

3.动脉导管未闭　动脉导管是胎儿期连接降主动脉与主肺动脉的正常血管通道，使血液自右心室进入胸主动脉。其于出生后短期内不能闭合即为异常，称为动脉导管未闭。动脉导管未闭对机体有利有弊，取决于是否合并其他畸形。例如，肺动脉闭锁时未闭的动脉导管可能是肺血流的唯一来源。动脉导管未闭是左向右分流及左心室容量负荷过重的主要原因之一，其临床意义取决于导管大小、肺血管阻力及是否存在左心室功能降低及其程度。

二维超声心动图和多普勒技术对于评价动脉导管未闭均起着重要的作用（图15-25）。胸骨上窝及高位胸骨旁短轴切面可直接显示未闭的动脉导管。多普勒成像的敏感性较高，可直接显示通过导管的左向右分流。彩色多普勒血流成像显示细小湍流束提示存在动脉导管未闭。同时需要应用脉冲多普勒超声或连续多普勒超声，以显示出动脉导管未闭的特有血流信号，根据肺动脉收缩压的高低表现为连续性或收缩期的血流信号。

超声心动图在估测动脉导管未闭的分流量及肺动脉高压的程度上，具有重要的临床意义。左心扩大及高动力循环状态表明左心容量负荷过重，多普勒成像表现为左向右的连续性高速分流，峰值流速出现于收缩末期。动脉导管水平的双向分流提示肺血管阻力增加，此时收缩早期出现右向左分流，而收缩晚期及舒张期为左向右分流。随着肺动脉

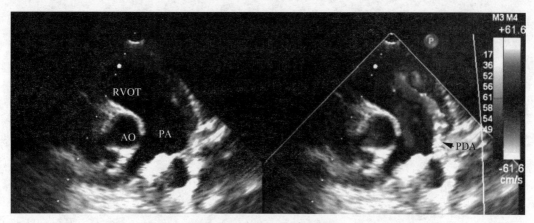

图 15-25　左肺动脉起始部可见左向右的高速血流，考虑动脉导管未闭

RVOT.右心室流出道；AO.主动脉；PA.肺动脉；PDA.动脉导管未闭

压力的升高，舒张期右向左分流的持续时间及范围也随之增加。

　　经皮导管介入动脉导管未闭封堵术由于其损伤小、危险性小等优点，目前是动脉导管未闭治疗的主要手段。但如果未闭的动脉导管粗大或呈窗型，以及患儿体重低、降主动脉较细，不适于行介入封堵术，或同时合并其他的心脏畸形，就需要行动脉导管的结扎术或缝扎术。动脉导管于出生后1个月仍未闭，一般就会一直存在，根据动脉导管的大小和肺动脉压力的高低及患儿生长发育情况，尽早选择手术治疗。一般介入治疗在1岁以后即可手术，但生长发育差的患儿，就需要尽早行手术治疗。

　　4.法洛四联症　是最常见的发绀型先天性心脏病，占50%～90%，在整个先天性心脏病中占5%～7%。其属于圆锥动脉干畸形，含有4种同族的心血管畸形，包括漏斗部狭窄在内的右心室流出道梗阻、对位异常的室间隔缺损、主动脉横跨及继发性右心室肥大（图15-26）。主动脉横跨范围为15%～95%，但无论横跨的程度多大，只要有主动脉瓣和二尖瓣的纤维连接，均称为法洛四联症，这是与右心室双出口鉴别的主要标志。

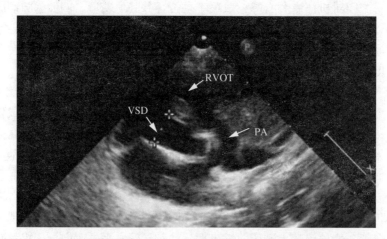

图 15-26　对位异常的室间隔缺损及右心室流出道和肺动脉总干狭窄，考虑法洛四联症

RVOT.右心室流出道；VSD.室间隔缺损；PA.肺动脉

　　法洛四联症最主要的异常为漏斗部室间隔位置失常导致的非限制性漏斗部室间隔缺损及主动脉骑跨。这两种基本解剖异常的最佳显示切面均为胸骨旁长轴切面，其可以确定是否存在室间隔缺损及主动脉骑跨的程度。短轴切面可以确定室间隔缺损的大小，更重要的是评价右心室流出道，多个切面水平均可出现狭窄，可以出现不同程度的漏斗部发育不良并肌性肥厚。各种程度的可能梗阻均应详细评估，应测定肺动脉内径及左右肺动脉内径，最佳测量切面为胸骨旁短轴切面及胸骨上窝切面。右肺动脉内径最好在胸骨上窝长轴切面经过主动脉弓下方的水平进行测量。

　　测量平膈肌的腹主动脉内径，计算 McGoon 指数来评价肺动脉发育情况，但准确性与操作者的经验和肺血管狭窄程度有关。对于肺动脉重度狭窄的患者，超声心动图是在二维下一般测量的肺动脉内径，而增强 CT 显示的是造影剂显影的宽度。因此，在实际情况下，超声心动图和增强 CT 所测得的肺动脉内径有一定区别，需要进一步研究其不同的适应证。

　　术前评价法洛四联症患者是否存在冠状动脉畸形，是否存在穿过右心室流出道的冠状动脉分支（迷走左前降支或圆锥支）对手术方案的制订具有重要的影响。同时，超声心动图对于评价法洛四联症的手术效果也起着关键性作用，常用于检测残余分流，评价右心室大小及收缩功能，检测右心室流出道，显示术后残余狭窄的部位与程度，观察肺动脉瓣反流的程度。

（金　岩）

第 16 章

呼吸系统畸形

第一节　先天性气管狭窄

先天性气管狭窄是一种少见的结构性阻塞性气道病变，指由构成僵硬气管后壁的完全性气管环和缺少正常结构的膜性气管导致的气管管腔狭窄。随气管黏膜下层腺体和结缔组织增生管腔进一步阻塞，或因气管插管损伤、血管环压迫及气管软化等其他原因造成阻塞。Wolman 在 1941 年首次报道，他描述此类疾病为完全性气管软骨环存在所导致的不同长度及程度的气管狭窄，发病率占所有喉支气管狭窄的0.3% ～ 1%。狭窄根据病变的范围及形态可分为三类，即气管全段狭窄、气管漏斗部狭窄、气管短段狭窄。

一、诊断要点

1. 临床表现　咳嗽、气促、阵发性或持续性呼吸困难为主要表现，安静时减轻，哭闹或感染时加重，主要呈吸气性呼吸困难、发绀及明显的三凹征。多数患儿合并其他先天性畸形，这些畸形可能加重或掩盖相关临床表现。

2. 辅助检查

（1）支气管镜检：是诊断先天性气管狭窄的金标准。镜下见完整的软骨环有标志性意义。支气管镜检不但能准确测量狭窄的长度及最小内径，而且能直接观察感染区域。通常需在全身麻醉下进行，可能导致轻微的黏膜损伤，出现黏膜出血、水肿，进一步加重气道狭窄。

（2）高分辨率CT及三维重建：是一种非侵入性、无创性检查方式，为气管狭窄提供了一种虚拟内镜的诊断方式，同时CT可以提供周围复杂血管及邻近脏器的解剖结构。

二、治疗要点

狭窄程度较轻者施行气管扩张术，可暂时改善症状，或经气管切开插入导管。气管短段狭窄或短段漏斗部狭窄可施行气管部分切除及对端吻合术。婴幼儿气管管腔细小，术后黏膜水肿可导致气管阻塞，手术死亡率极高，且长大后吻合口仍然较正常部位狭小。因此宜尽可能推迟到长大后施行手术治疗。

（赵诗萌）

第二节 气管支气管软化症

气管软化症是指气管壁因软骨环异常及肌弹性张力减退而致的软化，若同时有主支气管受累，则称为气管支气管软化症，若软化仅累及主支气管，称为支气管软化症。

一、诊断要点

1. 临床表现　本病是婴幼儿和儿童顽固性咳嗽和喘息的主要病因之一，临床症状通常因感染而加重。由于软化的气管缺乏应有的软骨硬度和支撑力，呼气时管腔塌陷，从而通气不畅而产生高调、单音性喘鸣，并在临床上喘鸣始终存在，通常被误诊为婴幼儿哮喘。小婴儿常由于大气管软化段的内陷，多表现为阵发性发绀和呼吸困难，特别是哭闹时呼气相的屏气发作，症状和体征随活动增多而明显，或因伴发感染而加重，是气管支气管软化症的特点之一。以往认为临床表现在出生后数周出现，近期有研究表明约95%的原发性气管支气管软化症患儿首发呼吸道症状在出生时即可出现。

2. 辅助检查

（1）纤维支气管镜：是确诊气管支气管软化症的金标准，它可直观地反映气道动力性塌陷。目前国内关于纤维支气管镜诊断气管支气管软化症的分度标准如下：呼气相气管直径内陷≥1/3为轻度；≥1/2为中度；≥4/5或接近闭合，看不到圆形管腔为重度。

（2）多层螺旋CT及气道重建：能较真实地反映气道情况，目前已应用于成人气管支气管软化症的诊断，但儿童无法配合呼吸指令，动态呼吸时气道成像仍有困难。

3. 鉴别诊断　本病应与屏气综合征、喉软骨软化、婴幼儿哮喘、运动性哮喘、反复呼吸道感染、气管蹼、气管异物、气管狭窄及各种管外压迫等相鉴别。

二、治疗要点

1. 绝大多数原发性气管支气管软化症患儿不需特殊治疗，随着年龄增长，气管软骨也变得坚固，大多数患儿在2岁左右时症状消失，因此合并肺部感染时，选择非手术治疗为主，给予控制感染、吸氧、促进排痰等治疗。

2. 经常规治疗无效的气管支气管软化症患儿，可选择支架置入术，但其可导致肉芽组织增生、支架移位、支架断裂等并发症。

（赵诗萌）

第三节 肺隔离症

肺隔离症（pulmonary sequestration，PS）是胚胎肺发育过程中部分肺组织与正常肺分离所造成的先天性肺发育异常，又称支气管肺组织分离症。隔离肺一般不与正常肺的气管和支气管相通，接受体循环供血，静脉回流入肺静脉。

一、病因

隔离肺是由胚胎的前原肠、额外发育的气管和支气管肺芽接受体循环的血液供应而形成的无呼吸功能的肺组织团块。隔离肺由体循环的动脉供血；静脉主要回流至肺静脉；少量回流至奇静脉。

根据是否具有独立的脏层胸膜包裹，肺隔离症可分为叶内型肺隔离症和叶外型肺隔离症，叶内型肺组织与正常肺组织共同位于脏层胸膜内，病变肺组织与正常支气管相通或不相通，此型临床相对多见；叶外型由单独的胸膜包裹，病变部位不与正常支气管相通。

1.叶内型肺隔离症 该异常肺部组织块包囊在另一侧肺叶的脏层胸膜内，有学者认为该型实际上是感染后的而非先天性的病理过程，与慢性炎症使正常的肺动脉血供闭塞及支气管树的正常交通受阻有关，胸部X线片可见肺后基底段有软组织影。患者常因下呼吸道感染，在出生后数十年内才得以诊断。患者可表现为咯血，如反复出现咯血，应怀疑此类型畸形。

2.叶外型肺隔离症 该异常肺组织块呈楔形，包有胸膜，与正常肺无关联，常位于后下胸部。动脉也来自体循环，静脉常回流至奇静脉、半奇静脉、门静脉或肺静脉系统。通过产前彩超追踪异常动脉，叶外型在妊娠19周即可诊断，可在一侧胸基底的下方见高回声团块，常在产检时偶尔发现，需与囊性腺瘤样畸形及先天性膈疝相鉴别。

二、诊断要点

1.临床表现 胎儿时期的肺隔离症可能出现肺发育不良、胎儿水肿压迫周边脏器、胎儿宫内缺氧、发育迟缓，甚至胎死宫内等。新生儿及婴幼儿时期主要表现为气促、呼吸困难、发绀、鼻翼翕动、三凹征等呼吸窘迫表现。年长儿的临床表现缺乏特异性，多在继发呼吸道感染后出现类似肺炎表现，如发热、咳嗽、咳痰、气促，并可伴胸痛、咯血、腹痛等。

2.辅助检查

（1）X线表现：胸部X线平片可显示肺下叶后基底段呈圆形多囊状或块状影，边缘清楚、密度均匀，如继发感染，则边缘模糊，呈浸润状。

（2）肺CT：叶内型肺隔离症典型的 CT 平扫表现为囊性、囊实性及实性，囊性者呈单囊或多囊，也可为气囊或液气囊，也可为肺炎、支气管扩张或肺不张等表现，多位于双肺下叶，常见于左后基底段。叶外型肺隔离症的 CT 平扫表现多为实性软组织块影，病灶边缘多较清楚，常发生于肺下叶与膈肌之间。

（3）逆行主动脉造影：可判断血管来源，对确诊有决定意义，找出供血动脉发出部位、数目、行径对于制订手术方案至关重要。

（4）胸部MRI：可多平面成像并有血管流空效应，不用造影剂即能显示肺隔离症供血动脉和回流静脉。

3.鉴别诊断

（1）其他先天性肺囊性病变：可出现肺部反复感染表现，X线检查和CT平扫与肺隔离症表现类似，行CT增强扫描及CT血管造影检查时该病变无异常体循环动脉及分支供血。

（2）肺炎：临床表现与肺隔离症相似，胸部X线片多表现为渗出、实变影等，抗生素治疗后病灶可吸收；但肺隔离症合并感染时经长期抗生素治疗后病灶可缩小，但不会消失，可动态变化。

（3）肺结核：胸部X线片多表现为斑片影、结节影及条索影，陈旧性病变可见钙化影，伴肺门淋巴结肿大，常有潮热、盗汗、体重不增等结核感染中毒症状，结合实验室检查可以鉴别。

（4）肺脓肿：常有吸入史、脓痰及高热，影像学检查显示病变多位于上叶后段及下叶背段，经有效、足疗程的抗感染治疗后脓肿可吸收。

三、治疗要点

隔离肺是无功能的胚胎肺组织，原则上以手术治疗为主。目前，肺隔离症的治疗方法主要包括血管内介入治疗及手术切除，临床主要根据患者具体情况进行选择。血管介入治疗主要适用于新生儿、儿童及急诊大咯血经内科治疗无效者；叶外型肺隔离症患者多选择单纯病灶切除，叶内型肺隔离症患者多选择肺叶切除术。

（赵诗萌）

第四节　先天性肺囊肿

先天性肺囊肿是较常见的肺部发育异常，多在婴幼儿期出现症状，也可于新生儿期发病，是肺组织胚胎发育异常所形成的畸形。根据起源其可以分为支气管源性肺囊肿、肺泡源性肺囊肿。囊肿可为单个或多个，男性多于女性。

一、病因

胚胎发育期，一般在第4周，呼吸道异常的萌芽及分支异常发育，肺芽条索结构不能演化为管状，形成盲管，从而分泌物排出障碍进一步造成气道阻塞，肺部实质中肺泡增多进而形成囊肿。

二、诊断要点

1.临床表现

（1）症状：临床症状与囊肿大小及周围脏器受压迫程度有关。如囊肿小、压力不高、离支气管较远，患者可无症状或在年长时出现症状；反之症状重，症状出现早，可表现为反复肺部感染、气促、呼吸困难、呼吸窘迫、发绀等。年龄越小，出现压迫症状的概率越高，此与支气管树相对较软、易受压有关。当囊肿内继发出血或感染时，囊肿可突然增大，出现急性压迫和感染症状。

（2）体征：较小囊肿可无异常体征，较大者患侧呼吸音减弱或消失，叩诊局部呈浊音或实音。如发生张力性气囊肿，则出现类似气胸的体征，患侧叩诊呈鼓音，呼吸音减弱，纵隔移位。

2. 辅助检查　影像学检查是本病诊断与鉴别诊断的主要依据。

（1）X线表现：孤立性黏液性囊肿呈界线清楚的圆形或椭圆形致密影；气囊肿显示囊壁透亮影，可见液平；张力性气囊肿显示大透亮区，囊壁压迫肺组织，可见肺不张影，纵隔移位；多发性囊肿显示多个环形空腔或蜂窝状影分布在一个肺叶内，囊壁薄，可见小液平。

（2）肺CT：可以清晰显示囊肿的大小、数量、范围、囊壁厚度及其与周边组织的关系，能准确定位。大疱性囊肿与气胸的鉴别可根据增强CT，前者可见到肺血管影。

3. 鉴别诊断

（1）肺炎后肺大疱：多见于金黄色葡萄球菌肺炎后，特点是空腔大小及形状短期内多变，其出现及消失均迅速。

（2）肺脓肿：症状与肺囊肿继发感染者相同，表现较重，如细菌性肺脓肿时，急性起病，高热，中毒症状明显，咳脓痰，抗感染治疗有效；阿米巴脓肿常有痢疾史，咳棕色痰液。胸部X线片表现不同处为肺脓肿壁较厚，周围肺组织多有浸润和纤维性变。

（3）大叶性肺气肿：起病于新生儿期，多以急性呼吸窘迫为首发症状，也可起病缓慢，出生后2～3个月后症状明显，其和巨大张力性含气囊肿不易区别。

（4）先天性囊性腺瘤样畸形：与多发性肺囊肿鉴别困难，两者均需手术切除治疗。

（5）肺内良性肿物：肺结核球、假性炎症性肿瘤、肺吸虫病及肺动静脉瘘等皆可在肺部出现球形病灶，应与孤立性液性肺囊肿相鉴别。

三、治疗要点

确诊为先天性肺囊肿的患儿应早期手术治疗。根据术中所见特点及CT检查决定手术方式。对于因并发感染或张力性肺气囊肿而影响呼吸功能者，需考虑急诊手术。

（赵诗萌）

第五节　先天性大叶性肺气肿

先天性大叶性肺气肿为支气管系统发育异常，以呼气性呼吸困难为临床表现，肺叶阻塞性肺气肿为X线特征的一种独立疾病。病变通常累及单侧一叶，而一侧全肺受累罕见。

一、诊断要点

1. 临床表现

（1）症状：与肺气肿发生的迟早和进展程度有关，一般无前驱感染史。新生儿期患儿迅速出现呼吸困难、喘息或喘鸣，持续性发绀，刺激性咳嗽，进而出现呼吸窘迫，甚至危及生命。延迟发病者，还会出现进食及喂养困难，呼吸、心率增快。仅5%的患儿在6个月以后发病，主要表现为肺部感染的症状。

（2）体征：胸廓不对称，患侧胸廓稍隆起，叩诊呈鼓音，呼吸音减弱，可闻及哮鸣音及啰音，心尖搏动移位。

2.辅助检查 胸部X线片可见大叶性肺气肿，受累的肺叶可见透亮区，但肺纹理仍在。

3.鉴别诊断 严重的小婴儿患儿需与张力性气胸相鉴别。CT检查是鉴别张力性气胸的可靠方法，也可以和肺囊性腺瘤样畸形相鉴别。

二、治疗要点

一旦确诊需急诊手术治疗。伴有先天性心脏病或严重呼吸道症状不应视为手术禁忌证。

（赵诗萌）

第六节 先天性肺发育不良

先天性肺发育不良是一种少见疾病，是胚胎发育障碍所致的先天性肺、支气管、肺血管畸形。其多见于新生儿及婴幼儿，成人少见，其病因及发病机制尚不清楚。Scheider将先天性肺发育不良分为三型：肺未发生、肺未发育及肺发育不良。

一、诊断要点

1.临床表现

（1）症状：两肺发育不良不可能生存，部分肺发育不良临床表现差别很大，轻者新生儿期无临床症状，但易发生反复上呼吸道感染；严重者症状明显，出生后不久即出现呼吸困难、发绀、呼吸衰竭。

（2）体征：患侧胸部呼吸运动减少，呼吸音减弱，心音移向患侧。

2.辅助检查

（1）X线表现：患侧肺体积小，肺纹理稀少，膈肌升高，纵隔向患侧移位。

（2）肺功能检测：限制性通气功能障碍，气道阻力增加，顺应性下降。

二、治疗要点

一旦确诊需急诊手术治疗。伴有先天性心脏病或严重呼吸道症状不应视为手术禁忌证。

（赵诗萌）

第七节 先天性肺囊性腺瘤样畸形

先天性肺囊性腺瘤样畸形是局限性肺发育不良或异常，发病的肺叶呈囊肿状，主要为腺样组织和发育不良的毛细支气管，软骨罕见。

一、诊断要点

1. 临床表现　胎儿期50%合并胎儿普遍性水肿，羊水过多约占25%，常合并早产或围生期死胎，考虑可能是膨大而质硬的患肺压迫使静脉回流不畅及影响心功能引起。新生儿表现为呼吸急促和发绀等呼吸功能不全的症状，超过1个月的少数患儿可表现为咳嗽、发热，可有反复肺部感染。在新生儿期被发现的占62%，在出生后5年内诊断占24%，在成人诊断者极少。

2. 辅助检查　胸部X线片表现差异较大，一般表现为肺内肿块伴大小不等透光区，向同侧胸腔扩展，并可压迫纵隔而移位，甚至疝入对侧胸腔，颇似婴儿肺叶性肺气肿。但本病的囊性密度稍高可资鉴别。本病在成人偶有发现，多无症状，常误诊为错构瘤，但本病无软骨成分。

3. 鉴别诊断　本病应与先天性肺疾病如肺隔离症、肺囊性纤维化、透明肺相鉴别。另外，含气肺囊肿应与肺大疱、肺结核、肺脓肿等鉴别。

二、治疗要点

外科切除所累及的肺组织，使受压正常组织复压。

（赵诗萌）

第八节　先天性膈疝

先天性膈疝（congenital diaphragmatic hernia，CDH）是指由于先天性膈肌发育缺陷，腹腔脏器经膈肌缺损处疝入胸腔的疾病。在活产婴儿中发病率为1/3000～1/2400，左侧多于右侧，合并其他畸形的发生率为30%～70%。既往认为胸腹膜管闭合障碍是膈疝形成的原因，2015年，Merrell 提出胸膜腹膜返折发育缺陷才是先天性膈疝形成的组织学基础。

一、诊断要点

1. 临床表现

（1）症状：主要表现为呼吸系统症状，出生后数小时内即出现呼吸急促、发绀、呼吸衰竭，哭闹、喂奶时加重。

（2）体征：患侧胸部呼吸运动明显减少，心尖搏动移向对侧；胸部叩诊呈浊音或鼓音（取决于疝入胸腔内的脏器含有气体还是液体或是实质性脏器）；胸壁听诊呼吸音减弱甚至消失，有时可听到肠鸣音。当较多腹腔脏器进入胸腔内时，患儿腹部萎瘪，呈"舟状腹"。

2. 辅助检查

（1）腹部超声：产前应用B超检测CDH解剖异常及肺发育情况，超声检查一般于妊娠20～25周即可发现胎儿CDH，可以清楚显示膈肌缺损的大小、疝入器官的位置和性质及肺受压情况，并能辨别是否合并其他畸形。

（2）X线表现：患侧胸腔内有多个气囊，腹部充气的肠袢减少，心脏和纵隔向健侧移位。右侧胸腹膜疝时，如果疝内容物为肝脏，则表现为右下胸腔内有一不透明的肿块影，纵隔向左移位。

3.鉴别诊断

（1）食管裂孔疝：近年来，随着诊断水平不断提高，新生儿食管裂孔疝病例明显增多，多为滑动型，且以呕吐为主要症状，但巨大的食管裂孔疝与后外侧膈疝需要鉴别，两者同样表现为呼吸困难，X线可见胃肠道疝入胸腔，鉴别可通过造影。

（2）膈膨升：膈神经麻痹或膈肌发育不良所致，前者多见于臀位难产的新生儿。X线检查是重要的鉴别手段，膈膨升患儿直立位胸腹部X线可见患侧膈肌抬高，但膈面呈弧形且光滑完整。

二、治疗要点

1.CDH的产前治疗　胎儿外科的发展使得胎儿期手术治疗CDH成为可能。

2.CDH的出生后治疗

（1）机械通气：出生后呼吸困难明显，一般需要机械通气来改善缺氧，尽可能使病情平稳，创造手术条件。对严重病例，常频机械通气效果不理想者，可改为高频机械通气。高频振荡（HFOV）的通气模式可以保证在低通气气压下足够的氧合，排出过多CO_2，同时降低医源性肺气压伤发生率。

（2）吸入一氧化氮（NO）：由于CDH患儿肺血管发育不良，肺血管阻力高，常导致严重而顽固的新生儿持续性肺动脉高压（PPHN），发生持续性低氧血症。及时降低肺动脉高压是治疗CDH的关键环节，近年来多采用吸入NO治疗。

（3）体外膜肺（ECMO）：是抢救危重呼吸衰竭的最后手段，对一些危重CDH患儿通常需要ECMO挽救生命。但近年回顾性研究结果显示，ECMO无益于改善CDH患儿生存率，甚至还可能对CDH患儿产生远期负面影响，如神经发育受损、生长发育受限、呼吸道疾病易感性等。故近年已较少采用ECMO治疗CDH。

（4）手术治疗：急诊手术修补CDH，曾经是抢救和治愈本病的唯一有效手段。现在认为，若患儿呼吸、循环功能暂未稳定便行急诊手术修补膈肌缺损，则可导致患儿术后短期呼吸功能进行性恶化，表现为肺血管阻力升高、右向左分流增加、低氧血症，患儿最终可因为呼吸衰竭而死亡。因此目前更主张等待CDH患儿生命体征，特别是心功能、肺功能稳定后，再行手术治疗。目前，可根据CDH患儿膈肌缺损范围及患儿具体情况，选择开放性手术或微创手术对膈肌缺损进行修补，若为小范围膈肌缺损，则可以直接修补，若为大范围膈肌缺损，则仍需要应用各种生物补片材料进行修补。

三、预后

早产/低体重、肺发育不良和合并畸形是决定生存率的主要因素。CDH患者应在出院后长期随访。更多的远期问题可能出现，包括膈疝复发、肺部病变、生长迟缓、神经精神问题、消化道问题（包括胃食管反流等）、脊柱侧凸和胸廓畸形。

（赵诗萌）

第 17 章

消化系统畸形

第一节　先天性食管闭锁及气管食管瘘

先天性食管闭锁及气管食管瘘（congenital esophageal atresia and tracheoesophageal fistura）是新生儿期严重的先天性畸形，其治愈率也是新生儿外科技术水平的标志。近年来，由于新生儿外科、小儿麻醉、新生儿监护（NICU）和静脉高营养的广泛发展，本病治愈率已达90%左右。

一、分型

先天性食管闭锁常与气管食管瘘同时存在，根据胚胎解剖发育的特点，一般分为5种类型。

1. Ⅰ型　食管上下两端无相接，各成盲端而闭锁。食管与气管没有连接，即无气管食管瘘，下端的盲端在膈上，胃内无气体。此型占3%～9.5%。

2. Ⅱ型　盲端食管有瘘管连接到气管，食管下端是盲端。两部分相距较远，胃内无气体，占0.5%～1%。

3. Ⅲ型　食管上端为盲管，下端有瘘管与气管相通，多在气管分叉处，胃内有气体，食管两端的距离如果超过2cm（ⅢA），一期吻合术就相当困难；两端的距离只有1cm左右，甚至互相紧贴着（ⅢB），此型占85%～90%。

4. Ⅳ型　食管上段和下段分别与气管连接，胃内有气体。近端的分泌物或远端胃液均可流入气管，从而引起吸入性肺炎。此型占0.7%～1%。

5. Ⅴ型　食管连续性完整，但有瘘管与气管相通，可呈"H"形或"N"形。此型占3.6%～4.2%。

流行病学：据国外统计，2500～3000个新生儿中有1例，我国发生率较低，约4000个新生儿中有1例。本病常伴有其他畸形，这增加了治疗的复杂性。

二、病因

本病与胎生期原始前肠发育障碍等密切相关。胚胎初期食管与气管均由原始前肠发生。在5～6周时由中胚层生长的纵向嵴将食管气管分离，腹侧为气管，背侧为食管。

在食管经过巩固阶段后，管上皮细胞繁殖增生，使食管闭塞。以后管内出现空泡，互相融合，将食管再次形成空心管。若胚胎在前8周内发育不正常，分隔、空化不全可引起不同类型的畸形。

三、诊断要点

对于母亲患有羊水过多症者，应首先想到本病。在出现肺部并发症以前做出诊断并开始治疗十分重要。诊断先天性食管闭锁应注意以下几点：①有无食管闭锁，食管上端的高度；②有无气管食管瘘；③与预后密切相关的因素（伴发畸形、并发症及患儿体重，是否为未成熟儿）；④全身营养情况。必须对上述各项目进行全面分析，以便确定治疗方针。

1.临床表现　患儿出生后1～2d即表现唾液过多现象，甚至从口腔及鼻腔溢出，有时发生咳嗽、气急和暂时性发绀。典型症状为第一次喂一两口乳汁后即开始呛咳，进而呼吸困难，面色发绀，这是乳汁迅速充满食管近端，反流入气管、支气管的结果。插胃管失败：插入一根细小的胃管，受阻而折回，应注意导管卷曲在食管近端内而造成进入胃内的假象。

2.辅助检查

（1）X线检查：经胃管滴入水溶碘剂或空气，胸部X线片即可发现食管盲端。有研究发现，因使用造影剂后80%合并肺炎，而不用造影剂者仅44%。因此，在怀疑"V"形食管闭锁时，可经气管注入亚甲蓝行纤维食管镜检查。

（2）支气管镜和虚拟支气管镜：支气管镜检查往往用于发现瘘管的位置。其为创伤性操作，需要全身麻醉不提倡在新生儿期使用。近年来，虚拟支气管镜（即利用三维CT重建气管、气管隆嵴和主支气管）发现阅读虚拟图片与内镜效果一致。

（3）三维CT检查：可以提供矢状面、冠状面和三维重建的图像，而有助于发现食管闭锁及伴发的瘘管。食管血管造影仅能了解食管近端及其瘘管，却不能提供远端食管及其瘘的相关信息，主要用于低出生体重儿、有严重呼吸窘迫及长间隙或伴有多发畸形的食管闭锁。由于该类患儿可能需要分期手术或多次手术，三维CT可提供详细的术前资料，而且作为无创检查较气管镜有更大的应用前景。

（4）超声：由于B超检查技术的不断发展和普及，胎儿型食管闭锁的诊断率也在不断提高，为先天性食管闭锁的早期诊断及治疗提供了重要的依据。先天性食管闭锁B超检查的影像特征：羊水过多、胎儿胃泡影消失及食管上端明显扩张。但应注意与其他原因引起的羊水过多及咽下困难的疾病加以区别。

四、治疗要点

手术原则为应根据病理类型、患儿全身情况、肺炎的程度及伴发畸形等选择术式。Ⅲ型食管闭锁应首选一期吻合术，但两盲端的距离是手术成功的关键。如盲端距离在2cm以内（ⅢB）可行一期食管吻合术，即切断缝合气管食管瘘，食管端-端吻合术。如盲端距离在2cm以上（ⅢA）可以做近端食管肌层环形切开延伸术，以减少吻合口张力及防止术后吻合口瘘的发生。盲端距离过长，>3以上者，应采用Puri延期术，即先行胃造瘘及食管近端颈部造瘘，在8周后，延期进行食管重建术。目前先天性食管闭锁的食管吻合术有两种径路，一为经胸食管吻合术，另一种为经胸膜外食管吻合术。

1. 经胸食管吻合术　患儿取左侧卧位，沿第4肋间进入胸腔，将右肺推向前内侧显露后纵隔，打开纵隔胸膜，结扎切断奇静脉。食管上盲端是由甲颈干动脉供血血供良好，可做充分游离，下部盲端是由主动脉的小分支及胃左动脉分支供血，血液供应较差，不宜过多分离，在瘘管近气管侧缝扎切断，盲端间的距离一般在2cm以内可直接行端-端吻合，如2cm以上则行肌层切开食管延长术。

2. 经胸膜外食管吻合术　从胸膜外分离胸膜，将肺向前推开，显露奇静脉予以切断结扎，解剖食管上下盲端及气管食管瘘。食管吻合同前法，在剥离胸膜时，动作要轻柔，避免将胸膜剥破。

3. 胸腔镜辅助下食管吻合术　损伤小、恢复快，为目前诊治的趋势。胸腔镜下治疗先天性食管闭锁有一定的优势，手术中因为胸腔镜的放大作用，缝合更加精细，食管游离可以更加彻底。大致分为三步：①首先游离并切断奇静脉。在右肺塌陷或术野暴露清楚后，释放出奇静脉，给予二道结扎，在结扎线之间切断奇静脉。②其次结扎并切断食管气管瘘。在胸腔镜的放大作用下，可以清楚地辨认出食管伴行的迷走神经。③最后行食管端-端吻合。

五、预后

食管闭锁的预后与及时诊断、患儿出生胎龄、出生体重、肺部并发症、食管畸形的程度（类型、食管近远端距离）、并发畸形密切相关。随着近年来手术技巧及NICU水平的不断提高，其生存率明显升高，随之而来的术后并发症越来越多，包括吻合口狭窄、胃食管反流、气管食管瘘复发及气管软化等。

（苏朋俊）

第二节　先天性膈疝

先天性膈疝是膈肌发育缺损或发育不全导致解剖关系异常的疾病，腹腔脏器经过这些膈肌缺损处而进入胸腔，临床上并不少见，分3种类型：①胸腹裂孔疝，又称Bochdalek孔疝；②胸骨后疝，又称Morgagni孔疝；③食管裂孔疝。其临床表现、手术方法各不相同。

一、胸腹裂孔疝

胚胎期胚体两侧向腹侧卷曲使心包腔和腹膜腔相互接近，两腔之间存在一层间充质组织为原始横膈，这些间充质组织最后逐渐形成膈肌。原始胚胎横膈的发育过程由四部分组成，从而形成完整的膈肌。①原始横膈发育形成膈肌的腹侧部分和中央部分，最后形成中心腱；②食管背系膜形成膈背侧中央部分；③胸壁皱褶形成膈的两面外侧部分；④胚胎第4周末时，原始横膈的背外侧缘左右两面各发生一片状组织称为胸腹膈膜，以后发育形成膈肌的背外侧部分。发育正常的膈肌呈现穹窿形肌层，突向胸腔。周围为肌性部分，中央是腱性部分，构成胸腔底和腹腔顶部。胸腔的膈肌表面来自胸内筋膜，下面是腹内筋膜。整个膈肌的形成过程是在胚胎第9周末完成,两侧膈肌最后关闭的部位是在膈的后外侧,而且左侧的胸腹裂闭较右侧晚。在膈肌的形成过程中,中肠快速地进入脐索,并发育成各种成分,约在胚胎第10周,中肠旋转并回纳入腹腔。膈肌关闭不全和缺损,是产生先天性膈疝的基础。由于膈肌两面后外侧关闭最晚,而且左侧还晚于右侧,所以胸腹裂孔疝以左侧多。

据国外报道,新生儿胸腹裂孔疝的发病率为1/(3000～10 000),国内尚无确切统计数字。男孩较多,男女之比约为2∶1。以左侧胸腹裂孔疝多,达85%以上。

(一)病因

一般认为本病是由遗传因素和环境因素相互作用引起的。

(二)诊断要点

1.临床表现 由于膈肌缺损的大小不一,临床症状有很大的差异。新生儿期往往症状重、病情凶险、变化快、死亡率高。因此,新生儿若出现急性呼吸窘迫和发绀、喂奶呕吐和呛咳,应高度怀疑本病。幼儿和儿童临床症状与体征不尽相同,往往是反复出现咳嗽、气促。营养发育受限,也应考虑本病。

2.辅助检查

(1)X线检查:①膈肌横行的影像中断、不清或消失;②胸腔内含有气液面或肠管蜂窝状影像;③患侧肺萎陷,纵隔向健侧移位。

(2)B超检查:胸腔内有扩张的肠管影、液体及气体点状回声。

(3)上消化道造影:清楚了解疝入胸腔内肠管情况。

(三)治疗要点

诊断一经确立,即应争取早期手术治疗,特别是症状严重的新生儿和婴幼儿,经充分的术前准备后应尽快进行手术,手术途径有经胸和经腹两种。

1.经腹手术 新生儿和婴幼儿腹腔浅,又常合并消化道畸形如肠旋转不良等,可以一并解除。使患儿取仰卧位,取左肋弓下斜行切口,首先将疝于胸腔脏器还纳回腹腔,若还纳困难,可将疝环向中心腱方向剪开一段,使疝内容物容易还纳回腹腔。至膈肌缺损充分暴露,予以缝合。

2.经胸手术 适应于年龄较大的儿童。患侧肺受压时间长,反复感染,并与疝入胸腔脏器粘连。若疝入胸腔实质性脏器则其可与胸壁、肺粘连较重,甚至由于粘连而形成封闭胸,还有右侧疝、肝脏嵌闭疝环等。此种情况若经腹手术则很难处理胸腔内的病变,而且年长儿腹腔相对深,经腹缝合膈肌缺损就显得困难。

无论经胸还是经腹的手术途径,缝合膈肌的方法相同。①有疝囊者一定切除疝囊,若不切除疝囊只缝合膈肌缺损,其结果可能为只形成一个封闭的扩张囊状结构,日久形成疝。②膈肌缺损小,可沿膈肌缺损周围边缘切除一条0.5cm宽的肥厚组织,以利于缝合,然后应用7号丝线以间断缝合或褥式缝合法直接缝合。若经腹手术则缝合最后一针时向胸腔插入排气管,令麻醉医师轻轻膨肺,待胸腔内气体排尽后,边膨肺边打结并拔出引流管。③膈肌缺损过大,直接缝合有困难时,可用人造织物涤纶片、硅胶膜等修补。将补片与膈肌缺损边缘结节或褥式缝合，然后尽量将腹膜皱襞或胸膜皱襞与补片缝合，以减少张力。

二、胸骨后疝（Morgagni孔疝）

解剖学上膈肌在肋骨和胸骨之间，两侧各有一处三角形薄弱区称为胸骨肋骨三角区（larrey），该处缺乏肌纤维，两层浆膜间往往只有结缔组织，腹腔脏器通过此三角区进入胸腔形成的膈疝，称为胸骨后疝（congenital morgagni hernia，CMH）。

文献报道胸骨后疝占全部外科治疗的先天性膈疝的3%～5%，小儿罕见。Berman等40多年仅治疗了18例，Cigdem等23年治疗了16例，A.L.Salem等18余年收治了23例，Garribobi等报道10年间收治12例，90%胸骨后疝位于右侧，双侧占8%，左侧仅为2%。左侧少见是因为左侧心包与膈肌附着起支持和保护作用。

（一）病因

由于上述解剖原因和胚胎期膈肌发育不全，胸骨肋骨三角区膈肌缺损和异常薄弱，腹腔脏器通过此三角区进入胸腔形成膈疝。

（二）诊断要点

1.临床表现　胸骨后疝患者儿童期多数（占50%～70%）无症状，多在体检或伴发其他疾病检查时偶然发现。因患者症状缺乏特异性，首次就诊可能在不同科室，接诊医师认识不足时易误诊、漏诊。有症状者最多见为反复发作的肺部感染，部分有胃肠道症状，但不具有特异性，易被忽视。

2.辅助检查

（1）X线检查：于正位胸部X线片上毗邻左右侧心隔区或心隔区上方可见密度异常的阴影，侧位片上异常阴影位于胸骨后，若突入疝内的腹腔内容物为含气体空腔脏器则阴影更加明显，胃疝入时胸部X线片上可见气液平面。钡剂灌肠和胃肠钡剂检查有助于明确诊断和辨别疝内容物。

（2）MSCT平扫：右侧胸腔纵隔旁有异常影像征象时，应及时行增强薄层扫描及后处理成像，其能很好地显示膈疝的缺损程度、疝入内容物及其解剖位置。右侧心包旁异常组织应与右肺中下叶、心包旁脂肪、心包囊肿、淋巴瘤、胸腺瘤、膈肌囊肿或肿瘤、前胸壁肿瘤等相鉴别。

（三）治疗要点

对于胸骨后疝如诊断明确则不论有无症状，均应内脏复位、膈肌修补。这样能避免疝内容物发生潜在的穿孔、绞窄而危及生命。新生儿胸骨后疝临床表现为呼吸窘迫，症状酷似先天性膈疝中最多见的后外侧疝，本病应急诊手术。

手术入路：经胸径路，术野显露清晰、操作方便，但手术创面大，术中需双腔气管插管，术后需继续胸腔闭式引流等。经上腹正中径路，切口较小、操作简单、术中仅需单腔气管插管、手术创伤小、术后疼痛轻、住院时间短等，方便疝内容物复位，而且可纠治腹腔脏器合并的其他畸形，同时能探查另一侧有无胸骨后疝，但疝内容物与胸部器官粘连紧密需处理时稍困难，当然即使需要处理胸腔内情况，向上左（或右）偏延长切口也能处理。随着微创手术技术的发展，腹腔镜下采用连续或间断缝合修补缺损加腹腔内打结成为常用的方法，相比传统开放手术，微创手术术后恢复快，早期能进食，术后镇痛药使用少，住院时间缩短且外观更美观，故应推荐腹腔镜手术作为胸骨后疝首选的治疗方法。

三、食管裂孔疝

小儿食管裂孔疝是由于遗传因素和环境因素相互作用，食管周围韧带、组织结构发育差，左右膈肌角肌纤维发育障碍，失去正常的钳夹作用，膈肌裂孔开大，特别是膈食管韧带与食管周围失去紧密接触的关系，而变得松弛，腹腔食管失去控制而变得无稳定性，当膈肌运动时腹腔食管由于活动性强，可向上突入胸腔形成疝。临床上根据食管裂孔开大的程度及食管胃疝入胸腔的多少，将其分为滑动性疝、食管旁疝和混合性疝。

本病发病率特别是小儿目前无确切的统计数据。过去一直认为欧洲较为常见，而北美洲少见，有明显的地区性，其发病率达0.5%，但其中只有5%的患儿出现症状。近年来，国内外由于检测技术的提高，特别是有了儿科专业X线医师，本病的确诊率逐年上升。

（一）病因

在胚胎发育过程中，由于胃膈韧带、膈食管韧带、胃悬韧带等发育不良变松弛及膈肌角肌纤维发育薄弱，食管裂孔开大，就形成食管裂孔疝。

（二）诊断要点

1.临床表现

（1）呕吐：是新生儿、婴幼儿及年长儿最常见的症状，占80%～95%，可发生在出生后第1周。呕吐形式不同，常以平卧位或夜间为重，有时轻微呈现溢奶状，严重呈喷射性呕吐。呕吐物起初为胃内容物，严重时含有胆汁，往往因食管下端出现反流性食管炎，而出现呕吐咖啡样液体或呕血，但量不多。

（2）呕血、便血：呕吐严重的患儿除呕吐咖啡样物外，还出现呕血、排柏油样便或黑粪，大便化验检查中隐血常为阳性。长时间的呕血和便血是反流性食管炎所致，并由于营养摄入不足，患儿呈现贫血貌，血红蛋白常为8～10g/dl。身长、体重往往低于同龄儿。

（3）咳嗽、气喘等呼吸道感染症状：由于胃食管反流多在夜间出现，往往造成误吸，结果反复出现上呼吸道感染的症状。30%～75%婴儿和儿童期食管裂孔疝是以反复呼吸道感染为主诉而就诊，虽经抗炎治疗，呼吸道感染可好转，但不能治愈。因为有些患儿平时察觉不到的极少量的胃内容物经常反复吸入气管，形成反复的呼吸道感染。有些过敏体质的患儿，少量胃内容物被误吸气管，结果造成过敏性哮喘样发作。

（4）吞咽困难：滑动性食管裂孔疝患者反流性食管炎逐渐加重，炎症侵袭到肌层，使食管下端纤维化，结果不但造成食管缩短，贲门胃底疝入胸腔，而且还出现食管狭窄。患者常出现吞咽困难，早期经禁食和抗炎治疗可以好转，晚期不能进食或呕吐白色黏液。

（5）梗阻症状：食管旁疝患者有时食管与胃结合部仍然在腹腔正常位置，有胃底部分胃疝入胸腔或发生扭转疝至右侧膈上。胃排气不良造成潴留性胃炎、溃疡、出血。扭转过久，发生嵌闭，出现梗阻症状，表现为胸骨后疼痛、胸闷、呼吸急促。

2.辅助检查

（1）X线检查：是诊断食管裂孔疝的主要方法，它可以全面了解胃的形状和位置、食管裂孔大小及胃蠕动改变等。①巨大型食管裂孔疝钡剂透视见部分胃或全胃经食管裂孔疝至右侧膈上，有时全胃经食管裂孔疝至左膈上；②中型疝的诊断依据是贲门及≥1/3的胃经食管裂孔疝入左膈上，胃窦及部分胃体仍然在左膈下，X线下入胸腔的胃变化不大；③小型疝的诊断依据是贲门及≤1/3的胃经食管裂孔疝至左膈上，而其他部位位于左膈下，疝入膈上的胃及贲门呈伞状，上方膨大明显。以上3种类型疝，根据X线影像特点诊断并不困难。

（2）内镜检查：对判断食管裂孔疝病理改变及胃食管反流的轻重十分重要，可直接观察食管黏膜外观状态、充血、水肿、糜烂、出血、狭窄等，还能观察食管内潴留情况，贲门口的松弛程度，胃黏膜疝入食管腔的多少，食管黏膜与胃黏膜的交界线上移至食管裂孔的距离。这不但有利于诊断，还为本病的进一步治疗及疗效判断提供客观指标。

（3）食管pH 24h动态监测：食管裂孔疝由于腹腔段食管、胃食管夹角等解剖关系的异常，膈食管韧带松弛，致使膈下食管、贲门胃底经开大的食管裂孔疝入胸腔。食管下端括约肌作用消失，失去对腹腔内食管的压迫，因此，常出现胃食管反流，逐渐产生反流性食管炎，食管溃疡、出血、狭窄等。采用小儿pH微电极便携记录仪，对食管下端pH适时监测，并记录、标记进食、睡眠、体位、呕吐的起止时间，然后将监测结果通过计算机及软件进行分析。还可用食管下端、胃窦、胃底三支pH微电极进行同步监测，以确定是否存在十二指肠、胃反流即碱性反流。这对术式的选择及预后判断十分重要。

（4）食管压力测定：食管裂孔疝腹腔食管疝入胸腔，食管下端括约肌功能减弱，该区食管内高压状态消失。采用生理测压仪进行食管下端和胃内压力测定，可观测食管下端高压区长度、压力及胃内压力情况，以及两者压差的变化。结果在食管裂孔疝合并胃食管反流时，食管下端高压区变短或消失，其压力及食管与胃的压差均低于正常儿。此项检查是诊断食管裂孔疝合并胃食管反流的一个客观指标。

（三）治疗要点

根据食管裂孔大小、腹腔食管及贲门胃底疝入胸腔的多少、是否合并胃食管反流及胃扭转、临床症状轻重等具体情况而确定食管裂孔疝治疗方法。但是滑动性小型食管裂孔疝临床症状轻微，在发育过程中可以自行消失或好转，因此手术和非手术治疗没有明确的界限。非手术治疗方法是饮食调节，适当用黏稠饮食，指导患儿多采用半坐位，进食后适当地拍打背部。给予胃动力药物和制酸药物，加强胃排空，防止食管炎的发生。手术治疗目的是使腹腔食管恢复到正常位置，贲门固定，His角变锐，缩小食管裂孔。食管裂孔疝常伴胃食管反流，术中应行防反流的术式，常采用Nissen手术、Belsey手术、

Hils手术。手术途径有经胸或经腹两种。

1.经胸手术　视野清晰、粘连重、食管裂孔开大明显、胃扭转、疝入右侧胸腔、食管过短者多采用此方法。常采用左胸第7肋或第8肋间后外侧切口开胸，切断肺下韧带充分暴露纵隔胸膜，切开纵隔胸膜，游离食管下段后置入胶皮条，牵拉上提。切开疝囊并剪去多余的囊壁组织，保留1～2cm的残边。充分显露左右膈肌角，并于食管后缝合2～3针固定，再行胃底折叠缝合，最后缝合膈肌与食管边缘，新的食管裂孔容成人示指尖。若食管较短可将食管裂孔向中心腱方向剪开一定长度，将食管向中心腱方向移动，再形成新的高位食管裂孔。

2.经腹手术　本术式侵袭小，恢复快，并可检查腹腔内有无消化道畸形，如肠旋转不良等，在行幽门成形和胃底折叠术时方便操作。手术采用左上腹旁正中切口或左上腹部横切口，开腹后切断左肝三角韧带，充分暴露食管裂孔，切开松弛的膈食管韧带，切开疝囊，游离食管用纱布条牵拉，使疝入胸腔的贲门胃底拉至腹腔，切除多余疝囊，充分游离食管，缝合左右膈肌角，使食管裂孔缩小，再根据具体情况行胃底折叠及幽门成形术等。

（四）预后

先天性膈疝的主要死亡原因是肺发育不良和持续性肺动脉高压的呼吸功能不全。近年来，随着对其术前及术后的密切监护，采用了缓解肺动脉高压的血管扩张药，以及高频呼吸机等先进仪器和技术，使其生存率显著提高。

（苏朋俊）

第三节　十二指肠闭锁与狭窄

先天性十二指肠闭锁与狭窄（congenital atresia and stenosis of the duodenun）是指胚胎发育过程中十二指肠发生障碍引起先天性十二指肠内梗阻，可发生在十二指肠的任何部位，以十二指肠第2段多见，尤以壶腹附近最多见。闭锁与狭窄的比率为3∶2或1∶1。

胚胎第4～5周，肠管已形成，肠腔内上皮细胞过度增生充满肠腔，称为"充实期"。胚胎第8～10周，在充实的上皮细胞内出现许多空泡，空泡膨胀，互相融合，按肠管长轴排成链和排，此期为"腔化期"。到胚胎第12周，空化过程完成，肠腔再次贯通，形成正常的消化道。如果胚胎肠管的这种演变过程在第2～3个月中发育发生障碍，某段肠管停留在充实期，或空泡未融合，或融合不完全，均能形成闭锁或狭窄。除此之外，十二指肠闭锁与狭窄常伴发其他部位畸形，说明十二指肠闭锁与狭窄非单一病因所致，可能与胚胎期全身发育缺陷有关。

本病占十二指肠梗阻的0.8%～2.5%，占小肠闭锁37%～49%，国内报道较低，约占1/15。女婴略多于男婴。发生闭锁与狭窄的比例约为1∶2或相等。

一、分型

Stauffer将其分为两类七型。

闭锁类

闭锁Ⅰ型：十二指肠隔膜型闭锁，肠管连续性不中断。

闭锁Ⅱ型：十二指肠闭锁两端由纤维索带连接。

闭锁Ⅲ型：十二指肠闭锁两端分离。

闭锁Ⅳ型：隔膜型闭锁，隔膜脱垂到远端肠腔内形成"风袋"形。

狭窄类

狭窄Ⅰ型：十二指肠隔膜型狭窄，中央有开口。

狭窄Ⅱ型：十二指肠风袋型隔膜，中央有极小孔。

狭窄Ⅲ型：十二指肠某段肠管缩窄。

二、病因

目前病因尚未完全清楚，多数学者认为胚胎发育期肠管腔化过程异常是导致本病发生的主要原因。

三、诊断要点

1.临床表现　十二指肠闭锁及狭窄均属于高位肠梗阻，多见于早产儿或低体重儿，母亲病史中约有50%病例有羊水过多史。一般在出生后1～2d或进食奶后即出现呕吐，呈持续性加重，很少呈喷射状，呕吐物大多数呈黄绿色胆汁样物，只有闭锁在壶腹近端者呕吐物不含胆汁。出生后一般无正常胎便排出，偶尔排出1～2次少量灰绿色米粒样便或灰白色黏液样物，量少，且排出时间晚。体检有时可见上腹部饱满，可见胃蠕动波，饱食后可有振水音，下腹部平坦或凹陷。由于持续性呕吐，患儿可有脱水、电解质紊乱，皮肤干燥、脱屑有皱褶。十二指肠狭窄患儿可在新生儿、婴幼儿及儿童期出现症状，症状出现早迟与隔膜孔的大小有关。隔膜孔小，症状出现的就早。呕吐多为间歇性呕吐，呕吐物多为胆汁性不消化的食糜，狭窄重者呕吐频繁，进奶及进食不佳，长期可导致营养不良、消瘦、贫血和生长发育障碍。

2.辅助检查

（1）腹部X线检查：在正立位平片上可见"双气泡征"，即在肠梗阻近端胃十二指肠内潴留液体和气体而形成的液平面。偶尔也可见"单泡征"或"三泡征"，其是由频繁呕吐、十二指肠内气体向上排出或十二指肠内被液体充满所致。"三泡征"为除十二指肠存在液平面外，由于扩张的胃发生某种程度扭转，胃体、胃窦部出现2个液平面。十二指肠闭锁者，腹部其他部位无气体。十二指肠狭窄者在X线平片上可见胃泡明显扩大，十二指肠球部胀气或有液平面，腹部其他部位有少量气体。

（2）钡剂胃肠透视检查：可见胃、幽门管及十二指肠近端明显扩张，蠕动可增强，钡剂潴留，通过困难。儿童期十二指肠狭窄者，胃及十二指肠极度扩张，可形成巨十二指肠改变。

（3）产前超声检查：十二指肠闭锁的胎儿腹腔内显示2个典型的液性区，指导产妇分娩后将新生儿送儿外科就诊，早期诊断，早期手术治疗，可提高生存率。

3.鉴别诊断

（1）幽门瓣膜闭锁及狭窄：患儿出生后即呕吐，呕吐物不含胆汁，呕吐呈喷射状，腹部立位X线平片可见"单泡征"，钡剂胃肠透视可见胃幽门部梗阻及狭窄，钡剂潴留，腹部其他部位无气体或有很少气体。患儿频繁呕吐后可出现低氯、低钾性碱中毒。

（2）先天性肥厚性幽门狭窄：多见于足月儿，出生后多在2～3周出现进行性喷射性呕吐，呕吐物不含胆汁，甚者吐咖啡色液体，吐后强烈求食。右上腹腹直肌外缘可触及橄榄形软骨样硬肿块。钡剂胃肠透视可见幽门管细长且弯曲，钡剂排出延迟且潴留在胃内。

（3）环状胰腺：包绕压迫在十二指肠第2段，造成十二指肠完全或不完全梗阻，引起胆汁性呕吐，排出少量黑色黏稠的胎便，持续时间长，术前不易与十二指肠闭锁及狭窄区别，需经手术确诊。

（4）先天性肠旋转不良：由中肠旋转不全或异位腹膜带压迫十二指肠第2段、第3段引起不完全性梗阻，除腹部X线检查外，应行钡剂灌肠检查，可见盲肠位于右上腹或其他部位。

四、治疗要点

十二指肠闭锁与狭窄，一经确诊则应给予手术治疗，因患儿均为机械性肠梗阻，来院时患儿情况较好，无明显贫血及电解质紊乱，可急诊手术。否则应积极治疗并发症，如早产儿已合并营养不良、肺炎、硬肿症者，则积极给予保温或入温箱，抗生素抗感染，静脉高营养治疗，病情好转后再给予手术治疗。

1.隔膜切除、肠管纵切横缝术　适合于隔膜型及风袋型闭锁及狭窄。本手术损伤小，不影响肠管血供，成形肠管粗细过渡平缓，肠内容物易于通过，有利于肠功能尽早恢复。缺点是当隔膜有明显炎症水肿，隔膜位于壶腹部时，切除隔膜不彻底，以及术中极易出血，造成手术失败，症状复发。

2.十二指肠十二指肠吻合术　适合于十二指肠闭锁或狭窄的远端、近端较接近的病例。其优点是吻合口的路径短，符合正常生理功能，方法较简便，其是较常用的术式。

3.结肠后十二指肠空肠吻合术　此术式是治疗十二指肠闭锁的传统手术，近年来已很少应用，仅适合于闭锁盲端距离较大，不能行十二指肠十二指肠吻合术的病例。

五、预后

目前该病术后死亡率与患儿出生体重和有无其他严重畸形及并发症密切相关，由于新生儿外科的发展、NICU水平的不断提高、呼吸功能的管理、小儿麻醉技术水平的提高，近10年来，十二指肠闭锁与狭窄随访率明显下降。

（苏朋俊）

第四节　先天性胆管扩张症

先天性胆管扩张症（congenital dilatation of the bile duct）又称先天性胆总管囊肿，是以胆总管囊状扩张或梭状扩张，伴有或不伴有肝内胆管扩张为特点的胆道畸形。

1792年，Vater首次报道本病，其是小儿较常见的胆道畸形，一般认为亚洲人发病率较欧美人高，多在婴儿和儿童期发现，新生儿及成人也可发病，女性发病率较男性高。根据国内文献报道，14岁以下儿童占84%，成人仅占15.49%。女性发病占74.64%，男性25.35%，男女比例为1∶3。

一、分型

一般按照囊肿的形态本病分为三型。Ⅰ型：胆总管囊性扩张；Ⅱ型：胆总管憩室；Ⅲ型：胆总管口囊性脱垂，即胆总管十二指肠壁内囊肿。胆总管囊性扩张最常见，而Ⅱ型、Ⅲ型则较少见。近年有较多报道，发现肝外胆管扩张合并肝内胆管扩张，将其列为Ⅳ型。按肝内外胆管扩张的形态及部位本病分为三型，即肝外型、混合型及肝内型。按胆总管扩张的直径大小本病分为囊肿型、梭型和柱型，其中梭型及柱型多伴胰胆管合流异常。

二、病因

先天性胆管扩张症的病因尚不十分清楚，尚不能用一种学说来解释，可能是以下多种因素共同作用的结果。

1.胆道发育不良　1936年，Yotsuyanagi首先提出，在胚胎时期胆管再贯通空泡化阶段，胆管上皮增殖不平衡使下部胆管过度增生，从而空泡化再贯通时远端出现狭窄，近端胆管扩张而发病。

2.胆总管远端狭窄阻塞　胆汁排出受阻，使胆总管继发扩张。阻塞的原因是多种多样的，如胆总管远端狭窄、闭锁、瓣膜或炎性瘢痕等先天性或后天性因素所引起。

3.胆总管远端神经肌肉发育不良　由于囊肿远端神经分布减少，特别是神经节细胞和神经纤维束均明显减少，胆总管运动减弱，远端出现功能性梗阻，即痉挛性狭窄，胆汁排出受阻，胆管内压升高，而逐渐形成胆总管不同程度的扩张。

4.胰胆管合流异常（anomalous arrangement of pancreaticobiliary duct，APBD）　经临床观察及动物实验研究，许多学者均发现先天性胆管扩张与胰胆管合流异常关系密切。

5.巨细胞病毒（CMV）感染　关于胆道畸形如胆道闭锁、先天性胆管扩张、胆道发育不良的病原学研究显示，在患儿尿液、肝组织中检出CMV，以及在母亲宫颈分泌物中同时检出CMV，可见巨细胞病毒感染也是先天性胆管扩张症的病因之一。

6.遗传因素　先天性胆管扩张症遗传基因的报道甚少，有报道11个家系中24人患有先天性胆管扩张症。

三、诊断要点

1.临床表现　本病约70%在婴幼儿发病，学龄期及成人较少见。腹痛、黄疸及腹部肿块为本病的3个基本症状，即所谓"三联症"，但并非所有患儿在就诊时均具有这3个症状，3个症状同时存在者仅占20%～30%。

（1）腹痛：多为右上腹部疼痛，腹痛的性质不定，可为绞痛，间歇性发作，但多数为钝痛，当合并胆管炎或胰腺炎时，可为持续性疼痛，并伴有发热、恶心、呕吐、厌食等消化道症状，占60%～80%。

（2）黄疸：间歇性黄疸为其特征，间隔时间长短不一，黄疸程度也不一，黄疸加重说明胆总管远端狭窄或合并感染，胆汁引流不畅，经治疗后黄疸可减轻或消退，黄疸的出现率为51%～70%。

（3）腹部肿块：常为患儿就诊的重要体征，肿物位于右上腹肝缘下，呈囊性感，上界多为肝边缘所覆盖。巨大者可超越腹中线，也可达脐下。肿物表面光滑，呈囊性感，界线清楚。部分病例囊肿张力较大或可轻度活动。

（4）发热：在发作期间可因合并感染，体温高达38～39℃，且常合并恶心、呕吐，其是炎症引起的胃肠道反应。

（5）粪便和尿：患儿黄疸加重时，粪便颜色变浅，甚至呈白陶土色，尿色深黄。

2. 辅助检查

（1）实验室检查：根据血白细胞及红细胞计数，了解有无感染及贫血。血生化检查检测血清中总胆红素、直接胆红素及间接胆红素的含量，了解黄疸的性质及程度；检测血清胰淀粉酶及尿淀粉酶，了解有无胰胆管合流异常及胰腺炎的改变；肝功能的各项测定包括碱性磷酸酶及转氨酶等，以便了解肝功能受损的程度。

（2）B超检查：能显示肝内外胆管扩张的部位和程度、胆管壁的厚度、囊内及肝内有无结石、肝脏有无纤维化、胰管有无扩张、胰体有无水肿等，本法无损伤、价廉、易推广，应列为首选。

（3）胰胆管造影（ERCP）：对于了解胆管、胰管、胰胆管结合部，其是最为有效的检查方法，为本病有无胰胆管合流异常及其类型提供重要的客观依据。

（4）磁共振胰胆管造影（MRCP）：能够获得肝内外胆管、胰腺的三维立体结构影像，具有不用麻醉、无损伤、不用任何造影剂而显示胆管影像的优点。

3. 鉴别诊断

（1）传染性肝炎：由于肝炎比较多见，小儿出现黄疸时可能诊断为肝炎，特别是胆管扩张不明显，右侧肿物扪不清时，尤应注意，应及时行B超检查及血清胆红素及肝功能检查，发现胆总管扩张及梗阻性黄疸时，应考虑为胆管扩张症。

（2）胆道闭锁：患儿于出生后2～3个月出现黄疸，进行性加重，大便白及尿色深黄时，首先应考虑胆道闭锁或新生儿肝炎，两者有时与胆管扩张症相似，但经仔细检查发现腹部肿物，经B超或X线检查多可确诊。

（3）肝包虫囊肿：与先天性胆管扩张症相似，在肝脏部位有肿块，局部可有疼痛及不适，合并感染可出现黄疸及发热，不同之处在于，肝包虫囊肿多见于畜牧区，病程缓慢，呈进行性加重，嗜酸细胞增多，Casoni试验阳性率高达80%～95%，80%补体结合试验阳性。

（4）胰腺囊肿：儿童胰腺假性囊肿患者多有外伤史，当合并感染时也可有发热、上腹部肿物及腹痛症状。与先天性胆管扩张症不同的是，本病患者血清中胰淀粉酶增高，影像学检查可见胃后间隙增宽，胃体及胃底向前上方移位。

（5）右侧肾盂积水：可能与囊肿型先天性胆管扩张症相混淆，但肾盂积水多偏向侧方，肾区饱满，无黄疸，可经B超、静脉肾盂造影加以鉴别。

（6）大网膜或肠系膜囊肿：位于中腹部，界线清楚，可活动，腹痛不明显，也无黄疸，易于鉴别。

四、治疗要点

先天性胆管扩张症为先天性胆管发育异常，多伴胰胆管合流异常。由于胆汁排出受阻，胰液和胆汁相混，在婴幼儿期，通常引起化脓性胆管炎、胰腺炎胆管穿孔、腹膜炎及肝硬化等严重并发症，常威胁患儿生命，因此本病一经确诊，应及时手术治疗。

1.胆总管囊肿造口术　术后，胆管内压力能迅速降低，胆汁引流通畅，肝功能改善，胆道感染得以控制。本术式适用于严重胆道感染、黄疸、肝功能严重受损、患儿全身状态不佳、中毒症状严重、囊肿穿孔或胆汁性腹膜炎不能耐受根治性手术者，可暂行囊肿造口术，1～3个月后再行二次囊肿切除、胆道重建术。

2.囊肿、肠道吻合术（简称囊肠吻合术或内引流术）　常用的有囊肿、十二指肠吻合术及囊肿、空肠Roux-Y吻合术。囊肿、肠道吻合术现已很少用，主要的优点：①囊肿、十二指肠吻合，手术简单，符合生理要求；②手术时间短，出血量少；③近期疗效尚满意。缺点：①病灶没有切除，没有达到胰、胆分流；②上行性胆管炎、胰腺炎反复发作，继发性肝硬化、门静脉高压、结石等并发症多见；③由于胰液反流，胆管上皮被破坏，上皮再生甚至化生，随年龄增长癌变较其他术式高；④术后再手术率高，小儿可达10%～30%，成人更高。囊肿、肠道吻合术远期疗效不佳，不宜采用。

3.囊肿切除、胆道重建术　常用的有肝总管十二指肠吻合术、肝总管空肠Roux-Y吻合术、空肠间置、肝管十二指肠吻合术及空肠间置代胆道加矩形瓣等附加的各种防反流术。目前国内外较一致的意见是采用囊肿切除、胆道重建术，其为治疗先天性胆总管囊肿首选的根治性手术。优点：①去除病灶，在切除扩张的胆总管的同时，解决了胰胆管合流异常，达到胆汁引流通畅，胰胆分流的目的；②解决了胰液进入胆道内对胆道上皮细胞的破坏，减少发生癌变；③术后并发症少，远期疗效较囊肿、肠道吻合术佳。缺点：手术较为复杂，手术侵袭大。

对以上3种术式加以评估发现，胆总管囊肿造口术仅为一急救手术，不是根治术。囊肿、肠道吻合术远期疗效不佳。囊肿切除、胆道重建术不仅疗效佳，也安全可行。

五、预后

近期并发症有术后出血、肠瘘、胆瘘、粘连性肠梗阻和反流性胆管炎。远期并发症包括吻合口狭窄、扩张，肝内胆管结石和癌变，以及慢性胰腺炎等。

（苏朋俊）

第五节　先天性肛门直肠畸形

肛门直肠畸形（anorectal malformation，ARM）是较常见的消化道畸形。其种类繁多，病理改变复杂，不仅肛门直肠本身发育缺陷，肛门周围肌肉（耻骨直肠肌、肛门外括约肌和内括约肌）均有不同程度的改变；神经系统改变也是该畸形的重要病理改变之一；另外，该畸形伴发其他器官畸形的发生率很高，有些病例为多发性畸形或严重危及患儿生命的畸形。

在胚胎第3周末，后肠末端膨大与前面的尿囊相交通，形成泄殖腔。泄殖腔的尾端被外胚层的一层上皮细胞膜所封闭，成为泄殖腔膜，使与体外相隔。第4周位于泄殖腔与后肠间的中胚层皱襞形成并向尾侧生长，同时间充质于泄殖腔两侧壁的内方增生形成皱襞，向腔内生长，这些构成尿直肠隔，将泄殖腔分为前后两部分，前者为鸟生殖窦，后者为直肠。同时泄殖腔膜也被分为前后两部分，前者为尿生殖窦，后者为肛膜，从第5周开始，肛膜处形成肛凹，且逐渐加深接近直肠。第7～8周时，两层膜先后破裂。肛膜破裂后便与直肠相通，形成肛门。至胚胎发育第9周，肛门、直肠及其周围肌肉组织发育完成。胚胎第4个月时会阴向前后方迅速增长，最后使肛门后移到通常位置。在此过程中泄殖腔分隔障碍，使尿生殖窦和直肠之间相通，形成不同程度、不同类型的肛门直肠畸形。

发病率在新生儿中为1/（1500～5000），占消化道畸形的首位。男性多于女性，高位畸形在男性约占50%，女性占20%。各种瘘管的发生率在女性为90%，男性为70%。合并其他先天性畸形的发生率为30%～50%，且常为多发性畸形。有家族史者少见，仅1%。

一、分型

国际分类法的主要特点是以直肠盲端与肛提肌，特别是耻骨直肠肌的关系作为区分高、中、低位的标准，又根据性别及有无瘘道具体分型见表17-1。

表17-1　ARM国际分型法

位置	女性	男性
高位	1.肛门直肠发育不全 （1）直肠阴道瘘 （2）无瘘 2.直肠闭锁	1.肛门直肠发育不全 （1）直肠前列腺尿道瘘 （2）无瘘 2.直肠闭锁
中位	1.直肠前庭瘘 2.直肠阴道瘘 3.肛门发育不全，无瘘	1.直肠尿道球部瘘 2.肛门发育不全，无瘘
低位	1.肛门前庭瘘 2.肛门皮肤瘘 3.肛门狭窄	1.肛门皮肤瘘 2.肛门狭窄
泄殖腔畸形	√	—
罕见畸形	√	√

二、病因

肛门直肠畸形的发生是胚胎发育发生障碍的结果，引起肛门直肠发育障的原因尚不清楚，目前认为肛门直肠畸形的发生是遗传因素和环境因素共同作用的结果，流行病学和动物实验表明，遗传因素在其发病过程中发挥重要作用。

三、诊断要点

1.临床表现　先天性肛门直肠畸形的种类很多，其临床症状不一，出现症状时间也不同。

（1）高位畸形：约占40%，往往有瘘管存在，但瘘管多细小，几乎都有肠梗阻症状，多合并严重复杂畸形，此型病例在正常肛门位置皮肤稍凹陷，色素较深，但无肛门。女孩往往伴有阴道瘘，开口于阴道后穹部。外生殖器也发育不良，粪便经常从瘘口流出，易引起感染。男孩常伴有泌尿系瘘，从尿道口排出气体和胎便。

（2）中位畸形：约占15%，也多伴有瘘管存在，瘘管开口于尿道球部、阴道下段或前庭部。其肛门部位的外观与高位畸形相似，也可以从尿道或阴道排便。女孩以直肠前庭瘘多见，因瘘口位于阴道前庭舟状窝部，也称舟状窝瘘。

（3）低位畸形：约占40%。直肠末端位置较低，多合并瘘管。有的在正常肛门位置其被薄膜覆盖，隐约可见胎便色泽，哭吵时隔膜明显向外膨出。在男孩其伴有肛门皮肤瘘，管中充满胎便而呈深蓝色，瘘口位于会阴部，或更前至阴囊缝，或尿道尾侧的任何部位。在女孩其伴有肛门前庭瘘或皮肤瘘，瘘口位于阴道前庭部或会阴部。

2.辅助检查

（1）倒立侧位X线平片：称为Wangenst-een-Rice法，要求在出生后12h以上摄片，但必须注意各种影响因素，如肠道充气不足、胎便过于黏稠、肛提肌的运动、X线投照角偏斜等均能影响位置的正确性。

（2）瘘管造影：要求显示造影剂注入时的结肠影像及造影剂排出时的直肠瘘管影像，结肠直肠与尿道双重造影可显示直肠瘘管与尿道的关系，阴道造影可显示阴道与直肠的关系。

（3）CT检查：肛周括约肌群包括内外括约肌及耻骨直肠肌，其形成及发育程度是决定肛门直肠畸形患儿预后最重要的因素。应用CT直接了解直肠盲端与耻骨直肠肌环的关系，对提高婴幼儿肛门直肠畸形的治疗效果是极重要的。

（4）磁共振（MRI）检查：可以观察肛门周围肌群的改变，同时可以判断畸形类型和骶尾椎有无畸形。MRI对患儿无损害，可从3个方面观察肛周肌群的改变，较CT只能做横断面扫描观察更全面。为了获得清晰影像，检查前给予一定量镇静剂，肛穴处做好标志，必要时经瘘口注入气体充盈直肠盲端，使影像更清晰。

3.鉴别诊断　主要与直肠闭锁相鉴别，直肠闭锁是直肠盲端与肛门之间有一定距离，由胎儿时期的原始肛发育不全所致。

四、治疗要点

1.根据发病类型及末端的高度施治

（1）低位肛门直肠畸形：包括有瘘者和无瘘者，肛门闭锁伴前庭瘘者应行会阴肛门成形术。对无瘘或有瘘但不能维持排便者，一般需在出生后1～2d完成手术。对伴有较大瘘孔者，如前庭瘘、肛门狭窄等，出生后一段时间内尚能维持正常排便，可于3～6个月施行手术。

（2）中位肛门直肠畸形：常伴直肠尿道球部瘘或低位直肠阴道瘘等。因瘘管位置特殊，从盆腔或会阴部均不易暴露，应行骶会阴肛门成形术。此手术宜在患儿6个月左右施行，故对无瘘和伴直肠尿道瘘的中位畸形患儿，应先行横结肠造瘘，以解除梗阻症状。伴低位直肠阴道瘘者，其瘘孔较大，在一段时间内尚能维持正常排便，则不必行结肠造瘘。

（3）高位肛门直肠畸形：包括无瘘和有瘘及直肠闭锁的病例，应行横结肠或乙状结肠造瘘术，以解除梗阻症状。待6个月后，再行骶腹会阴肛门成形术。

2.手术方法

（1）后矢状入路肛门直肠成形术：适宜于高位肛门直肠畸形、中位肛门直肠畸形，手术时尽量保留直肠及肛周组织，恢复直肠与其周围组织的正常解剖关系，以便术后获得较好的肛门控制功能。

（2）泄殖腔畸形修复术：对泄殖腔畸形应于出生后立即进行结肠造瘘，使粪流改道，保持泄殖腔出口清洁，防止发生尿路感染。一般以6个月以后手术为宜。也有学者主张阴道成形术应在青春前期完成。

五、预后

近年来，肛门直肠畸形的治疗效果已有明显改善，总病死率明显下降。由于肛门直肠畸形的病理改变复杂，术后肛门功能与畸形类型及伴发畸形，特别是伴发脊椎、泌尿生殖及神经系统发育缺陷有密切关系。约1/3的病例术后有不同程度的排便功能障碍，肛门直肠畸形的位置越高，术后排便功能障碍的发生率越高，严重影响患儿的身心健康，因此对肛门直肠畸形的治疗，除采用手术治疗和正确的术后处理外，还要对肛门功能进行比较客观准确的评估，对出现社会心理问题的患儿，应及时采取预防措施，以提高排便控制能力和远期生活质量。

（苏朋俊）

第六节　先天性巨结肠

先天性巨结肠（hirschsprung disease，HD）是由于巨结肠的远端肠壁内没有神经节细胞，远端肠壁处于痉挛狭窄状态，丧失蠕动和排便功能，致使近端结肠蓄便、积气，而继发扩张、肥厚，逐渐形成了巨结肠改变，故又称无神经节细胞症（aganglionosis），或无神经节细胞性巨结肠（aganglionar megacolon，AM）。

先天性巨结肠肠壁肌间神经丛中神经节细胞缺如，是由于外胚层神经嵴细胞迁移发育过程停顿。胚胎第6周起，神经嵴的神经母细胞即遵循从头端到尾端的方向移行到消化壁内，而形成肌间神经丛的神经节细胞。这个移行过程是沿迷走神经进行的，黏膜下层的神经节细胞是由肌间的神经母细胞移行而来。整个移行过程到胚胎第12周时完成，因此，"无神经节细胞症"是在胚胎第12周前发育停顿所致，停顿越早，无神经节细胞段越长，尾端的直肠、乙状结肠最后生长神经母细胞，因此是最常见的病变部位，此即形成典型的"常见型"无神经节细胞症。至于导致发育停顿的原始病因，可能是母亲的妊娠早期，病毒感染或其他环境因素（如代谢紊乱、中毒）等导致运动神经元发育障碍所致。

本病是消化道发育畸形中比较常见的一种，发病率为1/5000～1/2000，以男性多见，平均男女之比4∶1，本病有家族性发生倾向，近年国外报道家族性巨结肠约为4%。

一、分型

根据先天性巨结肠的病理改变，在形态学或大体标本上可将其分为痉挛段、移行段和扩张段三部分。

1.痉挛段　以前称痉挛段为狭窄段，但实际上并非狭窄，只是处于痉挛状态。痉挛段的组织学改变是先天性巨结肠的特征表现：肌间神经丛和黏膜下神经丛中没有神经节细胞，神经丛中神经纤维增生、粗大，排列紊乱，呈波浪或漩涡状。

2.移行段　是痉挛段与扩张段的过渡形态，呈梯形或漏斗状，但是，年龄较大患儿的移行段组织学改变并不是无神经节细胞向有正常神经节细胞的移行过渡，而是常为痉挛段（无神经节细胞）的病理改变，说明移行段为痉挛段的被动性扩张部分。

3.扩张段　该段是 Hirschsprung 称为的先天性巨结肠部分。该段在新生儿期扩张形态不典型。在新生儿巨结肠的急性肠梗阻期，痉挛段以上结肠乃至小肠均可扩张；在缓解期，因患儿能自动排便，可无结肠扩张改变。随着病程进展和症状加重，扩张段结肠因长期蓄便、积气而逐渐形成典型的巨结肠改变。

二、病因

对先天性巨结肠的病因学研究，可归纳为以下几个方面。

1.遗传学因素　Vale 于1924年首先发现先天性巨结肠有家族遗传性，此后关于先天性巨结肠的家族性发病报道逐渐增多。随着遗传学的深入研究，认识到先天性巨结肠是遗传因素与环境因素联合致病作用造成的，为多基因或多因素遗传病，也有人称之为性修饰多因素遗传病，遗传度为80%。

2.肠壁内微环境改变　近年发现细胞外基质蛋白、免疫因素、神经生长因子（nerve growth factor，NGF）及神经生长因子受体（nerve growth factor receptor，NGHR）等肠壁内微环境改变与先天性巨结肠发病有关。

三、诊断要点

诊断先天性巨结肠主要根据临床表现，确诊则需要X线钡剂灌肠、直肠肛管测压、直肠活检、组织化学等客观检查方法。

1.临床表现　在新生儿期主要为急性肠梗阻，婴幼儿和儿童期为慢性便秘和腹胀。新生儿期排胎便时间延迟，用小指肛诊后，巨结肠患儿能大量排出胎便及气体，随之症状缓解。6个月以上患儿，有慢性便秘等症状，又有新生儿巨结肠史，诊断先天性巨结肠较容易，否则须除外肛门直肠畸形等病所致继发性巨结肠，以及克汀病、饮食性便秘、特发性巨结肠等症。肛诊时，短段型先天性巨结肠的肛门紧缩，直肠明显扩张积便或积气；普通型先天性巨结肠的直肠壶腹消失，处于紧缩（不是狭窄）状态，但这种状态并不恒定，直肠可因积存粪便而被动扩张。故不能根据肛诊检查结果确诊先天性巨结肠及其分型。另外，肛诊时还要注意先天性巨结肠患儿粪便的气味、性状等特点。

2.辅助检查

（1）X线钡剂灌肠：X线下钡剂灌肠为常用而主要的诊断方法，是判定病变范围和选择式式的重要依据。钡剂灌肠目的是显示痉挛段及其上方的扩张段，因此确认扩张段即可，不要过多灌入钡剂继续向上检查，以免加重患儿腹胀及其危险。

（2）直肠肛管测压：正常儿直肠内气囊注入2～3ml气体后，1～3s肛管压力迅速下降（称正常反射），而先天性巨结肠患儿，向直肠内气囊注入很多气体，肛管压力都不变（称阴性反射），即无直肠肛管反射或无正常反射。目前一致认为，诊断和鉴别超短段先天性巨结肠与特发性巨结肠的最可靠方法是直肠肛管测压检查。

（3）直肠肌层活检：从直肠壁取肌层活检，证实肌间神经节细胞缺如以诊断先天性巨结肠，理论上其是最可靠的方法。

（4）直肠黏膜活检：仅吸取一小块黏膜，检查方法有组织学、组织化学及免疫组织化学。组织学检查主要用HE染色判断神经丛中神经节细胞的有或无。在X线钡剂灌肠不能确定诊断时，直肠肛管测压和（或）直肠组织活检不仅是诊断先天性巨结肠的依据，也是诊断或除外其他原因便秘的可靠方法。

（5）病理学检查：是指根治性手术后大体标本的病理学检查。该法是最后的、最可靠的确诊方法。

3.鉴别诊断

（1）新生儿期

1）先天性肛门直肠畸形：该症为最常见的低位肠梗阻原因。肛门闭锁或仅有瘘孔时，经仔细望诊就可辨认这类异常肛门，但肛门正常的直肠狭窄或闭锁，还需经肛诊及X线检查证实。

2）先天性肠闭锁或狭窄：低位的肠闭锁或狭窄也为低位肠梗阻表现，肛诊后没有胎便或仅有少量灰白色胶冻样便（肠狭窄可有少量胎便）。X线钡剂灌肠显示病变远端结肠异常细小（胎儿型结肠），钡剂不能通过病变部位（闭锁）或很难通过（狭窄）病变部位。

3）功能性肠梗阻：常见于早产儿，认为与肌间神经节细胞不成熟有关。其他疾病也可引起新生儿功能性肠梗阻，如呼吸困难、感染中毒、脑组织损伤等。

4）坏死性小肠结肠炎：新生儿的坏死性小肠结肠炎多与出生后窒息、缺氧、休克等原因有关。除没有出生后便秘史外，根据临床症状常不易与新生儿巨结肠肠炎鉴别。

5）胎粪性腹膜炎：与胎儿期肠穿孔有关。出生前穿孔未闭合者，出生后因肠内容物进入腹腔而发生穿孔性腹膜炎；出生前穿孔已愈合者，无菌的胎便进入腹腔后，引起胎粪性腹膜炎，致小肠广泛粘连及胎便钙化，可发生粘连性肠梗阻。

6）单纯性胎粪便秘：也称胎粪栓塞综合征，主要因胎便黏稠，致一过性胎便排出障碍，引起肠梗阻。这类患儿均为足月新生儿，出生后24～48h仍不能自动排泄，出现低位肠梗阻症状。该症经肛诊或灌肠等方法排便后，症状缓解且不再复发。

7）胎粪性肠梗阻：在我国很少见。该症中10%～15%患儿因胎便过度黏稠，堵塞回肠远端而发病。

8）新生儿腹膜炎：也分原发性腹膜炎和继发性腹膜炎。新生儿原发性腹膜炎少见，多为脐源性感染，有的为血源性，与败血症有关。继发性腹膜炎见于新生儿巨结肠穿孔、胃穿孔、胆道穿孔及阑尾炎等。

（2）婴幼儿和儿童期

1）继发性巨结肠：也称器质性巨结肠。巨结肠继发于器质性病变或机械性不全梗阻，与长期排便不畅或受阻有关。常见于先天性肛门直肠狭窄、直肠外肿物压迫、肛门直肠畸形术后或外伤后形成的肛门瘢痕狭窄。经肛门检查可以确诊。

2）特发性巨结肠：该症与排便训练不当有关，特点是无新生儿期便秘史，2～3岁时发病或出现明显症状。慢性便秘常伴肛门污便，便前常有腹痛；肛诊感觉除直肠扩张积便外，括约肌处于紧张状态。直肠肛管测压有正常反射，是诊断该病和除外先天性巨结肠的最可靠方法。

（3）其他原因便秘：①饮食性便秘；②神经性便秘；③内分泌性便秘；④维生素缺乏；⑤药物性便秘。

四、治疗要点

尽可能切除病变肠管是最好的治疗方法，也就是根治性手术。非手术治疗及肠造瘘术是因患儿年龄或技术条件限制，为维持排便及生长发育而采取的治疗措施。

1.非手术治疗　包括引便、扩肛、洗肠和中医药治疗等方法。

（1）引便：是用手指、肥皂条、甘油栓、开塞露等刺激肛门直肠，引起患儿排便。该法仅适用于新生儿期及部分患儿，因应用一段时间后常无效。

（2）扩肛：扩张肛门和直肠，不仅有引便作用，也因强力扩张肛门内括约肌和痉挛段直肠，使之弛缓而有治疗意义。

（3）洗肠：是有效而可靠的维持排便方法，为使用方便，配制2%盐水备用，洗肠时加等量温开水。洗肠用导管的插入深度一定要超过痉挛段；用虹吸法洗肠，切忌每次注入大量盐水，甚至于期待患儿自动排出。

（4）缓泻剂：种类较多，其作用主要为增加粪便中水分含量，因扩充肠管而加速肠内容物排泄。仅缓泻剂适用于大便干燥患者，并不适于先天性巨结肠患儿。

2.肠造瘘术　是在非手术治疗无效，又不能实施根治性手术时的过渡性治疗措施。对于新生儿巨结肠，国外曾有两种倾向：一是行根治性手术；二是行结肠造瘘术，1～2岁后再行根治性手术。我们认为，结肠造瘘术不仅使患儿承受造瘘、闭瘘的手术负担，而且使家长的术后护理也比洗肠更麻烦；常因新生儿期肠管的病变形态不典型，难于选择肠造瘘的部位。因此，肠造瘘术的适应证仅为：①虹吸法洗肠无效；②经系统性治疗后小肠结肠炎继续加重；③特殊需要，如肠穿孔、特殊类型巨结肠等。

3.根治性手术　根治性手术的年龄：由于医疗技术和护理水平不断提高、手术方法和技巧逐步改进和熟练，手术年龄已从1～2岁提前到出生后3～6个月。临床分型不同的患儿，应采用不同的根治性手术，故我们将根治性手术方法分为普通型、短段型和长段型3种。

（1）普通型的根治性手术方法

1）Swenson改良法：手术步骤包括开腹，游离直肠，确定切除范围，经肛门拖出结肠和直肠，设计吻合口高度及缝合，还纳吻合口回盆腔并留置肛管，检查腹腔、缝合盆腔腹膜及关腹。

2）Duhamel法：切口及腹腔内操作同Swenson法，但在腹腔内切除巨结肠，将直肠及结肠闭锁。扩肛后切开肛门后缘，分离皮下，沿直肠后壁达盆腔，拖出结肠并在预切线处切开后半部，与肛门后半部相吻合，最后用钳子（Kocher钳、大弯钳或环形钳夹器）于两侧插入直肠和结肠腔内，钳夹直肠后壁和结肠前壁，钳子尖端不留空隙。助手在腹腔内将直肠盲端与结肠前壁固定几针，缝合盆腔腹膜及关腹。

3）Soave法：开腹、确定结肠切除范围及游离结肠等步骤同前。于腹膜反折处稍上方，用0.5%利多卡因或生理盐水环行注入直肠黏膜下层，以便剥离黏膜。环行切开直肠壁浆肌层，保持黏膜完整无损，剥离达肛门缘。扩肛后套叠拖出直肠黏膜及结肠，于齿状线稍上方环切直肠黏膜，将肛端黏膜与结肠预切处缝合（现在均将多余结肠切除而不外置）。关腹前将直肠肌鞘上缘与拖下的结肠浆肌层固定几针。

4）Rehbein法：在腹膜反折下方1cm处切断直肠，与正常结肠远端吻合。因保留的痉挛段长6～8cm，故术后经长期扩肛，仍有13.6%患儿须做直肠后壁肌层部分切除术。

5）腹腔镜下结肠拖出吻合术：随着腹腔镜手术器械的不断完善及手术技巧的逐渐提高，腹腔镜技术已应用于先天性巨结肠的根治性手术。

（2）短段型的根治性手术方法：肛门内括约肌及直肠肌层部分切除治疗短段型先天性巨结肠，是先天性巨结肠根治性手术治疗的又一进展。该法最初作为经腹会阴根治性手术后的补救措施，用于 Swenson 和 state-rehbein 等方法术后，因痉挛段遗留过长或肛门内括约肌失弛缓的病理作用明显，而导致症状复发病例。目前，该型术式有 Thomas 和 Lynn 两种方法。

（3）长段型的根治性手术方法：长段型的病变肠管较长，病变肠管切除后，剩余结肠不能抵达盆腔及肛门，因此不能采用普通型的手术方法。此时，可将升结肠转位拖出；如果仅剩余小肠，须利用病变结肠吸收水分功能，把结肠与小肠并列吻合或作为小肠补片，再将小肠拖出。小肠与直肠的吻合方法，则为普通型手术方法的四种术式。长段型的根治性手术方法有以下几种：①升结肠转位拖出吻合术；②Martin法；③Boles法。

五、预后

近期并发症有术后出血、术后肠炎等。远期并发症包括污便、便秘等，术后晚期死亡率达5.7%。

（苏朋俊）

第18章

神经系统畸形

神经系统畸形多由神经管胚胎发育缺陷所导致。神经管缺陷（neural tube defect，NTD）是一种常见的神经系统先天畸形。胚胎发育过程中早期神经管无法闭合或闭合的神经管重新开放是导致NTD的直接原因。NTD主要表现类型有先天性无脑畸形、脊柱裂和颅裂等，各种类型的NTD均表现为中枢神经系统及其周围相关结构发育不完整。

第一节　先天性无脑畸形

先天性无脑畸形（anencephaly）是严重的中枢神经系统发育缺陷，表现为硬脑膜及头皮缺失，无大脑半球形成，代之以不成形的紫红色的与脑组织相混杂的血管瘤样的肿块。颅底多存在，但颅盖消失。相比之下，积水型无脑畸形的脑被盖和颅骨是正常发育的。目前该病病因尚不完全清楚，男女比例为1∶3。糖尿病产妇的孩子患病率明显升高。妊娠14～20周时行超声检查多可诊断。进一步行羊水甲胎蛋白（alpha-fetoprotein，AFP）测定多可确诊。无脑畸形胎儿大多为死胎或自发流产，目前尚无有效治疗手段。有研究表明，孕妇体内叶酸的缺乏会导致细胞、组织和个体的增殖减慢，从而导致胎儿神经管闭合不全，文献报道建议妊娠前3个月或妊娠最初的3个月补充叶酸，至少每天4mg。

（赵明光　彭　程）

第二节　脊　柱　裂

脊柱裂（rachischisis）是一种脊柱先天畸形，主要是在胚胎期神经管闭合时，中胚叶发育发生障碍所致，关键在于椎管闭合不全。最常见的形式是棘突及椎板缺如，多数椎管向背侧开放，向腹侧开放少见。病变可涉及一个或多个节段。有的伴有脊柱弯曲和足部畸形。脊柱裂常与脊髓和（或）脊神经发育异常或其他畸形伴发，少数还与颅裂并发。根据形态分类，可将脊柱裂分为隐性脊柱裂和显性脊柱裂，显性脊柱裂又称开放性脊柱裂或囊性脊柱裂，显性脊柱裂由于皮肤结构不完整而脊髓显露，而隐性脊柱裂有正常皮肤覆盖，脊髓不显露。

妊娠后的前2个月胚胎期发育可分为23个阶段，在8～18d神经板形成，接着是折叠和融合，到第28天神经管延伸和闭合完成。如果尾端闭合失败，则导致开放性脊柱裂。次级神经胚形成阶段脊柱发育完成，在此阶段发育异常致隐性椎管闭合不全。

一、显性脊柱裂

显性脊柱裂由于缺损处无皮肤保护，脊膜或脊髓凸出皮肤表面形成囊性膨出，甚至脊髓直接裸露于空气之中，对神经功能破坏性极强。女性胎儿高发，近10年来随着生活水平的提高，产前诊断的不断完善，该病的发病率逐年下降，新生儿显性脊柱裂的发病率为0.1%～0.2%，如果家族中曾有过患病者，则后代的发病率上升为2%～8%。

（一）诊断要点

1.分类 根据膨出的内容物及脊髓有无外露，显性脊柱裂分为三类。

（1）脊膜膨出（spinal meningocele）：仅脊膜膨出且无脊髓组织膨出椎管。

（2）脊髓脊膜膨出（meningomyelocele）：脊膜与脊髓组织同时膨出，膨出物表面有完整皮肤覆盖，未暴露在外。

（3）脊髓外翻（myeloschisis）：病变处脊髓成平板状，而部分脊髓组织在背部中线处直接暴露在皮肤外。

2.临床表现

（1）脊膜膨出：是指硬脊膜向后突出于椎板缺损处，膨出的硬脊膜被覆全层或部分正常的皮肤。附近皮肤可见小凹、血管瘤等病变；膨出物透光试验阳性。女性发病率略高于男性，很少有神经功能障碍、脑积水或Chiari畸形等。此类患者的脊髓结构和位置正常，马尾神经可漂浮于囊内的脑脊液中。X线检查可见脊柱裂和椎管扩大，MRI成像可见病变部位内的脊髓基本正常。

（2）脊髓脊膜膨出：多见于腰骶部，常有2处以上椎板缺损。囊性膨出物多呈宽基底，被覆皮肤菲薄、明显色素沉着，透光试验多为阴性，可见硬脊膜血管在皮下通过，有时透过皮肤可见蓝色的椭圆形脊髓膨出部分。囊内容物为经脊柱裂突出到椎管外的部分脊髓组织和脊神经。临床表现包括双侧下肢运动和感觉异常，排尿功能障碍；可合并脊髓拴系、Chiari Ⅱ型畸形、脑积水、脊髓空洞和脊柱侧凸等。对于长期生存的患者，后期的神经功能损害来源于脊髓拴系、脊柱侧凸等引发的足踝畸形、髋关节脱位及关节粘连和痉挛等。X线检查可见病变部位椎板缺损和局部椎管扩大。B超检查显示囊内充满液体，脊髓及神经粘连于囊壁。CT及MRI检查可见囊腔与椎管内的蛛网膜下腔相通，咳嗽时可见膨出物波动，脊髓呈弓状凸入囊内，并可合并其他畸形。

（3）脊髓外翻：是一种严重的开放性NTD。根据畸形部位有无皮肤覆盖进行分类，隐性椎管闭合不全是一组以椎管闭合不全和神经、脊髓、脊柱及皮肤畸形为特征，并有完整皮肤覆盖的先天畸形；开放性椎管闭合不全是指在异常的脊椎和椎管内容物之外没有皮肤覆盖，其中脊髓外翻最为常见。脊髓外翻患儿的致残率很高，明显高于脊髓灰质炎等疾病所致的截瘫。脊髓外翻的发病机制不是十分明确，目前有两种假说：神经管未及时闭合和一度闭合的神经管再度分裂。广泛的脊髓外翻、颈部脊髓外翻和脊髓外翻合并无脑畸形等类型，占胎儿脊髓外翻总数的50%以上，但这些严重的脊髓外翻畸形常因胚胎自发性流产而终止妊娠。因此，新生儿腰骶部脊髓外翻发生率相对较高，说明腰骶部脊髓外翻对胚胎生长影响不大。此外,脊髓外翻畸形常伴有脑积水等先天性疾病。如果新生儿背部中线部位皮肤缺损,脊髓组织在缺损处局部或全部外翻,可见其膨出,即可确诊。

3. 产前诊断 在妊娠15～20周,如母体血清AFP浓度增高(≥正常妊娠期浓度平均值的2倍),发生神经管异常的相对风险显著增高。国外文献报道,母体血清AFP检测诊断脊柱裂的敏感度为91%,无脑畸形为100%,其他疾病血清学检查敏感度相对较低。闭合性腰骶脊髓异常约占脊柱裂的20%,其血清AFP筛查和超声检查可能遗漏,妊娠期B超可能无法发现。由于母体在正常妊娠期血清AFP同样升高,从而过高估计胎龄可将病理性AFP升高视为正常,低估胎龄可能将正常AFP水平视为病理性增高。产前超声对脊柱裂的检出率可达90%～95%。高危产妇,如产前超声未提示脊柱裂,可行羊水穿刺术,开放性神经管发育异常羊水AFP水平于13～15周达峰值。羊膜穿刺所致胚胎死亡率约为6%。

(二)治疗要点

术前应认真评估脊髓功能异常程度,包括是否合并其他神经管闭合不全畸形、是否存在脊髓拴系等情况,根据具体病情决定手术方案。手术在出生后48～72h进行,可有效防止脑脊液漏和继发感染。手术要点:解除硬膜粘连,避免拴系,严密缝合硬脊膜、皮肤。术前应保持暴露神经组织湿润,避免干燥;避免消毒剂直接接触神经组织,术中避免使用天然乳胶以防止过敏。术后避免压迫手术切口,观察是否有颅内压增高的症状或体征。合并脑积水者应先行脑脊液分流手术。文献报道,出生后即手术治疗的严重脊髓脊膜膨出患儿,术后恢复比较理想,约75%可以生存至青年,其中85%可以获得高中或大学文凭,80%患者膀胱功能好转。

有报道称,早期行宫内胚胎手术修复脊膜膨出较出生后修补效果更好,但目前手术仍存较大争议,国内尚未见该类手术的报道。

二、隐性脊柱裂

隐性脊柱裂(spina bifida occulta,SBO)是一种先天性神经系统缺陷,大多数可无症状,少数合并脊神经损伤,脊髓等神经组织受移位、压迫、牵拉等影响,从而缺血缺氧,产生神经、泌尿、消化和骨骼等系统一系列严重的临床症状和体征。SBO在7～8岁年龄段的发病率为58.49%,12岁为47.12%,16～18岁为43.03%,成人为27.49%,随着年龄增长其发病率呈逐渐下降趋势,这表明年龄是影响SBO的重要因素,但相同年龄组男女发病率大致相等。脊柱裂的致畸因素很多,在神经管形成的关键时期,如果受到一些影响胎儿发育的因素,如缺乏叶酸、宫内感染、遗传因素,母体服用丙戊酸、激素等不良药物或辐射暴露和母亲为1型糖尿病患者及肥胖等,均可能导致胎儿脊髓、脊柱中线愈合不全。孕妇缺少维生素B_{12}、总胆碱升高、同型半胱氨酸升高也会增加胎儿脊柱裂的发病率。

(一)诊断要点

SBO发病隐匿,很多刚出生的患儿并无任何症状和体征,易造成临床医师和家长的漏诊和忽略。50%的患儿在3岁后才开始就诊，尿失禁和反复的尿路感染是最常见的就诊原因，但25%的患儿因就诊时间过晚而出现神经方面的退化，造成患儿神经系统和（或）泌尿系统永久性损害，所以早期发现SBO就显得尤为重要。

1.分类　本病分为单纯椎弓板闭锁不全、脂肪脊髓脊膜膨出、终丝末端增厚、背部皮下窦道、椎管内脂肪瘤、终丝牵拉征、脊髓皮样囊肿、神经管原肠囊肿、脊髓纵裂等。

2.胚胎学　中枢神经发育始于胚胎第3周，其为神经胚形成期（nneurulation）。在原始神经胚形成期（primary neurulation），位于脊索外的外胚层增生，组成神经板，神经板侧方上升成神经皱褶，双侧神经皱褶在中线融合成神经管。融合从颅部开始，向头端和尾端发展。次级神经胚形成期（secondary neurulation）是尾部细胞团发育的过程，形成第2腰椎水平以下的脊髓节段。随着神经管的闭合，皮肤外胚层和神经外胚层分离。皮肤外胚层融合成神经管表面的表皮，中胚层进入神经管和表皮之间，发展为硬脊膜、椎板和肌肉等。在胚胎第3个月脊髓贯穿胚胎的整个长度。随着进一步发育，脊椎和硬脊膜延伸超过神经管，脊髓的末端移动到较高的脊椎节段水平；出生2个月后，脊髓水平基本与成人相似。如果此发展阶段出现异常，则可导致各种类型SBO。尽管隐性椎管闭合不全的神经组织不外露，但多数患者表皮有特征性标志，可能神经管闭合和皮肤外胚层闭合在胚胎发育过程中有一定时间的同步性。神经管和皮肤外胚层分离过早，间充质的间质在神经管闭合的诱导下在神经板背侧边缘形成脂肪，导致脊髓和脂肪融合，阻碍神经胚的发育。同时，脂肪瘤向后通过硬膜和骨缺损处至硬膜外直到皮下，发生最常见的脂肪脊膜脊髓膨出。在胚胎第3周，由于脊索与原肠分离不完全，原肠的残余组织异位，破坏中胚层侧则形成神经肠源性囊肿（neurenteric cyst），也称神经管原肠囊肿。

3.临床表现　大部分SBO无临床症状，但伴有脊髓拴系的SBO临床表现形式各样，一般分为局部表现和脊髓神经受损表现。

（1）局部表现：SBO各个分型的外观差异较大，典型临床表现有脊柱畸形和闭合不全（脊柱侧凸、椎骨滑脱、半椎体、椎弓板缺失、骶骨发育不全），背部皮肤异常（皮洞、多毛症、血管瘤、脂肪瘤、痣、皮肤凹陷、色素沉着、臀裂畸形），下肢感觉运动障碍（内翻足、肢体疼痛、肌肉萎缩、不对称性反射减退、痉挛状态、双下肢粗细不均、双下肢感觉异常），肛门直肠畸形和Currarino综合征（骶骨发育不良、骶骨前肿物和肛门直肠畸形三联征）等。

（2）脊髓神经受损表现：多数SBO患儿不伴有脊髓拴系，无神经受损的临床表现，若合并脊髓拴系可表现程度不等的下肢弛缓性瘫痪、肛门括约肌功能障碍、下尿路功能障碍。随着年龄的增长，初学走路的婴幼儿或大龄儿童可因下肢感觉缺失、下肢肌萎缩伴功能障碍和足部畸形出现步态不稳、下肢或背部疼痛等症状。

（3）特殊症状：神经肠源性囊肿的感觉运动障碍呈波动性，为囊内容物周期性产生或渗出和渗透压改变引起囊肿体积变化所致。儿童患者可出现无菌性脑炎、化脓性脑膜炎、慢性发热和大小便失禁等，并可伴有胃、肠道和心脏发育异常。此外，患儿还可出现下尿路功能障碍症状，主要表现为尿失禁、遗尿、尿频、排尿次数减少、排尿费力、尿潴留和排便失禁等。SBO合并脊髓拴系的患儿脊髓神经受损表现与显性脊柱裂大体相同，只是临床症状出现的时间较晚，严重程度也相对较轻，有的到了青少年甚至成年才表现出一些神经泌尿系统受损症状，如夜间遗尿。但是某些类型SBO脊髓神经受损表现很严重，如脂肪脊髓脊膜膨出。

4.辅助检查

（1）脊柱超声：对于6个月以内婴幼儿，脊柱尚未完全骨化，可通过脊柱超声帮助医师诊断新生儿是否存在SBO及脊髓神经病变，从而避免了X线的放射性危害。

（2）腰骶部X线检查：SBO最常出现于腰骶部，腰骶部X线检查是筛选诊断成年或青少年SBO常规而又非常有效的方法。最常见的脊椎棘突缺损的部位为第1骶椎，其次是第5腰椎，也有第5腰椎至第1骶椎、第1～2骶椎联合缺损。

（3）脊柱MRI：可以检查出椎弓板是否完全闭合，还能对脊髓的病变部位和性质做出判断。其能清晰显示脊柱畸形和中枢神经病变情况，如脊柱和脊髓发育情况包括脊髓圆锥下移位置和程度，以及圆锥软化灶或空洞、椎管内脂肪瘤、脊髓纵裂、终丝或圆锥粘连等（图18-1）。脊髓拴系的MRI特征：①低位脊髓，脊髓圆锥位置低于第2腰椎水平；②终丝短而粗，第5腰椎至第1骶椎部位终丝直径大于2mm；③低位脊髓在脊膜囊中背移，与脊膜囊粘连。上述这些脊髓病变都会造成一系列的神经泌尿系统功能障碍。尿动力学检查可客观反映SBO合并脊髓拴系患儿神经源性膀胱的类型和严重程度，是制订正确治疗方案的基础。

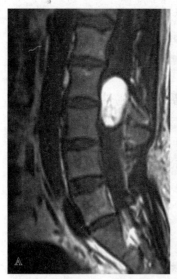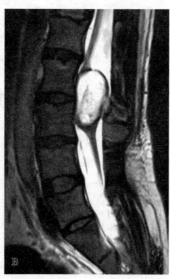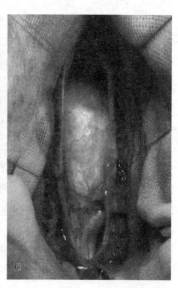

图18-1　脊髓脂肪瘤伴隐性脊柱裂：MRI可见第2～3腰椎水平短T_1信号（A）、长T_2信号（B）椭圆形占位，大小约为4.6cm×2.3cm，C为术中打开硬脊膜所见

（二）治疗要点

一般认为，大多数SBO患者无明显的临床症状，也无须治疗。对于有神经损害症状的SBO患儿，影像学检查可发现其多伴有脊髓拴系或椎管内脂肪瘤、肠源性囊肿等，该类患儿的治疗目前学术界已形成共识：早发现、早治疗，治疗时间越早越好。有研究

显示，SBO合并脊髓拴系的患儿如早期发现并进行手术治疗，70%的患儿排尿症状会有改善，至少50%患儿的逼尿肌过度活动会缓解。SBO引起脊髓拴系的原因较多，因其拴系的病因不同，治疗方式也不同。例如，终丝牵拉征手术只需将变性终丝切断1cm即可解除脊髓牵拉；椎管内脂肪瘤采用显微镜下手术切除脂肪瘤效果较好，原则是不能过多切除脂肪肿块而损伤脊髓神经组织；脂肪脊髓脊膜膨出的手术方式为切除脂肪肿块，游离脊髓与周围组织粘连，闭合硬脊膜，但如要完全移除脂肪肿块常会非常困难，只需最大限度地切除肿块，解除对脊髓的压迫即可，切忌完全切除肿块而损伤脊髓或脊神经。手术需要在神经电生理监测下进行，应避免正常神经组织受损，术中使用刺激探针，鉴别神经组织及终丝。

术后粘连导致脊髓拴系为脊髓松解术最主要的并发症，发生率高达7%，主要是术后瘢痕形成所导致的。术后应尽量采用俯卧位，术中在硬脊膜缝合处与脊髓间采用防粘连材料，同时行硬膜囊扩大成形术。

（赵明光　彭　程）

第三节　颅　裂

颅裂（craniorachischisis）是先天性的颅骨缺损，分隐性和显性两类。

一、隐性颅裂

隐性颅裂极少见，多为面积较小的颅骨缺失，分布于矢状缝周围，鼻根及额部的隐性颅裂可见到该处皮肤凹陷及波动。枕外粗隆附近的隐性颅裂可并发颅内皮样囊肿，查体可见有瘘管口或少许分泌物，如经X线透视、CT扫描及MRI检查确诊颅内有囊肿存在，则需进行手术治疗。未合并其他畸形的隐性颅裂，无须治疗。

二、显性颅裂

显性颅裂为脑组织自颅骨缺损处呈囊样膨出，又称囊性颅裂。其是指原始神经管头端闭合不全影响颅骨、脑膜及脑的发育，以致发生各种类型的脑膨出。胚胎学研究指出，人类胚胎发育第4～6周时原始神经管闭合。胚胎发育第8～12周时，间充质组织发育障碍造成局部颅骨缺失，颅内容物疝出。大多数膨出物内有成熟的大脑和小脑组织。大脑或小脑皮质都是在神经管闭合期以后发育形成的，脑膨出与神经管表面间充质组织的发育异常相关。脑膨出的发生率低于其他类型的NTD，在新生儿中的发生率为0.08/10万～0.4/10万。产生神经管闭合畸形的因素较多，目前比较公认的是妊娠期叶酸摄入量不足。为了预防发育畸形，有专家建议孕妇常规服用叶酸。

（一）诊断要点

1.分类

（1）根据膨出的内容物分类：如果膨出的内容物只有脑膜和脑脊液称为脑膜膨出；如果内容物包含脑膜和脑组织则为脑膜脑膨出；如果疝出物包含脑膜、脑组织和脑室结构则为积水性脑膜脑膨出。

（2）根据脑膨出的部位分类：大致分为颅前部脑膨出和颅后部脑膨出。

1）颅前部脑膨出：包括前顶型和前颅底型两大类。前颅底型脑膨出穿透筛板或蝶骨体突入鼻腔，累及视神经、Willis动脉环、垂体和下丘脑等重要结构，因此较前顶型的临床症状严重。

2）颅后部脑膨出：有枕骨型、枕颈型和顶骨型三大类。枕骨型是最常见的颅后部脑膨出，可进一步分为窦汇上和窦汇下两个亚型。顶骨型一般位于前囟和人字缝之间。枕颈型脑膨出则指脑膨出同时合并枕骨和颈椎部分缺损。枕部或高颈段脑膨出合并Chiari Ⅱ型畸形者，称为Chiari Ⅲ型畸形。脑膨出与人种或地域分布有一定关系，如在亚太地区，颅前部脑膨出多见，而在北美和欧洲，颅后部脑膨出所占比例大。

2.临床表现

（1）前颅底型脑膨出在早期不一定能够看到明显的膨出物。患儿往往因为鼻塞、打鼾、张口呼吸等去五官科就诊。如果五官科医师将其当作普通的鼻息肉、鼻腔肿物进行鼻部病变活检，则可能引起脑脊液鼻漏、颅内感染等严重并发症。

（2）在颅后部脑膨出患儿的顶、枕中线局部，可见明显膨出的囊状肿物，肿物质地较软，基底较广或呈蒂状，大小不一。表面皮肤色深，有的有小毛或有皱纹；极少数患儿皮肤缺如，脑组织裸露在外。透光试验阳性者为脑膜膨出，阴性者为脑膜脑膨出。囊腔与颅腔相通，患儿直立时肿物可能变小，而在卧位或哭泣时扩大。

3.辅助检查

（1）超声：因脑膨出来医院就诊的，多是囟门未闭合的新生儿。超声可以透过未闭合的骨缝对颅内畸形病变进行较清晰的探查，因而超声检查仍然是目前重要的检查手段。

（2）CT：对显示颅骨缺损范围、颅底病变特征具有明显的优势，尤其应用三维重建技术，可对需要进行颅骨重建的病例提供有价值的信息。

（3）MRI：MRI成像可清晰地显示囊内容物的组成，区分正常脑组织与囊内变性、坏死组织。对于某些位于颅底或静脉窦部位的脑膨出，可选择性进行MRA、MRV检查，以查明病变与局部大动脉及静脉窦的位置关系，避免手术中遭到意外损伤。

4.产前诊断

（1）脑膨出的产前诊断一般依赖于产科超声检查。有经验的超声科医师使用高分辨率超声仪器可以发现大部分颅脑发育畸形。同时对全身其他系统发育畸形，如心脏、泌尿生殖系统变异，也可做出较为准确的诊断。怀疑脑膨出时，可进一步行MRI检查，查明病变的细节。

（2）在妊娠14～21周后，检测母体血浆AFP水平可以提示发生神经管畸形的风险大小。然而，胎儿多种发育畸形都可使母体血浆AFP升高，如食管闭锁、十二指肠闭锁和多囊肾等。羊膜腔穿刺直接检测羊水中AFP的水平，比母体血浆AFP检测敏感度更高。然而，该项检测指标具有较高的假阳性率。胎儿发生神经管畸形时，胆碱酯酶可通过脑脊液漏进入羊水中。因此，检测羊水中胆碱酯酶水平有助于提高诊断特异性。将羊膜腔穿刺检验与产科超声检查相结合，可以做出正确的诊断。

5.鉴别诊断

（1）非颅底部位的脑膨出需要和头皮脂肪瘤、颅骨膜窦等病变相鉴别。脑膨出多位于中线位置，头皮脂肪瘤无特定的位置；脑膨出的囊性病灶具有波动性及典型的影像学表现，可作鉴别。颅骨膜窦或血管瘤与颅内静脉窦相交通，穿刺可抽到血液，但该项检查存在一定风险，一般不作为首选。血管造影、MRV等检查可协助诊断。

（2）前颅底型脑膨出可与鼻息肉或鼻腔肿瘤相混淆。但鼻息肉或鼻腔肿瘤在儿童期非常少见，借助头部CT、MRI等检查可明确诊断。

（二）治疗要点

1.治疗原则　如果患儿膨出的囊肿内，发育不良的脑组织占囊内脑组织的50%以上，手术后将出现非常严重的神经功能缺失症状；或患儿合并严重的全身其他系统畸形，手术耐受力差或远期预后不佳时，需要慎重决定是否进行手术治疗。手术的目的在于防止神经结构和功能的损伤加重，防止脑脊液漏及中枢神经系统感染的发生。对于有机会接受手术干预的患儿，应在其心肺功能能够耐受的情况下，尽早采取手术修复畸形。手术时间越往后延迟，术后神经功能损害越重，出现的并发症也越多。在切除膨出的囊肿时，应最大限度地保护神经组织，力争使用发育正常的皮肤来缝合切口。颅骨缺损面积较大者，应选用自体颅骨瓣或金属钛板进行颅骨修补。如果缺损面积较小，尤其是当缺损位于枕部肌肉丰富部位，有自行成骨愈合的可能，不做颅骨修补手术。对合并严重脑积水的患儿，首先实施脑脊液分流手术，再处理膨出物，这样可以防止术中和术后的颅内压升高。脑膜脑膨出和积水性脑膨出术后有发生脑积水的可能。应重视术后的影像学随访，必要时进行脑脊液分流手术。颅前部脑膨出常合并唇腭裂、鼻尖部畸形、小眼畸形等颅脑先天性病变，可请五官科医师会诊，一同手术处理。然而，由于小儿对长时间手术的耐受性较差，可以考虑分期手术治疗。对于小型前颅底脑膨出，可考虑选择经鼻神经内镜辅助下修复，可降低手术副损伤。

2.围术期处理　由于接受脑膨出手术治疗的多为婴幼儿甚至新生儿，其体温、血糖等自主调节能力差，故术中应注意预防低血压、低血糖等情况发生，并给予全面监护。摆放体位时，要避免身体突出部位受压。手术操作要求轻柔，避免医源性损伤。一般在切开皮肤前常规应用抗生素。如果切口内无污染或感染存在，术后24h即可停用抗生素。术后发生脑脊液漏或伤口裂开，通常是存在未处理的脑积水所引起，因此，尽早进行脑脊液分流术有助于术后伤口的良好愈合。

（三）预后

一般认为出生后半年至1年手术较为安全，颅前部脑膨出患儿的生存率和神经功能保留的概率都高于颅后部脑膨出者。对于预计术后神经功能损伤较大，或合并全身其他系统严重畸形的患儿，应慎重选择手术治疗。颅前部脑膨出患儿的神经功能预后大多良好，但往往遗留较为严重的颌面部畸形。颅后部脑膨出患儿的预后取决于脑膨出的大小、膨出囊内脑组织的多少，以及小头畸形的程度。如果修补手术后发生进行性脑积水，则表明病情严重，预后不良。

（赵明光　彭　程）

第四节 小 头 畸 形

小头畸形（microcephaly）是一组神经系统发育障碍性疾病，其主要临床特征为头围减小。世界各地由于纳入人群与种族的不同，发病率差异较大，为（1.3～150）/10万，其中巴基斯坦北部及亚洲一些国家发病率最高，北欧国家发病率较低。

一、病因

导致小头畸形的病因很多，如遗传因素、感染、围生期窒息、接触有毒物质和代谢紊乱等。遗传因素导致的小头畸形称为原发性小头畸形（congenital microcephaly），又称真性小头畸形或常染色体隐性遗传小头畸形（autosomal recessive primary microcephaly，MCPH）。其他原因引起的小头畸形则为获得性小头畸形。

1.原发性小头畸形　是一组常染色体隐性遗传病的非综合征性疾病，发生率为1/250 000～1/30 000，主要分为9类，都已鉴定到相关致病基因，见表18-1。

表18-1　原发性小头畸形的致病基因

疾病分类	致病基因
MCPH1	*MCPH1*
MCPH2	*WDR62*
MCPH3	*CDK5RAP2*
MCPH4	*CASC5*
MCPH5	*ASPM*
MCPH6	*CENPJ*
MCPH7	*STIL*
MCPH8	*CEP135*
MCPH9	*CEP152*

经分子遗传学检测确诊的MCPH中，*ASPM*基因突变占14.1%～59.5%，被认为是导致MCPH最常见的原因。*ASPM*在有丝分裂纺锤体功能实现及分裂平面的定向上起重要作用，*ASPM*基因的表达与细胞增殖有关，在祖细胞中表达最高，随着细胞分化逐渐下调，而阻抑ASPM蛋白的功能可抑制细胞的自我更新及增殖能力。*ASPM*的改变可能是通过影响了纺锤体的定向功能，致使神经祖细胞在增殖过程中出现非对称分裂，从而影响了哺乳动物脑皮质发育。

2.获得性小头畸形

（1）缺血缺氧性脑病：新生儿缺血缺氧性脑病（hypoxic-ischemic encephalopathy，HIE）是指围生期各种因素导致胎儿或新生儿缺氧、脑血流量减少而引起的脑损伤，其病理生理改变主要是由缺氧引起的机体能量代谢障碍。窒息后HIE的婴儿，出生时头围多为正常，远期发生小头畸形的主要原因为颅内出血、脑白质损伤等。

（2）病毒感染：①巨细胞病毒，人巨细胞病毒（HCMV）是人类最常见的先天性感染病毒，在人群中感染力较高，通常呈隐性感染或潜伏感染，但在胎儿、新生儿及免疫力低下人中易发生显性感染。HCMV致畸机制主要包括直接损伤、对胎盘和绒毛的损伤、细胞凋亡、同源盒基因异常表达、脑组织损伤等。脑是HCMV最易侵袭的器官之一，HCMV对脑组织有特殊的亲和力。HCMV感染脑组织后可抑制神经系统干细胞的分化，使其分化所产生的神经丝和巢蛋白减少，还可扰乱神经细胞的迁移，从而导致脑发育的异常，从而引起小头畸形。②寨卡病毒（Zika virus，ZIKV），是以乌干达的寨卡森林命名的，于1947年首次在乌干达寨卡森林猕猴中分离，1948年在乌干达寨卡森林蚊虫中分离到该病毒。ZIKV为单正链RNA病毒，在生物学上属黄病毒科黄病毒属，与登革热病毒、西尼罗病菲、黄热病毒、乙型脑炎病毒是同种属。ZIKV有强烈的嗜神经性和致畸性，孕妇感染ZIKV可能导致死胎或新生儿小头畸形。造成的脑损害包括小头畸形、钙化（主要在脑室周围、神经基底节和脑实质也可见到）、巨脑室、神经元迁移障碍（巨脑回、多小脑回）、小脑发育不全、脑白质异常。

除上述原因外，接触有毒物质、代谢紊乱、母体妊娠阶段酒精摄入过量等也可引起小头畸形。

二、诊断要点

通过准确测量头围，小头畸形的临床诊断并不困难，但全面的临床诊断还依赖于详细的病史及全面的体格检查。病史应包括母亲孕产史（特别是妊娠期感染史、用药史及出生史），新生儿期病史，生长发育史，家族史（包括父母头围）等；进行体格检查时需注意有无其他畸形及身高、体重、面容、眼、耳、神经系统等方面的检查。

1. 辅助检查

（1）头围测量：由于其方法简单易行，出生后头围测量仍是诊断小头畸形最常用的方式之一。测量方法：将卷尺环绕颅骨，从前额眉弓处至枕骨隆凸环绕一圈进行测量。临床上常用小于正常同龄儿头围3个标准差作为诊断小头畸形的标准。使用头围测量值作为诊断小头畸形标准时应当注意年龄、性别和种族等相关因素的修正。

（2）影像学检查：脑组织的容量可以通过MRI等影像学方法直接测得。MRI电尺测量可在冠状位、矢状位及横断面3个不同层面进行，选取多个水平的图像进行测量，最终计算出脑容量。

（3）分子生物学：小头畸形的遗传学异常既涉及单基因突变又存在染色体变异，在排除继发性因素后，应根据患儿的实际情况选择不同的检测方法，如为合并多种先天异常的综合征性小头畸形，首先应考虑是否存在染色体异常，可进行染色体G带核型分析；若传统染色体分析未见异常，可采用荧光原位杂交（fluorescence in situ hybridization）、微阵列比较基因组杂交技术（array-comparative genomic hybridization）或全基因组芯片检测染色体的亚显微重组。

2. 鉴别诊断　小头畸形主要需要和狭颅症鉴别。狭颅症，也称为颅缝早闭，指基因、环境、遗传等原因导致某一条或多条骨缝闭合，引起骨缝相邻的2块颅骨停止生长，其余颅骨代偿性扩大，导致头型的异常。最常见的是矢状缝早闭导致舟状头，还有扁头、斜头及塔形头等。颅骨停止生长导致其下面脑组织发育受限，而出现颅内压增高表现，眼球突出，智力发育落后等症状。可通过手术重新打开骨缝或进行颅骨重塑，缓解畸形颅骨对脑组织的压迫，促进脑组织发育，预后尚可。

三、治疗要点及预防

小头畸形是指遗传、宫内缺氧及感染等原因导致脑组织发育不良，颅骨失去了扩大的动力，从而导致颅骨偏小。由于脑组织的损伤通常是不可逆的，所以妊娠期的预防及妊娠期诊断尤为重要。一级预防是防控小头畸形的首要措施，如加强育龄妇女出生缺陷健康教育，在最佳的受孕年龄妊娠，避免高龄受孕，防止蚊虫叮咬，调离职业危害岗位等。

（郑一鸣　魏　兵）

第五节　先天性脑积水

先天性脑积水是指出生后12个月之前诊断的脑室内脑脊液异常蓄积伴脑室扩张，为最常见的先天性神经系统畸形疾病之一，主要表现为脑室系统病理性扩大、脑室周围白质轴突的破坏、神经元间传导通路的改变、神经递质的变化及下丘脑和小脑的继发损害等。

一、病因

先天性脑积水原因多样，常见原因：①宫内感染、血管性病变、叶酸缺乏等多种因素导致的各种神经系统发育畸形。②遗传性因素。隐性遗传性X染色体基因缺失产生的中脑导水管狭窄或阻塞；21三体综合征、13三体综合征、18三体综合征表现为器官发育畸形，且可合并脑积水。③其他因素，如宫内感染、脑室出血等。

二、诊断要点

1.临床症状　由于颅内压增高及脑室扩大对脑实质压迫而产生相应症状，出现症状的时间取决于积水进展的速度及病情。如果脑室扩大进展缓慢，患儿可能隐匿起病，较长时间无症状，但是快速进展的脑积水患者会在早期出现症状。

2.影像学检查

（1）颅脑超声：因便于携带，无放射，可床旁监测，利于动态观察等优点仍作为诊断首选。梗阻性脑积水的颅脑超声诊断标准如下：侧脑室明显扩张，有张力感，前角圆钝，甚至呈球形。矢状面侧脑室深>2～3mm；中线至侧脑室外缘与中线至同侧颅骨内板距离之比增大，一般>1/3；冠状面第三脑室增宽，>3mm。

（2）CT及MRI：见脑室明显扩大，可合并间质性脑水肿。MRI检查能够清晰显示脑脊液循环途径及脑脊液血流动力学。目前宫内MRI检查已经得到广泛应用，对于宫内超声发现异常的胎儿，可通过宫内MRI进一步明确诊断。宫内MRI检查中，任何胎龄胎儿脑室大小超过10mm均认为脑室扩大。

三、治疗

各种原因形成的先天性脑积水首选分流手术。手术治疗儿童先天性脑积水的目的是通过建立脑脊液循环旁路而降低患儿颅内压力、改善患儿脑部积水症状、恢复脑功能，因此脑积水病情改善和脑功能恢复是目前简单、客观评价手术效果的主要指标。目前分流手术的种类繁多，临床上广泛采用的有脑室腹腔分流术和内镜下第三脑室底造瘘术（ETV）。

1. 脑室腹腔分流术 根据颅脑CT/MRI检查结果选择穿刺部位及确定置入深度，以枕外粗隆上7cm、中线向右旁开3cm处作为穿刺点，进行穿刺，置入脑室端导管（脑室端导管头部位于室间孔前1～2cm），临时夹闭脑室分流管。腹部切口选择在剑突下偏右并向下约2cm处，经腹直肌切口，切口长度约为3cm，确认无误后置入脑室腹腔分流管腹腔端，注意置入足够长度并使末端游离。利用通条沿颈后、胸锁乳头肌外缘、胸骨表面将脑室分流管引至右上腹部切口处，再利用通条将腹腔分流管引至头皮切口处，脑室分流管、腹腔分流管分别连接分流泵并采用丝线固定，再将分流泵置入已预先扩大分离的头皮切口的外下方。

2. ETV 以右冠状缝前2cm、中线旁开2cm处为中心行马蹄形切口，切口宽基朝向前；自帽状腱膜下层掀开皮瓣，皮瓣翻向前，弧形切开骨膜并翻向后，颅骨钻孔后切开3cm×3cm大小骨瓣（前囟未闭的婴儿除外），与皮肤切口方向相反马蹄形切开硬脑膜。于右冠状缝前2cm、中线旁开2cm处电灼局部脑组织后采用内镜鞘进行穿刺，脑脊液大量涌出后鞘内快速注水以防止气泡形成。采用硬质0°视角镜通过内镜鞘进入侧脑室，寻找室间孔，并通过室间孔进入第三脑室，在双侧乳头体前方中央最薄处且无血管区域进行造瘘，将造瘘口扩大至7mm左右后观察脚间池内的重要解剖标志，确保无活动性出血及第三脑室与脚间池相通。

先天性脑积水常合并脏器发育畸形，就诊时应全面检查了解各重要脏器有无异常畸形，并进行针对性治疗，以改善预后，但也因本病常合并脏器发育畸形，其总体预后并不理想，故应注意产前检查排除遗传性疾病，减少妊娠期不良因素引发胎儿畸形，减少先天性疾病发病率。

（郑一鸣 魏 兵）

第19章

泌尿生殖系统畸形

第一节　新生儿期泌尿生殖系统的检查及常见症状、体征

一、新生儿期泌尿生殖系统检查

新生儿泌尿生殖系统检查应充分与产科、新生儿科医师沟通，充分了解患儿出生时的孕周、产程、分娩方式、是否经过特殊处理及出生体重等，如臀先露的新生儿可能有脊柱损伤，由此导致尿潴留，也可能有腹腔内脏损伤，如肾挫伤而出现血尿。对新生儿泌尿生殖器检查应主要关注以下几个方面。

1. 腹部外形　梨状腹综合征（prune-belly syndrome），膀胱、泄殖腔外翻，腹部外观是非常典型的。双侧巨输尿管并双肾积水可表现为腹部膨隆。

2. 腹部肿块和腹水　腹部肿块可以是积水的肾与输尿管，也可以是肿瘤。尿潴留时，膀胱充盈，尤其是下尿路梗阻如后尿道瓣膜的膀胱，壁很厚，质地很硬，也有肿块的感觉。后尿道瓣膜可以导致尿液性腹水。

3. 脐部　脐部异常分泌物可能是脐尿管未关闭所致。

4. 腰背部　大的脊髓脊膜膨出很明显，要注意检查是否有细小的凹陷、窦道，骶骨发育是否正常。

5. 外生殖器　睾丸的位置和大小、质地。阴囊内是否有肿块、是否有积液，阴茎发育是否正常，尿道开口的位置。正常新生儿的睾丸非常柔软，包皮大都覆盖阴茎头。对于女婴要注意阴蒂、尿道、阴道及处女膜是否有畸形。

6. 肛门　肛门直肠畸形、骶尾部肿块可以引起排尿异常。由于胎盘绒毛膜促性腺激素的作用，出生后数天内，女婴的子宫可于直肠前壁中线上触及，呈条索状。

二、新生儿期泌尿生殖系统疾病的常见症状、体征

1. 排尿及尿量异常　正常新生儿出生24h内大都应排尿，极少数可在72h后。故24h内新生儿排尿与否是其泌尿系统有无问题的一个重要征象。新生儿每小时尿量少于1ml可以认定为少尿，早产儿为3～4ml/（kg·h）。少尿的原因主要为肾脏发育异常，严重的尿路梗阻和血容量减少等。患儿可有全身水肿或出现腹水。少尿的新生儿有肾衰竭、

酸中毒、血钠和血钾减少的情况。B超检查是首选。根据其结果，再行尿路造影。病史询问中要注意了解母亲是否有糖尿病、患儿出生体重、是否有家族性多囊肾及其他畸形病史。少尿伴血尿多提示血管性病变，如肾动脉血栓或肾静脉血栓。许多动脉导管未闭或其他先天性心脏病导致肺、气管发育不良或充血性心力衰竭的早产儿在接受呋塞米治疗时，由其引起的高尿钙而出现肾结石可导致血尿和少尿。

2.腹部肿块 新生儿腹部肿块许多都可在产前进行B超检查时发现。有些发展非常快的肿瘤如肾脏横纹肌样肉瘤也可仅在出生后体检时发现。腹部肿块主要有囊性和实质性的，B超可以区别。囊性的有肾盂积水、多囊肾等。新生儿腹部肿块最多见的仍是肾盂积水，肿块表面光滑。而多囊肾其表面常不规则。上腹部实质性肿块可以是神经母细胞瘤、肾母细胞瘤和错构瘤，但少见；盆腔的实质性肿块多可能是盆腔神经母细胞瘤、骶前畸胎瘤；耻骨上的肿块多可能是扩张、壁厚的膀胱，女婴下腹部的肿块可能是子宫、阴道积液，要仔细检查外阴部处女膜情况。双侧季肋部肿块伴肾功能不全多由深静脉栓塞、后尿道瓣膜、常染色体隐性遗传性多囊肾引起。另外，腹部肿块要注意盆腔异位肾、马蹄肾的可能。

3.阴囊肿块 也有囊性和实质性之分。B超检查可以做出区别。囊性肿块主要还是鞘膜积液，有时也可是腹股沟斜疝的内容物。新生儿嵌顿性腹股沟斜疝必须急诊手术以保护小肠，同时也应避免压迫精索而致睾丸缺血。新生儿实质性阴囊肿块最常见的是睾丸扭转，须急诊手术。其他实质性肿块可能为睾丸血肿、睾丸肿瘤、附睾炎、扭转的睾丸附件及异位脾或肾上腺。

4.外生殖器畸形 在男婴中主要是阴茎大小和形态、尿道开口的位置及隐睾的问题。中国新生儿的阴茎大小缺乏具体的统计数据，并且对新生儿的阴茎发育也缺乏认识。从国外报道来看，如果阴茎长度是在2个标准差以下，并对雄激素刺激无反应，成年后其阴茎发育都不理想，故宜重新选择性别。睾丸未降在早产儿中可达20%，足月新生儿中为3%。后者中，如睾丸位于腹股沟，则其中1%～2%可在3个月内下降。对尿道下裂伴单侧或双侧睾丸未降的病例要极其重视。有报道显示27%伴隐睾的尿道下裂患儿为两性畸形。

女婴中比较突出的是阴蒂肥大，应及时明确患儿是否为女性假两性畸形，由于其肾上腺功能异常，影响电解质的代谢，要进行急诊处理。因卵巢位于腹腔，故体格检查于阴囊发现双侧或单侧性腺，可排除女性假两性畸形。

由于性别模糊会给患儿的身心发育带来不良影响，对考虑两性畸形的新生儿应做染色体检查，尽快明确诊断，决定其性别。

（何　龙）

第二节　小儿膀胱尿道功能障碍

一、小儿非神经源性排尿障碍

女童的控尿训练完成明显早于男童，1.5岁以内很少能达到控尿，而在4.5岁以前，约每年有20%的儿童具备控尿能力，10岁左右仍有5%的儿童有尿失禁现象。

小儿尿失禁的评估首先要对病史有充分的了解，其中包括母亲妊娠和生产时的详尽情况，还有遗尿家族史、精细动作的协调性等。如女童既有尿失禁又有正常排尿，可能为异位输尿管所致；男童有尿频、尿急和急迫性尿失禁，应行尿道造影或尿动力学检查以除外下尿路梗阻。小儿行尿动力学检查的指征：①怀疑神经系统疾病；②白天尿失禁而无明显的相关病史；③常规治疗无效的青春期前夜间遗尿；④尿路感染控制后仍长期排尿不适；⑤不间断使用抗生素同时反复出现尿路感染；⑥膀胱尿道造影显示膀胱小梁小室形成，或"括约肌痉挛"等。如尿动力检查发现逼尿肌和尿道功能障碍，可诊断为非神经源性排尿功能障碍。

（一）小容量高张膀胱

1.诊断要点

（1）临床表现：反复尿路感染患儿，可伴排尿障碍症状，如尿频、尿急、急迫性尿失禁、夜尿增多、遗尿甚至排尿困难等。有时尽管感染痊愈很长时间，以上一些症状仍长期存在。膀胱黏膜感染，感染神经末梢受到刺激后黏膜敏感性明显增加，造成憋尿不适，如膀胱炎症严重，可刺激逼尿肌，引起逼尿肌不稳定，长期感染刺激甚至造成低顺应性膀胱。患尿路感染的儿童因排尿时疼痛，常试图收缩括约肌以阻止排尿，临床上常表现为尿线细和间断排尿等下尿路梗阻的假象。有学者认为这种因括约肌收缩所致的间断排尿，可使尿道口的细菌逆流至膀胱，如果这种排尿障碍不处理，将来男孩易患慢性前列腺炎，而女孩成年后易患间质性膀胱炎。

（2）辅助检查：影像学检查显示上尿路正常，但膀胱容量小，且膀胱外形不规整，类似膀胱小梁小室的造影表现，超声显示膀胱壁明显增厚。排尿期尿道造影或影像尿动力学检查显示，排尿期后尿道间断开放，而外括约肌部位常相对狭窄。女童常被误诊为尿道远端狭窄，而男童常被误认为后尿道瓣膜。

尿动力学检查显示膀胱容量减小，充盈期膀胱内压力过高，充盈期末常出现较强的逼尿肌收缩，尽管此时尿道外括约肌仍处于收缩状态。排尿期逼尿肌反射过强，尿液不一定能完全排空。充盈期同步肌电图常显示出现急迫性尿失禁等；排尿期肌电图显示括约肌出现间断收缩现象。

2.治疗要点　治疗原则是尽量消除已存在的感染和任何易引起尿路感染的因素，如女童可改盆浴为淋浴，儿童排尿时尽量使其放松并耐心劝其一次将尿液排尽。有明显感染证据（如尿常规异常）或症状严重时可适当服用抗生素和解痉药物。

（二）逼尿肌反射亢进

1.诊断要点

（1）临床表现：如儿童有长时间的日间尿频、尿急，或下蹲以防止突发尿失禁和遗尿等现象，该患儿可能存在逼尿肌反射亢进。患儿的父辈或兄弟姐妹常有类似的病史。患儿体格检查一般正常，但可出现下肢肌腱深反射亢进、踝关节阵挛、紧张步伐或无法协调行走等。详尽了解病史有时能发现儿童围生期可能出现一些能引起中枢神经系统的疾病。

（2）辅助检查：影像学检查可见膀胱小梁小室或膀胱壁明显增厚等。尿动力学检查显示膀胱充盈期出现明显的无抑制收缩，且患儿常不能感觉或不能及时做出反应收缩尿道外括约肌以防止尿失禁。膀胱测压容积减小，但排尿期逼尿肌反射持续存在，排空良好。充盈期出现的无抑制收缩是导致患儿尿频、尿急、急迫性尿失禁或遗尿的主要原因。

患儿产生逼尿肌反射亢进的机制多与围生期中枢神经系统损伤有关，但也可能为患儿脊髓通路和脑干排尿抑制中枢成熟滞后所致。有时患儿便秘也导致逼尿肌出现无抑制收缩，产生急迫性尿失禁，但便秘解除后泌尿系统症状也随之消失，对便秘引起膀胱功能障碍的机制了解甚少。有时患儿反复发生尿路感染，从而刺激膀胱引起逼尿肌反射亢进现象，所以在诊断中应除外尿路感染的可能性。

2. 治疗要点　治疗以抗胆碱能药物为主，如奥昔布宁或丙咪嗪等。如存在尿路感染，应同时使用抗生素。

（三）懒膀胱综合征

1. 诊断要点

（1）临床表现：多数儿童每天排尿 4 ～ 5 次，每天或隔天排便 1 次。但有些儿童，主要见于女童，每天仅排尿 1 ～ 2 次。这些儿童婴幼儿时期排尿常正常，但排尿训练后更多愿意过长时间憋尿，可能与尿床后的不适刺激或父母常要求其憋尿有关；有些儿童可能与排尿训练期间出现尿路感染，因排尿疼痛经历而出现不愿排尿；有些儿童甚至是不喜欢厕所环境所致，且排尿时常以缓解憋尿压力为止，每次不能完全排尽。

（2）辅助检查：长期排尿次数过少和不完全排尿可导致膀胱容量的明显增大，膀胱的慢性扩张易导致尿路感染、充盈性尿失禁或压力性尿失禁等。而有时这些并发症常是患儿的首发症状，仔细询问病史才可能发现产生并发症的原因。尿动力学检查表现为膀胱测压容积明显增大，顺应性良好，逼尿肌反射存在，但逼尿肌收缩持续时间较短，常不能完全排空，有残余尿；排尿时常使用腹压，肌电图显示逼尿肌静止状态时，括约肌肌细胞动作电位图形正常，协同良好；由于排尿时使用腹压，尿流率呈间断图形；膀胱造影显示膀胱大，壁光滑，一般无膀胱输尿管反流。膀胱的这些特征与长期慢性充盈后逼尿肌肌源性收缩力减弱相似。

2. 治疗要点　改变患儿的排尿习惯是治疗的基础。鼓励和强迫患儿按照严格而合理的时间表进行排尿，每次排尿时应尽可能鼓励患儿将尿液排尽。有时服用乌拉胆碱协助排尿会有所帮助。必要时也可采用间歇导尿，有助于逼尿肌收缩力的恢复。如有尿路感染则应同时服用抗生素。

（四）精神性非神经源性膀胱：Hinman 综合征

精神性非神经源性膀胱是指类似神经源性膀胱的表现，实为精神因素所致，被认为是一种获得性异常，以逼尿肌收缩时尿道外括约肌也同时收缩为主要特征，并可造成下尿路梗阻。产生的原因可能与儿童排尿训练师过度应用收缩尿道外括约肌方法来控制逼尿肌收缩、防止出现尿失禁有关，因为儿童并不能知道什么时候是逼尿肌无抑制收缩而需要控尿，什么时候应该完全放松排尿，最终造成尿道外括约肌长期处于收缩状态而产生一系列的症状。

1.诊断要点

（1）临床表现：患儿主要表现为尿频、尿急，或压力性尿失禁、排尿次数过少、腹压作用下间断排尿等。常因此合并尿路感染和大便不规律现象。该病还明显与父母性格有关，尤其是患儿父亲一般比较固执而不耐心，把儿童尿床当成一种故意行为而谴责；儿童常因尿床受到精神上和肉体上的惩罚。迷茫、压抑和担心尿床所带来一切后果的恐惧成为患儿的主要心理状态，因为他并不知道，也不可能知道如何来防止这种现象的发生。因此平日无论是否应该排尿，患儿都尽可能收缩尿道外括约肌，这种行为更加重了已有的泌尿系症状。

（2）辅助检查：影像学检查显示约2/3的患儿会出现肾盂输尿管积水，有些患儿因反复尿路感染而出现肾盂瘢痕等影像学征象。50%的患儿有膀胱输尿管反流，几乎所有患儿的膀胱表现为小梁小室和大容量等特征。常有大量的残余尿量。膀胱尿道造影显示约50%患儿排尿期尿道外括约肌出现间断痉挛。

尿动力学检查显示膀胱容量明显增大，顺应性降低，充盈期逼尿肌无抑制收缩明显，排尿期逼尿肌反射亢进且膀胱排空不良。由于尿道外括约肌的间断痉挛，尿流率曲线也呈间断尿流图形。肌电图显示尿道外括约肌细胞动作电位图形正常，提示肌细胞的神经支配良好，排尿期肌电图显示尿道外括约肌出现间断痉挛。脊髓MRI检查一般正常。

2.治疗要点　在正确认识该病之前，很多患儿被实行多次手术以改善膀胱排空和膀胱输尿管反流，由于手术疗效欠佳，成年后常行尿流改道术。目前治疗原则完全不同，主要着重于改善患儿自行排空尿液的能力和消除引起排尿障碍的精神压力。例如，制订合理的排尿时间表，在排尿时结合生物反馈技术放松尿道外括约肌。抗胆碱能制剂能改善逼尿肌膀胱无抑制收缩所致的尿失禁。如有便秘也应进行相应的治疗。如逼尿肌收缩欠佳，可服用乌拉胆碱和α受体阻滞剂。如以上治疗效果欠佳，应进行间歇导尿，防止上尿路损害。

精神治疗也是患儿康复的重要组成部分，须重新训练儿童排尿，包括训练患儿父母如何帮助患儿排尿等。应停止对患儿的惩罚，帮助患儿建立信心等。

二、小儿神经源性排尿障碍

（一）脊髓发育不良

小儿神经源性膀胱最常见的病因为脊髓发育不良（myelodysplasia）。约在妊娠18d胚胎脊髓和椎体开始形成，妊娠35d神经管自尾侧向头侧方向逐渐关闭。导致神经管关闭不全的确切机制不甚清楚，可能受多种因素的影响。如家族中有脊柱裂病史，其下一代发生脊柱裂的可能性为2%～5%，提示神经管关闭不全可能与基因遗传有关。有证据显示，孕妇叶酸缺乏可导致胎儿脊柱裂的发病率明显增高。脊髓发育不良是脊柱各种先天异常导致脊髓功能障碍的总称。例如，脊膜膨出（meningocele）特指脊膜从椎管裂隙突出到椎管外，其内并无神经组织；脊髓脊膜膨出（meningomyelocele）指有部分脊髓或神经根随膨出的脊膜翻出椎管外。开放性脊柱裂中约90%以上均为脊髓脊膜膨出，而发生膨出的水平多位于腰椎，其次为骶椎、胸椎和颈椎。绝大多数脊膜膨出朝向后方，骶椎裂中也偶有朝向前方膨出者。通常在膨出的脊膜表面覆盖一层极易受损的透明组织，但也许呈开放性，出现脑脊液漏出现象。因此胎儿出生后一旦发现脊柱裂，进行无菌保护和尽快手术修补极为重要。

1.诊断要点　10%～15%的新生儿首次检查时发现泌尿系有异常。3%患儿因脊髓修补术后脊髓休克出现肾盂输尿管积水，约10%的患儿在胎儿期内就因下尿路梗阻等出现上尿路积水。

脊髓脊膜膨出新生儿尿动力学检查显示57%患儿逼尿肌反射存在，50%上腰节和胸节损伤者逼尿肌能收缩。约43%出现逼尿肌反射不能，其中25%膀胱顺应性良好，18%膀胱顺应性降低。肌电图研究显示，40%的新生儿期骶神经反射弧无去神经表现，25%表现为部分去神经化，而完全丧失骶髓功能者占36%。

综合考虑逼尿肌收缩性和尿道外括约肌活动，可将下尿路功能障碍大致分为三大类，即协同良好、协同失调伴或不伴逼尿肌收缩亢进及完全去神经化。低顺应性膀胱潴尿期膀胱内压力明显升高，如排尿期合并逼尿肌外括约肌协同失调，则排尿期膀胱压力过高更为明显，将严重损害上尿路功能。括约肌完全去神经化指无论潴尿期、排尿期或腹压作用，括约肌肌电图显示无任何生物电反应。这种小儿下尿路功能障碍分类对评估小儿上尿路是否受到严重损害有一定的临床意义，能确定哪些患儿需要预防性治疗和哪些患儿需要严密随访等。伴逼尿肌括约肌协同失调患儿3年内将71%出现泌尿系功能明显恶化，而协同良好者只有17%，完全去神经化者也仅为23%。协同良好的患儿出现上尿路功能损害者其可能的机制也与逼尿肌外括约肌出现协同失调有关。完全去神经化的部分患儿可能会出现尿道外括约肌成分纤维化现象，最终可造成下尿路梗阻和肾功能损伤。患儿充盈期膀胱压力的高低被认为是影响上尿路功能的最危险因素之一，有资料显示，充盈期保持膀胱压力<30cmH$_2$O将明显减少膀胱输尿管反流、上尿路积水和行膀胱手术等的可能性。

2.治疗要点　由于逼尿肌外括约肌协同失调所致的下尿路梗阻可引起肾功能的严重损害，因此最理想的是进行预防性治疗。新生儿期患儿采用间歇导尿是可行的，该方法其父母比较容易掌握，但偶尔可出现尿道炎、附睾炎和尿道损伤等并发症。如患儿潴尿期膀胱压力>40cmH$_2$O，或排尿期>80～100cmH$_2$O，采用间歇导尿或同时结合服用抗胆碱能药物，仅有8%～10%出现上尿路功能损害。如膀胱压力仍然过高，必要时应行耻骨上膀胱穿刺造瘘并持续引流膀胱尿液。

脊髓脊膜膨出所致的神经损伤并非一成不变，随着患儿的生长发育，脊髓损伤也会出现一系列的改变，但无论进行何种治疗，每年须进行尿动力学检查直至5岁左右，监测下尿路功能的变化，尽早发现可能影响肾功能的危险因素。

（1）膀胱输尿管反流：3%～5%脊髓发育不良新生儿出生后有膀胱输尿管反流，可能与逼尿肌反射亢进和逼尿肌外括约肌协同失调有关。如不进行适当处理，5岁左右有30%～40%患儿出现严重的膀胱输尿管反流。降低充盈期膀胱压力和排尿期膀胱压力是防止出现反流的主要措施，如间歇导尿或结合服用抗胆碱能制剂能明显降低脊髓发育不良患儿的膀胱输尿管反流发生率。

有膀胱输尿管反流和括约肌痉挛的患儿应避免采用腹压排尿，否则腹压排尿不但能反射性增加尿道外括约肌的张力，而且因膀胱压力的升高而加重反流。如反流严重，尽管进行间歇导尿和应用抗胆碱能药物治疗，肾功能仍不能改善，或如患儿父母不能协助进行间歇导尿，则应考虑耻骨上膀胱造口。

出现以下的情况，则应考虑行输尿管膀胱再植手术：①反复尿路感染，抗感染及间歇导尿治疗无效；②采用抗胆碱能制剂和间歇导尿治疗，肾积水仍持续加重；③严重的膀胱输尿管反流伴输尿管膀胱结合部解剖异常；④直至青春期反流仍持续存在，反流消退的可能性几乎不存在；⑤在施行人工尿道括约肌植入术等任何增加尿道阻力、改善控尿的术式前均应同时行输尿管膀胱再植入术，防止反流加重；⑥严重的低顺应性膀胱或逼尿肌反射亢进，伴膀胱输尿管反流者，经非手术治疗，肾功能持续恶化，可以行膀胱扩大术同时行输尿管膀胱再植入术。

（2）控尿：在患儿逐渐长大后，患儿的尿失禁将逐渐受到关注。应行尿动力学检查，了解患儿产生尿失禁的原因，如逼尿肌反射亢进可导致急迫性尿失禁，而尿道外括约肌完全去神经化可导致压力性或完全性尿失禁。急迫性尿失禁者，治疗初期可采用间歇导尿和药物治疗，以抑制逼尿肌反射亢进，同时协助排空膀胱。如为膀胱颈或尿道括约肌完全或部分去神经化，丧失控尿机制，可服用α受体激动剂以增加后尿道阻力。

如果非手术治疗失败，应在患儿5岁以后考虑手术治疗，因为患儿5岁以内会有很多变化，5岁后病情相对稳定。如逼尿肌反射亢进或低顺应性膀胱，药物治疗和间歇导尿仍不能控尿或保护上尿路功能，可先暂时行膀胱造口，5岁以后再考虑采取肠道膀胱扩大术或尿流改道等破坏性非可逆手术。适合患儿膀胱扩大术的肠段依次为乙状结肠、回盲部和小肠。所取的肠段应去管状化，以消除肠道蠕动引起的高压现象。如为压力性或完全性尿失禁，手术目的在于增加膀胱颈后尿道的阻力，早期有膀胱颈成形术，现在常行膀胱颈袖带式悬吊术和经尿道膀胱颈黏膜下移植物注射。应同时注意患儿的膀胱功能，并在术前应用尿动力学检查对其准确评估。如完全性尿失禁者，逼尿肌收缩力差往往不能表现出来，一旦施行手术，改善括约肌的控尿能力后，会出现明显的残余尿，但这并不妨碍手术的疗效，在手术前应与患儿及其家属进行详尽讨论，向其说明尿失禁手术的目的和术后进行间歇导尿的可能性。尿动力学检查发现膀胱顺应性较差，如行膀胱颈袖带式悬吊术控制尿失禁后，膀胱潴尿期压力会明显升高，可能影响上尿路功能，因此，同时行膀胱扩大术应该是一种合理的选择。人工尿道括约肌尽管费用高，但仍是完全性尿失禁治疗的理想术式之一。

（3）尿流改道：常用的尿流改道术式及其并发症与成人大致相同。但尿流改道显然对儿童产生更为深远的影响，可能会影响其一生的生活，这一点与成人明显不同。因此该类手术应该是最后的考虑。

（4）性功能障碍：脊髓脊膜膨出患儿进入青春期后的性功能问题显然没有受到关注，目前相关的资料很少。有资料显示约28%的患者有性伙伴，几乎所有成年患者都希望能结婚生子。70%～80%女性患者能妊娠并顺产，但妊娠晚期尿失禁症状会明显加重，而只有17%～38%男性患者成为父亲，这种区别可能与男性勃起功能和射精功能与骶髓关系更为密切有关，第1骶椎以下损伤者大多能保留生殖和勃起功能，而第1骶椎以上的脊髓损伤只有50%有生殖和勃起功能。

（二）脂肪脊膜膨出和隐性脊柱裂

这类疾病的一些先天性缺损尽管影响到脊柱的形成，但并未造成椎管开放。这类疾病很隐匿。但90%的患儿腰骶部皮肤有明显的异常表征，如皮肤凹陷、皮丘、毛发和局部血管性异常等，又称隐性脊柱裂。此外，仔细体检还能发现足弓过高、两腿肌肉饱满程度和肌力不等及步态异常等。年龄较大的患儿会阴部感觉消失和背部痛觉消失现象并非少见。首诊时下尿路功能已异常者约占40%，这些患儿常经历了排尿训练困难、再次出现尿失禁（尤其是接近青春期时再次出现尿失禁）、反复尿路感染和大便失禁等。

1.临床表现　如这类患儿在新生儿期或婴儿早期进行检查，神经系统通常无异常发现，但是在1岁半以前约1/3患儿尿动力学检查显示已有下尿路功能障碍的异常。尿动力学异常结果常是患儿神经损伤的早期表现，多数患儿表现为逼尿肌反射亢进，逼尿肌外括约肌协同失调少见。仅有10%的患儿出现逼尿肌反射不能。

（1）膨出的脂肪组织、脂肪瘤或膨出的脊膜压迫圆锥和骶神经根。

（2）由于生长发育过程中，骨性结构和脊髓的生长速度不同，加之膨出组织与周围组织粘连固定，逐渐造成脊髓受牵拉现象，可造成脊髓广泛和复杂的损伤，又称脊髓拴系综合征。正常情况下，新生儿其骶髓圆锥位于第2腰椎水平，成年后可上移至第12胸椎，因此，早期手术松解膨出组织可防止日后神经系统损伤。约60%术前尿动力学异常的隐性脊柱裂婴儿术后可恢复正常，30%明显改善，只有10%出现恶化。但是年龄稍大时，只有27%手术后恢复正常，27%有明显改善，27%无明显变化，19%仍逐渐病情恶化。术前逼尿肌反射亢进者术后恢复的可能性较大，而术前逼尿肌反射不能者术后恢复可能性小。约20%术后患儿数年后会再次出现脊髓拴系现象，产生二次拴系的原因可能与手术粘连有关。因此，对怀疑隐性脊柱裂者应早期行尿动力学检查并早期手术松解膨出组织，只有这样才能防止日后神经系统损伤。

2.治疗要点　对怀疑有隐性脊柱裂患儿应行MRI检查，了解有无隐性脊柱裂和脊髓是否有牵拉现象，同时每位患儿均应行尿动力学检查，并根据患儿的膀胱尿道功能变化制订相应的治疗措施。目前神经外科多采用椎板切除术，并尽可能去除压迫积水的脂肪组织，以防日后脊髓栓系的发生。由于术后神经系统会受到一定的影响，在术后6个月之内以非手术治疗为主处理膀胱尿道功能的障碍，以后再根据尿动力学检查结果制订相应的治疗方案，其原则与脊髓发育不良所致膀胱尿道功能障碍的治疗原则基本相同。

（三）骶髓发育不良

骶髓发育不良指骶骨两节以上完全或部分缺失。病因目前不清，可能与某些致畸因素有关，如胰岛素依赖母亲，其子女可有1%的概率发生骶髓发育不良，而16%的患儿其母亲也有类似病史，并且母亲常有胰岛素依赖性糖尿病病史，因此，胰岛素可能为骶髓发育不良的致畸因素之一。

1.诊断要点

（1）临床表现：患儿常因排尿训练较差就诊而被发现为骶髓发育不良。会阴部皮肤感觉基本正常，下肢运动也不受影响，因此常被医师忽略。下肢异常少见，仔细体检常发现臀背部平坦，臀裂较短。骶尾骨触诊常发现有缺失。MRI和盆腔侧位片可做出准确诊断。

（2）辅助检查：尿动力学检查显示上运动神经元损害和下运动神经元损害者分别为35%和40%，另有25%左右无明显的神经系统损害。上运动神经元损害的尿动力学特征为逼尿肌反射亢进、骶髓反射亢进、膀胱测压容积明显减小，一般无逼尿肌外括约肌协同失调，肌电图显示尿道外括约肌也无去神经化表现。下运动神经元损害的尿动力学特征表现为逼尿肌反射不能，尿道外括约肌出现部分或完全去神经化，骶髓反射基本消失。体检可以根据球海绵体肌反射情况判断是否为上运动神经元或下运动神经元损害。骶骨缺失的范围与神经损害的严重程度并不成正比，且在儿童时期神经损害程度比较稳定。

2.治疗要点 治疗方案取决于尿动力学检查所提示的神经源性膀胱的类型。逼尿肌反射亢进者可采用抗胆碱能制剂，而逼尿肌反射不能伴尿道括约肌功能丧失者可采用间歇导尿和α受体激动剂。在患儿接收排尿训练之前发现并进行适当处理有助于患儿日后膀胱尿道功能的恢复。

（四）肛门闭锁

肛门闭锁可单独存在，也可合并其他各种先天性异常，涉及脊柱、肛门、心脏、气管、食管和肾等，30%～40%高位肛门闭锁患儿同时合并脊髓先天性异常。18%～30%肛门修补术前尿动力学检查显示有神经源性膀胱的可能。如肛门修补手术不伤及盆底的肌肉和神经，患儿很少出现尿失禁现象。除消化道检查以外，腹部X线平片和脊柱肾脏超声检查也有临床参考意义。脊柱畸形常提示可能存在脊髓发育异常，MRI能进行明确诊断。如影像学检查提示患儿脊柱可能出现先天性异常，则应行尿动力学检查了解有无神经源性膀胱的可能。在进行肛门修补术前也应该行尿动力学检查，以便监测手术对膀胱尿道功能的影响。如出现明显的膀胱尿道功能障碍，在制订肛门闭锁的治疗方案同时应考虑神经源性膀胱的诊断，并且治疗原则应与脊髓发育不良患儿相同。

（五）脑瘫与膀胱尿道功能障碍

1.病因 脑瘫为围生期各种因素所致的大脑非进行性损害，由此产生一系列神经肌肉功能障碍。围生期引起脑瘫常见的因素有围生期感染、惊厥和颅内出血等。

2.诊断要点 脑瘫患儿表现为粗运动发育迟缓，精细运动、肌张力和步态异常等，常出现肌腱深反射亢进。多数患儿并不出现尿失禁，其中却有部分患儿因智力障碍不能完成排尿训练而常出现尿失禁现象，只有很少一部分患儿的尿失禁与其肢体运动障碍无关。因此对那些有一定的智力，能很好接受排尿训练患儿，或已经接受了排尿训练能控尿者再次出现尿失禁时需要进行尿动力学检查，以全面评估膀胱尿道功能。

脑瘫患儿如出现膀胱尿道功能障碍，一般以上运动神经元损害为主要特征，即表现为尿频、尿急和急迫性尿失禁，尿动力学检查常显示逼尿肌反射亢进，或伴有逼尿肌外括约肌协同失调等。上尿路造影多无异常表现。

3.治疗要点 多采用抗胆碱药物抑制膀胱充盈期逼尿肌无抑制收缩，缓解尿频、尿急和急迫性尿失禁症状，但治疗期间应随访患儿的残余尿量，尽管逼尿肌无抑制收缩受到抑制，但如残余尿量过多，会产生膀胱排空障碍，必要时可结合间歇导尿。

（何　龙）

第三节　先天性肾脏畸形

一、肾囊性病变

肾囊性疾病，是以肾脏出现"囊性病变"为特征的一大类疾病。依病因分类，肾囊性疾病多数属于先天性，少数是后天性的及未定性的。

（一）单纯性肾囊肿

单纯性肾囊肿（simple renal cyst，SRC）是最常见的肾囊性疾病。随年龄增长而发病率增加，50岁以上人群高达25%以上。其可单侧单发或多发，也可双侧多发。本病通常无症状，偶有压迫症状。

既往一般认为本病的成因是单一的后天因素，但目前不少学者认为有遗传因素参与。单纯性肾囊肿起源于一段扩张的肾小管（可能是近曲小管）。这段扩张的肾小管逐渐分化独立成囊肿。

囊肿多发生在肾皮质表面，外向性生长，位于皮质深层及髓质的囊肿相对少见。邻近肾窦的皮质囊肿称为肾盂旁囊肿。囊肿多为单腔，呈圆形或卵圆形，直径通常为1～5cm（有时可达10cm以上），囊壁薄，内衬单层扁平上皮或立方上皮，通常不连续，也可能缺乏上皮层。囊肿外层由纤维组织构成，散在浸润单核细胞。若有炎症，囊壁可能增厚甚至钙化。囊液为清亮透明琥珀色，含微量蛋白（图19-1，图19-2）。

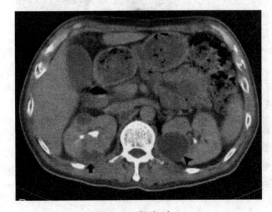

图19-1　肾囊肿CT

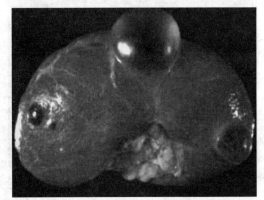

图19-2　肾囊肿病理标本

1.诊断要点

（1）临床表现：本病通常无症状，多因健康查体或其他疾病进行影像学检查时偶然发现。罕有大到可触及的囊肿。最常见的自觉症状是患侧肾区疼痛。如囊内出血或继发感染则疼痛加剧。部分患者可能出现血尿或蛋白尿。6.4%可能有肉眼血尿；40%可能有镜下血尿；12%可能有蛋白尿。血尿或蛋白尿的程度与囊肿大小无关。

囊肿会随病程延长而增大，速度不定，一般比较缓慢；若增大迅速，要注意出血或癌变可能。

（2）辅助检查：单纯性囊肿首选B超检查。如超声检查结果可疑，CT扫描是必要的。CT扫描，良性囊肿的标准包括：囊肿界线锐利，平滑薄壁；囊内液体均一，通常密度＜20HU，高密度见于囊液高蛋白质或囊肿出血；囊肿没有增强。

2.治疗要点　单纯性肾囊肿进展缓慢，预后良好。无自觉症状或压迫梗阻影像学改变者，很少需要外科干预，定期影像学复查即可。一般认为需要外科处理的指征如下：①有疼痛症状或心理压力者；②＞4cm或有压迫梗阻影像学改变者；③有继发出血或怀疑癌变者。

治疗方法包括囊肿穿刺硬化术、开放性肾囊肿去顶减压术或腹腔镜囊肿去顶减压术等。随着腹腔镜技术的普及，腹腔镜肾囊肿去顶减压术，已成为＞8cm的囊肿治疗的金标准。开放手术，如果不是为了解除囊肿造成的压迫梗阻症状或切除可疑癌变病灶，而仅仅是以消除囊肿为目的，不应推荐。

3.预后　本病进展缓慢，预后良好。随年龄增长，囊肿数目和体积均增加，但数目增加快于体积。如果CT发现可疑的单纯性肾囊肿，应重复扫描。

（二）肾盂旁囊肿

肾盂旁囊肿是出现在肾窦内的囊肿，因此也称肾窦囊肿，包括起源于肾实质并突向肾窦的单纯性肾囊肿和起源于肾窦淋巴组织的肾盂旁淋巴囊肿或淋巴管扩张（图19-3）。囊肿增大到一定程度会出现肾盂输尿管压迫症状，应予以手术治疗。

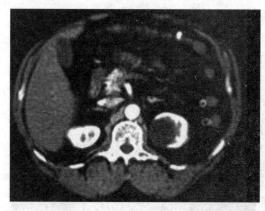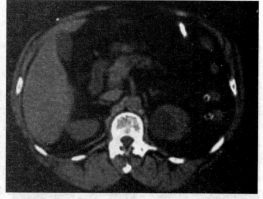

图19-3　肾盂旁囊肿CT图像

组织学上肾盂旁囊肿分为尿源性和非尿源性，后者又可分为淋巴性和浆液性。尿源性囊肿即起源于肾实质并向肾窦肾门生长的单纯性肾囊肿。非尿源肾盂旁囊肿多由先天性因素引起，但大多数在50岁以后出现，且既往常有尿路感染、梗阻或结石病史，可能是肾窦淋巴管的慢性炎症、梗阻导致局部淋巴管扩张。肾窦局部的血管性疾病或血管失用性萎缩也可造成浆液渗出至肾窦，局限于该处而形成浆液性囊肿。

1.诊断要点

（1）临床表现：本病多见于50岁以上的患者，无症状的肾盂旁囊肿患者男女比例相近，有临床症状者则多见于男性，表现为腰部胀痛不适、血尿或高血压。部分患者无症状，影像学检查时偶然发现。

（2）辅助检查：依据影像学特征明确诊断。B超可见肾门附近有一液性暗区，但当囊肿延伸至肾窦内引起肾盂肾盏积水，或囊肿位于肾窦深处时，易误诊为肾盂积水。静脉尿路造影检查可发现肾门旁或肾窦内有一圆形肿物压迫肾盂、肾盏或上段输尿管，出现弧形压迹、变形、移位或拉长；较小的囊肿可无上述改变。CT检查为最可靠的诊断方法，可显示肾盂旁边界清楚均匀低密度的椭圆形包块，CT值为0～20HU，增强前后CT值变化不大，即可诊断为肾盂旁囊肿。

（3）鉴别诊断：肾盂旁囊肿位于肾窦内，较大囊肿可向肾门突出，一般单发；而单纯性肾囊肿多位于肾皮质区，可为单发或多发。肾盂旁囊肿应该与肾积水相鉴别，对于高密度的肾盂旁囊肿，还应该特别注意与囊性肾癌、肾盂癌相鉴别，以免延误诊断治疗。

2.治疗要点 囊肿较小无症状者，可定期复查，严密随访。对于囊肿较大，局部压迫肾盂肾盏出现临床症状者宜手术治疗。传统的手术方式是切除大部分囊壁，用无水乙醇破坏残余的囊腔上皮。有报道B超引导穿刺治愈肾盂旁囊肿，此法对单纯性肾盂旁囊肿可能是一种较好的治疗方法，但因肾盂旁囊肿与肾蒂血管毗邻，操作者应具备较熟练的肾囊肿穿刺技术，以防出现严重的并发症，因此不推荐。腹腔镜治疗肾盂旁囊肿与传统的开放手术相比，具有很多优势，推荐首选。

（三）肾盂源性囊肿

肾盂源性囊肿（pyelogenic cyst，PGC）也称肾盂肾盏囊肿或肾盂肾盏憩室，是位于肾髓质，与肾盂肾盏相通的先天性囊肿，内衬移行上皮。依据部位不同，其分为两种类型。Ⅰ型，囊肿体积较小，位于肾脏两极，常见于上极肾盏杯口的上方，与肾盏相通。Ⅱ型，囊肿体积较大，位于肾脏中部，且与肾盂或肾大盏相通。

多数学者认为肾盂源性囊肿是先天性的，即在胚胎发育早期，输尿管芽发生多次分支，形成原始肾小盏，此后逐渐萎缩合并；如原始肾小盏在此过程中脱漏则形成囊性扩张，而儿童与成人的发生率接近也说明其为先天性。部分学者认为其是后天获得的，囊肿是由皮质小脓肿破溃到引流系统而形成，或为儿童期肾盂内压力增高，肾小管反流的结果。

1.诊断要点

（1）临床表现：囊肿单个发生，以右肾多见，双肾发生者少见，直径为0.5～5.0cm，Ⅰ型较典型，多呈椭圆形，与肾小盏有一定距离；颈部如因故闭塞，憩室便可继发感染，形成脓肿或发生慢性肾盂肾炎。Ⅱ型一般较大，肾盂肾盏可被压迫变形、移位或不显影。患者可出现肾区疼痛、血尿、反复尿路感染。并发感染时血尿会显著加重。

（2）辅助检查：肾盂源性囊肿多经B超检查发现，部分患者囊肿中可能合并结石或占位病变。腹部X线平片发现肾皮质区有结石，应怀疑该类囊肿存在；少数囊肿壁可有钙化。静脉尿路造影显示肾盏周围有圆形边缘光滑的囊腔，囊中造影剂排泄迟缓，偶见与肾盏相通。静脉尿路造影囊肿显影不良或不显影，需行逆行造影；若囊肿内有造影剂充盈，并与肾盂肾盏相通，即可确诊。CT平扫见肾盂肾盏旁有囊性病变，囊壁偶有钙化，囊腔偶见结石或占位；增强扫描可见囊腔有造影剂充盈，并与肾盂相通。有造影剂充盈时，易被误诊为肾盏扩张或肾盏积水。

2.治疗要点　肾盂源性囊肿如无症状，无须治疗。症状轻，直径<2.5cm者可行非手术治疗，但不宜行硬化治疗；症状重，憩室并发结石、肿瘤或直径>2.5cm者，应及时手术治疗。较大憩室如造成肾脏损害严重，可行肾切除术；较小憩室可行保留肾单位手术，如憩室切除术、肾部分和（或）楔形切除术。腹腔镜可用于处理合适部位的较大囊肿。

（四）海绵肾

海绵肾（medullary sponge kidney，MSK）是与遗传和发育相关的先天性异常，以肾锥体近乳头部的集合管囊状扩张，椎体切面呈多孔状或海绵状为病理特征。临床表现和治疗似肾结石。

本病是具有家族史和遗传（显性或隐性）倾向的发育异常。其发病机制为输尿管芽上升和分支形成集合管过程中，集合管远段异常增大和扩张。

肾脏大小正常，囊腔位于肾锥体乳头部，大小为1～7.5mm（1～3mm最常见），呈多孔状或海绵状。70%的病例是双侧的。显微镜观察，集合管囊状扩张，内衬立方或扁平上皮。扩张的集合管约50%含结石。扩张的集合管周围炎性浸润。

1.诊断要点

（1）临床表现：大多数MSK患者无症状，通常是成人因肾结石做X线检查时被发现，多为双侧受累（约75%）。15%～20%的草酸钙和磷酸钙肾结石患者患有MSK。患者也可能有血尿或尿路感染（UTI）病史。约10%的患者反复发生肾结石、菌尿症和肾盂肾炎。

（2）影像学检查：MSK腹部X线平片可能正常，也可能显示髓质肾钙质沉积像（表现为多个离散的肾锥体结石簇）。静脉尿路造影呈现"花束"或"画刷"征象。CT扫描显示皮髓质交界处钙化（图19-4）。

2.治疗要点　MSK合并肾结石者，鼓励每天保持2L左右尿液。高尿钙患者可口服噻嗪类利尿剂。因为大多病例结石是双侧多发，对位于集合管的结石，可考虑行体外冲击波碎石（ESWL）治疗。但当结石进入肾盂或输尿管，引起梗阻者，要尽快采取措施以解除梗阻。

MSK进展慢，预后好。应有规律地进行超声和尿液分析，检测结石或感染情况。

（五）常染色体显性遗传多囊肾病

常染色体显性遗传多囊肾病（autosomal dominant polycystic kidney disease，ADPKD）又称多囊肾（成人型）。其起因于编码多囊蛋白的*PKD1*和*PKD2*基因突变。症状主要包括高血压、肾衰竭。后期通常需要透析维持生命。治疗的目标是控制血压，减缓肾衰竭的进展。ADPKD常并发其他器官疾病，特别是颅内动脉瘤。

ADPKD是常染色体显性遗传，有近100%的外显率。虽然其是遗传性疾病，影响到肾的每一个细胞，但囊肿仅涉及1%～2%的肾单位或集合管。5%～8%的病例无家族史，是基因自发突变的结果。

肾体积增大，结构被多囊破坏。肾长可超40cm，重可达5kg。囊肿大小从几毫米

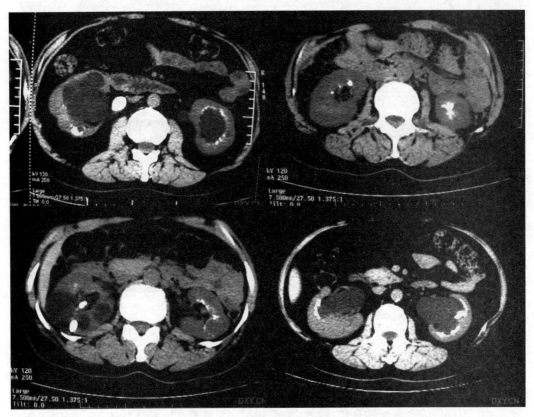

图19-4　海绵肾CT图像

到几厘米，在髓质和皮质分布相对均匀。囊液由清亮到血性，清浊不等。显微镜下，病变肾单位的各段均囊性扩张，囊肿脱离肾小管。虽然肾单位各段均可受累，但来自集合管的囊肿最大最多。囊肿内衬单层扁平上皮或立方上皮。受囊肿压迫的肾组织间质纤维化，肾小管萎缩，慢性炎症和血管硬化。

1.诊断要点

（1）临床表现：ADPKD患者多在40岁开始出现症状，表现为腰痛或间歇性血尿；可出现高血压和慢性肾功能不全；50%将自然进展至肾衰竭。病程个体差异很大。

10%～20%的患者有尿酸盐或草酸钙肾结石。1/3～1/2的患者曾有肾脏感染，包括囊肿感染和肾盂肾炎（女性多于男性）。脓肿形成并扩展至肾周，是严重的并发症，死亡率为60%。ADPKD肾细胞癌（RCC）发生率为1%～5%。动脉瘤因伴发高血压而加重，出血概率为5%～10%。

肝囊肿是最常见的肾外表现。肝囊肿发生率随年龄增长而增加（30岁为20%；60岁后为75%），并可导致慢性疼痛。虽然囊肿可广泛累及肝脏，但肝功能不受影响。其他肾外病变包括心瓣膜病、憩室病、脑动脉瘤、胰腺囊肿、精囊囊肿等。

体格检查可触及巨大肾脏和肝脏。

（2）辅助检查：超声检查为ADPKD首选检查，其诊断标准，依据患者年龄而定。<30岁双肾中任一肾至少2个囊肿；30～60岁双肾中每一肾至少2个囊肿，超过60岁每一肾至少4个囊肿。

CT对于出血性囊肿、囊肿壁或囊肿间实质钙化及合并肝囊肿的诊断率高。对比增强CT，能显示残存功能肾实质的数量。怀疑囊肿恶变或感染，应行对比增强CT检查（图19-5）。肾功能不全者慎用对比增强CT。

应对患者进行颅内动脉瘤筛选，可选择磁共振血管成像（MRA）。

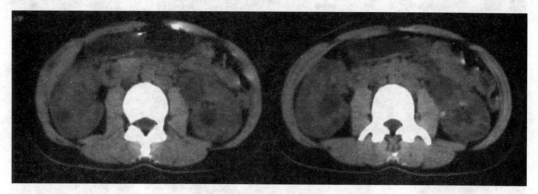

图19-5 多囊肾CT图像

2.治疗

（1）内科治疗：没有特效药物能治愈囊肿本身，仅是治疗肾囊性病的并发症，如高血压、感染、疼痛等。一般来说，130/80mmHg是高血压的控制目标。中度高血压可通过限盐控制，血管紧张素转化酶（ACE）抑制剂和血管紧张素受体拮抗剂（ARB）能有效控制ADPKD的高血压。

（2）外科治疗：经皮穿刺抽吸减压可有效控制症状。严重疼痛、反复严重出血，难以控制的感染，尤其是体积特别大的多囊肾，手术切除可能是首选。肾切除与肾移植可同时进行，给移植肾创造空间，并缓解多囊肾的相关症状。

囊肿减压术，包括穿刺抽吸和去顶减压术，对缓解残存正常肾组织压力有一定作用。推荐后腹腔镜囊肿减压术，值得提醒的是由于囊肿多发，使用电刀行去顶减压术时，应避免对肾的热损伤；不推荐双侧同期施行开放性减压手术。

ADPKD患者通常在30岁后出现肾功能不全，5%于60岁进展至终末期肾衰竭。1/3患者死于肾衰竭，1/3死于高血压肾病（HTN）并发症，6%～10%死于蛛网膜下腔出血。

二、融合肾

一侧肾脏由原位跨过中线移位到对侧，而输尿管开口于膀胱的位置仍位于原侧，称为肾脏交叉异位畸形，而90%的交叉异位肾表现为融合肾畸形（图19-6）。根据融合肾畸形发生和形态，可按照如下描述进行分类：肾脏一侧融合并向下移位；S形融合肾；团块肾；L形融合肾；盘状肾及肾脏一侧融合并向上方移位。

Abeshouse和Bhisitkul于1959年统计分析认为融合肾发病率为1/1000，其中肾脏一侧融合并向下方移位是最常见的一种，而一侧融合并向上方移位则较少见。Baggenstoss则报道尸检结果显示该病发病率为1/2000，男性发病率较女性高，约为3∶2，左向右移

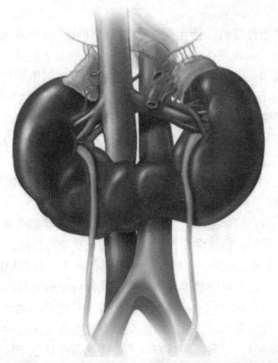

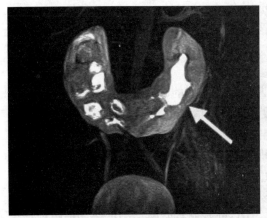
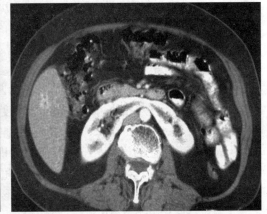

图19-6 融合肾

位者居多。

输尿管芽插入后肾胚后的4周内肾脏从腰骶椎上升到第1～3腰椎水平，尚未发现明确因素可以影响肾脏上升的这一过程，因此引起肾脏交叉异位融合的原因也不确定。Wilmer认为脐动脉位置异常压迫肾脏，改变其上升路线导致交叉移位融合的发生。

另外，有学者分析了该畸形的发病情况及伴发相关生殖系畸形，认为该畸形与基因遗传相关，因为相似的畸形在同一个家族中可以有多人发病。在肾原基仍然位于骨盆内或刚开始向头部运动及上升过程中，后肾组织可以发生融合，融合程度与2个肾原基之间距离有关，融合以后，肾脏的进一步上升受到腹膜后中线位置结构的阻碍，如主动脉分支、肠系膜前动脉和小肠系膜等。

1.诊断要点

（1）临床表现：融合肾畸形患者一般没有任何症状，多数是在尸检或因其他原因做腹部超声检查时发现。症状多在中老年时出现，常见的有下腹痛、血尿、脓尿和尿路感染等。马蹄肾患者偶尔会出现下腹痛及胃肠道症状，当峡部压迫其后方的神经时会出现Rovsing征，即腹痛、恶心、呕吐。目前认为肾脏位置异常和变异的血供系统会导致排尿不畅，从而易发尿路感染和结石形成等。而一旦存在肾盂输尿管连接部梗阻则会出现严重的肾积水，这在马蹄肾患者中发生率高达1/3，高位输尿管开口/异位输尿管在跨过峡部时成角，另外，迷走血管的压迫往往会引起狭窄。

约1/3的患者是发现无痛性腹部包块而就诊的，有的患者首发症状为高血压，进行全身检查时发现该病。

（2）辅助检查：对有临床症状且怀疑融合肾畸形的患者都应该行影像学检查，其对于明确融合肾畸形的类型，指导诊疗和判断预后具有重要的价值。

1）超声检查：快速、简便、无创伤，很多患者多因为其他原因做腹部超声时意外发现融合肾畸形。腹部超声可以很准确地判断交叉异位融合肾的存在，同时能够初步判断融合肾畸形的大小、有无肾积水和输尿管扩张等。马蹄肾的典型B超表现为双肾位置偏低且更靠近脊柱，肾轴方向由正常的内上至外下改变为外上至内下或垂直，双肾下极在中线处相连。肾盂朝前，肾盏指向后方，下极肾盏朝内且位于输尿管内侧，输尿管高位开口，上段位于前方，像包绕着中线处的肿块等。

2）静脉尿路造影（IVU）：是以往诊断融合肾畸形的常用手段，可以清晰地显示融合肾畸形的位置和泌尿系统的走行，也可显示有无肾积水和梗阻部位等，肾脏显影程度与患者肾功能有关。

3）计算机断层扫描（CT）：CT扫描诊断融合肾畸形的敏感性和特异性均优于超声检查和IVU，同时CT扫描可评估肾实质厚度和肾积水情况。

4）磁共振水成像（MRU）：具有多维扫描及重建特点，可清晰显示全尿路，且MRU是一种无创性的检查，不需要造影剂即可获得与IVU相同的效果，不受肾功能改变的影响。对于不适合做IVU的患者（肾功能损害、造影剂过敏、妊娠妇女等）可考虑采用。MRU可以帮助更详细地了解畸形的形态、融合部位等细节。

5）逆行肾盂造影（RP）：一般情况下，IVU可对融合肾畸形的位置和梗阻部位进行判断，但是结石或肾盂输尿管连接部梗阻会导致造影图像模糊，难以判断，此时可借助RP明确梗阻部位。但RP为有创检查，不常规推荐。

6）肾动脉造影（CTA）：血管造影可以清楚地显示肾脏的血供来源，这对于需要手术治疗的患者来说有重要的指导作用。

2.治疗要点　融合肾畸形无临床症状者无须特殊治疗。当发生输尿管梗阻时，应采取外科手段干预。融合肾存在广泛的肾盂输尿管和血管解剖变异，每个肾脏可能存在1～8支动脉血供，主干动脉的分支也滋养峡部即周围软组织，这些血管变异增加了术中出血的风险。术前三维影像重建即血管造影有助于手术计划制订。

（1）术式选择：对于输尿管梗阻伴感染简单的临时处理方式为放置双J管引流解除梗阻，2期行峡部切断并患侧肾脏旋转复位固定术，伴有肾盂输尿管连接部狭窄患者加行肾盂成形术，单侧肾脏无功能可行单侧肾切除术，合并肾肿瘤行部分切除或根治性切除。腹腔镜手术相对开放手术创伤小且和开放手术疗效相当。根据术者的临床经验及医疗中心的医疗条件可选择腹腔镜、后腹腔镜或机器人腹腔镜手术。

并发结石：融合肾因容易发生尿液引流不畅及尿路感染，容易形成肾结石。对于<2cm的结石，ESWL仍是首选，但由于融合肾患者普遍存在肾盂或输尿管异常，行ESWL后，残留的碎片可能会引起梗阻，成功率较低。对于ESWL失败的病例，可考虑经皮肾镜取石术（PCNL）。单用硬镜难以一次取净所有结石，此时可选用输尿管软镜提高结石取净率，对肾盂或输尿管异常的患者，需要行肾盂或输尿管整形术，否则仍然有感染和结石复发的可能。

（2）入路选择

1）经腰部入路手术：侧卧位，开放手术取第12肋下切口进入后腹腔。对腹腔肠道系统影响较小。其适合马蹄肾引起单侧并发症，或术前决定仅做马蹄肾峡部切断术者，且一旦峡部切断后，手术对侧肾脏往往回缩，不利于行对侧肾固定。

2）经上腹部手术：仰卧位，开放手术取脐上横切口，切断两侧腹直肌和腹肌后进入腹腔。经上腹部手术易损伤邻近脏器（胰腺和脾脏）和肠系膜上动脉，操作时建议仔细辨认相邻解剖结构。

3）经下腹部手术：仰卧位，取腹直肌旁切口，逐层进入腹腔。该入路一般损伤小，术中、术后并发症较少，手术时间短，术后恢复快。

3.预后与随访　融合肾一般不会威胁患者生命，部分输尿管梗阻的患者则容易发生尿路感染或结石，Boatman等曾统计约1/3的有症状患者需要手术去除结石。而ESWL和PCNL是我们更常采用的方法。具体随访项目和随访时限，目前国内外相关研究文献都没有明确报道，尚不统一，可结合当地医疗条件和根据患者具体情况进行安排。随访项目可选择B超、IVP、CT等。

三、肾盂输尿管连接部梗阻

先天性肾盂输尿管连接部梗阻（ureteropelvic junction obstruction，UPJO）是各种先天性因素导致肾盂内尿液向输尿管排泄受阻，伴随肾集合系统扩张并继发肾损害的一类疾病。但是，肾集合系统的扩张并不等于存在梗阻，一般认为梗阻是指尿液排泄受到影响，假如不加以处理将出现肾损害的状况。

先天性UPJO是小儿肾积水的主要原因，可见于各个年龄组，约25%的患者在1岁内被发现，50%于5岁前被诊断。近年来，随着产前B超检查的普及，约60%患儿的肾积水在胎儿期即被发现。先天性UPJO的发生率没有确切的统计资料，在欧美国家是1/1500～1/500新生儿，男女发病比例为2：1，其中2/3发生在左侧，10%～40%的患儿为双侧发病。先天性UPJO是胎儿肾集合系统扩张最常见的原因，占44%～65%。

（一）病因

引起先天性UPJO的病因很多，其确切病因尚不十分明确，大致可归纳为3类。

1.管腔内狭窄　主要有肾盂输尿管连接部狭窄、瓣膜、息肉和肾盂输尿管高位连接等。其中肾盂输尿管连接部狭窄（图19-7）是肾盂输尿管连接部梗阻最常见的原因（占87%），主要表现为肾盂输尿管连接部处肌层肥厚、纤维组织增生。狭窄段断面直径为1～2mm，常伴高位输尿管开口。肾盂输尿管瓣膜为一先天性皱襞，可含有肌肉。息肉多呈葵花样。高位肾盂输尿管连接可由各种先天性畸形所致，也可为继发性病变引起，多伴肾旋转不良。

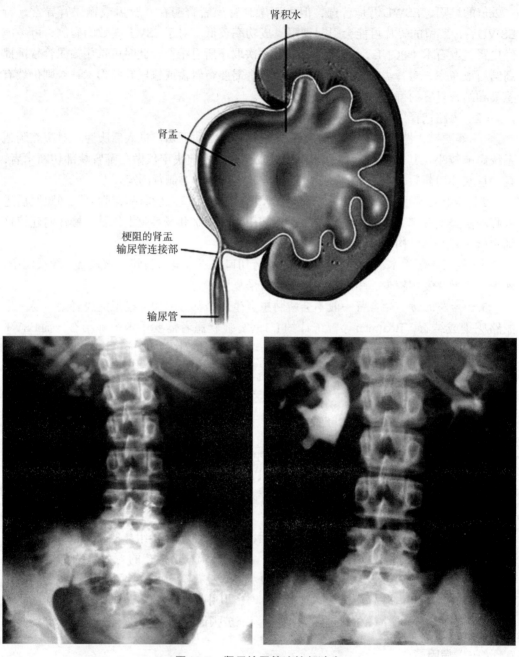

图 19-7　肾盂输尿管连接部狭窄

　　2.管腔外压迫　主要为来自肾动脉主干或腹主动脉供应肾下极的迷走血管或副血管跨越肾盂输尿管连接部使之受压。单纯的异位血管骑跨肾盂输尿管连接部是否造成UPJO还存在争议，可能是肾盂输尿管连接部内在管腔狭窄造成肾盂扩张积水，在此基础上，异位血管骑跨肾盂输尿管连接部增加了肾盂排空的阻力，从而加重了UPJO。此外，还有纤维索带压迫或粘连等导致肾盂输尿管连接部扭曲。

3.动力性梗阻　其特点是肾盂输尿管连接部不存在管腔受压或狭窄，梗阻原因是肾盂输尿管交界肌层排列失常或胶原纤维过多阻碍蠕动波传导，逆行造影输尿管导管能顺利通过，但却有明显肾积水。神经分布异常及平滑肌发育缺陷也是造成动力性梗阻的原因。

（二）诊断要点

1.临床表现

（1）由于产前超声检查的广泛应用，越来越多的先天性UPJO病例在产前已经被发现肾积水，需仔细询问肾积水检查的变化。

（2）UPJO的临床表现根据确诊年龄而异。疼痛、肉眼血尿及尿路感染多见于儿童期，绝大多数患儿能陈述腹痛或脐周痛，大龄患儿还可明确指出疼痛来自患侧腰部。伴恶心呕吐者，常与胃肠道疾病相混淆。

（3）大量饮水后出现腰痛是该病的另一特点，其是利尿引起肾盂突然扩张所致。

（4）婴儿阶段常以扪及上腹部肿物为主要临床表现。

（5）部分患者可合并肾结石，出现肾绞痛等症状。

（6）扩张的肾盂受到外力作用发生破裂，表现为急腹症。

（7）扩张的集合系统压迫肾内血管导致肾脏缺血，反射性引起肾素分泌增加，可引起高血压。

（8）双侧肾积水或单侧肾积水晚期可有肾功能不全表现，患儿生长极慢、发育迟缓、喂养困难或厌食等。

2.辅助检查

（1）产前B超：多数先天性肾积水可以通过超声被检出。通常胎儿肾脏在妊娠16～18周时能够通过超声检查发现，妊娠第28周是评价胎儿泌尿系统的最佳时期。如果发现尿路扩张，那么超声检查应该给予扩张严重侧及肾脏回声、肾积水、输尿管积水、膀胱容量、膀胱排空情况和羊水量更多关注。B超发现肾盂增大而不伴输尿管扩张，需考虑UPJO可能。

B超横断面测量的胎儿肾盂前后径（APD）是评价肾积水常用指标，多数文献以妊娠任何阶段APD≥5mm诊断为肾积水。R.S.Lee经过Meta分析后根据APD将胎儿肾积水进行分度（表19-1）。

表19-1　根据APD将胎儿肾积水分度

肾积水分度	APD（mm）	
	妊娠中期	妊娠晚期
轻度	≤7	≤9
轻中度	<10	<15
中度	7～10	9～15
中重度	≥7	≥9
重度	≥10	≥15

B超评价肾积水的另一种方法是采用胎儿泌尿外科学会（Society for Fetal Urology，SFU）分级法：Ⅰ度肾积水指肾盂分离；Ⅱ度肾积水指肾盂明显扩张，伴少数肾盏扩张；Ⅲ度肾积水指肾盂明显扩张，伴多个肾盏扩张；Ⅳ度肾积水指肾盂肾盏明显扩张，伴肾皮质变薄。

（2）出生后B超：胎儿期B超诊断肾积水者应在出生后密切复查。新生儿患者的B超检查一般推荐在48h后进行，以避免生理性脱水而导致的无尿期。但对于严重病例（双侧肾积水、孤立肾、羊水过少等）则应出生后立刻行B超检查。B超检查应观测以下指标：肾盂径线、肾盏扩张程度、肾脏大小、肾实质厚度、肾皮质回声、输尿管、膀胱壁及残余尿量。患儿出生后B超检查如未发现肾积水，也应该于4周后再次复查。

（3）肾图：是最常用的评价肾脏排泄功能受损严重程度的诊断方法，可测定肾小球滤过功能和显示上尿路是否存在梗阻。正常情况下，同位素在肾内浓集到高峰后下降至一半所需时间（$T_{1/2}$）为4～8min，当排泄期C段曲线持续上升达15min而不降，可行利尿性肾图，以鉴别梗阻性质。

检查前鼓励患者饮水，在注射核素15min前，应按15ml/kg的比例静脉滴注生理盐水30min以上，在整个检查过程中，需以4ml/（kg·h）的速度维持静脉滴注。对于1岁以内的婴儿，呋塞米的推荐剂量是1mg/kg，对于1～16岁的儿童可按0.5mg/kg剂量给药，最大剂量不超过40mg。$T_{1/2}<10$min可视为正常；10min$\leqslant T_{1/2} \leqslant 20$min提示肾盂出口可能存在梗阻；$T_{1/2} \geqslant 20$min提示肾盂出口存在梗阻。

（4）排泄性膀胱尿道造影（voiding cystourethrography，VCUG）：新生儿肾积水中，需要与UPJO相鉴别的疾病还有膀胱输尿管反流、后尿道瓣膜、输尿管疝、膀胱憩室及神经源性膀胱等。约25%的UPJO患儿同时存在与肾盂扩张无关的膀胱输尿管反流。当患儿B超发现肾积水伴输尿管扩张或双侧肾积水时应进行VCUG，但这项检查可能会带来逆行尿路感染，需加以注意。

（5）静脉肾盂造影（IVP）：可显示扩张的肾盂肾盏，造影剂突然终止于肾盂输尿管连接部，其下输尿管正常或不显影。当患侧肾集合系统显影不佳时，可延迟60～120min摄片，必要时还可延迟180min摄片以提高诊断率。当UPJO合并肾结石时，应进行IVP检查。

（6）螺旋CTA：对是否存在异位血管骑跨肾盂输尿管连接部诊断的敏感性达91%～100%，特异性96%～100%。但费用高，不作为常规检查。当考虑实行内镜下肾盂切开术时，应进行CTA检查以明确是否存在异位血管。

（7）MRU与MRA：可以显示尿路扩张情况，对是否存在异位血管骑跨肾盂输尿管连接部准确性达86%。其特别适合于肾功能不全、对碘造影剂过敏或上尿路解剖结构复杂者。但费用高，不作为常规检查。

（三）治疗要点

1.产前治疗　肾积水在产前阶段确诊之后，最重要的是让患儿父母充分理解病情。肾积水很严重的患者仍然能够具有一定的肾功能；其预后也是充满希望的。但严重发育不全或发育异常的肾脏就预后较差。告知父母患儿确诊的时间和准确性也很重要。而一些病例的严重性是显而易见的，包括双侧输尿管扩张、双侧肾脏发育不良及进行性的双侧输尿管扩张伴羊水过少和肺发育不良。

胎儿期肾积水程度的定量评估可能有助于预测出生后是否需要干预治疗。妊娠晚期APD＞7mm预测出生后泌尿系统异常的阳性预测值为69%。Wollenberg发现APD＜10mm的患儿出生后无须抗生素或手术等干预治疗；而APD 10～15mm、APD＞15mm者分别有23%和64%的患儿需要干预治疗。D.Coplen在一项前瞻性研究发现APD＞15mm者至少有80%出生后需要手术干预。子宫内干预治疗基本不予以推荐，仅在有经验的医疗中心进行。

2.非手术治疗 主要是控制尿路感染，而对于UPJO本身是无效的。一开始，大多数的患儿采取非手术治疗，采用超声和同位素检查以密切监测肾积水程度和肾功能的变化。Sidhu的一项Meta分析发现Ⅰ度、Ⅱ度肾积水病例通过非手术治疗98%可以得到改善；Ⅲ度、Ⅳ度肾积水仅有51%得以改善。非手术治疗者，B超检查应于出生后3个月、1岁、2岁、5岁、10岁进行复查，如发现肾积水加重或肾皮质变薄则需复查肾图以评价肾功能。一旦肾功能明显受损或肾发育不良，就需要采取干预治疗。

3.手术治疗

（1）手术的目的是解除肾盂出口梗阻，从而最大限度地恢复肾功能和维持肾脏的生长发育。

（2）手术的指征包括分侧肾功能受损（GFR＜40%）；在非手术治疗随访中发现患侧肾功能下降超过10%或B超显示APD增大；Ⅲ度、Ⅳ度肾积水。当合并患侧腰痛、高血压、继发结石形成或反复尿路感染时，都应采取干预治疗。

（3）手术方式

1）离断性肾盂成形术：肾盂成形术的基本原则是形成漏斗状肾盂、肾盂良好排泄、无渗漏缝合及确保无张力吻合（图19-8）。Anderson-Hynes离断性肾盂成形术应用最为广泛，是UPJO开放性修复手术的"金标准"，这种手术的总体成功率为98%～99%，并发症为13%。可以采用经腰部切口入路，也可以采用经前腹壁切口腹膜外入路实施

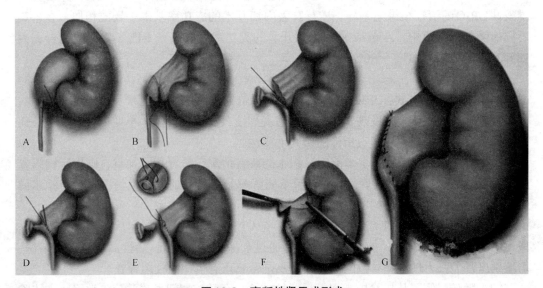

图19-8 离断性肾盂成形术

Anderson-Hynes离断性肾盂成形术。

腹腔镜肾盂成形术的成功率与开放性手术相似，术后复发率更低，术后恢复更快且切口更为美观；其术后并发症发生率为11.5% ~ 12.7%，并发症主要是尿瘘和出血。腹腔镜下施行肾盂成形术需要在体腔内进行缝合打结操作，学习曲线较长，机器人辅助的腹腔镜手术能使腹腔镜下缝合技术变得更容易，腹腔镜肾盂成形术已在UPJO的临床应用中表明安全、可行、有效。机器人辅助腹腔镜肾盂成形术与腹腔镜肾盂成形术在手术时间、术后并发症发生率及成功率等方面没有显著差异，但还需长期随访来探讨其临床应用价值。

2）腔内肾盂切开术：可以顺行经皮肾镜途径进行肾盂内切开，也可逆行经输尿管镜进行狭窄段切开。要求术中将狭窄部位全层切开，推荐采用冷刀或钬激光在直视下将狭窄段朝后外侧方向切开，以尽量避开可能存在的异位血管。若术中发现肾盂内有脓性液体引流出，应暂停手术，待感染控制后再行内切开术。与冷刀或钬激光内切开相比，气囊扩张的成功率最低，并发症也更多。

腔内肾盂切开术最初被认为只适合于继发性UPJO，但长期的临床随访结果显示对于原发性UPJO其也能取得很好的治疗效果，成功率与继发性梗阻无明显差别，总体成功率为76% ~ 90%。腔内肾盂切开术手术创伤小，即使术后再次出现梗阻，并不增加离断性肾盂成形术的难度，可以是UPJO手术治疗的一线治疗方式。

腔内肾盂切开术并没有比开放性手术更高的成功率，特别是当狭窄段较长、异位血管跨越、肾功能严重受损或肾盂过度扩张时。但一旦离断性肾盂成形术失败，腔内肾盂切开术将是很好的选择。异位血管骑跨肾盂输尿管连接部使得顺行经皮肾镜肾盂内切开术的成功率降至42%（对照的无血管骑跨者成功率为86%）。

（四）预后与随访

1.预后 肾盂离断成形术被认为是治疗UPJO的"金标准"，成功率在90%左右，甚至超过95%。经皮肾盂内切开术的成功率为57% ~ 100%（平均为73.5%），随访时间为2 ~ 96个月，在有经验的治疗中心，最近报道的成功率接近85% ~ 90%，原发性与继发性UPJO的治疗结果无差异。逆行肾盂内切开术的成功率基本一致或相似，在各篇不同病例数的报道中，Acucise肾盂内切开术的成功率为66% ~ 84%，输尿管镜肾盂内切开术的成功率为73% ~ 90%。

2.随访

（1）术后评价方式：UPJO的术后随访主要依靠患者的主观症状及B超检查以了解有无复发。但是临床观察发现，相当多的患者即使再次出现梗阻，早期都可能没有任何症状，因此必须强调术后客观指标随访的重要性。

B超检查可以初步了解手术前后肾积水的改善情况，若肾积水加重，则提示梗阻复发，对UPJO的随访有一定价值，但B超不能了解分肾的功能及排空情况，对肾积水的判断因人而异，带有一定的主观性。

利尿性肾图作为一种无创的检查方法，是UPJO诊断、随访及术后评估最常用的手段，不但可了解分肾的功能，更重要的是通过利尿后肾图时间-活性曲线下降的情况，可鉴别出肾盂张力性下降导致的假性梗阻及是否真正有机械性梗阻存在。

（2）随访时间：从拔除内支架管后开始计算，至随访期间发现治疗失败终止。拔除内支架管后2～4周行B超或利尿性肾图检查，以后间隔3个月、6个月、12个月各做1次，再每年1次，共计2年，出现症状随时检查。腔内肾盂切开术后患者需随访至少3年。

治疗成功的标准为症状消失，肾积水减轻，肾功能好转或稳定在一定的水平，B超、IVP或利尿性肾图显示排空正常。

四、重复肾及重复输尿管

重复肾是常见的泌尿系统先天性畸形，通常伴有重复输尿管。重复肾及重复输尿管是指患侧肾脏由两部分，即上半肾和下半肾组织结合成一体，有一共同包膜，表面有一浅沟将两者分开，但肾盂输尿管及血管都各自分开的一种肾脏先天性畸形（图19-9，图19-10）。发病率为2%～3%，女性多见。

欧美国家重复肾畸形的发生率约为1/125，多见于儿童，女性多于男性，男女比例约为1∶2。左侧发生率略多于右侧，双侧发生率约占全部重复肾畸形的20%，我国目前尚没有明确的发病率报道。重复肾畸形分为完全性重复和不完全性重复肾，不完全性重

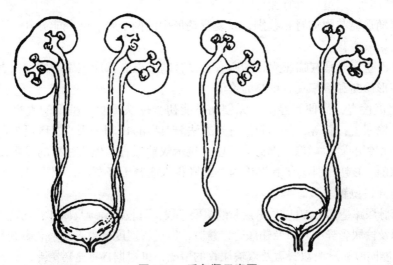

图19-9 重复肾示意图

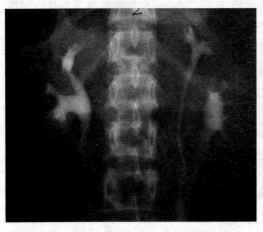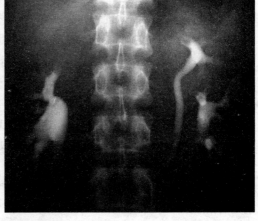

图19-10 重复肾尿路造影

复肾畸形的发病率是完全性重复肾畸形的3倍。

（一）诊断要点

1. **临床表现** 大部分重复肾畸形患者无特异性临床表现，多为体检或偶然就诊时发现，此类患者约占60%。常见的临床症状包括尿路感染、腰部疼痛、肾积水、尿失禁等。男性重复肾畸形患者的输尿管异位开口多位于前列腺部尿道、精阜等处，故一般无尿失禁症状，常以尿路感染（如尿频、尿急、尿痛等）和上尿路梗阻症状就诊。女性患者的输尿管异位开口多位于尿道、阴道及前庭等处。故多数患者既表现有正常分次排尿，又有持续性滴尿。

输尿管异位开口和输尿管口囊肿是最常见的并发症。合并输尿管口囊肿的患者，约80%上半肾输尿管复肾畸形，同时常有上半肾的发育异常。输尿管口囊肿开口可位于膀胱或尿道内，位于膀胱输尿管开口处时，易造成尿路梗阻，导致上尿路积水及肾功能损害。男性异位输尿管囊肿位于后尿道时，可表现为排尿困难、尿线变细。女性存在异位输尿管口囊肿时，尿道口可有肿物脱出。

重复肾畸形需与附加肾相鉴别，重复肾畸形中的两个肾多数不能分开，而附加肾是完全独立的第三个肾。

2. **辅助检查** 对具有临床症状的所有重复肾畸形患者都应该做影像学检查，其对明确重复肾畸形诊断和治疗具有重要的价值。

（1）超声检查：简便、经济、无创伤，能初步反映重复肾畸形的大小、形态及有无肾积水、输尿管扩张等，是诊断的首选方法。典型的B超表现为肾区可见两个集合系统，即两个相邻的肾盂影像，部分B超还可显示双输尿管。但应注意的是重复肾畸形的上半肾积水时，B超有时会将其误诊为单纯肾积水或肾上极囊肿。超声难以发现重复输尿管的异位开口位置。

（2）静脉尿路造影（IVU）：是诊断的重要手段，可较准确地反映双肾功能，并能发现重复肾畸形及输尿管异位开口及输尿管口囊肿，但显影程度受患者肾功能影响。重复肾在IVU中如不能同时显示出双肾盂及双输尿管的情况，可根据IVU显影情况、位置变化和形态的差异判断是否有重复肾畸形的存在。如果重复肾畸形IVU显影不良，而临床高度怀疑时，可考虑使用双倍造影剂及延迟拍片法，争取使其显影清晰，以明确诊断。合并输尿管口囊肿者的IVU的典型表现为膀胱区内可见蛇头样改变或膀胱区内有类圆形充盈缺损。

（3）计算机断层扫描（CT）：诊断重复肾敏感性优于超声检查和IVU，CT常能清楚显示重复肾畸形的双肾及双输尿管，能判断尿路是否有梗阻存在，并有助于确定重复肾的输尿管是正常位置开口还是异位开口。同时CT可评估重复肾的肾实质厚度和肾积水情况，但对无扩张的重复输尿管显示不够清晰、直观。

（4）磁共振水成像（MRU）：由于MRU具有多维扫描及重建特点，可清晰显示全尿路，尤其适合于引起肾脏和输尿管结构改变的原因和部位的检查，MRU是一种无创性的检查，不需要造影剂即可获得与IVU相同的效果，不受肾功能改变的影响。对于不适合做IVU的患者（肾功能损害、造影剂过敏、妊娠女性等）可考虑采用。特别是在诊断伴有并发症如异位输尿管开口和输尿管口囊肿的重复肾畸形患者方面，MRU优于其他影像学检查。

（二）治疗要点

重复肾畸形无临床症状且双肾功能良好者，无须治疗。如果重复肾畸形的上半肾萎缩、无功能或肾功能严重损害，伴异位输尿管开口或输尿管口囊肿则考虑行手术治疗。

1.开放手术 上半肾＋同侧输尿管切除是治疗重复肾畸形中萎缩、无功能或肾功能严重损害的上半肾的标准手术。手术时应尽可能切除无功能的上半肾，分离时应该尽量避免损伤下半肾的血管，最大程度地保留下半肾功能。特别是分离上半肾输尿管时，因为它与下半肾输尿管常包裹在共同的外鞘内，分离时需注意保护下半肾输尿管的血供，避免术后下半肾输尿管发生缺血、狭窄等并发症。开放手术可选择经腰部入路或经腹部入路，但目前没有证据表明哪种手术入路更有优势。

完全性重复肾畸形同时合并输尿管异位开口，上半肾发育不良或无功能或肾功能严重损害，可行上半肾＋同侧输尿管切除；功能好者，可行抗反流的异位输尿管膀胱再植术。如合并输尿管口囊肿，可先行内镜下输尿管口囊肿切除术，如术后出现膀胱输尿管尿液反流，可考虑行膀胱输尿管吻合术。

不完全性重复肾畸形，有膀胱输尿管尿液反流时，若"Y"形汇合口靠近膀胱则行连接部切除、两输尿管膀胱吻合，如果汇合口高而反流严重则行汇合口以下输尿管膀胱再植；若无膀胱输尿管反流而两输尿管间回流则行输尿管肾盂吻合或上输尿管切除肾盂吻合。

手术指征：①完全性重复输尿管，上段肾功能存在而伴膀胱输尿管反流的；②不完全性重复输尿管，上段肾功能存在而伴输尿管-输尿管反流的；③合并尿路感染无法控制，或有点滴性尿失禁；④合并较大结石、严重肾积水。

2.腹腔镜手术 1993年Jordan等报道了首例腹腔镜下儿童重复肾畸形的上半肾＋同侧输尿管切除获得成功，此后陆续有关于腹腔镜儿童重复肾畸形上半肾切除成功的报道，但成人重复肾畸形腹腔镜手术切除报道较少。腹腔镜手术路径有经腹膜后、经腹腔两种，手术切除范围及注意事项同开放手术。

与开放手术相比，腹腔镜手术具有创伤小、术后疼痛减少、术中出血少、胃肠功能恢复快、住院时间短、患者术后恢复快等优点。术后并发症包括术后尿漏、肠管损伤、下腔静脉损伤、大出血等。

（三）预后和随访

如能将重复肾畸形中的无功能或萎缩上半肾完全切除，则可治愈重复肾畸形。具体随访项目和随访时限目前国内外相关研究文献都没有明确报道，尚不统一，可结合当地医疗条件和根据患者具体情况进行安排。随访项目可选择B超、IVU、CT等。

（何 龙）

第四节 先天性输尿管畸形

一、腔静脉后输尿管

腔静脉后输尿管（retrocaval ureter）又称环腔静脉输尿管，是解剖学上的描述，为泌尿外科医师常用的名称。这一异常表现其实是源于血管发育时的改变，而不是输尿管本身发育异常引起的，故称为输尿管前腔静脉（preureteral vena cava）更为准确。腔静脉后输尿管患者的临床症状表现为输尿管梗阻（图19-11，图19-12）。

本病是由下腔静脉发育异常引起的，在胚胎发育期，下腔静脉主要与3对主静脉有关，即上主静脉、下主静脉和后主静脉，3对静脉之间相互吻合形成静脉环。正常情况下，右侧的后主静脉退化萎缩，下腔静脉主要由上主静脉和下主静脉演变而来，则右侧

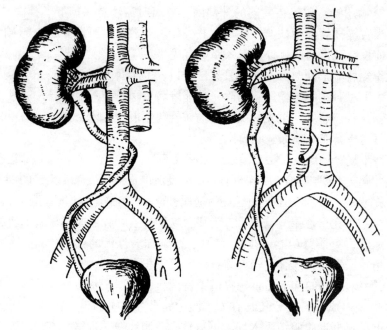

图 19-11　腔静脉后输尿管示意图

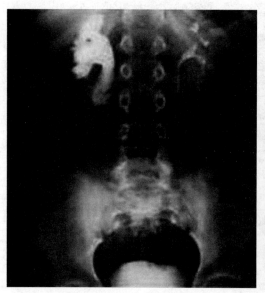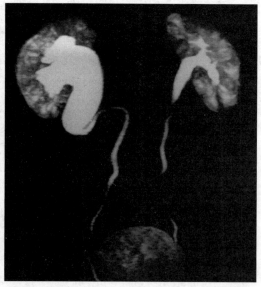

图 19-12　腔静脉后输尿管尿路造影

输尿管位于下腔静脉之前；若后主静脉不萎缩，继续存在，发育为下腔静脉，则输尿管位于其后，即形成腔静脉后输尿管。

（一）诊断要点

1.临床表现

（1）尽管该疾病是先天性的，但是大多数患者要到三四十岁才出现临床症状。大多数患者早期无明显临床症状，只有当梗阻逐渐加重并导致肾积水伴发结石时才出现腰部酸胀不适，患者一般表现为右侧腰痛、尿路感染、肉眼血尿、泌尿系结石等，个别患者感到右上腹饱满或触及包块。若长时间的肾积水并发感染，则可出现脓尿及发热；伴有结石时可出现肾绞痛及血尿。严重者可导致右肾功能丧失。少数患者可无任何症状，偶在B超或尿路造影等检查时发现。

（2）临床上根据影像学表现分为两种类型：Ⅰ型为低襻型，临床上常见，表现为输尿管在第2～3腰椎前呈鱼钩状或"S"形向中线移位，约50%的患者有中至重度的肾积水和典型的尿路梗阻形态，梗阻出现在髂腰肌的边缘，输尿管扩张膨大处超过下腔静脉外缘1～2cm，远端输尿管不扩张，梗阻部位之上出现一定程度的鱼钩样形态；Ⅱ型为高襻型，输尿管在较高的位置从腔静脉后面经过，上段输尿管没有出现扭曲，肾盂和上段输尿管几乎处于一条水平线上，患者多无肾积水或仅有轻度肾积水。

2.辅助检查

（1）排泄性尿路造影：可显示梗阻段以上输尿管扩张并向中线靠拢，其呈反"J"形或"S"形，侧位片可见扩张的输尿管与椎体重叠，通常无法显示输尿管"J"形扭曲以下的部分。

（2）逆行输尿管肾盂造影：可以显示梗阻部位在第3腰椎或输尿管呈"S"形曲线，并可动态观察输尿管狭窄及肾盂输尿管扩张积水情况，以及评价肾功能和发现伴随的其余泌尿系统发育异常，既往被认为是诊断腔静脉后输尿管的主要方法。但该检查属创伤性检查，并发症较多，不能显示输尿管与下腔静脉之间的异常解剖关系及狭窄段输尿管周围的组织结构。

（3）超声：可发现右肾积水、输尿管上段扩张、合并的结石等，在明确血管畸形方面也有价值。但其对诊断腔静脉后输尿管帮助不大，可作为筛选性检查。

（4）CT：不仅可以显示输尿管上段扩张，而且可以在第3～4腰椎水平下腔静脉后方见后内侧环绕走行的输尿管，腔静脉与腹主动脉之间可见输尿管影，其远端输尿管再逐渐绕至下腔静脉前外侧，可明确诊断为腔静脉后输尿管，由于多层螺旋CT较高的密度分辨率和空间分辨率，即使输尿管内造影剂较淡，也能很好显示输尿管走行以明确诊断，并且可避免进行逆行输尿管肾盂造影。CT尿路造影（CTU）可得到泌尿系统全程图像，图像直观、立体，成像质量高，还同时显示下腔静脉和输尿管的空间关系，为诊断腔静脉后输尿管提供准确可靠的影像学依据。

（5）磁共振水成像：能三维地显示输尿管走行全貌，并可360°旋转，图像立体、直观、清晰，显示尿路扩张优于静脉肾盂造影检查，可以很好地显示输尿管前腔静脉的走行。

（6）肾图：可以鉴别异常是梗阻性的还是非梗阻性的，并可评价肾功能。

（二）治疗要点

高衬型患者梗阻轻，肾积水程度也较轻，可密切随访肾功能和肾积水的变化情况，一般不必急于手术。低衬型患者出现尿路梗阻症状，上尿路积水明显或肾功能已受损伤，以及发生并发症如感染或结石者，均需手术治疗。一般选择输尿管离断复位，即切除腔静脉后狭窄段输尿管，然后行复位、端-端吻合。部分患者由梗阻导致肾无功能，但对侧肾功能正常，这时可行患侧肾切除术。

二、输尿管口囊肿

输尿管口囊肿（ureterocele）又称输尿管囊肿、输尿管膨出、输尿管下端囊性扩张，是指膀胱黏膜下输尿管末端组织呈囊性扩张性病变（图19-13，图19-14）。输尿管口囊

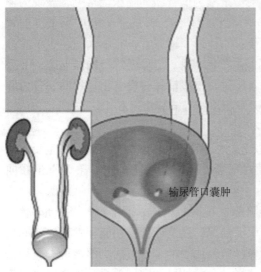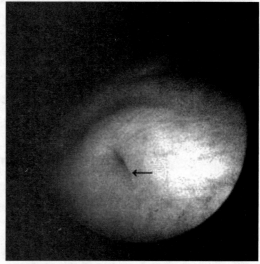

图 19-13　输尿管口囊肿

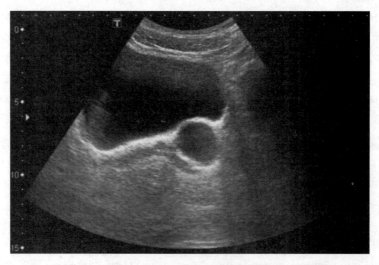

图19-14　输尿管口囊肿超声图像

肿结构外层为膀胱黏膜，中间为肌纤维和结缔组织，内层为输尿管黏膜。

产前胎儿期超声检查可以发现由梗阻引起的肾积水和膀胱内扩张的囊状病变。输尿管口囊肿会导致尿路梗阻、输尿管反流、尿失禁和肾功能受损。婴儿常见的临床表现为尿路感染和尿脓毒症，产前获得诊断可以使得在分娩时预防性应用抗生素。出生后随着年龄增长，患儿因发生尿路感染、疼痛、尿频、尿结石等情况，而进行相关检查时被诊断。该病临床表现多种多样，治疗必须根据个体的具体情况进行选择，目的是尽可能避免并发症的出现，以期达到最佳疗效。

输尿管口囊肿目前发病率报道不一，Campell 等报道输尿管口囊肿小儿尸检发生率为 1/4000，而 Uson 等报道为 1/500。女性发病率是男性的 4～7 倍。约 80% 发生于重复肾输尿管双系统的上半肾的输尿管，20% 起源于单系统的输尿管，双侧发病约占 10%。

输尿管口囊肿的开口狭小，输尿管口梗阻所致的尿液淤滞不仅可致尿路感染，也可以导致结石形成；部分患儿可因肾积水在腹部被触及包块；异位的输尿管口囊肿可能会脱出尿道形成阴道包块。如果输尿管口囊肿膨出足够多，则可能会引起膀胱颈甚至对侧输尿管开口梗阻，并导致该侧集合系统肾积水。异位输尿管膨出可通过影响膀胱颈及其远端部分的外括约肌功能而导致尿失禁。输尿管口囊肿患者可能存在不同形式的排尿障碍，包括尿急、尿失禁等。

（一）诊断要点

根据输尿管口囊肿位置其可分为单纯型（15%）与异位型（＞80%）。单纯型输尿管口囊肿位于膀胱内，无上尿路重复畸形，输尿管开口于正常位置，囊肿体积较小，症状轻，多见于成人。异位型输尿管口囊肿常见于儿童，位于膀胱颈或后尿道，40% 为双侧，80% 异位型输尿管口囊肿同时伴发重复肾输尿管畸形，多发生于上半肾的输尿管，常导致上半肾发育不良、功能减退或无功能。

1.临床表现　患者的临床表现差别很大，从无症状到出现上尿路扩张积水、尿潴留、尿脓毒症等各种表现。

（1）尿路感染：输尿管口囊肿容易继发尿路感染，出现发热、尿频、尿急、尿痛症状，并反复发作。如输尿管口囊肿开口于尿道或会阴，则发生感染时尿道口或会阴部可见脓性分泌物。

（2）上尿路梗阻：输尿管口囊肿由于易引起膀胱输尿管反流，常导致同侧输尿管扩张和肾积水。体积较大的异位输尿管口囊肿，不仅因压迫作用而引起重复肾畸形下半肾输尿管梗阻，而且少数情况下甚至可压迫对侧输尿管，导致对侧上尿路积水。临床上患者常以腰部胀痛和腰部肿块症状就诊。部分患儿可触及腹部包块，这是肾积水的体征。如果输尿管膨出足够多，则膀胱颈甚至对侧输尿管开口可能梗阻，并导致该集合系统肾积水。

（3）排尿困难：异位型输尿管口囊肿位于膀胱颈或后尿道时，可表现为排尿不畅、尿流中断及尿潴留。女性异位型输尿管口囊肿可经尿道口脱出形成阴道包块，呈红色的薄膜囊样肿物。

（4）尿失禁：异位型输尿管口囊肿膨出可通过影响膀胱颈及其远端部分的外括约肌功能而导致尿失禁。

（5）伴发尿路结石：输尿管口囊肿梗阻所致的尿液淤滞不仅可导致尿路感染，也可以导致结石形成，可出现肾绞痛及血尿症状。

2.辅助检查

（1）超声检查：B超检查简单、经济、无创伤，可作为初诊和筛选的首选方法。B超可以了解输尿管口囊肿在膀胱内的确切位置、大小和形态。输尿管口囊肿B超检查的典型表现为膀胱三角区侧方圆形或椭圆形囊性肿块，其内为均匀的无回声暗区，囊壁薄而边缘光滑，可随输尿管蠕动呈周期性增大或缩小。

（2）静脉尿路造影：KUB＋IVU是最基本的检查方法，可观察双侧肾和输尿管及膀胱的情况，了解肾功能及有无泌尿系畸形和结石。膀胱内输尿管口囊肿IVU的典型表现为输尿管末端椭圆形或圆形实影，周围绕以透明环，呈"眼镜蛇头"或球状阴影。在双系统患者中，大部分显示上肾功能欠佳，上肾输尿管扩张扭曲。

（3）CTU：CT检查可显示突入膀胱的囊性肿块，对显示囊肿内结石较为敏感，增强CT可明确患侧和健侧及双肾功能、肾积水的程度，输尿管和膀胱内充满造影剂而形成的充盈缺损。CTU可得到泌尿系全程图像，图像直观、立体、成像质量高，可清楚显示输尿管口囊肿、重复肾畸形，但无法动态观察，不能显示囊肿的舒缩变化。

（4）排泄性膀胱尿路造影：可显示输尿管口囊肿的大小和位置，还可判断有无膀胱输尿管反流，明确有无尿液反流和反流程度对选择治疗方式十分重要。Shekarriz报道反流的总体发生率为59%，其中，膀胱内输尿管膨出的反流发生率为44%，而膀胱外输尿管膨出的反流发生率为63%。膀胱造影显示输尿管口囊肿位于膀胱之内的影像为靠近三角区的光滑的宽基底的充盈缺损，通常位于中心区，因此，不能帮助我们判断其位于哪一侧。

（5）膀胱镜检查：可见患侧输尿管口附近有球形或椭圆形囊肿，囊壁表面光滑，血管清晰，囊呈有节律性充盈和萎陷。输尿管口囊肿由于可随膀胱内压增加而变小，而有漏诊可能，膀胱镜检查应作为诊断的辅助检查。

（6）磁共振水成像（MRU）：由于具有多维扫描及重建特点，可清晰显示全尿路，尤其适合于检查引起肾脏和输尿管结构改变的原因和部位。MRU可清楚显示输尿管口囊肿、重复肾畸形，特别是对于异位型输尿管口囊肿合并重复肾畸形肾显影不良的患者，MRU可以提供准确的上尿路情况，对手术选择有重要意义。

（7）核素肾扫描：对评估肾功能及梗阻的严重程度很有价值。

（二）治疗要点

应根据患者年龄、输尿管口囊肿体积、囊肿类型、是否合并重复肾畸形、肾功能情况、有无膀胱输尿管反流等综合考虑，从而选择治疗方案。治疗原则是解除梗阻、保护肾功能、预防感染并防止膀胱输尿管反流。

1.单纯型输尿管口囊肿的治疗　成人患者多为单纯型，无上尿路重复畸形，输尿管开口位置正常。对于体积小，无临床症状和相关并发症的单纯型输尿管口囊肿，不需要治疗，可定期复查。对于并发尿路梗阻或尿路感染的单纯型输尿管口囊肿，可先行经尿道输尿管口囊肿切开术或囊壁部分切除术。通常在膀胱镜下进行手术，可应用钬激光、电刀或等离子等设备。术后复查如果提示有膀胱输尿管反流，可行抗反流的输尿管膀胱再吻合术。如果患侧肾功能严重受损或无功能，则可考虑行同侧肾＋输尿管切除术。

2.异位型输尿管口囊肿的治疗 重复肾畸形合并异位型输尿管口囊肿，如果同侧肾功能良好，可先选择经尿道输尿管口囊肿切开术或囊壁部分切除术，术后复查如果提示有膀胱输尿管反流，可行抗反流的输尿管膀胱再吻合术。如同侧上半肾发育不良、功能严重减退或无功能，则可考虑行同侧上半肾＋输尿管切除；如果术后仍有症状，再考虑行输尿管残端切除。大部分异位型输尿管口囊肿，其上半肾发育异常，需要行上半肾输尿管切除。如果上半肾有值得保留的肾功能，治疗选择还可以有输尿管重建（输尿管再植、输尿管与输尿管或与肾盂吻合，可以经开放途径或腹腔镜途径）。

（三）预后与随访

大部分输尿管口囊肿患者术后可获得治愈。具体随访项目和随访时限目前国内外文献都没有明确报道，尚不统一，可结合当地医疗条件和根据患者具体情况进行安排。一般可以术后1个月复查，以后每3个月复查1次，1年后每年复查1次，随访项目为尿常规和B超，也可选择VCUG等。

三、输尿管口异位

约80%输尿管口异位（图19-15）合并重复畸形，其多见于女性。异位输尿管口可位于泌尿系统或生殖管道，如开口于三角区与膀胱颈间则不产生症状；如开口于膀胱颈远侧则可致梗阻、反流，在女性可有尿失禁。

女性输尿管口异位于前庭附近约占1/3，位于阴道者占25%，罕见开口于宫颈及子宫。男性位于前列腺、尿道者占50%，位于精囊者约1/3，其他可位于输精管或射精管、附睾。输尿管口异位于直肠很罕见。

双侧输尿管口异位占7.5%～17%，有些是单肾合并输尿管口异位；一侧输尿管口异位，对侧为重复畸形并不少见。异位输尿管口距正常位置越远，相应肾发育也越不正常。在重复肾中，上肾发育不全或不良。

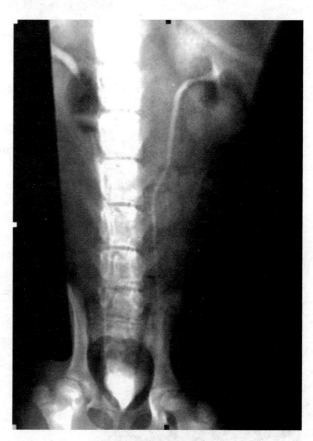

图19-15 输尿管口异位

（一）诊断要点

男性常无症状，除非有梗阻或感染，由于持续小量尿流入后尿道，可能有尿频、尿急。如输尿管口位于生殖道，则患者可有前列腺炎、精囊炎、附睾炎。如患者为单一输尿管，膀胱镜检查可见患侧三角区不发育，膀胱底后外侧常被其下扩张的输尿管抬高，而其内扩大膨出的输尿管酷似异位输尿管膨出。

女性约50%有尿失禁，表现为正常分次排尿及持续滴尿。如尿储存于扩大的输尿管中，则患者于仰卧位时不遗尿，但站立位时则有尿失禁。女性有尿失禁是由于异位输尿管口位于括约肌的远侧。输尿管口位置越高，尿失禁越轻，但常有梗阻，这是输尿管跨过膀胱颈的肌肉受挤压所致。较高位的异位输尿管口中75%有膀胱输尿管反流，也就是既反流又梗阻，常并发感染，多见于幼儿。小婴儿也可因梗阻出现腹部肿物。

诊断女性输尿管口异位有时很容易，有时却很困难。如并发重复肾双输尿管，则静脉尿路造影显示功能良好的下半肾向外下移位。仔细检查女性外阴，有时可在尿道口附近找到间断滴尿的异位输尿管口，自此插入导管做逆行造影可确诊。但造影常有困难，一方面为管口难找，另一方面为导管难插入狭窄的开口。静脉注射靛胭脂罕有帮助，这是因为患肾欠缺足够的浓缩能力。假如为单一输尿管，患肾常无功能，尤以异位肾或交叉异位及融合时诊断困难，应用超声检查在膀胱后寻找扩大的输尿管可有帮助。膀胱镜及阴道镜有时可协助寻找异位输尿管口。

（二）治疗要点

治疗由肾功能决定，如单一输尿管开口于生殖系统，肾功能常严重丧失，则行肾、输尿管切除。如异位开口于膀胱颈或尿道，肾功能常较好，则行输尿管膀胱再吻合术。如并发重复肾，上肾功能丧失，行上半肾切除。罕见的情况是上半肾尚有功能，则行上输尿管与下肾盂吻合或将上输尿管与下输尿管吻合；也可行双输尿管膀胱再吻合。

双侧单一输尿管口异位，如输尿管口位于尿道，则膀胱三角区及膀胱颈均发育差，多见于女性，患者有完全性尿失禁。静脉尿路造影及排尿性膀胱尿道造影可以诊断。可试做重建手术，包括输尿管膀胱再吻合，用肠管扩大膀胱及Young-Dees-Leadbetter膀胱颈重建术。如仍不能控制排尿，可考虑做以阑尾为输出道的可控性尿路改流术（Mitrofanoff术）。

四、巨输尿管

巨输尿管的范畴在泌尿外科一直是个争论的话题，像反流一样，外科治疗方法是可行的（图19-16）。

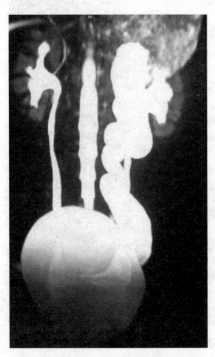

图19-16 巨输尿管

争论的起源在于鉴别非梗阻性及梗阻性的原因及外科治疗的适应证。许多尿路扩张是集合系统的扭曲，可能并不代表引起相关的肾损伤。

（一）病因

1.原发性和继发性反流引起的巨输尿管 一小部分患者存在既有梗阻又有反流的可能。对一组400例反流性输尿管的病例研究中，梗阻约在2%的患者中出现，明确病因很重要。因为梗阻的治疗方法与反流不同。

2.原发性梗阻性巨输尿管 通常认为原发性梗阻性巨输尿管的原因是近膀胱0.5～4cm节段的输尿管缺乏蠕动而不能使尿液以正常的速率排出，这种畸形的原因尚未阐明。很少发现有真正的狭窄，对各种不同的组织及超微结构研究发现有异常，包括肌肉错位、肌肉发育不全、肌肉增生及腔壁的纤维化。在光镜、电镜研究中，经常可见过多的胶原纤维沉积。理论上，基质沉积的增加改变了细胞-细胞连接并扰乱肌电的传播。至今认为远端输尿管经常累及可能与肌肉系统的发育受限有关。其产生的功能性梗阻阻止了顺畅的尿液排出，当过多的尿流不能完全越过畸形的远端输尿管时，便产生了反流。如果集合系统不能对抗远端压力的升高则输尿管动力学紊乱造成明显的肾实质损害。先天性输尿管狭窄也可以是梗阻性巨输尿管罕见的病因，目前应用超声检查有助于区分梗阻与非梗阻改变。

3.继发性梗阻性巨输尿管 这种巨输尿管的形成通常发生于神经源性或非神经源性排空障碍或膀胱输尿管梗阻如输尿管瓣膜。膀胱输尿管连接处压力升高（＞40cmH₂O）时，尿流的推进就发生困难。在压力持续升高的情况下，会发生进行性输尿管扩张、反流和肾损伤。一旦膀胱内压力升高的原因被去除，大部分病例的输尿管扩张基本上可以自愈，如果输尿管一直保持扩张，则其顺应性遭到破坏或其蠕动功能永久性损伤。跨输尿管壁的瘢痕在一些病例中可能是由感染导致，在这些输尿管中，梗阻并不存在，但是它们对肾的缓冲作用被减弱了。

4.继发性非梗阻性非反流性巨输尿管 有明确的病因。明显的输尿管扩张可以由急性尿路感染引起，为细菌内毒素抑制蠕动而引发。可望通过合适的抗生素治疗来解决反流。病理肾脏及其他的内科因素使尿量增加可进行性加重输尿管的扩张。最典型的发生非梗阻性输尿管扩张的病例是Prune-Belly综合征，其较为严重。

5.原发性非梗阻性非反流性巨输尿管 一旦反流、梗阻和输尿管扩张的继发性原因被排除以后，可判定为先天性原发性非梗阻性非反流性巨输尿管，大多数的新生儿巨输尿管属于这一范畴。出生前胎儿肾脏产生的尿量比出生后多4～6倍，这与肾小球的滤过功能、肾血管的抵抗及浓缩功能的差别有关，此时引起的输尿管的扩张与多尿性肾病相似，特别是如果存在暂时性输尿管梗阻时会更明显。胎儿输尿管皱襞持续存在而蠕动发育不成熟是一过性梗阻发生的可能原因。婴儿膀胱的顺应性较低而反射性增高或暂时性输尿管梗阻造成的膀胱顺应性异常改变都可能与发病有关。输尿管顺应性和结构的改变也可能与弹性蛋白、胶原纤维及其他不同的发展阶段的基质的产生和沉积有关。新生儿输尿管比成人输尿管的顺应性高，因此，代偿性泵出尿液的能力较成人强，新生儿肾脏能缓冲部分或暂时梗阻的压力。

（二）诊断要点

本病一般因腰腹部疼痛、尿路感染、尿常规检查异常、血尿、结石、腹部包块和小儿发育异常就诊被发现。小儿病例症状一般较成年病例明显，肾功能损伤在小儿中较重，而成年病例肾功能损伤轻微或肾功能正常而保持相对平衡和稳定。

超声检查是对怀疑有尿路畸形的儿童进行的最初检查方法。它提供了肾实质、集合系统解剖和用于判断输尿管肾盂积水程度的基本标准。一旦发现了输尿管扩张，应行排尿性膀胱尿道造影（VCUG）以排除反流和由神经源性膀胱、膀胱出口梗阻引起的继发性巨输尿管。

静脉肾盂造影检查可发现肾脏受损和积水的情况，可见到输尿管扩张而在输尿管远端呈纺锤样改变。

膀胱镜检查显示膀胱内和输尿管开口位置一般正常，输尿管导管一般均插入顺利，在轻度或早期病例中逆行造影仅发现输尿管下段呈纺锤样或球状扩张，拔除导管后可见造影剂排空障碍和滞留，有时可见输尿管内造影剂因逆蠕动而反流至肾脏。

同位素肾图检查可提供估计梗阻和肾功能的可重复随访比较的参数。CT和MRI可发现肾积水和肾皮质变薄，并发现输尿管明显增粗。磁共振水成像可显示输尿管增粗扭曲的情况。

（三）治疗要点

1.*治疗原则*　早期诊断先天性梗阻性巨输尿管对预防肾损伤及感染、利于肾脏生长等有重要意义。目前对于梗阻性巨输尿管的治疗意见基本上是统一的，分歧在于非反流性非梗阻性的因素引起的巨输尿管的治疗方案，特别是在小儿中。近年来保守处理有增加趋势。

（1）原发性反流性巨输尿管：正如上面所讨论的，反流性巨输尿管的治疗方案一直都在改变。在新生儿及婴儿伴有Ⅳ～Ⅴ级的反流中，不再一开始就使用外科治疗而是推荐先尝试内科治疗，但在保守性处理中必须监控患者症状、影像学改变及抗生素应用效果。如有效则继续，如果无效则先行输尿管造口或膀胱造口，以后择期再行成形术。对于较大的儿童和成年人且反流程度较高者，仍需手术治疗。

（2）继发性反流性或梗阻性巨输尿管：继发性巨输尿管治疗方法的选择取决于病因。例如，反流或输尿管扩张的程度常随着尿道瓣膜的去除或药物治疗神经源性膀胱而缓解。

（3）原发性梗阻性或非梗阻性巨输尿管：目前多数泌尿外科医师认为只要肾功能损伤不明显和尿路感染尚可控制，则可采用内科治疗并观察。其需给予抗生素治疗和预防感染，并严密行尿路造影随访，第1年每3～6个月行尿液检查和超声检查1次，必要时随时复查尿路造影。如病情改善可延长随访的间隔时间。如没有改善且肾积水加重、病情恶化，如技术条件允许应行成形术，年龄一般为1～2岁。有些新生儿输尿管巨型扩张、肾功能低下、尿路感染反复发作，应先行输尿管皮肤造口；以后再择期行输尿管膀胱成形术是有效的万全之策。

2.*输尿管膀胱成形术*　经输尿管裁剪和抗逆流输尿管膀胱再植术，效果良好（图19-17）。

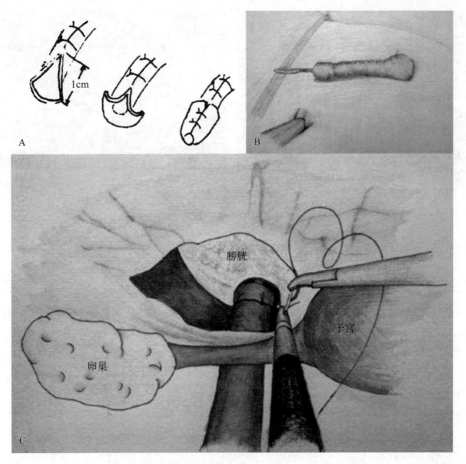

图19-17　输尿管膀胱成形术

手术方法和输尿管反流手术类似。如果严重的巨输尿管及肾损伤严重且不可逆，而对侧肾功能良好者可行患肾和输尿管全切除。

（何　龙）

第五节　先天性膀胱畸形

一、膀胱外翻

膀胱外翻是一种较为少见，同时治疗困难的复杂的泌尿外科先天性畸形，在尿生殖区可同时存在多种缺陷（图19-18）。膀胱外翻在活产新生儿中的发病率约为3.3/100 000，男女患病比例为（3～6）∶1。

膀胱外翻是膀胱外翻-尿道上裂复合畸形的3个变体之一（还包括泄殖腔外翻和尿道上裂）。这一综合征的发病原因目前尚无定论。Marshall和Muecke提出的学说认为，该病的基本缺陷在于泄殖腔膜的异常发育过度，阻止了间叶组织向中线迁移形成适当的

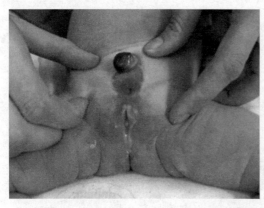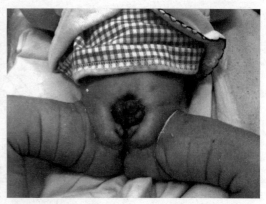

图 19-18　膀胱外翻

下腹壁结构，而缺陷的泄殖腔膜的破裂时机决定了将产生哪种膀胱外翻-尿道下裂综合征的变体。

　　该病有一定的遗传倾向，膀胱外翻在任意家族中的重复发生率约为1/100，膀胱外翻-尿道上裂复合畸形患者的后代患膀胱外翻的风险为1/70，为普通人群的500倍。另有研究表明，体外受精技术致孕的新生儿膀胱外翻发病率增加了7.5倍。

（一）诊断要点

　　1.临床表现　　典型的膀胱外翻通常表现为腹壁、膀胱、外生殖器、骨盆骨髓、直肠及肛门的缺陷。

　　（1）腹壁缺陷：最主要的缺陷，分完全型、部分型和隐型膀胱外翻3种。

　　1）完全型膀胱外翻：膀胱开放，可见全部膀胱黏膜和后尿道从三角形的腹壁缺陷翻出，触之易出血，疼痛敏感，在相当膀胱三角区部位可见两侧输尿管开口，并有间断喷尿。此三角的上端可见片状脐瘢，多无正常脐。出生时膀胱黏膜外观可能正常，但异位的肠黏膜或离体肠袢，或更常见的错构瘤性息肉可能出现在膀胱表面。外翻膀胱黏膜由于顶部受尿液湿润较少，因而鳞状上皮化生多从顶部开始，膀胱黏膜周围和阴囊皮肤由于尿液刺激常伴有尿性皮炎。逼尿肌长期处于失用状态，从而增厚、纤维化、变硬。骨盆发育异常，有明显耻骨分离，两侧髋外旋，呈摇摆步态。其伴有完全型尿道上裂，呈完全性尿失禁。

　　2）部分型膀胱外翻：脐瘢较低，多无正常脐，膀胱黏膜未完全外翻，通常膀胱三角区不翻出。也有部分患儿仅膀胱顶部裂开外翻，膀胱颈和尿道完整。其有明显耻骨分离，伴完全型尿道上裂，呈完全性尿失禁。

　　3）隐型膀胱外翻：膀胱黏膜不外翻，脐部较低，膀胱从下腹壁较低处的缺损处膨出，局部皮肤为较薄的瘢痕组织，在新生儿为白色膜状脐带样组织覆盖，与脐带相连，无正常脐。膀胱颈部裂开呈短而宽的洞口，伴有完全性尿道上裂。

　　此三类患儿均存在腹壁结构的异常，如鞘突存留、腹股沟内外环扩大、腹股沟管缺乏倾斜度，导致患儿常伴有腹股沟疝（男性81.8%，女性10.5%）。

　　（2）直肠肛门缺陷：典型患者的会阴区短而宽，肛门直接位于尿生殖膈的后方，肛门位置前移，与三角形筋膜缺陷的后缘相对。肛提肌和耻骨直肠肌的分离和外括约肌解剖结构的扭曲导致了不同程度的肛门失禁和直肠脱垂。

（3）男性生殖道缺陷：MRI 显示，膀胱外翻患者前段海绵体长度较正常对照约缩短50%，海绵体后段长度与对照相当，但直径明显增大。患者的前列腺体积、重量正常，但不是包绕在尿道的周围，而是位于尿道后方。患者睾丸常停留在耻骨结节与阴囊间不下降，但一般认为膀胱外翻通常不会影响生育能力。

（4）女性生殖道缺陷：女性患者阴道短，通常不到6cm，管径多正常。阴道口较窄，向前移位，阴蒂分叉，阴唇、阴阜和阴蒂也是分开的。子宫明显进入阴道，宫颈位于阴道前壁。输卵管和卵巢正常。

（5）骨骼缺陷：典型膀胱外翻患者骨盆后方两侧的骨髓平均外旋12°，髋臼后倾，骨盆前方骨骼平均外旋18°，耻骨支缩短30%，导致特征性的耻骨联合分离。因股骨外旋，行走的患儿可有摇摆步态。

（6）尿道缺陷：研究表明，外翻膀胱内的平均髓鞘神经数目明显下降，同时胶原与平滑肌的比值增高。尿路一般正常，但马蹄肾、盆腔异位肾、孤立肾、肾发育不全等也可见。因输尿管远端在进入膀胱时没有或仅有很小的倾斜度，所以外翻膀胱闭合后都会发生输尿管反流，需要在进行膀胱颈重建手术时一并处理。

2.辅助检查

（1）产前诊断：膀胱外翻的产前诊断较困难，常被忽略，或被误诊为脐膨出或腹裂。应用三维超声和胎儿MRI可能有助于诊断膀胱和泄殖腔外翻，提示膀胱外翻的超声征象：①反复检查未见充盈的膀胱；②随孕周增长的腹部肿块；③脐位置较低；④骨盆增宽；⑤外生殖器异常。

（2）实验室及影像学检查：对患儿应进行常规肾功能检查及肾同位素扫描以评估肾功能，同时应行泌尿系统B超及造影，以确定是否伴发上尿路畸形。应做逆行性尿路造影以评估膀胱容量及观察膀胱输尿管反流情况，为手术方案提供参考。若术前发现骶压痕等脊柱裂体征，需要做脊柱超声；膀胱闭合术前需做骨盆CT重建，以了解耻骨分离程度，决定是否需行截骨术。

（二）治疗要点

1.日常护理　有膀胱外翻畸形的患儿出生后，应用丝线结扎脐带，避免脐带夹损伤膀胱黏膜；膀胱黏膜应以非黏性的塑料薄膜覆盖，并经常更换、清洗。同时在胎儿出生后应即刻开始预防性应用抗生素，直到膀胱闭合手术之前。

2.手术治疗　膀胱外翻的修复是小儿泌尿外科的一大难题。目前可选择的术式很多，但一直难以确定哪一种是最佳的。手术的关键目标：①保护肾功能；②达到尿流控制；③保留美观和有功能的外生殖器。目前主要的手术方案有现代分阶段修补术（MSRE）、膀胱外翻Ⅰ期完全修复术（CPRE）和尿流改道术。

（1）现代分阶段外翻修补术（MSRE）：自20世纪70年代开始广泛应用，相关报道也最多。手术方案包括：早期先行膀胱闭合（如有指征，还需行截骨术），然后在6个月到1岁内完成尿道上裂的修复。膀胱颈的重建和抗反流手术在4～5岁时进行。因为有多项证据证明，足够的膀胱容量是膀胱颈重建后达到尿流控制的关键，所以MSRE在Ⅰ期闭合膀胱4～5年后再行尿流控制手术。此时患儿已有足够的膀胱容量，也能够配合手术后的排尿训练。

第一阶段，早期膀胱、尿道和腹壁的闭合，在胎儿出生后72h内进行。术前需评估膀胱容量并排除其他禁忌（如重复阴茎阴囊、膀胱内有异位小肠、膀胱发育不全、双肾显著积水等），膀胱容量过小的患儿可等待4～6个月，以待膀胱容积增大，而不会明显影响之后膀胱的生长速度。若6个月后膀胱仍未生长到足够大小，则须行膀胱切除。此手术闭合膀胱及后尿道，将膀胱外翻转化为单纯性的尿道上裂。出生72h之后的患儿行膀胱闭合术时，建议同时行两侧横向无名骨和纵向髂骨的截骨术，以免耻骨联合融合后张力过大。若患者麻醉后检查发现骨盆韧性不好或耻骨分离超过4cm，也应行截骨术。术后4周内须经常扩张膀胱出口，并行B超检查以确定有无膀胱输尿管反流，若有，应给予抗生素治疗。出院后3个月及其后2～3年每半年复查上尿路B超，每年复查膀胱镜和尿路造影以评估膀胱容量及反流情况。若出现后尿道梗阻及膀胱输尿管反流，需要行扩张术或导尿，必要时行狭窄处切开。

第二阶段，阴茎和尿道修补，通常于患儿6～12个月时进行。对于男性，术前需要对患者肌内注射睾酮，每月1次，每次25mg，共注射3次，以促进阴茎增大，便于手术。建议采用改良的Cantwell-Ransley修补法进行尿道修复和阴茎重建。女性患儿则在首次手术时就可重建阴阜、修复阴蒂分叉及重建小阴唇。

第三阶段，尿流控制和抗反流手术，Ⅰ期术后1年左右，评估膀胱容积，一般认为膀胱容量达到85ml，通常术后能达到完全尿流控制。手术方式为改良Young-Dees-Leadbetter手术。术后输尿管支架及造瘘管保留3周，3周后开始间断夹闭导尿管训练排尿。

（2）膀胱外翻Ⅰ期完全修复术（CPRE）：此方案相对较新，开展至今约20年。此方案在胎儿出生后即进行Ⅰ期膀胱闭合、尿道重建和外生殖器修复，如有指征，还需要行截骨术，将多阶段重建通过一次手术完成，而且应尽早进行，最好在出生后48h内。CPRE的主要特色是充分分解阴茎，形成更大的解剖空间，使重建后的尿道和膀胱可以更向后，接近其正常解剖位置。此手术可以一次性纠正阴茎、尿道和膀胱的畸形，术后并发症的发生率也较低，而且部分患儿可以通过一次手术获得排尿控制。对于男性患儿，手术中不仅需要将左右阴茎体分解，还要将阴茎头分离为两半，尿道也要完全从阴茎体游离，并充分游离近端尿道和膀胱板，将膀胱及尿道闭合，尿道置于阴茎体腹侧。分解阴茎时需要特别注意保护阴茎的血管神经束，若损伤则可能出现阴茎、尿道血供不足。若尿道前端不能到达阴茎头，可在尿道板上做多个小切口后行Z形缝合以期延长，也可移植皮瓣修复，或将尿道成形于阴茎体腹侧以形成人工尿道下裂，等待Ⅱ期修复。女性患儿修复手术的原则同男性一致，即关闭膀胱和尿道，融合耻骨联合，将分叉的阴蒂缝合。Ⅰ期手术的目标是使膀胱恢复充盈-排空的周期。部分未达成尿流控制的患者可能在之后仍需进行膀胱颈修复手术。

两种术式的比较：CPRE于1998年广泛开展后，在近年内是比较流行的术式，相比MSRE，其主要优势不仅在于可以一次手术完成畸形修复，而且根据对比研究，接受CPRE的患者的膀胱顺应性要比MSRE好，而且也没有MSRE常见的逼尿肌过度活动。不过在尿流控制率方面，虽然部分患者接受CPRE后可最终自发达到尿流控制，但大部分患者术后仍需要做控制尿流的手术，如膀胱颈重建，有报道称在男性患者中这个概率可达80%。由于要进行完全的阴茎分解，术中若不注意保护血管神经束，术后可能出现阴茎海绵体和尿道萎缩。另外若患儿的尿道过短，无法到达阴茎头，会产生医源性的尿道下裂，需要修补。目前仍难以比较两种手术的并发症发生率及手术结果的优劣，因为该病少见，不同患者间的差异也较大，而且不同中心报道的并发症发生率相差也很大。

（3）尿流改道术：为该病最原始的治疗方案，适用于膀胱很小、无法进行闭合、伴有复杂畸形、修复手术失败或术后长期不能控制排尿的患儿。男性需保留尿道、前列腺和输精管，在膀胱颈部以上切除，需要做尿道上裂修复手术以保留性功能。女性则行膀胱尿道切除和外阴成形术。

膀胱外翻手术效果见图19-19。

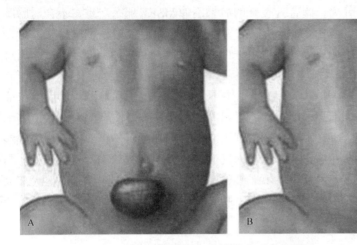

图19-19 膀胱外翻手术效果图
A.手术前；B.手术后

3.术后并发症及其处理

（1）MSRE

1）Ⅰ期膀胱闭合术：主要并发症有膀胱脱垂、输出道梗阻、膀胱结石、肾结石、切口裂开、线结反应等。严重的膀胱脱垂和切口裂开需要手术修复或再次行闭合术，部分患者在闭合术后一直达不到行膀胱颈重建所需的膀胱容量，需要行膀胱扩大手术。严重的输出道梗阻可导致肾盂积水和肾功能受损，输出道梗阻需行扩张术，必要时需要开放尿道成形术或转流手术。术后发生尿路结石很常见，而且经常反复发生，需要行取石或碎石术。膀胱闭合术后几乎100%的患者都有膀胱输尿管反流，常规不需做抗反流手术，若术后反复发生上行性感染或肾积水者需行抗反流手术。

2）尿道上裂修补：改良Cantwell-Ransley手术的并发症较少，术后的长期尿瘘发生率约为4%，尿道狭窄约为5%，85%的患者修复后阴茎呈水平或向下成角，且能维持勃起及射精功能。部分患者会出现膀胱痉挛，妥善镇痛和解痉有助于控制症状。还有部分患者可能出现逆行性射精或射精管、输精管梗阻。其他的并发症包括阴茎皮肤损伤、尿道板损伤、阴茎头缺失、海绵体缺失等，需要进一步修复。随着患者年龄增大，瘢痕或阴茎短小可能需要进一步整形。

3）膀胱颈修复：根据患者自行控制排尿的程度分为3类。①昼夜都能保持干燥；②社交性尿流控制，白天可保持至少3h干燥，晚上偶尔会尿湿裤子；③白天保持干燥时间少于3h，晚上无法控制排尿。一项调查显示，术后有74%的患者达到完全控制，16%的患者可达社交性控制，10%的患者控制不佳。手术可能的并发症包括输尿管梗阻、输出道梗阻，严重的输出道梗阻需要行改道手术。若术后2年内仍未达到3h的干燥间隙，可认为手术不成功。进行膀胱颈胶原注射可能有助于延长干燥间隙，但大多数重建术失败的患者需要行膀胱扩大成形术或可控性尿流改道术。

（2）CPRE：常见的并发症有尿瘘、膀胱裂开、尿道下裂、膀胱输尿管反流、尿路感染等。尿瘘，在新生儿患者中的发生率约为4%，大多数可自愈，在延期手术的患儿中发生率上升到50%，虽然大多数仍可自愈。闭合处裂开也有可能发生，因为CPRE手术时膀胱和尿道被充分分离，闭合处裂开的后果不像MSRE那么严重，不会对膀胱和尿道的愈合产生严重影响。应用CPRE治疗的男性患儿若尿道较短，重建后尿道远端不能到达阴茎头，就可能发生尿道下裂。报道证明缝合尿道板时采用间断缝合或Z形缝合有助于改善这一情况。如发生下裂，可按照标准的尿道下裂进行修复，也可进行Ⅱ期手术。因为CPRE需将阴茎完全解体，如果术中不注意保护血管和神经，术后就可能出现阴茎海绵体和尿道的血供不足，严重者还会出现阴茎头缺失、阴茎缩短、尿道萎缩等情况。不规则膀胱外翻的患者在术后可能出现阴茎不对称和发育不良。同样，膀胱输尿管反流也较常见，需要定期随访，部分患者的反流可自行消失，双侧均反流严重者需行输尿管移植术。虽然部分患者术后可以不需其他治疗而自发达成排尿控制，但大部分患者还是需要做尿流控制手术，如膀胱颈注射、膀胱悬吊、膀胱颈重建等。其他并发症还有尿路感染、肾积水等。

（三）预后和随访

修复手术的生存率理想。根据多个中心报道的结果，术后长期的尿流控制率可达77%～90%，但可能需要多次手术，如膀胱颈重建、膀胱吊带、人工括约肌、膀胱替代术等。如有需要，尿流改道术和膀胱替代术可达90%以上的排尿控制率。大部分男性在术后可维持正常的勃起和射精功能，不过部分患者可能出现逆行性射精或射精管堵塞，导致不育，需要辅助生殖技术。通常女性患者术后都能保持正常的性功能和生育能力。患者分娩时建议行剖宫产，以免诱发尿失禁。膀胱外翻的女性因为盆底支持结构的异常而容易发生子宫脱垂，妊娠更是诱发脱垂的危险因素。对于脱垂，调查显示Gore-Tex包裹术有较好效果。有证据显示，重建的膀胱功能会随时间延长而变差，因此，患者需要定期随访肾功能及泌尿系统超声，以观察有无膀胱输尿管反流、尿路结石、肾积水等并发症。

二、膀胱输尿管反流

膀胱输尿管反流（vesicoureteric reflux，VUR）是指各种原发或继发原因引起的膀胱尿液反流至输尿管或肾盂、肾盏的非正常生理现象（图19-20）。VUR易造成输尿管和肾积水，继发感染或结石。潜在的严重后果包括肾脏瘢痕、高血压、肾功能受损甚至衰竭。10%～20%反流性肾病（RN）儿童可发展为高血压或终末期肾病（ESRD）。然而

VUR患者的疾病严重程度表现宽泛，大部分患者不会发展为肾脏瘢痕，并且很可能不需要干预。

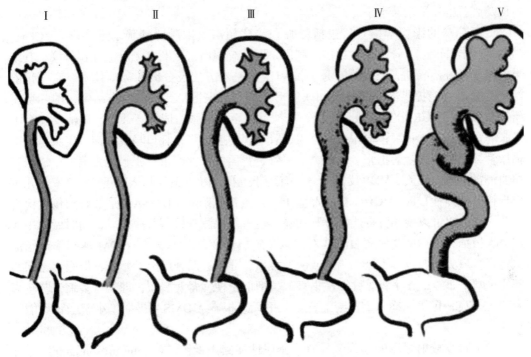

图19-20 膀胱输尿管反流

VUR发病与人种有关，白色人种的发病率约是黑色人种的10倍。由于许多存在膀胱输尿管反流的儿童没有症状，因此真实确切的发病率尚不能了解。然而有文献提示正常儿童的发病率为0.4%～1.8%。产前即诊断存在肾积水的新生儿，其VUR发病率为16.2%（7%～35%）。存在VUR儿童的兄妹中约27.4%（3%～51%）也会存在此病风险。而有VUR疾病的成人生出的子女患病风险更高，约35.7%（21.2%～61.4%）也会存在VUR。存在尿路感染（UTI）儿童的VUR发病率约为30%。虽然女孩UTI较男孩多见，但UTI男孩比UTI女孩更易存在VUR（2∶1）。年幼男孩更倾向存在严重的反流，但是他们的VUR也更易缓解。出生后1年内严重的先天性VUR的自发缓解率较高。

原发性VUR病因包括先天性膀胱输尿管壁段肌层发育不全、先天性膀胱黏膜下输尿管缩短或缺如、异位输尿管开口、Waldeyer鞘先天异常等，其都可造成膀胱输尿管连接部瓣膜功能不全，导致VUR的发生。近来认识到VUR患儿可以与下尿路功能异常（LUTD）伴发，互相影响。

（一）诊断要点

1.临床表现　了解患儿的病史，包括家族里VUR的发生情况，产前检查有无肾积水，观察发病之前有无高血压等情况。5岁以下的小儿反复发生尿路感染要考虑VUR发生的可能性。尿路感染一般为本病最常见临床症状，患儿可表现为尿频、尿急、尿痛、发热。部分患儿以急性肾盂肾炎症状就诊，表现为患侧腰部疼痛、发热。

2.辅助检查

（1）常规检查：尿常规和细菌培养＋药敏有助于选择抗生素进行合理的治疗；测量血压及血肌酐和尿素氮水平。

（2）标准的影像学检查：包括肾脏和膀胱超声、排泄性膀胱尿道造影（VCUG）（判断反流金标准）、肾脏核素扫描。利用泌尿系统超声来判断有无反流存在争议，其结果的准确性还有待提高。VCUG是确诊VUR的基本方法及分级的标准技术。它不仅能给反流分级还能提供准确的膀胱和尿道形态信息。根据VCUG的检查结果，国际反流研究委员会将VUR分为五级：Ⅰ级，尿液反流至不扩张输尿管。Ⅱ级，尿液反流至不扩张的肾盂肾盏。Ⅲ级，输尿管、肾盂、肾盏轻中度扩张，杯口轻度变钝。Ⅳ级，中度输尿管纡曲和肾盂肾盏扩张。Ⅴ级，输尿管、肾盂、肾盏严重扩张，乳头消失；输尿管扭曲；肾实质内反流。VUR反流的分级有助于选择治疗方案。临床对于0～2岁的儿童出现初次发热性UTI，VCUG被推荐应用。二巯基琥珀酸（DMSA）是最好的核素检查用药，借助它可以观察肾皮质和分肾功能，还可以探测和检测肾瘢痕。诊断时做第一次DMSA扫描，以后随访时再复查作对比以了解病情变化。根据 ^{99m}Tc-DMSA扫描摄影征象将肾瘢痕分为四级：Ⅰ级，一处或两处瘢痕；Ⅱ级，两处以上的瘢痕，但瘢痕之间肾实质正常；Ⅲ级，整个肾脏弥漫性损害，类型似阻梗性肾病表现，即全肾萎缩，肾轮廓有或无瘢痕；Ⅳ级，终末期、萎缩肾、几乎无或根本无DMSA摄取（小于全肾功能的10%）。

（3）减少放射暴露的影像学检查：排尿性尿路声像图（voiding urosonography）和磁共振VCUG在最近的研究中显示出作为VCUG替代检查的潜力，并取得较好的结果，然而仍不能动摇VCUG在诊断VUR的地位。

（4）其他可选用的诊断手段：影像尿动力学检查可用于怀疑继发性反流（如脊柱裂和后尿道瓣膜等）的病例。对于伴有LUTS的患儿，尽量选用非侵入性检查，如观察排尿图形和尿流率。如果患者还出现发热性UTI，则影像尿动力检查应该应用。膀胱镜对于诊断VUR的价值不大。对于拟非手术治疗的患者，膀胱镜检查可了解其他解剖异常如双输尿管畸形和异位输尿管开口。静脉肾盂造影（IVU）可显示肾和输尿管积水情况，评估有无泌尿系统畸形，但诊断肾瘢痕的敏感性低于放射性核素扫描。

（二）治疗要点

VUR治疗原则为预防尿路感染，防止肾功能持续损害和相关并发症的发生。应根据患者肾瘢痕的出现与否、临床病程、VUR反流程度、分肾功能、是否双侧发病、膀胱功能、年龄、是否存在尿路畸形、并发症和父母的倾向等选择具体治疗方式。传统的治疗方案（诊断后先给予药物治疗，UTI发作和肾瘢痕出现再给予其他干预治疗）必须改变。理想的方式是挑选出高危患儿积极治疗，而对于低危患儿给予非手术治疗。发热性UTI高级别反流（IVN）、双侧反流、肾脏皮质异常是肾脏损伤的危险因素，LUTD是新生肾瘢痕的额外危险因素。一个已经存在肾脏损伤的高危患儿，需要更加积极和全面的治疗。

1.非手术治疗　是基于反流可自发消失的现象采取的。随访4～5年时间约80%的

Ⅰ～Ⅱ度和30%～50%Ⅲ～Ⅴ度的患儿，VUR能自然消退。但双侧高级别的反流自发消失的可能性低。没有UTI和LUTD，VUR本身不损害肾脏。非手术治疗包括观察等待、间断或持续抗生素预防，以及使LUTD患者膀胱功能再恢复。新生儿期包皮环切也可以被看作非手术治疗之一，因为其可以减少感染。对于1岁以内VUR患儿不管反流程度如何及是否出现肾瘢痕和UTI，持续给予预防量抗生素（CAP）治疗是首选的。国外最频繁使用的抗生素是阿莫西林和甲氧苄啶（<2个月婴儿），对于月龄大一些的婴儿及幼儿则选择复方新诺明或呋喃妥因。1/3治疗量睡前服用。CAP何时使用及CAP需持续应用多久仍存在争议。虽然有些研究认为低度反流CAP应用收益不大，但是其他研究表明，CAP可以预防肾脏损伤，特别是对Ⅱ～Ⅳ级反流患者。真正挑出那些不需要CAP的患者很困难，因此安全的办法是大多数情况下均应用CAP。CAP可应用到患儿经过排尿训练的年龄，并确定不存在LUTD。一旦停用CAP，就要密切观察UTI是否发作。有时停用CAP是来自患儿父母的决定，这就需要充分与家属沟通，阐明停药的利与弊。

2.手术治疗 药物治疗不能有效控制尿路感染或尿路感染反复发作及持续的高级别反流或肾皮质异常的患儿适于采取手术治疗，包括内镜下在输尿管口附近注射生物材料和输尿管再植手术两种应用。

（1）内镜治疗：低级别反流（Ⅰ～Ⅲ）患者没有发热性尿路感染且肾脏正常也可行内镜注射治疗，作为对长期服用预防量抗生素治疗的一种替代选择。聚糖酐/透明质酸共聚物（Deflux）已经在2001年被美国FDA批准，可以在儿童应用治疗输尿管反流。Deflux可以在输尿管口结膜下方注射到膀胱壁内段输尿管下，从而抬高输尿管口和远端输尿管使得管腔变窄，在不影响尿流顺行往下的同时防尿液反流。内镜下注射Deflux可以重复应用，部分首次治疗失败的病例经第二次注射甚至第三次注射可以消除反流。虽然内镜治疗近期疗效尚可，但远期效果还有待进一步研究。

（2）开放手术：手术原则为通过黏膜下再植入输尿管来延长膀胱壁内段长度，重新建立抗反流机制。目前较常用的术式有Lich-Gregoir术（膀胱外术式）、Politano-Leadbetter术（输尿管口上方再植术式）、Glenn-Anderson术（输尿管口下方再植术式）、Cohen术等，手术成功率可高达92%～98%。以Cohen膀胱输尿管再吻合术最为常用和可靠。对于双侧反流病例，需应用膀胱内再植术式，否则会增加术后尿漏的风险。

（3）腹腔镜手术：有一些小样本利用腹腔镜手术治疗VUR。虽然随访表明术后疗效与开放手术相当，但腹腔镜手术学习曲线长。随着操作者水平的提高，也可达到与开放手术相当的效果。

（4）术后并发症：常见并发症有术后VUR无改善、术后输尿管狭窄、血尿、尿路感染、脓毒血症、术后无尿等，如发生则需对症处理甚至再次手术治疗。

（三）随访

非手术治疗期间常规随访内容包括监测患儿血压、肾功能、尿常规和进行细菌培养，还应规律进行影像学检查复查直至反流消失。虽然对复查频率无定论，一般一年2次复查泌尿系统超声，一年1次或间隔更长时间复查VCUG和DMSA比较合理。随访期间预防量抗生素应用时仍出现UTI，可考虑转手术治疗。治疗12～18个月反流改善不明显甚至加重者可考虑手术治疗。

手术治疗后的VUR患儿随访主要是了解手术效果、有无手术并发症（如输尿管狭窄）等。但具体随访项目和随访时限尚不统一，可结合当地医疗条件和根据患者具体情况进行安排。通常内镜治疗后可选VCUG随访，手术后3个月患儿可行超声检查以除外上尿路梗阻，其后随访应包括血压测定和尿液分析。

三、脐尿管囊肿

脐尿管囊肿（urachal cyst）是由于脐尿管的两端闭锁、中间开放，管腔上皮分泌的黏液积聚而形成，多在儿童时期被发现，男性多见，成年人发病率约为1/5000，婴幼儿发病率约为1/150 000（图19-21）。

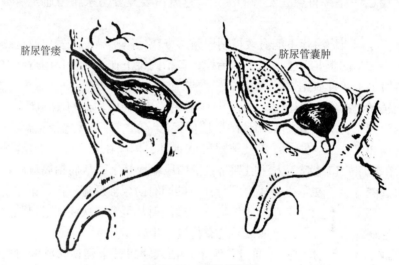

脐尿管瘘　　脐尿管囊肿

图19-21　脐尿管囊肿

（一）诊断要点

1.临床表现　脐尿管囊肿通常情况下无任何症状。囊肿较小者无明显症状，多表现为下腹部正中触及囊性包块，大小不等，不随体位改变而移动，部位表浅，腹壁关系密切。当囊肿较大时患者可出现邻近脏器压迫症状，如肠梗阻等表现。本病合并感染时常伴有腹痛、发热、恶心、呕吐、腹部触痛等表现，同时可表现为排尿相关症状，甚至扪及痛性包块。合并感染的脐尿管囊肿会积脓，继而使囊肿与膀胱、脐相通，甚至破裂至腹腔内形成急性腹膜炎。

2.辅助检查

（1）B超：临床上多数脐尿管囊肿是在行腹部B超检查时偶然被发现的。B超可作为脐尿管囊肿的筛选方法，其表现为前腹壁与腹膜间的局限性囊性包块。

（2）CT：可进一步明确经B超检查发现的病变部位、病变性质、病变范围、与周围组织的关系，可以作为临床上脐尿管囊肿的首选影像学检查方法。脐尿管囊肿CT检查的影像学表现：病变位于脐与膀胱之间，腹中线或略偏一侧，紧贴于前腹壁后方，居于腹膜前，病灶呈囊性，中央呈水样或稍高密度，囊壁光滑完整，壁厚薄不等，增强无强化。本病合并感染时可伴有多房性包块，囊液密度增高，囊壁增厚强化明显，但内壁光整。

（3）膀胱镜检查：可对突入膀胱或压迫膀胱的较大脐尿管囊肿进行鉴别诊断，即是否为外生性膀胱肿瘤囊性变，或为脐尿管恶性肿瘤侵犯膀胱。膀胱镜下可见膀胱前壁或顶壁表面光滑，与周围界线清楚并突向膀胱内的囊性肿块。

（4）MRI：脐尿管囊肿的MRI表现为囊肿T_1WI为低信号，T_2WI为高信号，抑脂系列为高信号。单纯性脐尿管囊肿境界清楚，有完整的囊壁，囊壁厚薄均匀，厚度较薄，呈中等信号，囊内液体信号均匀。合并感染时囊内信号不均匀，T_1WI为等低信号，T_2WI为等高信号，抑脂系列为高信号，囊壁增厚，内壁不规则，长期反复感染可引起囊肿外壁边界不清。

结合临床表现和影像学检查可初步做出临床诊断，但是疾病的最终确诊仍需依靠病理证实。

（二）治疗要点

脐尿管囊肿常并发感染，有恶变可能，所以手术切除是治疗该病的首选方法（图19-22）。如继发感染形成脓肿，则应先切开引流并抗感染治疗，待炎症完全消退后再行手术治疗。

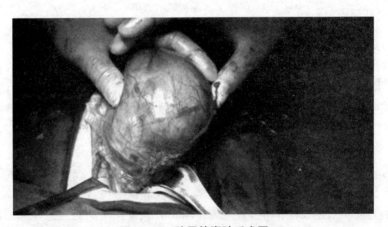

图19-22 脐尿管囊肿手术图

（何 龙）

第六节 先天性尿道异常

一、后尿道瓣膜

后尿道瓣膜（posterior urethral valves，PUV）是一种危及生命的泌尿系统先天性畸形，多在新生儿期被确诊（图19-23）。尽管多数患儿能接受及时的治疗，但仍有35%的患儿最终发展为肾功能不全。一项胎儿超声普查表明PUV发病率约为1/1250，但活婴儿发病率为1/12 500 ～ 1/5000。

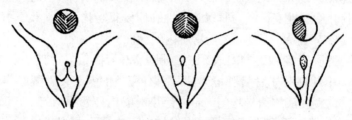

图19-23　后尿道瓣膜

PUV由尿生殖窦或中肾管发育不全造成，可分为三型，但仅Ⅰ型和Ⅲ型造成梗阻，Ⅱ型类似于尿道内褶皱而非梗阻性瓣膜。其具体分类如下。

Ⅰ型（90% ～ 95%）：形态为一对大三角帆样瓣膜，起自精阜的远端，走向前外侧膜部尿道近侧缘，两侧瓣膜汇合于后尿道的背侧中线，中央仅留一空隙。

Ⅱ型：黏膜皱褶从精阜走向后外侧膀胱颈，目前认为不造成梗阻，甚至有人否认其存在。

Ⅲ型：位于精阜远端膜部尿道，与精阜不相连，呈环状隔膜样，中央有一空隙。

（一）诊断要点

PUV造成泌尿系统远端梗阻，从而引起以下影响：①前列腺部尿道扩张，尿液反流造成射精管扩张。膀胱颈扩大、黏膜增厚僵硬。②膀胱扩大，偶伴有多发憩室。③几乎所有尿道瓣膜患儿伴有双侧上尿路扩张，这可能由尿道瓣膜导致膀胱内部压力增高，或由膀胱过度扩张导致膀胱输尿管交界处梗阻造成。④若PUV继发膀胱输尿管反流，则多数病例肾功能将严重受损。

1.产前诊断　产期超声检查若发现双侧肾盂输尿管扩张，伴膀胱扩大，应怀疑PUV可能。若同时发现后尿道扩张、膀胱壁增厚，则诊断为PUV的可能性增大。若再发现肾脏形态增大、尿路扩张及羊水减少，则基本可以确诊为PUV。

2.产后诊断　新生儿期本病可表现为排尿费力、排尿滴沥甚至急性尿潴留，也可由肺发育不良造成呼吸困难、发绀或气胸等。体检可触及胀大的膀胱及积水的肾脏。若在新生儿期未被诊断，至婴儿期其可表现为生长发育延迟或尿路败血症。学龄期儿童多因排尿异常就诊，表现为尿线细、排尿费力、尿失禁或遗尿。

排泄性膀胱尿道造影（voiding cystourethrogram，VCUG）可清晰显示尿道结构，是PUV的确诊方法。其可表现为前列腺尿道伸长、扩张，梗阻远端尿道变细，膀胱颈肥厚，膀胱边缘不光滑，有小梁及憩室形成。约50%的患儿有不同程度的膀胱输尿管反流。通常认为，一侧反流可起到"减压阀"作用，从而保护另一侧肾脏。其他"减压阀"机制包括膀胱憩室形成及尿外渗。但就长期预后而言，这些保护作用不能起到显著作用。

肾脏核素检查（ECT）可用于评价分肾功能。须严密监测患儿血肌酐、血尿素氮及电解质变化，血肌酐＜80μmol/L常提示预后较好。

（二）治疗要点

1. 产前治疗　40% ～ 60% PUV在产前发现。宫内泌尿系统梗阻造成胎儿尿量减少、羊水过少。羊水可促进肺正常发育，因此PUV可造成肺发育不良，危及胎儿生命。治疗原则是进行羊水膀胱引流。常用方法是胎儿镜下膀胱与羊膜腔之间放置引流管。其手术并发症发生率为21% ～ 59%，导管移位44%，死亡率33% ～ 43%，肾功能不全50%。虽然放置导管可有效逆转羊水过少，但对PUV患儿的长期预后无明显作用。

另外，由于肾发育不良是不可逆的，因此评价胎儿肾功能非常重要。对于怀疑膀胱输尿管反流的患儿，连续3d，每天监测尿样1次，若均为$Na^+ <$ 100mmol/L，$Cl^- <$ 90mmol/L，渗透压< 200mOsm/L，则提示预后良好。

2. 产后治疗　治疗原则是纠正水电解质紊乱、控制感染、引流尿液及解除下尿路梗阻。

（1）膀胱引流：对于怀疑PUV的男婴，须及时行膀胱尿液引流，并尽早完成VCUG。新生儿可留置3.5 ～ 5F导尿管，VCUG可明确诊断PUV。也可选择耻骨上膀胱造口，再行VCUG明确诊断，造口管保留至患儿完成PUV切开术。

（2）PUV切开术：患儿生命体征平稳、血肌酐下降后，可行手术以解除尿道梗阻。采用小儿膀胱镜及电切镜，在4 ～ 5点、7 ～ 8点或12点方向切开瓣膜，或同时在这3点上切开瓣膜。术中避免采用电凝，防止术后尿道狭窄的产生（图19-24）。

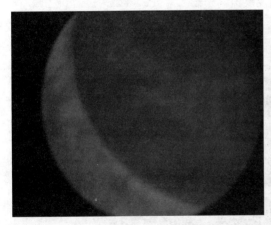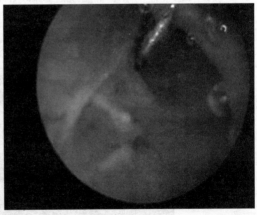

图19-24　后尿道瓣膜经尿道电切图像

（3）膀胱造口术：如果患儿无法承受内镜手术，可行膀胱造口术以暂时引流膀胱内尿液。膀胱造口术可改善或稳定90% PUV患儿的上尿路功能。虽然有报道指出膀胱造口术可减小膀胱容量及顺应性，但目前仍无有效数据证明。

（4）上尿路引流：如果膀胱引流无法有效引流上尿路尿液，则须考虑行上尿路引流术。手术指征：反复上尿路感染、肾功能不改善、上尿路扩张加重。手术方式包括输尿管造口术或肾盂造口术。

3. PUV合并症治疗

（1）膀胱输尿管反流：约72% PUV患儿继发膀胱输尿管反流，其中约32%出现双侧膀胱输尿管反流。在瓣膜切开术后，部分患儿膀胱输尿管反流自行消失，部分在预防量抗生素治疗下可控制尿感，其余则无任何改善并反复出现尿路感染。膀胱及上尿路情况改善，可行抗反流术；若尿路感染不能控制，可行输尿管皮肤造口术。严重的膀胱输尿管反流常伴随肾功能不全，但只要不存在并发症，不建议早期行肾切除术。

（2）膀胱输尿管连接部狭窄：若膀胱功能差，患儿一般情况不稳定，建议先行肾造口或输尿管皮肤造口，待患儿情况好转后再做抗反流输尿管膀胱再植术。无论输尿管反流还是梗阻，在行输尿管再植术前，必须明确下尿路梗阻已解除，膀胱功能已正常。

（3）膀胱功能不良：PUV患儿膀胱敏感度顺应性降低，逼尿肌不稳定，常伴随膀胱功能不全，特别是尿控问题。对膀胱顺应性低、逼尿肌收缩不稳定的患儿，可用抗胆碱类药物治疗；对膀胱逼尿肌收缩不良、排尿时腹压增高、残余尿量增多的患儿，可用间歇性清洁导尿；对经过以上治疗无效、膀胱顺应性差的患儿，可用肠道扩大膀胱以改善症状。

（4）肾功能不全：10% ～ 47%的患儿最终可发展为终末期肾衰竭，可通过肾移植治疗，但移植肾仍可能因下尿路功能障碍造成肾功能不全。

二、先天性尿道上裂

先天性尿道上裂常与膀胱外翻同时出现，单独的尿道上裂少见（图19-25）。单独的尿道上裂在男性中的发病率仅为1/117 000，女性中为1/484 000，常伴有尿失禁。部分尿道上裂的患者存在输尿管膀胱连接部缺陷及反流。

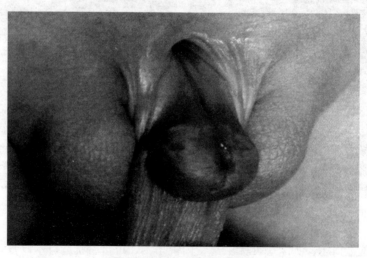

图19-25　先天性尿道上裂

（一）诊断要点

本病为外生殖器畸形，且特征明显，视诊即可诊断。

1.男性　表现为尿道被一覆盖在阴茎背侧并向膀胱延伸的黏膜条取代，尿道口可出现在阴茎头、阴茎体或阴茎耻骨部。患者均有不同程度的阴茎短小及阴茎背屈。阴茎可以勃起，但常有勃起后疼痛。因为阴茎背屈，大多不能性交，部分患者因膀胱颈功能障碍而有逆行射精。尿道上裂患者的耻骨联合存在特异性增宽，但程度较膀胱外翻的患者轻。为方便临床诊疗需要，可将其分为完全型、不完全型和复杂型。

（1）完全型尿道上裂：尿道开口在耻骨联合下方，呈洞口状，阴茎部尿道背侧完全裂开，尿道板外露呈沟状或扁平，两侧阴茎海绵体明显分离，阴茎短而扁平并有明显背屈上翘，有轻度耻骨分离。本型有完全性尿失禁。

（2）不完全型尿道上裂：轻者只有阴茎头不完全裂开，不累及阴茎海绵体，多无症状，很少见。较重的患者尿道可开口于从冠状沟到阴茎体背侧的任何位置，呈沟槽状，尿道黏膜外露，阴茎短而扁平并有背屈，包皮堆积在阴茎头腹侧，两侧阴茎海绵体分离，尿道位于阴茎海绵体背侧。本型无耻骨分离或仅有轻度分离。

（3）复杂型尿道上裂：无尿道开口或开口在分离的耻骨之间。尿道完全裂开，位于阴茎海绵体背侧，短而宽的尿道黏膜呈扁平翻露。两侧阴茎海绵体在尿道腹侧并拢，偶有两侧海绵体呈"V"形或完全分离者。两侧阴茎海绵体脚裂开的耻骨支分离到两侧。阴茎明显缩短、扁平上翘。本型有完全性尿失禁，有腹壁缺损伴不同程度的膀胱外翻。

2.女性 症状的严重程度从仅单纯的尿道口张开到尿道全长及括约肌裂开不等。多数患者可见特征性的外生殖器改变：阴蒂分叉，阴阜外形压低，皮肤光滑无毛，小阴唇发育不良，末端向前与同侧分叉的阴蒂相连。同样其可分为完全型、不完全型和复杂型。

（1）完全型：患者尿道口宽大，尿道口前缘随着分叉的阴蒂呈扇形裂开，尿道腔短而大，低平的阴阜呈沟状向下延伸与裂开的尿道口前缘相接。阴蒂分裂为两个半球形，相距较远。本型有耻骨分离，伴完全性尿失禁。

（2）不完全型：尿道口前壁仅部分裂开，有阴蒂分叉，无耻骨分离，无尿失禁，较为少见。

（3）复杂型：无尿道开口，尿道完全裂开，短而宽的尿道黏膜呈扁平翻露于体外，尿道与外翻的膀胱黏膜相连接。阴蒂随裂开的耻骨分离到两侧，耻骨分离严重。本型有完全性尿失禁，有腹壁缺损，伴不同程度的膀胱外翻。

（二）治疗要点

手术治疗的目的包括保留上尿路、重建外生殖器及达到尿流控制。

1.男性 不完全型尿道上裂，若仅有阴茎头裂开，裂口未达冠状沟者可不处理，如有外观要求可单纯修复尿道裂口。其他患者须做阴茎伸直术和尿道修复。对于存在尿失禁的患者，目前建议先行内镜下膀胱颈注射疗法，若无效再考虑膀胱颈重建术。过小的、无法控制排尿及存在反流的膀胱不适合进行膀胱颈重建术，需要分期进行，先行尿道成形术和阴茎延长术，待膀胱长大后再行膀胱颈重建。因分离的耻骨联合内有牢固的内联合带，通常不需行截骨术。

（1）外生殖器重建：尿道上裂患者的生殖器重建手术与膀胱外翻患者相似，目前主要的术式有改良的Cantewell-Ransley手术和阴茎完全解体技术（CPD）。

1）改良Cantewell-Ransley手术：先将尿道板远端修平缝于阴茎头，再游离近端的尿道板并包绕导管缝合，将两侧阴茎体分离，但保留阴茎头完整，然后将尿道置于阴茎腹侧，缝合两侧阴茎体。如有延长阴茎的需要，可通过切开吻合、移植皮瓣及将腹侧海绵体内旋到更靠下的位置来延长阴茎。阴茎海绵体伸长后，尿道相对缩短，必须做尿道延长，如尿道板Z形延长法、阴茎皮瓣转移修复等。

2）CPD：于1998年开始广泛采用，其特点是将阴茎完全分解为两侧阴茎体与半阴茎头、尿道板三部分，尿道缝合后，将两侧阴茎体内旋后靠拢，将尿道置于其腹侧，然后在两侧阴茎体背侧间断缝合。对于尿道板长度不足以到达阴茎头的患者，可在尿道板上做多个小切口后行Z形缝合以期延长，也可用阴茎皮瓣修补，或暂时行人工尿道下裂待Ⅱ期修复。

目前关于这两种术式的优劣还有很多争议。过去认为Cantewell-Ransley手术可以更充分保留阴茎头和尿道的血供，但CPD的支持者认为阴茎完全解体对血供的影响并不大，而且完全解体可以恢复更接近正常的解剖结构，从而更大程度地避免阴茎背屈。因为该病的发病率低，而且患者间个体差异大，目前还缺乏充分的证据来进行比较。

（2）抗尿失禁：膀胱容量达80～85ml后可以进行控制排尿的手术。建议对患者先进行内镜下膀胱颈注射疗法，因为相对创伤较小，也可以使部分患者获得尿流控制，观察发现注射疗法无效后也不影响后续手术治疗。常规手术为Young-Dees-Leadbetter膀胱颈重建术、Marshall-Marchetti-Krantz悬吊和输尿管再植手术，通常于患者4～5岁时进行。单纯尿道上裂患者的膀胱较膀胱外翻患者更适合进行膀胱颈重建手术。

2.女性　不完全型尿道上裂如无症状可不处理。完全型尿道上裂通常在1岁时进行尿道重建与外生殖器成形。

（1）外生殖器成形与尿道重建：切除阴阜的无毛皮肤，裁剪尿道口周边，切除背侧的边缘组织，于尿道和膀胱颈部前壁做缩紧缝合，连续缝合包裹10～14F尿管形成新尿道，缩紧后尿道前壁固定缝合到耻骨间韧带上。之后分离出两侧球海绵体肌，在尿道前后方分别缝拢包绕尿道。分离双侧小阴唇及半阴蒂内侧部分，将两侧阴蒂缝拢，小阴唇前段对拢缝盖于阴蒂上方。游离阴阜处皮肤可做Z形缝合以消除沟槽。导尿管需保留5～7d。

（2）抗尿失禁：建议在尿道重建手术后、患者4～5岁时进行尿流控制手术，这样可以让膀胱容积增大，并初步训练患儿排尿，更有利于达到尿流控制，另外，还有部分患儿可以达到尿流控制，无须手术。同样的，可以在手术前先试用膀胱颈区注射疗法，对于手术后尿流控制不佳的患者也可应用。对于膀胱容量较小（＜60ml）的患者，应在膀胱颈重建术的同时行膀胱扩大成形术。但有学者建议一期同时进行尿道外生殖器成形和膀胱颈重建，前提是患儿的膀胱容量较好，或就诊时已3岁以上。

（三）术后并发症及其处理

1.男性　尿道成形术的并发症：①尿道瘘和尿道狭窄；②部分患者术后会出现阴茎背屈、缩短、扭转，阴茎头畸形等外观改变；③完全解体手术有可能因血供不足造成阴茎头供血障碍、阴茎缩短、尿道萎缩等；④部分患者可能出现逆行射精。

Young-Dees-Leadbetter膀胱颈重建术的并发症主要是膀胱颈部膜状梗阻导致的排尿困难，出现此并发症时可做经尿道电切术解除梗阻，必要时可能需要再次手术或行改道术。完全阴茎解体手术可能会造成医源性尿道下裂，需要行Ⅱ期修复。部分患者在膀胱颈重建术后2年仍未达到排尿控制，这时进行膀胱颈黏膜下胶原或Teflon微球可能能够改善尿失禁。

2.女性 尿道成形术的并发症较少，主要有尿瘘、尿道狭窄等；膀胱颈重建术同样会有膀胱颈部梗阻的可能。术后部分患者可能仍然存在尿失禁，需进一步治疗，甚至再次手术。部分患者会出现性交疼痛。

（四）预后与随访

轻度、不完全的尿道上裂不需要手术处理，通常也不会对正常生活产生不良影响。完全型尿道上裂进行膀胱颈重建手术后能达到的尿流控制率比膀胱外翻的患者高，需要的时间也短。男性患者在生殖器重建术后87%具有正常的勃起功能，80%可以进行正常性交，但因为手术可能损伤精阜及可能产生逆行射精，所以已进行生殖道重建和尿道闭合的男性发生不育的风险很高，如有生育愿望，可能需要辅助生殖技术。大部分接受外生殖器重建的女性患者可以进行正常性交及达到正常的性高潮。另外，女性患者在妊娠后容易发生子宫脱垂，即使是从未妊娠的女性患者，发生脱垂的风险也比正常人高，估计与阴道口前移和背侧直肠悬韧带显著后移有关。因此建议患者分娩时行剖宫产。另外，部分专家建议在儿童期即预防性地将子宫固定于腰大肌上。因为据调查显示，一旦脱垂发生，即使行固定手术，仍有相当多的患者复发。对于已发生的脱垂调查显示Gore-Tex包裹术有较好效果。

三、尿道下裂

尿道下裂由尿道和阴茎腹侧组织发育不良造成（图19-26）。其发病情况为约300个出生男婴中有1例。近年来有报道认为其发病率有升高的趋势。

根据阴茎下弯矫正后尿道外口位置尿道下裂可分为以下几型。

（1）前端型（阴茎头型、冠状沟型及冠状沟下型）。

（2）中间型（阴茎体远段型、阴茎体中段型和阴茎体近段型）。

（3）后端型（阴茎阴囊型、阴囊型和会阴型）。

导致尿道下裂发生的危险因素包括遗传因素、环境因素等。其家族遗传率约为7%。

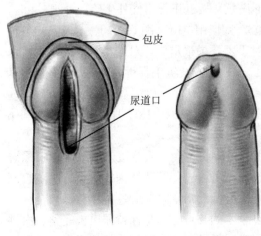
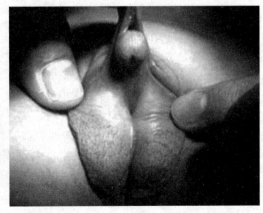

图19-26 尿道下裂

目前认为以下情况与尿道下裂发病相关。

（1）一些病例中存在内分泌失调的情况。

（2）年轻或年老的母亲产下的低体重男婴患尿道下裂概率高。

（3）在过去20年间，尿道下裂发病率显著增高，环境内分泌因素起到一定作用（如环境内分泌干扰物及农药）。

（4）母亲妊娠前口服避孕药与所产男婴尿道下裂发病率无直接联系。

（一）诊断要点

尿道下裂诊断比较容易，自出生时就表现为尿道口位于正常尿道口与会阴部之间，多数合并阴茎下弯，凭此外观特点即可确定诊断。包皮过长、尿道口不可见时需翻出龟头才能明确尿道外口位置。

体检时需描述以下情况：①尿道开口位置、形态、宽度；②是否存在尿道闭锁及膜状尿道；③帽状包皮形态和阴囊形态；④阴茎大小；⑤阴茎勃起时弯曲程度。同时须注意是否合并其他畸形，包括：①隐睾（发病率约为10%）；②鞘状突未闭（9% ～ 15%）。

严重尿道下裂合并双侧或单侧不可触及隐睾时，或合并外阴性别不明时，须进行染色体及内分泌检查，以排除两性畸形，特别是先天性肾上腺增生。排尿时出现滴尿或尿道鼓包现象时，须排除尿道狭窄。尿道下裂合并上尿路畸形仅在极重度尿道下裂中发现。

（二）治疗要点

在决定手术前，须明确手术的主要目的是修复阴茎功能还是矫治阴茎外观。

以修复阴茎功能为主要目的的手术指征：①尿道开口于龟头近端；②尿线偏向腹侧；③尿道口狭窄；④阴茎弯曲。

矫治阴茎外观，减少患儿心理影响为主要目的的手术指征：①不正常的尿道开口；②龟头分裂；③阴茎扭转；④帽状包皮堆积；⑤阴茎阴囊倒置；⑥阴囊分裂。

尿道下裂修复手术存在并发症，术前需向患儿家属详细交代可能发生的并发症及手术风险，使患儿家属理解并支持手术治疗是非常重要的。

手术治疗的总体目标包括：阴茎下弯完全矫正，尿道开口于龟头尖，能站立排尿，成年后能进行正常性生活。尽量做到阴茎外形满意，接近正常男性外生殖器外观。

术中使用放大镜及可吸收缝线（6-0、7-0），须慎用电凝（图19-27）。术者熟知各种重建手术的技巧、伤口护理及术后治疗方法对手术效果很重要。对于小阴茎或多次手术患儿，术前可局部使用或注射激素（如睾酮、双氢睾酮及绒毛促性腺激素）。为防止术后并发症，建议激素治疗3个月后再行手术。

（1）手术年龄：建议首次尿道下裂修复手术的年龄为6 ～ 18个月。近期也有4 ～ 6个月行手术的报道。

（2）阴茎弯曲：70%的阴茎弯曲可以采用阴茎皮肤脱套、阴茎腹侧结缔组织切除矫治。严重的阴茎弯曲也可由阴茎发育不对称造成，可通过阴茎背侧中线折叠、阴茎腹侧包皮移植等来矫治。如上述方法无效，应切断尿道板，充分伸直阴茎。

（3）手术中尿道板的处理：尿道下裂修复手术的要点之一是保持尿道板完整、血供良好，便于形成新尿道。术中游离尿道板和尿道球部可减少横断尿道板的概率。如果尿

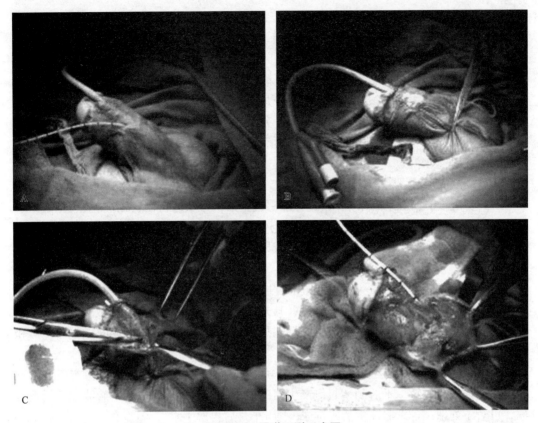

图19-27　尿道下裂手术图

道板宽大，可采用Duplay方法自卷成管。如果尿道板狭窄不易自卷成管，可于尿道板中央纵向切开，采用Snodgrass方法自卷成管。Snodgrass尿道成形术推荐用于阴茎体远端的尿道下裂，如用于近端尿道下裂，其并发症较高。Onlay尿道成形术适用于阴茎体近端的尿道下裂，合并尿道板不健康或过于狭窄者。

　　对于需要横断尿道板的病例，可采用皮瓣卷管技术。如果包皮及阴茎皮肤不能用，可采用口腔黏膜瓣的方法进行Onlay尿道成形术或分期尿道成形术。嵌入皮瓣的应用可增加一期完成尿道成形术的概率。

　　（4）尿道重建：新尿道成形后，须对龟头和阴茎皮肤进行修整。如果缺少覆盖皮肤，可采用阴囊皮肤代替。如果家属要求保留包皮，术中根据情况可行包皮重建术。但是，若行Snodgrass尿道成形术，建议采用包皮肉膜瓣覆盖以减少漏的产生。

　　（5）尿液引流和伤口包扎：尿液通过导尿管引流。对于阴茎体远端尿道下裂，也有不需要导尿的报道。术后阴茎轻压包扎、预防性使用抗生素是必需的步骤。术后预防性使用抗生素可减少并发症的发生。

　　（6）手术并发症及处理

　　1）血肿和出血：术后加压包扎是防止和控制血肿及出血的有效方法。

　　2）尿道外口狭窄：多与手术操作及手术方法选择有关，如龟头成形时太紧，尿道外口直径太小。此时需行尿道外口再成形术，切开狭窄尿道口的背面，将尿道上皮前移至切口的边缘。也可从腹侧切开尿道，此时再造的尿道外口会有些下移，但若不影响阴茎头的形状，可以不行其他处理。若切口需要进一步向近端延伸，可以切开阴茎头的腹侧皮肤，从阴茎取一带蒂皮瓣修复腹侧尿道，扩大尿道口，然后缝合阴茎头切口，成形一个尿道开口正位的阴茎头。

3）尿道皮肤瘘：与以下因素相关，即新尿道血供不良、尿道远端梗阻、使用不可吸收线或组织反应大的缝线缝合新尿道、新尿道周围积血或存在较多不健康组织、覆盖新尿道皮下组织薄弱或覆盖皮瓣血供不良、分泌物引流不畅、术后感染等。

对早期小的瘘孔，可继续尿转流并保留成形尿道支架，清除线头及坏死组织，瘘口局部以生理盐水湿敷，部分患者可以自愈。绝大多数患者需选择手术治疗：荷包缝合法、Y-V皮瓣成形法、带蒂皮瓣加盖法等。

4）感染：行分泌物细菌培养，选择敏感抗生素治疗及进行创口处理。

5）尿道憩室：暂时或持久的远端尿道狭窄是尿道憩室形成的主要原因，成形尿道过于宽大，也容易导致局部尿道扩张而形成尿道憩室。尿道的支撑不够也是重要的病因之一。

尿道憩室的手术治疗一般在术后6个月进行。对于球形憩室，由于其颈部细小，切除憩室、修补尿道即可。对于袋形憩室，其开口宽大，在切除憩室后应做尿道修补和尿道整形。对于成形尿道过于宽大或合并远端狭窄者，应在切除憩室的同时做尿道整形和尿转流手术。

6）阴茎下弯矫正不良：导致阴茎下弯矫正不良的常见原因为手术时留有残余的下弯组织、新尿道太短、术后阴茎腹侧产生瘢痕组织。若下弯不严重，不影响性生活及排尿，可暂不处理；若影响性生活或排尿，则6个月后再次手术。

7）尿道狭窄多发生于成形尿道吻合口处，早期多为局部水肿、炎症所致，晚期则常为瘢痕挛缩引起。早期应加强抗感染治疗，短期观察症状无改善者，应行尿道扩张。目前对于轻度吻合口狭窄，定期行尿道扩张仍是治疗尿道狭窄的首选方法，少数患者有效。

对于重度狭窄、尿道扩张效果不佳者，需行手术治疗。尿道吻合狭窄长度＜0.5cm，选择内镜直视下冷刀内切开术；如疗效欠佳，可选择开放手术；部分患者需先行尿道瘘或人工尿道下裂，6个月后再行二期尿道成形术。

8）新尿道毛发生长及结石形成多见于阴囊皮瓣或阴茎近端皮瓣重建尿道的患者。对于大多数患者，可在尿道镜下将结石和毛发去除。对于病情严重或效果不佳者，可切除受累的新尿道，用无毛发的小皮片或岛状皮瓣修复。

9）干燥闭塞性阴茎头炎是一个晚期的并发症，尿道下裂修复术后发生率在4%以上。一般认为其和阴茎苔藓硬化萎缩症是同一种疾病。大多数的患者需要切除受累的组织，应用健康组织重建。推荐采用口腔颊黏膜行二期手术修复。

10）毁损型尿道下裂（尿道下裂残疾）：患者经多次手术后，阴茎局部已很少有充足皮肤可供利用，多需要从生殖器外的部位移植组织。可采用口腔黏膜、膀胱黏膜或游离植皮重建尿道。推荐采用口腔黏膜。

（三）预后

术后建议长期随访至青春期。近期随访主要了解有无并发症及排尿情况。随访内容包括排尿是否困难、尿线粗细、射程，有条件者可测尿流率。远期随访主要了解患者排尿情况、生殖器外形和勃起功能情况、生育情况及心理情况等。Snodgrass尿道成形术及Onlay尿道成形术的并发症发生率类似，分别为24%和27%。游离皮瓣和包皮岛状皮瓣成管尿道成形术的并发症发生率相对较高。

总体上有7%～67%的患儿术后发生尿流变细（Snodgrass手术为24.6%），这类患儿须随访至成年。也有报道称尿流变细可自行缓解。

尿道下裂手术患儿，在成年后或青春期均有对阴茎尺寸不满意的情况，特别是阴茎体近端尿道下裂患儿。但其功能与正常对照组无差异。同时，手术越晚完成，患儿心理受到影响越大。

四、包茎与嵌顿包茎

包茎（phimosis）泛指包皮不能上翻至冠状沟以上，使阴茎头无法完全显露的一种状态（图19-28）。包皮不能完全上翻，可能是由于包皮口狭小或由于包皮与阴茎头之间形成粘连。外口狭小的包皮若被勉强上翻至阴茎头上方后不能复位，包皮口紧勒在冠状沟处，称为嵌顿包茎（paraphimosis），如包皮嵌顿将循环阻塞，则影响淋巴及静脉回流而引起水肿。包皮嵌顿无论发生在成人还是儿童，都足以造成患者痛苦与恐慌。

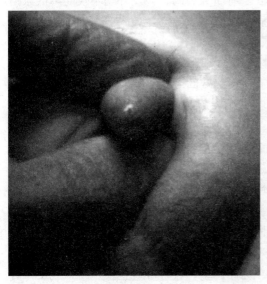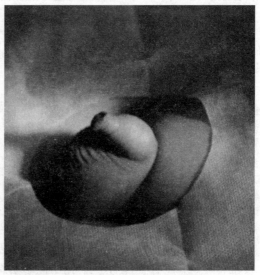

图19-28 包茎

2013年欧洲泌尿外科学会指南报道，仅有约50%的男婴在1岁时能上翻包皮至冠状沟以上，随着年龄的增长，到3岁时这一比例上升至89%；包茎在6～7岁儿童中的发生率为8%，而到16～18岁青少年时期，这一比例降至1%。在我国一份涉及10 421名0～18岁男性儿童青少年的调查分析中发现，包茎的发生率可从出生时的99.7%降至青少年时期的6.81%。

包茎分为先天性（生理性）和继发性（病理性）两种。先天性包茎可见于每一个正常男性新生儿，是男性个体发育过程中的自然现象。胚胎发育早期，包皮内板与阴茎头之间相互融合，在雄激素的作用下，包皮内板与阴茎头间的上皮层出现角化、脱屑，才逐渐在两者之间形成间隙。出生时，由于包皮与阴茎头之间的天然粘连，约96%的新生儿存在生理性包茎。到3～4岁时，随着阴茎的生长发育和包皮垢的堆积，以及间歇性阴茎勃起和本能的挤压，包皮和阴茎头逐渐分离，包皮向上退缩显露出阴茎头，此时约90%的包茎患儿自愈。

继发性包茎多由包皮和阴茎头的损伤或感染引起，包皮口形成环状瘢痕缩窄、皮肤硬化失去弹性，致使包皮不能上翻显露阴茎头，这种病理性包茎常不能自愈。包茎严重时可引起排尿困难，长期炎症刺激可诱发癌变，用力翻转包皮极易发生包皮嵌顿。糖尿病患者易发生反复的包皮龟头炎，增加了病理性包茎的发生率。此外，闭塞性干燥性龟头炎（balanitis xerotica obliterans，BXO）是最为典型的病理性包茎。

（一）诊断要点

1.**临床表现** 包茎主要具有以下几个方面的临床表现或危害。

（1）包皮垢堆积：包皮内板及阴茎头的上皮细胞脱落后与Tyson腺分泌的脂质混合形成包皮垢，包皮垢堆积于包皮腔内，增加局部细菌感染的概率，甚至形成包皮结石。

（2）感染：发生包皮龟头炎时包皮口可出现红肿，阴茎出现痛痒感，有时可有脓性分泌物自皮口流出，严重者出现全身中毒症状。有研究表明，包皮环切不仅能降低尿路感染的发生率，还能降低性传播疾病及艾滋病的感染率。

（3）排尿异常：由于包皮口狭小，排尿时尿流变细长，包皮腔可因尿液积聚而膨大。患者如长期排尿困难，则出现下尿路梗阻症状。

（4）阴茎癌：包皮垢及炎症长期刺激，有诱发癌变的潜在可能。

（5）性功能障碍：存在包茎时，由于阴茎头无法暴露，敏感性降低，易出现射精延迟或不射精；包茎致勃起疼痛或性交疼痛时，可出现性欲减退等。

（6）包茎嵌顿：包皮上翻至冠状沟后，缩窄的包皮口嵌顿于冠状沟，使静脉及淋巴回流受阻，引起阴茎头、包皮水肿，水肿又进一步加重缩窄，形成恶性循环。嵌顿的包皮若未能及时复位，可引起局部感染、缺血性坏死。

2.**诊断和鉴别诊断** 包茎的诊断主要依靠体格检查。包皮口狭小或包皮与阴茎头粘连，无法翻开包皮完全显露阴茎头者，可诊断为包茎。生理性包茎、病理性包茎在治疗上存在很大差别，因此需要仔细鉴别两种包茎。通常情况下，生理性包茎仅存在自幼包皮翻转障碍，不存在疼痛、排尿困难及局部或尿路感染；轻轻翻开包皮口时，包皮口有皱褶，健康红润。而病理性包茎通常伴有局部的疼痛、炎症、出血或排尿困难、尿路感染，包皮开口狭小，开口处包皮呈白色、纤维化改变。

包皮过长者，阴茎在疲软及勃起状态下，阴茎头被包皮完全覆盖不能显露，但能够手法上翻包皮至冠状沟，显露阴茎头。隐匿性阴茎患者常因肥胖，局部脂肪垫堆积，阴茎被隐藏在脂肪垫中，后推脂肪垫，翻转包皮可显露阴茎头。

Meuli等根据严重程度将包茎分为4级：Ⅰ级，包皮可完全上翻至冠状沟，仅有轴向的狭窄环；Ⅱ级，包皮可部分上翻，显露部分阴茎头；Ⅲ级，包皮可部分上翻，仅能显露尿道口；Ⅳ级，包皮完全不能上翻。Kikiros等将包茎分为6级：0级，包皮可完全上翻，显露冠状沟；1级，包皮可完全上翻，但在冠状沟处紧张；2级，包皮可部分上翻，显露部分阴茎头；3级，包皮可部分上翻，仅能显露尿道口；4级，包皮仅能轻度上翻显露包皮口；5级，包皮完全不能上翻。根据包皮的形态和病变程度，包茎又可分为正常、"龟裂"、瘢痕和闭塞性干燥性龟头炎四类。

（二）治疗要点

根据患者年龄、包茎类型、严重程度、病因及是否存在尿路畸形、并发症等选择具体治疗方式。

1.等待观察　对于＜2岁的生理性包茎患儿若无症状，可观察等待。因为随着年龄增长，生理性包茎有自愈的可能。

2.药物治疗　类固醇膏/霜能够缓解包皮口狭窄，使缩窄的包皮变得柔软有弹性，减轻包茎程度，甚至达到完全或部分包皮翻转。对于单纯生理性包茎，或并发包皮龟头炎时，采用0.05%～0.1%的类固醇霜每天2次局部涂抹，连续20～30d，治疗成功率超过90%，复发率为17%。局部应用类固醇不增加血皮质醇浓度，不影响下丘脑-垂体-肾上腺轴，无局部及全身副作用。类固醇治疗对于包皮黏着及闭塞性干燥性龟头炎效果差。

3.包皮口扩张　经常牵拉包皮口可使包皮口逐渐扩大。近年来有采用扩张器扩张包皮口取得良好效果的报道。该法对于无包皮感染及纤维化的儿童效果好，可以联合局部类固醇涂抹治疗。

4.手法翻转或复位　对于有症状的生理性包茎患儿，可以考虑试行上翻包皮，显露阴茎头，清洗包皮垢。强行翻转包皮有可能造成包皮撕裂、瘢痕形成，有引起病理性包茎或嵌顿包茎的可能。

嵌顿包茎是泌尿外科急症之一，患者常由于各种原因不及时就诊而延误治疗。手法复位是治疗嵌顿包茎的可靠有效办法。透明质酸酶注入水肿包皮内能够快速消退包皮水肿，增加手法复位成功率。对于手法复位失败或嵌顿时间较长的包茎，应及时行包皮背侧切开术，切断包皮缩窄环，使嵌顿包茎复位。根据局部病变状态，可同期或延期行包皮环切术。

5.手术治疗　包括包皮环切术和包皮成形术。

（1）包皮环切术：是切除适量包皮，使阴茎头充分显露，治疗包茎和防止并发症的有效治疗方法。包皮环切的术式甚多，包括包皮内外板全层环切法、包皮袖套状环切法、包皮环扎器环切法等。存在粘连致包皮系带过短或尿道外口狭窄时，可同时行系带成形术或尿道外口成形术。

推荐手术适应证：病理性包茎；生理性包茎合并反复的包皮龟头炎、反复尿路感染。生理性包茎合并排尿时包皮腔膨大并不是包皮环切术的绝对适应证。包皮环切术的禁忌证：凝血功能障碍；局部急性感染期；阴茎的先天性异常，如先天性尿道下裂、先天性阴茎下弯、隐匿性阴茎等。

包皮环切术并发症发生率低，主要包括出血、感染、伤口裂开、包皮粘连、包皮切除过多或过少及包皮狭窄、尿瘘等。大多数患者术后出血较轻，局部稍加压即可止血，严重的需要拆除缝线结扎出血点。包皮环切术属非无菌手术，术后有发生伤口感染、裂开或包皮粘连的可能性。术中伤及尿道可能引起尿瘘或尿道下裂。包皮切得过多，阴茎勃起时包皮对阴茎造成束缚，严重的导致勃起疼痛、性交困难。包皮切得过少，影响美观及手术效果，严重者还会因瘢痕形成导致病理性包茎。若术后包皮纤维瘢痕增生，于包皮前端形成缩窄环，则会影响勃起或排尿。

（2）包皮成形术：是通过手术方式使包皮口增宽，既能使包皮翻起显露阴茎头，又能最大限度地保留包皮组织。因此，该种术式也增加了包茎复发的概率。包皮成形术包括包皮背侧切开术、侧侧切开术、包皮局部切除术及比较复杂的包皮背侧切开成形术（纵切横缝）、Y-V 成形术、T-V 成形术等。包皮成形术的并发症主要包括出血、感染、包茎复发等。

五、隐匿性阴茎

隐匿性阴茎（concealed penis/inconspicuous penis）指阴茎体外观不显著，几乎完全藏于耻骨前软组织内，但实际上其长度与同龄儿相比并不短的一种异常情况（图 19-29）。本病可见于新生儿到青少年各时期。小阴茎与其不同，小阴茎虽然外观也不显著，但其实际长度小于同龄儿平均长度 2 个标准差，是一种与内分泌相关的疾病。

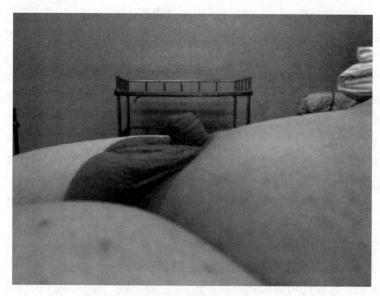

图 19-29　隐匿性阴茎

隐匿性阴茎一般分为三类，各有不同的成因。埋藏阴茎（berried penis）原因是先天阴茎根部皮肤与阴茎固定不佳，阴茎体被异常的纤维肉膜索条束缚，还可能合并阴茎腹侧皮肤与阴囊皮肤融合及过多的耻骨上脂肪。牵拉阴茎多是由涉及阴茎的手术后瘢痕或外伤所致。还有一种是儿童过度肥胖，阴茎缩于脂肪组织中造成的。

（一）诊断要点

病史方面家属常描述患儿阴茎较同龄儿明显小，呈鸟嘴样或烟斗样，很难外翻包皮清洗，排尿时包皮被尿流冲击而鼓胀，难以把持阴茎。患儿排尿时不愿意被别人看到。有的患儿有既往手术和外伤史。

查体时则可见到比较严重的包皮口狭窄，阴茎体皮肤相对不足，阴茎看上去与阴囊融合，阴茎体陷入皮下组织中。用手向后推挤阴茎根的皮肤后见正常阴茎体显露，松开后阴茎体迅速回缩。有的可以看到手术和（或）外伤瘢痕。注意排除合并的尿道上裂或尿道下裂。

（二）治疗要点

关于隐匿性阴茎的治疗一直存在争议。总的原则是依据病因选择治疗方式。目前倾向于一致的观点是肥胖导致的隐匿性阴茎需要观察，不急于手术治疗。嘱患儿减肥，上推包皮清洗，保持局部卫生。主张非手术治疗的医师基于成人泌尿科很少在成年男性中诊断并治疗隐匿性阴茎的事实，认为隐匿性阴茎如能上翻包皮显露阴茎头，也可不必手术，观察到青春期隐匿情况有可能自行缓解。手术指征和时机选择存在争议。手术指征：最常见情况是严重的包皮口狭窄和阴茎体皮肤不足。狭窄环可导致患儿反复包皮感染、排尿困难。手术时机：一些医师建议在幼儿（2～3岁）开始站立排尿训练时可考虑手术。一些则认为到学龄前再考虑手术，也有学者认为青春期再决定。手术方式：虽然多种多样，包括改良 Brisson 法、Sugita 法、Borsellino 法、Shiraki 法、Devine 法、改良 Johnstons 术及 Radhakrishnan 法等，但尚未出现一种被广泛接受且备受推荐的方法。具体选择哪一种术式可根据医师对其熟悉和掌握程度及患儿自身特点来决定。总的趋势是通过最简单的方法解决问题，不增加额外的不适。手术基本要求是去除包皮口狭窄环，去除发育异常的肉膜纤维索带，有足够的包皮覆盖阴茎体，同时可在阴茎基底部固定缝合皮肤的真皮层和阴茎体 Buck 筋膜。固定时一定要避开神经血管束和尿道。避免将阴茎 Buck 筋膜与趾骨骨膜缝合，或耻骨上筋膜与白膜固定，否则易造成痛性勃起。也有很多医师认为不需要阴茎基底部的固定即可达到改善阴茎外观的目的，否则影响阴茎皮肤局部活动。对于隐匿性阴茎患儿禁忌做传统包皮环切。对于阴茎缺乏皮肤覆盖的情况，游离全厚皮片移植是一种选择。手术后并发症：早期可包括皮下血肿、感染、术后较长时间的疼痛及排尿困难。一般对症治疗即可治愈。远期可见阴茎回缩、阴茎皮肤淋巴回流受限后水肿、阴茎冠状沟下方皮肤冗余和瘢痕等。回缩及不美观可以考虑再手术，而水肿多能自行消失。

（何 龙）

第七节 其他泌尿生殖系统先天性疾病

一、隐睾

隐睾（cryptorchidism，undescended testis，UDT）包括睾丸下降不全、睾丸异位和睾丸缺如（图 19-30）。睾丸下降不全是指胎儿出生后睾丸未能通过腹股沟管并沿着腹膜鞘突下降至阴囊，而停留在下降途中，包括停留在腹腔内。睾丸异位是睾丸离开正常下降途径，到达会阴部、股部、耻骨上甚至对侧阴囊内。上述情况中某些病例睾丸是有活力的，而另一些病例睾丸则可能已经萎缩或失活。睾丸缺如是指一侧或两侧无睾丸，占隐睾患者的3%～5%。

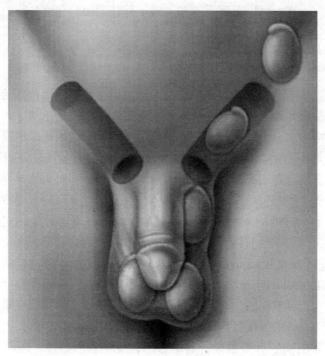

图19-30　隐睾

隐睾在足月男性新生儿中发生率约为3%，在男性早产儿发生率可达30%，是出生时最常见的男性生殖器异常。约70%的未降睾丸可以在出生后第1年内自行下降，然而约1%的患儿将始终保持隐睾状态。自发下降多见于低体重、阴囊较大、双侧睾丸未降者。隐睾以单侧多见，右侧稍多于左侧。双侧的发生率为10%～25%。大多数隐睾（约80%）位于腹股沟，近20%的未下降睾丸或触摸不到的睾丸可能位于腹腔内，其中15%位于腹膜后，5%位于其他部位。

到目前为止，引起隐睾的确切原因还不十分明确。内分泌调节异常和（或）多基因缺失可能是主要原因。

（一）诊断要点

1.临床表现　患侧或双侧阴囊发育差，阴囊空虚。约80%隐睾可触及，但须与回缩睾丸区分。回缩睾丸可以被挤入阴囊而隐睾则不可以。约20%为不可触及隐睾，其中睾丸缺如占45%，腹腔内睾丸占30%，睾丸发育不良位于腹股沟管内占25%。若双侧睾丸均不能触及，同时合并小阴茎、尿道下裂，可能为两性畸形。

2.辅助检查

（1）主要针对不可触及的隐睾患者检查：B超因其无创、价廉、简便，可作为常规术前检查。

（2）影像学检查目的在于定位睾丸组织，据此决定手术方式。总体上在明确睾丸位置的成功率方面，超声为21%～76%，CT约为60%，MRI则为42%～92%。影像结果存在假阳性或假阴性。对于萎缩睾丸的诊断，不论超声还是MRI都不能提供较高的准确率，分别是16.7%和32.2%。睾丸动静脉造影及精索静脉造影能提供100%的准确率，却是有创检查，因而在临床上婴幼儿不常规进行。

（3）影像学检查未发现睾丸者，仍需进行手术探查。腹腔镜是当前不可触及隐睾诊断的金标准，在定位的同时可进行治疗。

（4）激素的诊断应用在于明确无睾症。对于双侧隐睾不可触及的患儿，激素刺激试验目的在于避免不必要的手术。当血中卵泡刺激素（FSH）及黄体生成素（LH）升高，睾酮水平低下，大剂量绒毛膜促性腺激素（hCG）肌内注射后睾酮水平无升高称为激发试验阴性，预示无睾症。hCG敏感度可达100%，理论上可以不需要手术探查。

双侧或单侧隐睾伴随阴茎短小、尿道下裂等需进行hCG刺激试验及雄激素、FSH、LH、MIS/AMH、染色体核型、遗传基因测定等除外性别异常。

（二）治疗要点

有效保留生育能力的理想的年龄是在出生后12～24个月。出生后睾丸自行下降可发生于6个月内，之后可能性减少，1岁后已无可能自行下降。回缩睾丸多需要观察而不是手术，它们多随患儿生长几乎能降入阴囊并保持。通常睾丸离阴囊越远，自行到达正常位置的可能性越小。

1.激素治疗　隐睾可伴下丘脑-垂体-性腺轴异常，激素治疗常采用hCG或促性腺激素释放激素（LHRH）或两者合用。推荐hCG用于不可触及隐睾或一些重做病例的手术前准备，其可增加睾丸血供便于手术。对比安慰剂，LHRH和hCG下降睾丸的作用中度增高。LHRH一般喷鼻使用，而hCG常肌内注射，对于使用剂量及使用周期仍然没有统一定论。文献报道激素治疗成功率为6%～75%，总体约为20%，在可回缩睾丸或获得性隐睾的治疗中，有效率高。LHRH和hCG副作用小且短暂，主要包括行为方面变化（如攻击性增加）和男性第二性征方面的变化（如阴茎增大勃起等）。由于目前无大宗随机对照试验进行激素与手术治疗效果的比较，所以结果仍有争议。

2.睾丸下降固定术　可触及隐睾且精索血管长度足够者推荐行睾丸下降固定术，如有鞘未闭者需高位结扎鞘突。如果精索血管非常短，限制睾丸无张力地固定在阴囊内，则行Fowler-stephens手术，可以一期完成，精索血管高位截断，将睾丸放入阴囊；也可以分二期完成，第一次手术只是截断精索血管，理论上让睾丸在腹腔内有时间建立较好的侧支循环，3～6个月后再将睾丸移至阴囊内适当位置。对于是否一期Fowler-Stephens手术优于分二期手术，或两种方法相似，目前的文献还不能给出有效评价。不论睾丸固定术还是Fowler-Stephens手术既可以通过开放手术也可以通过腹腔镜手术。

3.腹腔镜手术　所有不可触及睾丸或可疑诊断可应用腹腔镜探查。腹腔镜也可以治疗腹股沟型隐睾，弥补了开放术式破坏腹股沟管解剖完整性、腹膜后高位松解困难等缺陷。存在急性感染、凝血功能异常，既往有腹部手术史，疑有腹膜粘连时不使用腹腔镜。

腹腔镜术中发现分三类。

（1）所有精索结构存在，且进入腹股沟管（常见）：推荐中止腹腔镜手术，并转为开放手术，修复腹股沟管，关闭开放鞘突，切除萎缩睾丸或未发育的睾丸结构（消失睾丸）。如果在阴囊内可触及小结节，牵拉时可见精索活动，也可以考虑停止手术，不进一步处理，让发育极度不良或已萎缩的睾丸留在腹腔外阴囊内。即使这些结构存在恶变风险，也易于发现。

（2）可见精索和输精管，其盲端位于腰肌，无任何睾丸残迹（消失睾丸，无睾症：少见情况）：推荐停止腹腔镜手术，无须进一步手术。

（3）腹内睾丸：如睾丸小且萎缩，推荐进一步行腹腔镜睾丸切除；若腹内睾丸外观尚可，离内环口最大距离2cm以内且能牵拉到对侧内环口，可尝试进一步行腹腔镜睾丸下降固定；或可采用分期Fowler-Stephens手术。

4.自体睾丸移植　适用于高位隐睾。结扎睾丸血管，将睾丸游离移入阴囊，吻合睾丸血管与腹壁下动脉。研究报道其成功率为80%～95%。这不是广泛采用的术式，需要丰富的手术经验和技巧，不推荐作为常规手术方式。

（三）手术并发症

术后并发症包括伤口感染和血肿，但多数严重并发症是睾丸萎缩，发生率为5%～10%。术后并发症与其就诊时发现的睾丸异常的严重性相关。在不可触及隐睾中，睾丸萎缩的危险大于腹股沟管可触及的隐睾。在睾丸发育畸形者中术中可见睾丸小于正常。之前有过多次局部手术也可能对睾丸造成损伤而萎缩。游离腹腔内睾丸粗心则可能发生输尿管损伤。睾丸固定后，睾丸可因精索张力过大出现脱出阴囊。

（四）预后及随访

隐睾症患儿的预后主要涉及生育能力和睾丸恶变两方面。

正规接受治疗的单侧隐睾患儿成年后生育能力并不比正常对照人群显著降低。然而双侧隐睾患儿即使接受治疗，成年后生育能力比单侧者和正常对照有明显降低，双侧约62%，单侧约89%，而对照约94%可以生育子女。在所有睾丸肿瘤中约10%可以来自隐睾疾病。较早文献认为隐睾症男性睾丸肿瘤发病率的相对危险度是一般人群的40倍。然而近期的文献统计认为隐睾症男性睾丸肿瘤的相对危险度是非隐睾症男性的2～8倍。手术不能减少肿瘤的危险，但可使睾丸更易被检查。随访包括常规自我检查。在触及异常睾丸后，及时就诊于泌尿外科医师，进一步行超声等检查，测定血浆肿瘤标志物（β-HCG与AFP）。对青春期后的隐睾行睾丸固定术存在争议，对于选择保留睾丸方案者，需小心观察及随访。

二、鞘膜积液

在睾丸从腹腔下降至阴囊的过程中，前端有一个腹膜的膨出，即鞘状突。正常情况下，精索部的鞘状突一般在出生前或出生后短期即自行闭塞为纤维索，而包绕在睾丸和附睾周围的鞘状突则形成一潜在的小空腔，即睾丸鞘膜腔。腔内有少量浆液，使睾丸有一定的滑动范围，该液体可以通过精索内静脉和淋巴系统以恒定的速度吸收。各种原因引起该液体分泌增多或吸收减少，使鞘膜腔内积聚的液体过多而形成囊肿，即称为鞘膜积液（图19-31）。

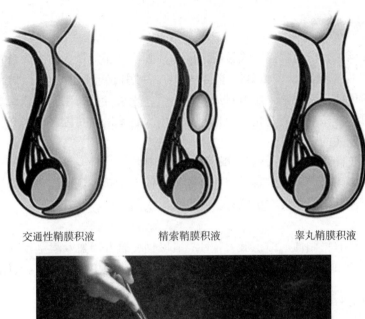

交通性鞘膜积液　　　　精索鞘膜积液　　　　睾丸鞘膜积液

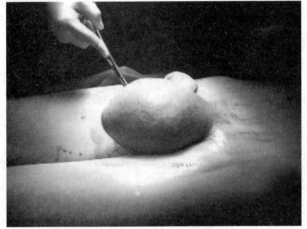

图19-31　睾丸鞘膜积液

鞘膜积液可发生于任何年龄，其在男婴中发生率为0.7% ～ 4.7%；大多数出生时出现的单纯性鞘膜积液在2岁内会自行消退。

鞘膜积液分类如下。

（1）睾丸鞘膜积液：最常见，鞘状突闭合正常，睾丸鞘膜腔内有多量液体积聚，睾丸位于积液中央，不易触及。

（2）精索鞘膜积液：又称精索囊肿，为精索段鞘状突未闭合且有积液。囊内积液与腹腔和睾丸鞘膜腔都不相通，多囊时可呈哑铃形。发生于女孩时则称为Nuck囊肿或圆韧带囊肿。

（3）混合型鞘膜积液：睾丸鞘膜积液和精索鞘膜积液同时存在，但并不相通。

（4）交通性鞘膜积液：由于鞘状突未闭合，睾丸鞘膜腔与腹腔相通。通常随着活动而出现囊肿大小的变化。肠管、大网膜可通过大的鞘状突通道进入鞘膜腔，即为腹股沟斜疝。

（5）婴儿型鞘膜积液：鞘状突在内环处闭合，精索和睾丸鞘膜腔内均有积液且相通。

（一）诊断要点

1.临床表现 表现为阴囊内或腹股沟区囊性肿块。积液量少时多无自觉症状，多于体检时偶然发现。积液较多、囊肿增大、张力高可引起患者下坠感、胀痛或轻度牵扯痛。巨大积液可使阴茎内陷，影响排尿及性生活，也可导致行动不便。交通性鞘膜积液的肿块大小可随体位变动而变化，立位时肿块增大，平卧后可缩小或消失。继发性鞘膜积液还会有原发病的表现。

体检时可见阴囊内或腹股沟区卵圆形或梨形肿块，表面光滑，有囊性感。睾丸鞘膜积液的囊肿位于阴囊内，无法触及睾丸及附睾，而精索鞘膜积液则可触及囊肿下方的睾丸及附睾；交通性鞘膜积液在挤压时囊肿可减小或消失。

2.辅助检查

（1）透光试验：阳性。但积液为脓性、乳糜性，合并出血及囊壁较厚时可为阴性。

（2）B超：鞘膜积液肿块呈液性暗区，有利于进一步明确诊断及与其他疾病的鉴别。

（二）治疗要点

1.非手术治疗 2岁以下儿童的鞘膜积液多可自行吸收，可暂不治疗。婴幼儿的睾丸鞘膜积液禁忌抽吸。此外，针对原发病的治疗成功后，继发性鞘膜积液往往也可自行消退而不需要手术。

2.手术治疗

（1）手术指征：2岁以下儿童如合并腹股沟疝或积液量大且自行吸收不明显者需手术治疗。2岁以上患儿如为交通性鞘膜积液或临床症状影响生活质量时也需手术治疗。

（2）主要手术方式（图19-32）：①鞘膜切除术，临床最常用，适用于鞘膜明显增厚者，手术复发机会少。②鞘膜翻转术，临床常用，适用于鞘膜无明显增厚者。③鞘膜折叠术（Lord手术），适用于鞘膜较薄、无并发症者。④交通性鞘膜积液，需行鞘状

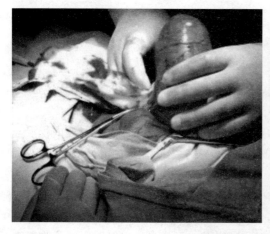
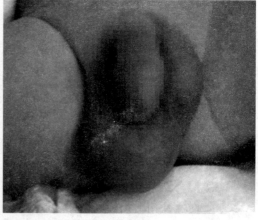

图19-32 鞘膜积液手术图

突高位切断及结扎手术，同时行鞘膜翻转术或切除术。近年来随着腹腔镜技术的不断发展，使用腹腔镜治疗交通性鞘膜积液的技术日益成熟，术后并发症少，无明显瘢痕，住院时间短。⑤小儿的鞘膜积液多由鞘状突未闭引起，手术行鞘状突高位切断及结扎手术，不必行鞘膜翻转术或切除术，囊肿内积液可打开放液或穿刺抽出，也可不作处理。⑥精索鞘膜积液，需将囊肿全部剥离切除。⑦行疝修补或其他阴囊手术者，应考虑同时行鞘膜手术，可防止术后继发积液。

三、两性畸形

性的分化和发育是一个连续而复杂的过程，从受精开始，贯穿妊娠的整个过程，其中任一步骤发生变异均可导致与性相关的泌尿生殖器官的结构异常和病变。因此，两性畸形在国外已改称性发育异常（disorders of sex development，DSD），其包括染色体、性腺和器官解剖上的先天性异常。

DSD诊断和治疗均非常复杂，需要遗传学、内分泌科、妇科、心理学和伦理学等多学科合作，国外还包括社会工作者。由于我国小儿泌尿外科还是一个比较弱小的学科，已经发表的有关DSD的文章很少有循证的基础，绝大多数都是回顾性临床描述性的研究或专家意见，病例数少，缺乏随机对照试验。

（一）诊断要点

1.临床要点　做出DSD诊断的前提是能把这些患者识别出来，进行相关检查，明确诊断。识别患者的第一关实际上是产房的新生儿科医师，在常规的新生儿体格检查中发现异常，而后请小儿泌尿外科的医师会诊。

体格检查发现以下3种情况时，通常提示有DSD的可能性。

（1）外生殖器外观呈现为明显的男性，但存在：①严重尿道下裂伴有阴囊分裂；②尿道下裂伴单侧或双侧隐睾；③孕周和体格发育均为足月的男孩，双侧睾丸均未触及。

（2）外生殖器外观呈现为明显的女性，但存在：①任何程度的阴蒂肥大，体表未触及性腺；②外阴部只有一个开口。

（3）外生殖器模棱两可，无法确定性别。

有上述情况的患者在可能的情况下请本院的儿科（内分泌）医师、小儿泌尿外科医师会诊，或转往儿童专科医院，做进一步的检查。

了解病史、家族史和体格检查。

（1）病史（家族、母亲和新生儿）：父母亲的血缘关系；家庭以前是否有确诊DSD或外生殖器异常的孩子，家庭以前是否有新生儿死亡，因何死亡，家族中有无原发闭经或不育的患者；母亲的性激素使用或暴露史；该新生儿是否有生长迟缓、呕吐和腹泻等情况。

（2）体格检查：生殖器和乳晕是否有色素沉着；是否有尿道下裂或尿生殖窦畸形，阴茎大小情况；是否可以触及性腺，两侧情况是否一致，血压如何。

2.辅助检查　血：17-羟孕酮、电解质、FSH、LH、睾酮、皮质醇和促肾上腺皮质激素（ACTH）；尿：肾上腺皮质类固醇；染色体；超声；泌尿生殖道造影检查；hCG

激发试验；雄激素结合情况检测；内镜检查。

先天性肾上腺皮质增生（CAH）是DSD中最常见的。患儿为染色体46XX的女性，多为21α-羟化酶缺陷（90%），或为11β-羟化酶缺陷，或为3β-羟基甾醇脱氢酶缺陷，导致皮质醇和醛固酮生成不足及雄激素性副产物累积，引起男性化。染色体核型、血浆17-羟孕酮、血电解质、超声检查米勒管衍生结构的情况可以用于诊断。如果经上述检查可以明确CAH的诊断，无须进一步检查。如果上述证据不足以诊断，那么就必须进行后续的检查。

在核型是46XY的DSD患者中，hCG激发试验对鉴别诊断非常有用，其可以评价睾丸中Leydig细胞的发育潜力，也可用于评价睾酮代谢的情况，用的时间再长一些则可以评价阴茎的发育潜能，而在一些隐睾患者中可以促进睾丸的下降。

3.性别确定　DSD患儿的家长往往非常关心孩子的性别如何决定，但这是非常复杂的事情，只有在明确诊断后才能进行性别确定。以往认为孩子出生时性别是中性的，后天的抚养可以决定性别发展，这种观点现在已经不是确定患儿性别的标准思路。但性别确定又是DSD治疗中一个非常关键的问题，确定性别后才能进行后续的治疗。因此在允许的情况下DSD患儿应该尽快确定性别。

一般来说，性别的确定应该基于以下几点。

（1）就诊时的年龄。

（2）生育的可能性。

（3）阴茎的大小。

（4）有功能的阴道存在与否。

（5）内分泌功能。

（6）器官潜在恶变可能性的大小。

（7）胎儿期的雄激素暴露程度。

（8）外生殖器总体外观情况。

（9）心理状态好、社会和性别认同稳定。

上述方面在性别确定时都需要认真考虑，患儿本身器官的形态和功能状况是基础，但社会环境和家庭对患儿性别的认可和期待也是非常重要的因素。

4.小儿泌尿外科医师的工作　DSD的诊断和治疗是一个团队的工作。在诊断和治疗方案的确定阶段，应该是小儿内分泌科和泌尿外科的医师共同起作用，而在外科治疗阶段，主要依靠小儿泌尿外科医师。

小儿泌尿外科医师在诊断阶段的工作主要是进行认真详细的体格检查，根据初步的检查结果和超声发现的情况再进行泌尿生殖道造影检查、膀胱镜检查，现在很多患儿需要进行诊断性腹腔镜检查。

（1）临床体格检查：体格检查非常重要。要对患儿外生殖器的情况进行准确的描述，下面是体格检查的一些关键点：①性腺可触及否？位置？一般来说，如果体表可以触及性腺，其基本是睾丸，临床上实际也可以排除46XX的DSD。②要测量阴茎长度和大小。测量时将一根棉签放在耻骨下端的阴茎根部，将阴茎拉直，这样测量的长度比较准确。③尿生殖窦开口要认真观察。要注意是否只有一个开口、是否能看见处女膜环、是否有阴唇或阴囊皱褶融合的情况及程度、皱褶的皮纹和颜色。

（2）辅助检查

1）超声：可以观察在体表可以触及的性腺和探查未触及的性腺，但其敏感性和特异性不高。超声还可以观察米勒管衍生结构的情况，如有无阴道、有无腹腔内的性腺、腹腔内是否有阴道样的或尿生殖窦样的结构。

2）泌尿生殖道造影：通过尿生殖道的开口进行造影检查，对明确诊断和泌尿生殖各器官的关系很有用，应该由小儿泌尿外科医师亲自去做。检查可以发现尿道与阴道的关系如何、尿生殖道的汇合点的高低、有没有阴道重复等情况。

3）麻醉：这不能算是一种检查，但在许多情况下，儿童的检查在麻醉下做比较好。麻醉下可以进行详细的体格检查；可以通过膀胱镜评估尿生殖窦情况、尿生殖道汇合点位置的高低及和膀胱颈的关系。膀胱镜还可以观察阴道的情况，可以观察在阴道顶部有无子宫颈。

4）腹腔镜：可以明确腹腔内有没有性腺，如有，可以同时进行性腺活检；也可以观察子宫和输卵管是否存在，结构是否正常。

（二）治疗要点

DSD在性别明确后的小儿泌尿外科的治疗工作主要是：女性成形手术、男性成形手术和性腺切除。但关于手术时间的争论还非常激烈。

认为应该早期手术的理由如下：早期手术可以让患儿体内的高水平的雌激素发挥有利的作用；避免泌尿生殖器官解剖结构异常导致的并发症；减少家庭的恐慌和压力；减轻由于性别不确定对患儿带来的精神压力和风险。

但是，早期手术出现的一些问题也使得人们认为应该推迟不必要的手术，直到患者长大后，可以理解其病情，并决定治疗方案。只有在尿生殖道汇合点的位置高、外生殖器严重男性化的女童及外生殖器男性化不足的男童中考虑进行早期手术。阴道成形术宜推迟到青春期实施。男性化程度轻的女孩可以不进行手术治疗。仅限于改变生殖器外观的手术不必早期实施。

（1）女性化的手术

1）阴蒂整形术：主要用于CAH存在阴蒂增大的患者。要在保留血管神经束前提下缩小阴蒂。阴蒂手术对性功能有不利影响，因此手术只能限制在阴蒂增大比较严重的患者中进行。尽管一些手术技术可以保护阴蒂的勃起功能，但其长期效果仍不确定。

2）阴道和尿道分离术：在尿生殖道汇合点高的情况下做。有很多尿生殖道成形的手术方法，但缺乏前瞻性评估。

3）阴道成形术：一般在青春期实施。手术方法包括阴道扩张、皮肤或肠替代等方式，都各有优点和不足，但均有瘢痕形成的可能，故而在性生活开始前需要进一步手术解决。

4）生殖器整形：手术的目的是使外生殖器最大限度地恢复正常结构和外观、功能，如用增大阴蒂的包皮进行小阴唇再造，使性生活在情感和功能上尽量正常。

（2）男性化的手术

1）性激素治疗：许多医师认为手术前应该用，而且早用性激素，可以增大阴茎，但证据还不充分。

2）尿道下裂手术。

3）切除米勒管衍生结构：DSD的患者如果确定为男性，米勒管的衍生结构就要切除。但尿生殖窦（也称前列腺囊）是否一定要切除还没有依据。

4）隐睾下降固定手术。

5）阴茎再造：在女性转男性时要做阴茎再造，DSD患者为严重小阴茎时也可以进行阴茎再造，主要还是采用前臂游离皮瓣进行阴茎再造。

6）外生殖器整形：包括阴茎阴囊转位矫正、阴囊成形术和睾丸假体植入等。

（3）性腺切除术：精原细胞恶性肿瘤仅发生在有Y染色质的DSD患者中，性腺发育不良的患者和有腹腔内性腺的部分雄激素不敏感患者罹患该病的可能性最大。高危患者的腹腔内性腺应该在诊断明确后就予以切除。

（何　龙）

第20章

脊柱畸形

第一节 脊柱侧凸畸形

脊柱侧凸畸形是指脊柱在冠状面上一个或多个节段偏离身体中线向侧方形成弯曲，多半还伴有脊柱的旋转和矢状面上后凸或前凸的增加或减少、肋骨和骨盆的旋转倾斜畸形及椎旁的韧带肌肉异常。它是一种症状或X线特征。脊柱侧凸研究学会规定脊柱侧凸的诊断标准是脊柱在冠状面测量Cobb角＞10°。

一、病因

脊柱侧凸是多种病因所致的临床症状，可概括为两大类，即功能性脊柱侧凸及结构性脊柱侧凸。功能性脊柱侧凸，即代偿性脊柱侧凸，没有脊柱内部结构破坏，该畸形除姿势不正外，还有某些器官畸形代偿形成，如下肢不等长、骨盆倾斜继发髋关节内收或外展、坐骨神经痛等；X线特征：脊柱结构无破坏，脊柱仅呈"C"形弯曲。结构性脊柱侧凸是由于脊柱的骨骼、肌肉及神经病理改变所致，X线检查可见累及的椎体固定于旋转位或两侧凸的X线片表现不对称。其中特发性脊柱侧凸畸形是最常见的，其原因不明，占全部脊柱侧凸的80%左右，它好发于青少年，尤其是女性，常在青春发育前期发病，在整个青春发育期快速发展，成年期则缓慢进展，有时则停止进展。多数脊柱侧凸的病因不明，已有的研究基本上分为基因遗传因素、神经系统功能异常、生物化学因素和生物力学因素。同时国内外先后发现了褪黑素、钙调蛋白及雌激素受体基因多态性等与青少年特发性脊柱侧凸发生发展之间的相关性。目前国内外发病率为2%～4%，女性尤其多见，女：男约为4:1。

二、诊断要点

脊柱侧凸包括功能性脊柱侧凸和结构性脊柱侧凸。不伴脊柱旋转及脊柱楔形变等椎体自身形状改变，单纯的脊柱侧凸统称为功能性脊柱侧凸症，这类型脊柱侧凸如果解除病因，侧凸可以缩小或消失。卧位时由于消除了重力因素，身体向侧凸的凸侧弯曲时，侧凸可以被矫正。

1.功能性脊柱侧凸　包括姿势不正、癔症性、神经根刺激等，如髓核突出或肿瘤刺激神经根引起的侧凸，还有双下肢不等长、髋关节挛缩及某些炎症引起的侧凸。此种情况针对病因治疗后，脊柱侧凸即能消除。

2.结构性脊柱侧凸

（1）特发性脊柱侧凸：是原因不明的脊柱侧凸，最常见，占总数75%～80%，根据发病年龄又分为婴儿型（0～3岁）、少儿型（3～10岁）及青少年型（10岁后）。这3个年龄段虽然在理论上与脊柱增长相一致，但是脊柱侧凸在婴儿和青少年两个阶段生长速度快，而在少年阶段生长速度较平稳。

（2）先天性脊柱侧凸：根据脊柱发育障碍情况分为3种类型。第一种为形成障碍，有半椎体和楔形椎；第二种为分节不良，有单侧未分节形成骨桥和双侧未分节两种；第三种为混合型。研究表明，绝大多数先天性脊柱侧凸为进展性的，只有10%～25%不进展。因此治疗上应以预防畸形进展为原则，应早期行融合治疗。

（3）神经肌肉性脊柱侧凸：神经肌肉性疾病是一组病症，特点是大脑、脊髓、周围神经、神经肌肉接头处或肌肉丧失了正常功能。其病因常需仔细的临床体检才能被发现，有时需用神经-肌电生理甚至神经-肌肉活检才能明确诊断。这些神经肌肉性疾病常引起脊柱侧凸，具体发病机制目前尚未完全明确。椎旁肌为脊柱提供重要的动力性稳定作用，而脊椎、椎间盘及韧带对抗弯曲的能力比较弱，神经肌肉性疾病均可引起肌肉功能受损，导致肌力降低，或丧失感觉功能，导致躯干平衡的调节功能紊乱，这可影响脊柱的动力性稳定。

（4）神经纤维瘤病合并脊柱侧凸：有高度遗传性，约占总数的2%，特点是皮肤有6个以上咖啡斑，有的有局限性象皮病性神经瘤。该型呈持续性进展，甚至术后仍可进展；假关节发生率高，通常需要多次植骨融合，治疗困难。

（5）间充质病变合并脊柱侧凸马方综合征及埃勒斯-当洛综合征，均属于间充质病变。马方综合征的患者中，有40%～75%的患者合并脊柱侧凸。特点是侧凸严重，常有疼痛，有肺功能障碍，临床表现为瘦长体型、细长指（趾）、漏斗胸、鸡胸、二尖瓣关闭不全等，但埃勒斯-当洛综合征特征为颈短。

（6）骨软骨营养不良合并脊柱侧凸，包括弯曲变形的侏儒症、黏多糖贮积症、脊柱骨髓发育不良等。

（7）代谢性障碍合并脊柱侧凸：如佝偻病、成骨不全、高胱氨酸尿症等。

（8）脊柱外组织挛缩导致脊柱侧凸：如脓胸或烧伤后等。

（9）其他：①创伤，如骨折、椎板切除术后，胸廓成形术，放射治疗后引起的脊柱侧凸；②脊柱滑脱、先天性腰骶关节畸形等；③风湿病、骨感染、肿瘤等。

（于海龙）

第二节　青少年特发性脊柱侧凸

青少年特发性脊柱侧凸（adolescent idiopathic scoliosis，AIS）是指发生于青春发育期前后的结构性脊柱侧凸，通常因站立位时姿势不对称而被发现，但确切证实需摄站立位全脊柱X线片。目前常以Cobb角＞10°作为诊断脊柱侧凸的最低标准，国内报道

7～15岁青少年的患病率仅为0.61%，而国外报道10～16岁的青少年有10°以上的脊柱侧凸可达2%～3%，但随Cobb角的增加，患病率逐渐降低。

一、病因

特发性脊柱侧凸是一种发病机制未明的脊柱畸形，其发病机制目前认为与下列因素有关。

1.遗传因素　青少年特发性脊柱侧凸的流行病学研究表明，其发生存在着明显遗传因素的影响。临床甚至还能遇到双胞胎女性同患特发性脊柱侧凸或祖宗三代同患特发性脊柱侧凸的病例。目前虽有不少资料证明遗传因素在特发性脊柱侧凸发生发展中的作用，但对其具体的遗传模式尚不明了。

2.激素影响　特发性脊柱侧凸女孩的身高比同龄对照组高，使人们想到生长激素可能为病因之一，有人发现生长激素和促生长因子的释放在特发性脊柱侧凸患者中有明显的增高。

3.生长发育不对称因素　①脊柱前后柱生长不对称；②肋骨生长不对称和肋骨血供不对称；③侧凸主弧的凹侧椎板、关节突和椎体发育异常。

4.结缔组织发育异常　在特发性脊柱侧凸的患者中可以发现结缔组织有胶原和蛋白多糖的质与量的异常。这究竟是侧凸的原发因素，还是继发因素尚未定论，而结缔组织发育异常可致脊柱侧凸又有临床观察的支持，如马方综合征可发生脊柱侧凸。

5.神经-平衡系统功能障碍　人体平衡系统的功能是控制作用于人体上的各种重力和维持在各种不同状态下的平衡，这个平衡系统反射弧中的某个反射环节出现功能障碍，脊柱就有可能发生侧凸以调整或建立新的平衡。

6.神经内分泌系统异常　神经内分泌学说提出血清褪黑素水平降低可能是发生脊柱侧凸的重要启动因素，并与脊柱侧凸的进展相关。在人类也发现特发性脊柱侧凸的患者存在促黑色素细胞昼夜分泌异常，这表明神经内分泌系统异常也可能与特发性脊柱侧凸的发生有关。

7.其他　一些临床观察发现，特发性脊柱侧凸人群的母亲年龄大于对照组，即高龄母亲的后代易患特发性脊柱侧凸，且进展也快。另外铜代谢异常在特发性脊柱侧凸的发生中也可能起着某种作用。

二、分型

2001年，Lenke等提出了新的分型。Lenke分型包括3个组成部分：侧凸类型（Ⅰ～Ⅳ）、腰弯修正型（A、B、C）与矢状面胸弯修正型（-、N、+）。Lenke等依照国际脊柱侧凸研究会的定义，在冠状面上以顶椎位置命名侧凸类型，同时做出以下定义：结构性近胸弯为侧方弯曲像上Cobb角≥25°（T_1倾斜入上弯或无）或胸椎后凸（$T_2～T_5$）≥20°；结构性主胸弯为侧方弯曲像上Cobb角≥25°或胸腰弯后凸（$T_{10}～L_2$）≥20°；结构性主胸腰弯/腰弯为侧方弯曲像上Cobb角≥25°或胸腰椎后凸（$T_1～T_2$）≥20°。Lenke将特发性脊柱侧凸分为六型。

1.Ⅰ型　主胸弯，即胸弯为主弯，近段胸弯和胸腰弯/腰弯为次要弯曲，且为非结构性弯曲。

2. Ⅱ型　双胸弯，即胸弯为主弯，近段胸弯为次要弯曲和结构性弯曲，胸腰弯/腰弯为次要弯曲，且为非结构性弯曲。

3. Ⅲ型　双主弯，即胸弯和胸腰弯/腰弯为结构性弯曲，近段胸弯为非结构性弯曲。其中胸弯Cobb角大于胸腰弯/腰弯，相差不超过5°。

4. Ⅳ型　即三主弯，近段胸弯、胸弯和胸腰弯/腰弯均为结构性弯曲，其中远侧两个弯曲均有可能为主弯。

5. Ⅴ型　即胸腰弯/腰弯为主弯和结构性弯曲，近段胸弯和胸弯为结构性弯曲。

6. Ⅵ型　即胸弯和胸腰弯/腰弯均为结构性弯曲，近段胸弯为非结构性弯曲，其中胸腰弯/腰弯为主弯，主弯Cobb角大于胸弯至少5°。

若胸弯和腰弯的Cobb角相差<5°，则根据胸弯和胸腰弯/腰弯是否为结构性弯曲将其归入Ⅲ型、Ⅳ型、Ⅴ型。

Lenke根据腰椎侧凸顶椎与骶骨中央线（CSVL）的关系，将腰椎侧凸分为3种修正型：A型，CSVL在腰椎顶椎至稳定椎的椎弓根之间；B型，CSVL位于腰椎凹侧椎弓根内侧缘与顶椎椎体外侧缘之间；C型，CSVL完全在胸腰椎和腰椎椎体凹侧的内侧；根据侧位像$T_5 \sim T_{12}$在矢状面上的后凸角度，将胸弯分为3种修正型：-型，后凸角度<+10°；N型，后凸角度为+10°～+40°；+型，后凸角度>+40°。

Lenke分型考虑了矢状面上的畸形，并且提出了结构性弯曲的概念，如果近段胸弯和胸腰弯/腰弯有较大的后凸，在侧方弯曲像上显示柔韧性较差，则可认为是结构性弯曲。原则上，融合范围必须包括主弯和结构性弯曲。腰弯修正型对于决定融合范围也很重要，对于A型和B型来说，除非胸腰段后凸≥20°，融合范围不需要包括腰椎，C型则需要融合到腰椎。

三、诊断要点

（1）一般普查程序先照相，后体检，再对阳性者摄片。

①第一个阶段：即Moire照相阶段，所有被检者均脱去上衣，松解腰带，上半身裸露至臀沟。图像识别：正常图像为双侧臀部对称，双肩对称等高，双腰凹对称。从C_7棘突至臀沟上缘画一直线作为基准线，左右波纹对称，如有一个以上波纹间距差，即为阳性，表示双侧有5mm以上高度差，畸形越严重则高度差越大。

②第二个阶段：为体检阶段，被检查者自然站立，裸露背部，观察其双肩是否对称，双肩胛骨下角是否在同一平面，两侧腰凹是否对称，双侧髂骨嵴是否对称，棘突连线是否偏离中轴等。以上5项中任何一项以上不正常者列为躯干不对称。然后再进行前屈试验。

③第三个阶段：对以上两个阶段检查均为阳性者摄脊柱全长站立位正侧位X线片，然后测量Cobb角，Cobb角>10°者确诊为脊柱侧凸畸形。

（2）改进普查程序，当然，上述普查方法有个问题：第一个阶段所有的人都需要Moire照相，势必大大增加普查成本，如样本量较大，则普查很可能难以进行下去。因此，有学者对脊柱普查进行了顺序的改进，顺序如下：先体检，后照相，再对阳性者摄片。

①第一个阶段：医师目测体检，弯腰前弯试验（Adam试验），与上述的第二阶段相似。

②第二个阶段：对躯干不对称或前屈试验阳性者，用云纹摄像机装置行云纹照相双侧对比，若有一个或一个以上的云纹间距差为阳性，即表示脊柱双侧有5mm以上的高度差（阳性），进入第三阶段。其与上述第一阶段相似。

③第三个阶段：同上述第三阶段

这种方法与上述方法相比，虽然，只是第一阶段与第二阶段调整了顺序，但其实意义完全不同。目测体验成本显然比Moire照相要低，体检速度也快速。应该说，其比上述方法有所进步。

四、治疗要点

脊柱侧凸的早期治疗非常重要，如果治疗不及时，通常会造成灾难性的后果。治疗总的原则是根据侧凸度数的大小和侧凸的进展潜能和速度来选择具体的治疗措施。

1.非手术治疗 即支具治疗。支具治疗起源于20世纪30～40年代，至今仍然是特发性脊柱侧凸的标准非手术治疗方法。国际脊柱侧凸研究会进行了多中心的随机观察，有力证明了支具治疗对Cobb角在25°～35°持续进展的胸椎或胸腰段脊柱侧凸是有效的。目前较为公认有效的非手术治疗方法是外支具。其他方法可以作为辅助治疗，单独使用时的有效性并不确切。

（1）支具治疗的适应证：对青少年脊柱侧凸治疗最重要的是按Risser征评价患者发育时期。对于生长潜能不足，如Risser征＞Ⅳ度或来月经已超过1年的患者，支具治疗通常已无明显效果，所以主要用于发育未成熟的患者；如初诊时Cobb角已达30°，应立即开始支具治疗；对Cobb角20°以下发育成熟的患者，可不予以治疗；对发育未成熟患者，每半年拍片随诊观察直至发育成熟；如侧凸超过25°，生长发育尚未成熟，应尽早给予支具治疗，并配合体操治疗，直到整个脊柱生长停止和Risser征4级（Ⅳ度）以上，才去掉支具。

（2）支具治疗的方法：开始佩戴时，每天需23h，剩余1h用体操治疗、呼吸练习等。如果不能获得患者和家属的配合，每天应佩戴至少16h，如果佩戴支具后Cobb角能减少50%，则有望获得较好的治疗效果。治疗一年后，如侧凸能减少50%，可开始逐渐减少佩戴时间，并随着Risser征的增加，可仅在夜间佩戴。如侧凸又开始增加5°以上，则需增加佩戴时间。大部分患者佩戴支具需直至Risser征4级以上、椎体环状骨骺闭合和来月经后2年。必须强调的是，支具的治疗方案因人而异，常常需根据侧凸进展的情况和发育状态而随时调整。

（3）支具治疗的注意事项

①不宜佩戴支具者：如前所述＜10°侧凸仅2.1%会发展，首诊20°～30°侧凸也仅有20%会继续发展，所以这类患者应先观察至少半年，再摄片检查，如有进展再开始支具治疗。

②支具治疗无效者不宜长期佩戴：一种是已经发育成熟的男孩（17岁以上）和已经来月经2年以上的15岁以上女孩，Risser征Ⅳ～Ⅴ度脊柱发育成熟，支具已失去效用。另一种是在支具治疗过程中侧凸继续迅速发展每年超过5°以上，证明支具无效，应手术治疗。

③定期评价疗效：支具治疗期间应至少半年有骨科医师检查摄片进行比较和决定是

否继续支具治疗还是改换手术治疗，另外摄片复查当天早晨应开始不佩戴支具，下午再摄片才能反映脊柱侧凸的真实度数。

2.体操治疗 是最方便、经济、安全且无痛苦的治疗。矫正体操还对增进健康、增强体质、促进正侧发育、建立正侧姿势、改善心肺功能有一定意义。另有学者根据脊柱生物力学的原理和侧凸类型制订了各种类型的体操，发现其总体有效率达95%。对不同发展阶段和不同类型的脊柱侧凸，矫正体操作用特点不同：①在早期特别是少儿或青春前期轻度特发性脊柱侧凸，脊柱活动度、柔韧性好，脊柱尚无明显的结构性畸形时，矫正体操最能起到矫正作用。此时可作为主要的矫正手段应用。②随着脊柱侧凸度数增加，单独的矫正体操矫正效果减弱，需与支具矫形或其他矫形措施结合应用。③在结构性脊柱侧凸及先天性脊柱侧凸，矫正体操虽不能起即时矫正作用，但坚持长期练习可改善脊柱的柔韧性、可屈性，增强支撑脊柱肌肉的肌力，特别是凸侧负荷过重的肌肉，防止其劳损，延缓畸形的发展。④行支具矫形时，矫正体操仍为一种必要的辅助疗法，可防止因制动引起的肌肉萎缩及其他失用性改变，预防脊柱僵硬，改善呼吸功能。

3.电刺激疗法 由于支具治疗限制患者的日常活动和运动，患者外形臃肿，天热时难以坚持佩戴，以致患者及其家长不得不中断治疗而导致支具治疗失败。人们因而开始寻求疗效相似且易被患者接受的治疗方法，电刺激疗法应运而生。但在应用电刺激疗法治疗脊柱侧凸的临床实践中，各个儿童的治疗反应不一样，有时治疗效果明显，有时治疗效果倒退，究其原因，除了年龄、病因及开始治疗时的脊柱侧凸畸形度等因素外，还有一些因素明显影响治疗效果：①刺激位置不正确，应由有经验的医师根据患者站立位脊柱X线片上的顶角椎体，在患者侧凸凸侧体表定位找出正确刺激点；②刺激强度不够，电流强度＞50mA才有效，最理想强度应是60～70mA；③是否坚持治疗，每天至少行8h以上的电刺激。

4.推拿手法治疗 运用推拿手法松弛椎旁肌肉，对脊柱进行调治，以此治疗脊柱侧凸。该法在治疗时不影响青少年的生长发育，并可根据患者的情况灵活改变整脊力度，因人而异施治。但推拿手法必须坚持治疗，越早发现、越早治疗，效果越好，患者年龄愈小愈好。

5.手术治疗 随着人们对脊柱侧凸三维矫形理论的不断认识，手术治疗效果大为提高。手术治疗适应证包括：①支具治疗不能控制畸形发展，脊柱侧凸的度数继续增加；②肺功能障碍以及青少年型脊柱侧凸中的躯干不对称，畸形严重需矫形者；③非手术治疗不能控制的较年长患者的疼痛或伴有神经症状者；④Cobb角45°以上的青少年型脊柱侧凸；⑤Cobb角40°，但伴有严重胸前凸、明显肋骨隆起者。脊柱侧凸手术治疗需要对冠状面、矢状面及轴面畸形进行综合矫正，并在内固定基础上植骨融合，防止畸形发展，达到改善外观和防止背部痛及功能异常的目的。

总之，特发性脊柱侧凸应根据患者年龄，侧凸类型等选择适当的治疗方法。同时，国际脊柱侧凸研究会指出，长期随访后手术组平均身高明显高于非手术组，其生活质量、身心健康都明显优于非手术组，许多患者手术后，在心理、生理上都明显改善。

五、典型病例

病例1 男性，17岁，Risser征4级，胸椎左侧凸，Cobb角46°，手术前、后对比如图20-1。

病例2 女性，15岁，Risser征4级，上胸椎右侧凸，Cobb角53°，手术前、后对比如图20-2。

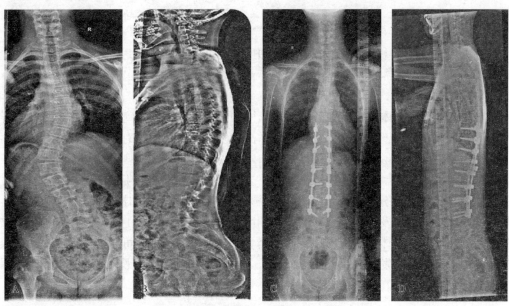

图20-1 病例1手术前后对比

A.术前正位X线片；B.术前侧位X线片；C.术后正位X线片；D.术后侧位X线片

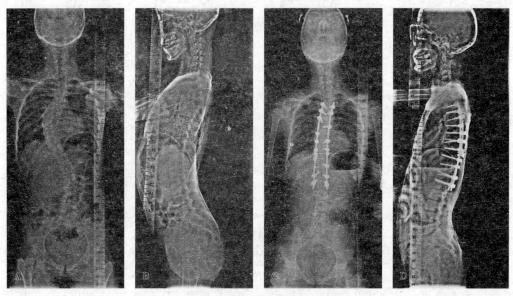

图20-2 病例2手术前后对比

A.术前正位X线片；B.术前侧位X线片；C.术后正位X线片；D.术后侧位X线片

（于海龙）

第三节　先天性脊柱侧凸

先天性脊柱侧凸是指通过影像学检查或手术证实的特定的先天性椎体异常而引起的脊柱侧凸。

一、病因

先天性脊柱侧凸主要为脊椎分节不全和形成不良导致，其中尤以半椎体最为常见。

二、分型

1.形成障碍　椎体形成不良，包括楔形椎和半椎体。一个不完全的椎体形成畸形导致楔形椎，其椎体高度不对称，一侧的椎体高度发育不全，但是有两个形成完好的椎弓根；一个完全的椎体形成畸形导致半椎体，缺少一侧椎弓根和一侧椎体。半椎体可以根据其与上下方椎体的融合情况进一步分类，未分节及部分分节的半椎体是与其上或下方的椎体融合的；完全分节的半椎体与上下方椎体则是通过完整的椎间盘分开的（图20-3）。半椎体畸形可以发生在脊柱同侧邻近的区域，引起脊柱明显的不对称生长，或者被对侧相同区域的半椎体代偿而出现脊柱平衡。这种代偿的半椎体可以被一个或几个健康椎体分开，半椎体可发生在脊柱的任何部位。由半椎体引起的畸形个体差异很大，进展快慢也很悬殊。

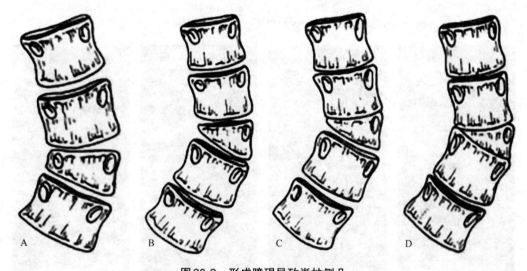

图20-3　形成障碍导致脊柱侧凸
A.楔形椎；B.半椎体；C.部分半椎体；D.没有完全分离的半椎体

2.分节不良　单侧分节不良，或称单侧不分节骨桥，比较常见（图20-4），所产生的侧凸易于加重。因为在弯曲的凹侧受累椎体无生长能力，而凸侧有持续的生长能力。双侧分节不良，理论上是产生短矮畸形而无侧凸，但实际常由于多个平面的双侧分节不良，导致冠状面生长不平衡而发生侧凸。

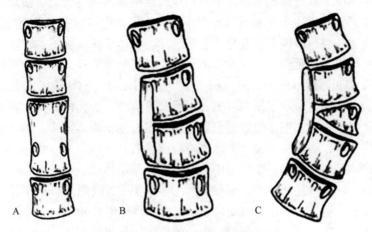

图20-4 分节不良导致脊柱侧凸

A.阻滞椎；B.一侧连接；C.合并有半椎体的混合型

3.混合型畸形 该类畸形是由于分节不良和形成障碍共同导致。

三、诊断要点

1.临床表现 主要为脊柱畸形，但因半椎体出现的部位不同引起的畸形也不相同。

（1）脊柱侧凸：单发或多发半椎体畸形所致。如为单侧半椎体，特别是相邻同侧两个半椎体存在时，则脊柱向半椎体侧凸起；如两个不同侧的半椎体，其间有数个正常椎体相隔时，则脊柱呈"S"形侧凸；如相邻两个半椎体不在同侧，则无脊柱侧凸。

（2）脊柱后凸：见于后侧半椎体畸形者。

（3）脊柱侧凸及旋转畸形：严重侧凸者，如果躯体上部重力不平衡，则于发育过程中可逐渐形成伴有明显旋转的侧凸畸形，并伴有胸廓变形等体征，半椎体畸形伴有后侧半椎体畸形时也易发生。

（4）身高生长受限患者躯干比同龄人短小，有时患处活动略受限。

先天性脊柱畸形患者常伴有其他器官、系统的先天性畸形，因此对先天性脊柱畸形的评估不应仅仅局限于脊柱，应包括以下系统：泌尿生殖系统（尿道畸形）、心血管系统、神经系统（脊柱纵裂）。

2.辅助检查

（1）X线检查：表现为病变椎体较小，椎体楔变，类似三角形样或呈短楔状的半椎体，椎体前后径线变短，椎体部分缺如呈线状致密阴影改变，邻近椎体代偿性肥大，病变椎体相邻椎间隙不变窄。

（2）CT：病变椎体前缘缺如呈线状致密阴影，后半椎体边缘清晰硬化，半椎体内骨松质呈正常的沙粒样改变，无骨碎片及骨折线，病变椎体相邻结构正常，因外力作用椎弓根骨折多为单侧。

（3）MR：可以更清楚地显示脊髓的形态和位置，可发现脊髓有无纵裂、有无脊髓空洞以及小脑扁桃体疝等畸形。

3.鉴别诊断

（1）与椎体压缩性骨折相鉴别：主要与单纯性椎体压缩性骨折、稳定性爆裂性骨折相鉴别。正常完整的椎体由于垂直暴力和支撑力作用，椎体前中部受到挤压，X线图像可见椎体缘皮质断裂，椎体上方有分离的骨碎片，椎体后缘高度不变，前中部变窄呈楔样改变，前后径正常或延长；单纯性椎体压缩性骨折骨质嵌插，椎体内可见横行不规则线状致密影，病变邻近椎间隙可以保持正常。CT图像可见椎体边缘皮质及椎体内骨松质断裂、碎裂，椎体边缘及椎体内可见骨折线和骨折块；椎体内骨松质嵌插、重叠，失去正常的沙砾样结构，呈重叠的致密阴影，病变多发生于椎体上缘。不稳定性爆裂性骨折属于严重性骨折，不难与先天性半椎体畸形相鉴别。

（2）与椎体结核相鉴别：主要与中心型、边缘型椎体结核相鉴别。椎体结核主要为软骨破坏、骨破坏、骨松质变，骨质硬化、增生少见。X线图像可见相邻椎体软骨板破坏、椎间隙变窄或消失，椎体塌陷变扁或呈楔形，椎体旁脓肿和腰大肌脓肿；CT图像可见边缘形椎体骨破坏，可见片状死骨，中心形椎体结核可见多发的沙砾状钙化和结核性小斑片状死骨，不难与先天性半椎体畸形相鉴别。

四、治疗要点

1.手术治疗　先天性脊柱畸形手术治疗原则是早期阻止畸形进展，避免其进一步加重。手术治疗可分为两类：第一，阻止侧凸畸形进展；第二，矫正现有畸形。

（1）阻止脊柱侧凸畸形进展：原位融合的方法可以用来治疗现有侧凸进行性加重或已加重的患儿病例。一般指的不用器械的后路融合术，曾被认为是治疗先天性脊柱侧凸的经典方法，此法适合于治疗弯曲度数较小的患儿，先天性半椎体畸形的融合侧很难再生长。如果患儿侧凸角度较小或失平衡现象不重时，采用手术治疗的方法使侧凸不再生长是最简单、安全的方法之一。手术融合越早越好。早期手术即在脊柱出现严重的侧凸前，可在保证相同效果的矫正效果的前提下最大限度的缩小融合范围，手术中应融合整个侧凸节段的两侧椎板，应有较大且较厚的植骨块，这可能需要异体骨与自体髂骨，以避免假关节形成及侧凸加重。但对严重侧凸的患者，此法不宜使用，因其不能控制畸形且有形成较大假关节的可能性。

（2）矫正现有畸形：畸形矫正可以分为逐步矫正和快速矫正两种。①逐步矫正的手术方法主要为生长棒技术及骨骺阻滞术。生长棒技术主要的适用于处于生长发育期的脊柱侧凸患儿。通过多次生长棒撑开，可以在对患儿的脊柱生长发育影响最小的前提下，保留对脊柱最大的矫正效果。骨骺阻滞术即阻滞凸侧骨骺（后侧小关节和前方椎体），而让凹侧保持一定的生长潜力，但如凹侧有未分化的骨桥，则不会自发的矫正。如果侧凸不是很严重，这种方法提供了畸形的最大矫正和改善，但长节段的严重侧凸最好用长节段融合及器械矫正。②快速矫正手术方法可通过半椎体切除达到，但选择手术入路、决定融合范围和固定的方式非常关键。若畸形固定，需要行截骨术以维持平衡和改善外观。半椎体切除可以直接去除致畸因素，尤其是冠状面失衡者可即刻获得良好的矫形。对于单纯半椎体畸形，在并没有形成脊柱其他部分代偿弯时，半椎体是明显的，应早期行单纯的半椎体切除。特别是在腰段的半椎体应早期切除，避免胸段和腰骶部出现代偿性其他弯曲，并在随着患者的生长发育中变成结构性弯曲畸形。依据半椎体所在的位置来确定切除时采取的入路，半椎体在前半部分，采用前入路，同时切除上下椎间盘，行前路的内固定。在侧后方则可采取一期侧后方入路，在胸段可以经肋横关节入路，此外经椎弓根入路切除半椎体并切除椎间盘。然后行后路的椎弓根的短节段的局限固定，对于已经存在的半椎体畸形同时合并脊柱代偿弯畸形，在切除半椎体的同时行代偿弯的矫正，如患者尚未发育成熟，可采用局部的半椎体切除后路非融合矫形代偿弯，保留其他部位的生长发育。在半椎体切除部位骨性融合后可以采用继续延长固定的代偿弯，或者直接拆除固定代偿弯的固定。

2.其他治疗

（1）轻度畸形者可辅以支架，并加强背部肌肉锻炼。

（2）注意预防及治疗各种并发症，尤其是脊柱畸形严重者多伴有心肺功能不全，应综合治疗。

（于海龙）

第四节　神经纤维瘤病合并脊柱侧凸

神经纤维瘤病（neurofbromatosis）是一种涉及人体多个系统的常染色体显性遗传病。从胚胎发育上看该病为同时累及神经外胚层、中胚层及内胚层，临床上可引起多系统受累，可同时出现皮肤、神经系统、消化系统、骨骼系统及软组织异常。神经纤维瘤病一般分为两型，周围型（neurofbromatosis-1，NF-1）和中枢型（neurofbromatosis-2，NF-2）。周围型神经纤维瘤病伴发的骨骼系统异常主要包括脊柱侧凸畸形、长骨的假关节和弓形改变、四肢局部的过度增生肥大（象皮样改变）。其中文献报道神经纤维瘤病伴发脊柱侧凸畸形的发病率为10%～80%，由于该侧凸畸形有其特异的病理特征和病程发展规律，治疗策略与其他类型的脊柱侧凸也有显著不同。

一、诊断要点

1.临床表现　该病主要表现为皮肤及中枢神经系统症状，皮肤改变有咖啡牛奶斑（褐色色素沉着）、皮下结节（疣状突起）和丛状神经纤维瘤、腹股沟和腋窝的雀斑、象皮病样神经纤维瘤。中枢神经系统症状有学习障碍、脑部和（或）脊髓的施万细胞瘤和神经纤维瘤、胶质瘤、脊膜瘤。眼部表现为Lisch结节（即虹膜错构瘤，90%的患者有该征象）和视神经胶质瘤。骨骼系统则表现为脊柱侧凸，有时咖啡牛奶斑是仅有的临床表现。骨骼过度生长、假关节、骨骼囊性变。骨干的纤维炎导致骨皮质和骨膜的增厚。其它如口、舌、胃肠道、喉、气管、生殖系统等均可累及。

2.周围型神经纤维瘤病诊断标准　具备以下两项或两项以上标准就可诊断周围型神经纤维瘤病。

（1）6个或6个以上直径＞5mm的皮肤咖啡牛奶色斑（图20-5）。

（2）2个或2个以上任何类型的神经纤维瘤或1个丛状神经纤维瘤。

（3）腋窝或腹股沟区雀斑。

（4）视神经胶质瘤或其他脑实质胶质瘤。

（5）2个或2个以上Lisch结节。

（6）特征性的骨性病变，脊柱侧凸伴或不伴后凸、椎体扇贝样改变，蝶骨发育不良，假关节或长骨骨皮质变薄（图20-6）。

（7）直系一级亲属中有周围型神经纤维瘤病家族史。

3.神经纤维瘤病合并脊柱侧凸的侧凸类型　神经纤维瘤病伴发的结构性脊柱侧弯畸

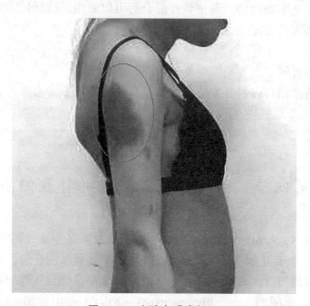

图20-5　皮肤咖啡牛奶斑

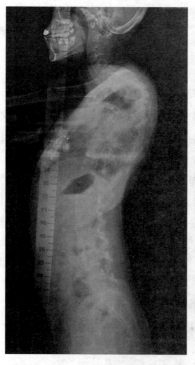
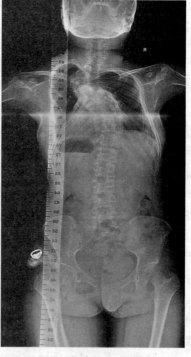

图20-6　周围型神经纤维瘤病特征性骨性病变

形分为两种类型：即营养不良性脊柱侧凸和非营养不良性脊柱侧凸。在评估神经纤维瘤病合并脊柱侧凸时，判断它是营养不良性还是非营养不良性很重要，需要临床医师仔细的寻找营养不良改变的迹象，因为预后的判断和治疗方式与这些改变密切相关。除冠状面Cobb角的测量外，矢状面形态的判断也很重要，因为这类患者常常合并后凸或前凸畸形。

（1）非营养不良性脊柱侧凸与特发性脊柱侧凸在影像学上比较类似，神经纤维瘤本身对脊柱畸形没有多大影响。

（2）营养不良性脊柱侧凸主要特征是侧凸节段短（通常累及4～6个椎体）、侧凸成角明显、椎体的楔形变、脊柱的严重旋转、脊膜扩大膨出、椎体的扇贝样改变、椎管扩大，肋骨在前后方向上旋转90°导致肋骨看起来很细，呈铅笔样改变。严重的矢状面畸形在营养不良性脊柱侧凸中比较常见。神经纤维瘤病的脊柱侧后凸畸形特征是矢状面的急剧成角和顶椎的严重畸形。

4.辅助检查

（1）神经纤维瘤病伴脊柱侧凸畸形的影像学表现：营养不良性脊柱侧凸畸形最常见的影像学改变为：短节段成角侧凸畸形（90%）、椎体严重楔形变（85%）、椎管扩大（83%）。另外，由于神经纤维瘤病患者脊膜的膨出以及椎管内径的扩大，很多患者有脊柱严重的成角畸形和旋转半脱位，但是没有神经损害体征。同时许多神经纤维瘤病合并脊柱侧凸畸形的患者有颈椎异常，包括颈椎骨性结构异常、颈椎序列排列异常、颈椎矢状面形态异常、颈椎内神经纤维瘤改变。颈椎的异常在短节段后凸和胸腰段侧凸＞65°比较多见。神经纤维瘤病患者通常伴有很多椎管内外病变，常见的包括脊膜的扩大、假性脊膜的膨出、神经纤维瘤通过神经根管侵犯脊髓、严重后凸畸形压迫脊髓、肋骨的内脱位通过神经根管进入椎管，这些都是脊髓损害的主要原因，也是矫形手术导致神经脊髓损伤的高危因素。

（2）进展性脊柱侧凸的影像学特征：神经纤维瘤瘤病合并脊柱畸形较为重要的一个临床特点为畸形呈进行性加重。任何一个患者的脊柱畸形我们都应当认为它是处在发展的阶段而不是静止不变的，同时也不能将周围型神经纤维瘤病所伴发的脊柱畸形简单的分为营养不良性和非营养不良性两种类型。非营养不良性脊柱畸形并不是它疾病的终止，很有可能是疾病的某一发展阶段，是向营养不良性畸形发展的一个过程。Durrani等有一个重要的发现，就是这些营养不良性改变在整个疾病的发展过程中会不断进展，同时这也预示着脊柱畸形也可能会有所进展，他们用"Modulation"这个词来描述这一现象。虽然目前还没有确切的证据来证明这种"Modulation"是否和神经纤维瘤病的某一发展阶段有必然的联系，但这是临床研究工作中应当密切注意的一个问题。临床观察中发现患者发病年龄越早，向营养不良性改变的可能性就越大，同时脊柱侧凸进展的可能性也越大。朱峰等第一次将脊柱特征性的影像学改变与脊柱侧凸的进展相结合，影像学改变有3种或3种以上同时出现，尤其是伴有肋骨的铅笔样改变，畸形进展的危险性会增大，这类患者有82%出现了脊柱畸形的明显进展。统计学显示组间差异明显。Calvert提出椎体如果前方有"扇贝"样改变，侧凸和后凸加重的可能性会大大提高，而在生理前凸情况良好的患者畸形进展的可能性较小，Funasaki同时提出侧凸加重的危险因素包括发病年龄较早、Cobb角大、异常后凸畸形、椎体"扇贝"样改变、顶椎的严重旋转

（＞11°）、侧凸的顶椎位于下胸椎、凹侧或双侧肋骨的铅笔样改变超过1个。Chaglassian发现如果患者同时伴有外周骨骼系统的异常如胫骨假关节，侧凸畸形就会比较缓和而且进展较慢。Wilde还发现这类患者畸形仍有可能进展。

二、治疗要点

神经纤维瘤病脊柱侧凸在手术之前应当排除可能存在的脊膜扩大、假性脊膜膨出和椎弓根变细、皮质变薄。因为这三种病理改变可导致术中置入椎弓根螺钉或椎板钩时发生硬脊膜破裂甚至脊髓损伤，但是MRI更能够反映脊髓移位和蛛网膜下腔异常等病变。

1.非营养不良性脊柱侧凸的治疗 非营养不良性脊柱侧凸的转归和预后与特发性脊柱侧凸相似，畸形的基本治疗策略与特发性脊柱侧凸类似。侧凸角度＜20°则可进行密切观察，如出现进展则应进行支具治疗；如果侧凸角度＞45°则应当采取适当的内固定矫形手术。Shufflebarger报道10例神经纤维瘤病合并非营养不良性脊柱侧凸通过后路内固定矫形，虽然随访时间不长，但是其结果与特发性脊柱侧凸的内固定治疗效果类似。临床上值得特别注意的是这类患者融合术后发生假关节和失代偿的风险较高，在随访过程中可能有一部分患者随着生长和发育成熟，原先的非营养不良性改变会逐渐进展，并出现营养不良性的改变，可能的原因是这些患者发病时年龄小而尚未表现出脊柱的营养不良性改变。Crawford曾经报道非营养不良性脊柱侧凸在随访过程中出现营养不良性改变，这类患者同样也会出现椎管内的神经纤维瘤，如果肿瘤过度生长则会发生椎管内脊髓受压和椎管发育不良，所以这类患者的术前检查同样应包括CT、MRI、甚至脊髓造影。

2.营养不良性脊柱侧凸的治疗 营养不良性脊柱侧凸应用支具治疗效果不佳，早期的手术治疗才是正确选择。Winter报道对营养不良性脊柱侧凸的患者应用支具治疗后平均进展27°，对于Cobb角＞20°的患者应当尽早手术治疗，不能因为其他治疗耽误了手术时机。我们也发现神经纤维瘤患者行支具治疗后侧凸控制不佳，早期的融合并不会导致躯干高度的丢失，因为该类患者的病变节段相对较短，而且病变节段的生长能力较差，所以不需要等到发育成熟再行手术治疗。对于发病年龄较低，Risser0～1的患者，我们采取凸侧前、后路联合骨骺阻滞的办法尽早控制脊柱侧凸的进展营养不良性脊柱侧凸的手术治疗，对外科医师来说是一个挑战，合理的手术治疗方案制订的主要依据为：①无后凸畸形存在；②有无神经功能缺损，如营养不良性患者，侧凸在35°～80°、后凸＜40°的应当尽快行后路内固定加植骨融合手术。后路手术有很多节段内固定系统可以选择，我们主要选取的内固定装置为CDHI或TSRH三维矫形内固定系统，内固定置入的端椎选择与特发性侧凸的手术方案一致，即分别位于上下稳定椎处。神经纤维瘤病患者由于脊柱本身存在营养不良性改变，同时有自身骨代谢的异常（如如脊柱骨密度减低），故有时单纯的后路植骨融合手术不能达到满意的效果。而且神经纤维瘤病合并脊柱侧凸累及节段短、严重成角、脊柱僵硬，单纯后路手术的矫形效果也差。Parisini即认为神经纤维瘤病尤其是有椎体"扇贝"样改变的患者，前路融合手术是必需的。因此我们对绝大部分神经纤维瘤病患者（90%）均先行一期前路松解加植骨融合术，植骨来源为自体肋骨加髂骨，术后行2周的颅骨—股骨髁上牵引，再行二期后路三维矫形，临床效果良好。有侧后凸的营养不良性神经纤维瘤病患者单纯后路融合矫形效果均不佳。如果后凸＞50°，前路肋骨条支撑就是必需的，而且前路椎间盘切除要超过端椎1～2个椎体。只有这样才能保证后凸矫正的远期效果，使脊柱得到坚固融合，防止后凸进展、内固定钉或钩承受太大负荷。对于后凸＞50°的患者均行二期前路胫骨支撑融合，术后随访后凸无明显进展，远期效果佳。Winter、Hopf和Hsu认为只有同时行前、后路的融合术才能获得理想的效果，在前路融合时一定要注意包括所有发生结构性畸形的椎体，椎间盘的完整切除，丰富的自体骨移植和坚强的自体胫骨条支撑，Betz还建议行带血管的肋骨移植以加强前路融合固定。当然做到这一点很不容易，因为严重成角的畸形手术显露就很困难。Winter发现即便这样有些患者的融合情况还是不佳，可能是由于这类患者自身骨结构不良以及融合区域过短。

神经纤维瘤病患者的营养不良性脊椎给内固定带来一定的麻烦，有些椎板由于肿瘤和膨出脊膜的压迫变得很薄，植入内固定装置很困难。如果骨性结构和畸形严重程度不适合内固定手术，则只能行Halo支具治疗。尚未发现骨骼严重破坏影响置入物内固定的，但是这是手术医师应当注意的重要环节。

3.侧后凸畸形伴脊髓受压的治疗　脊髓受压主要有两个原因：即脊柱的成角畸形和椎管内病变，MRI和高容量CT脊髓造影时确定原因有很大的帮助，当患者没有脊柱后凸畸形但是存在瘫痪症状时，应当高度怀疑椎管内病变，除非有确凿证据排除。如果脊髓压迫由后凸畸形造成，椎板切除是绝对禁忌的。脊柱后方结构的去除不但会加重后凸畸形，而且去除后路融合所需要的宝贵骨质。如果脊髓受压较轻而且没有椎管内病变，可以适当的行牵引治疗，待脊柱序列有所恢复以及压迫解除后再行前、后路融合手术，当有严重的后凸畸形伴脊髓受压时，在后路手术前先行一期前路减压手术是必需的。肿瘤在前方压迫脊髓可先行前路切除、脊髓减压加融合术，肿瘤在后方则行半椎板切除加肿瘤切除。

4.手术后处理　非营养不良性患者的手术后处理与特发性脊柱侧凸患者一致，营养不良性患者手术后需要石膏或支具保护制动直到影像学证实融合情况良好，以保证置入的钩或钉免受后凸畸形所导致的巨大应力。患者通常需要随访6～12个月，并且以后每年观察是否有融合块破坏。因为即便是行前后路联合融合手术，一部分患者仍然没有达到坚强的融合，若融合不佳，还需要再次手术加强融合。

5.手术并发症　除了任何脊柱手术都会有的并发症外，神经纤维瘤病合并脊柱侧凸手术还有独特的并发症。神经纤维瘤组织自身血管丰富，手术中必然出血较多，神经纤维瘤病成角畸形严重，前路支撑手术难度很大，顶椎旋转严重甚至有半脱位，失去与其他椎体的联系，这种失联系使得后凸凹侧支撑的效果欠佳，有可能术后还要进展，术后假关节和内固定断裂和螺钉松动的发生率较高。侧后凸严重的患者前路手术建议取凹侧入路，因为凸侧椎间盘切除会加重脊柱不稳，而且凸侧入路做支撑融合也比较困难，凹侧入路可以获得较好的力学支撑。Winter曾经报道2例患者由于手术显露时脊髓挫伤导致术后瘫痪，2例患者术前都有未曾发觉的脊膜扩大所致的椎板破坏，神经纤维瘤病患者手术的最大危险就是术前忽略脊椎的病变而盲目行内固定和脊柱撑开手术。

（于海龙）

第五节　神经肌肉型脊柱侧凸

神经肌肉性疾病是一组病症，特点是大脑、脊髓、周围神经、神经肌肉接头或肌肉丧失了正常功能。其病因常需仔细的临床体检才能发现，有时需用神经-肌电生理甚至神经-肌肉活检才能明确诊断。这些神经肌肉性疾病常引起脊柱侧凸。

一、病因

神经肌肉型脊柱侧凸的具体发病机制目前尚未完全确定。椎旁肌为脊柱提供重要的动力性稳定作用，而脊椎、椎间盘及韧带对抗弯曲的能力比较弱，神经肌肉性疾病均可引起肌肉功能受损，导致肌力降低，或丧失感觉功能如本体感觉等，从而躯干平衡的调节功能紊乱，这可影响脊柱的动力性稳定。例如，脊肌萎缩症几乎都引起脊柱侧凸，其明显特征是中轴肌及肢体近端肌无力，而Friedreich共济失调性脊柱侧凸的发展与全身肌力降低没有明显的相关性，其脊柱侧凸的发病机制可能是平衡和姿势反射的紊乱，而不是肌力降低。脊髓空洞造成脊柱侧凸的机制既可能是脊髓内反射异常、本体感觉传导通路损害、姿态平衡功能障碍，也可能是支配躯干肌特别是椎旁肌的脊髓前角及椎体束损害而引起椎旁肌的不平衡。神经肌肉型脊柱侧凸患者初期在卧位时脊柱是直的，但在直立体位则发生弯曲或畸变。脊柱一旦发生轻微弯曲，就有不对称的力作用在椎骨的终板上，作用在椎骨终板上的负荷增加将抑制其生长，负荷减少则生长较快，因而侧凸凹侧终板受到的压力负荷增加而致发育减慢，而凸侧负荷相对减少而生长加快，这种应力不均作用的结果是导致凹侧椎体发育抑制和椎体楔形变。侧凸的进行性发展随椎间盘、椎骨和关节突改变而不断加重，这些姿势性弯曲逐渐变成结构性畸形。许多神经肌肉疾病患者在侧凸发生时年龄很小，发生椎体畸形的潜在可能就非常大。

二、诊断要点

1.临床表现

（1）脊柱侧凸：神经肌肉性疾病功能障碍最后共同累及的部位是肌肉细胞，其脊柱侧凸因而具有一些共同的特点。

神经肌肉型脊柱侧凸比特发性脊柱侧凸发病更早，如脊肌萎缩症的脊柱侧凸发病年龄通常在6岁前，痉挛性脑瘫患者大多在10岁前发生脊柱侧凸。如神经肌肉性疾病出现得越早或疾病越重，则脊柱侧凸也越严重。

与特发性脊柱侧凸不同，大多数神经肌肉型脊柱侧凸是进展型的，即使很小的侧凸在骨骺成熟后还会持续发展。特发性脊柱侧凸的进展多发生在青春期生长高峰时（其生长高峰期可以预测），通常为女性10～14岁、男性12～16岁。脑瘫患者的生长高峰期跨度较大，最早可为8岁，最迟可至20岁，因而其脊柱侧凸发生进展的时间也变化较大。但有些神经肌肉型脊柱侧凸不一定会进展，如Friedreich共济失调患者的脊柱侧凸。

（2）骨盆倾斜：神经肌肉型脊柱侧凸常延伸到骶骨和骨盆而致骨盆斜倾。骨盆倾斜是指在脊轴线和骨盆轴线之间有一个固定的结构性畸形，传统上将骨盆倾斜只看作冠状面上的畸形，认为骨盆倾斜是指骨盆在冠状面上丧失正常的水平位置，不与脊柱成直角。

早在1973年Dubousset就首先提出了"骨盆椎"概念，从三维空间上分析骨盆倾斜的发生机制，并将骨盆倾斜确切定义为脊柱和骨盆之间在冠状面、矢状面以及水平面上所存在的固定性排列紊乱。

骶骨和髋骨是由两个骶髂关节和耻骨联合连接在一起，这些关节几乎是不能活动的，因此Dubousset认为可以把骶骨和骨盆复合体看成一个椎体——骨盆椎。骨盆椎可在三维空间上发生转位。骨盆椎连接躯干和下肢，其运动支点在于腰骶关节和双侧髋关节上，通过骨盆的位置调节来达到身体平衡。此外骨盆椎具有可塑性，在发育期如果肌力不平衡或肌肉存在先天性异常时，就可能发生骨盆变形。

引起骨盆倾斜的原因较多，按病变的解剖位置不同其可分为骨盆下、骨盆、骨盆上因素。骨盆下因素包括髋关节挛缩、麻痹或畸形、下肢不等长等。骨盆自身的因素包括先天性发育畸形、骨折畸形愈合和骨盆带肌肌力不平衡等。骨盆上因素主要是脊柱畸形。脊柱侧凸造成骨盆倾斜的原因是跨越脊柱到股骨、脊柱到骨盆的肌肉挛缩或肌力不对称及髂腰韧带紧张等。此类骨盆倾斜纠正的好坏影响脊柱侧凸的矫治效果。骨盆倾斜还可能诱发骨盆偏高的一侧髋关节半脱位或脱位。

2.辅助检查

（1）X线片是诊断脊柱侧凸的主要手段，可以帮助确定畸形的类型、病因、部位、严重程度和柔软性。

常规X线检查包括站立位或坐位全脊柱正侧位片，摄片时尽量减少对患者的辅助支持，以反映重力作用下脊柱畸形的真实情况和躯干的平衡状态。此外还应摄仰卧位的正侧位X线点片及左右弯曲片。由于此类患者肌肉功能差，配合程度低，难于拍摄标准的卧位左右侧屈位X线片，因而牵引下X线片对评估脊柱侧凸和后凸畸形的柔软性有一定的价值，可通过辅助人员同时进行头部和双下肢用力牵引来完成，但是如果患者存在痉挛性脑瘫或髋关节屈曲挛缩，上述牵引方法不一定有效。

Lonstein推荐将患者固定于Risser-Cotrel架上缓慢牵引，可获得满意的牵引下X线片。影像学上，多数神经肌肉型脊柱侧凸表现为在冠状面上长的"C"形弯曲，至少累及6个椎体，通常为8～10个椎体，随着脊柱侧凸的进展，更多椎体被累及，常累及骶骨导致骨盆倾斜。

根据X线特点，Lonstein将脑瘫性脊柱侧凸分成两个类型：Ⅰ型是类似特发性脊柱侧凸的单弯或双弯，骨盆水平，占40%；Ⅱ型是延伸至骶骨的长"C"形腰弯或胸腰弯，伴有严重的骨盆倾斜，占58%。Friedreich共济失调性脊柱侧凸类型则常不属于典型的神经肌肉型脊柱侧凸，而与特发性脊柱侧凸相似，左右弯的发生率相同，胸腰双弯最多见，其次为单胸弯和单腰弯，"C"形弯发生率仅为14%～25%。

（2）X线片也是评估骨盆倾斜的主要手段。特别是站立位全脊柱正侧位片。倾斜的骨盆在冠状面上丧失正常的水平位置，与脊柱不成直角。通过在X线片上观察闭孔的形状也可判断有无骨盆倾斜，正常位置上，闭孔的长轴是水平的，若骨盆在矢状面上发生旋转，这个形状也随之变化。

Dubousset将骨盆倾斜分为规则性和不规则性两种。规则性骨盆倾斜是指脊柱和骨盆在三维空间中是连续的，即骨盆正常地连接着脊柱。冠状面上发生的骨盆倾斜表现为与腰椎的侧凸方向一致，若发生在矢状面上，则骨盆沿着腰椎生理前凸或后凸畸形而发生相同倾斜。不规则性骨盆倾斜是骨盆的倾斜至少在一个面上不与脊柱相延续，比如在冠状面上与腰椎弯曲方向相反，骨盆倾斜可对患者带来很大的痛苦。伴有骨盆倾斜的患者由于坐位时的负重面不平整，常诉就坐时疼痛，保护性感觉丧失者可形成压疮。感觉存在者，疼痛可能限制患者对就坐的耐受能力。有压疮者可能引起坐骨或股骨大转子骨髓炎。倾斜的骨盆使得脊柱在立位不能保持稳定，患者不得不用双手或肘支撑身体，从而变成所谓的功能性四肢瘫。

三、治疗要点

对神经肌肉型脊柱侧凸的矫治目的是在水平的骨盆之上维持脊柱在冠状面和矢状面上的平衡，最大限度降低患者呼吸系统损害的程度，并获得理想的康复功能。

1.非手术治疗　与特发性脊柱侧凸相比，神经肌肉型脊柱侧凸患者更需要支具治疗，而且佩戴支具的时间更长。支具治疗的目的是矫正脊柱畸形和控制畸形进展。尽管支具治疗后脊柱侧凸也可能继续发展，但侧凸的进展速度可能减慢，支具能给肌肉无力的患者提供躯干支撑，使患者能使用上肢稳定脊柱和骨盆及控制患者的异常反射。

脊柱矫形支具分为主动型和被动型。主动型支具，如Milwaukee支具，作用机制是通过肌肉主动收缩而纠正脊柱侧凸畸形，适用于能控制躯干或可以走动的患者，主要包括尚有配合主动训练能力的轻度脑瘫患者及伴有后凸型脊柱侧凸的Charcot-Marie-Tooth患者。由于多数神经肌肉型脊柱侧凸患者缺乏主动控制的正常矫正反射或主动配合支具矫正的能力，这时被动型支具就显得更有效，这些患者常需要用定制的全接触式支具，这种支具能明显改善早期柔软的脊柱畸形，但因为全接触型支具可能对胸廓躯干的发育起着一定的限制作用，所以需要进行频繁的支具更换。轮椅坐位托架适用于受累严重的和不能控制头颅的患者，如脑瘫患者，能使躯干挺直、骨盆保持水平位置、减少痉挛反射强度以及控制压力分布，有效地容纳或调整严重的脊柱畸形，使患者能被置于端正的坐姿。

常用坐位托架有三种：①坚固的坐垫和靠背，适用于轻度或无须辅助的患者，有助于稳定骨盆。②衬垫辅助坐立，适用于需要骨盆支撑或部分需要胸部支撑的患者。③铸模辅助坐立，适用于缺乏坐立平衡、需要更多支撑的患者。

在支具治疗的时间上，普遍认为，对于大多数幼儿期患者，支具可有效控制畸形，一旦青春期生长高峰出现，支具无效，手术稳定脊柱成为必须，因此试图像治疗特发性脊柱侧凸那样通过支具延迟手术时间至生长高峰末通常是不可能的。在青春期开始时，85%～90%的脊柱生长已经发生，而且在青春期侧凸进展很快，Cobb角明显增大并且成为结构性。由于神经肌肉性疾病患者常有皮肤感觉缺失，长期佩戴支具可能发生皮肤破溃、压疮等并发症，因此并不需要全天佩戴支具。对于较柔软的侧凸，若支具控制满意，可以仅在患者站立时佩戴支具以对抗重力。

2.手术治疗　很多神经肌肉型脊柱侧凸需要手术治疗。对于神经肌肉型脊柱侧凸患者，脊柱融合手术的目的是矫正脊柱畸形，恢复脊柱在水平的骨盆上方，达到冠状面和矢状面上的平衡，提高患者的步行或久坐能力，解放上肢使其术后能完成更多的活动改善患者的心肺功能或防止其恶化，缓解疼痛，减轻坐位时负重面不平整引起的疼痛以及肋骨撞击骨盆产生的疼痛，达到坚固的融合，以确保患者获得永久性的畸形矫正和功能改善。

（1）后路内固定矫形融合术——是治疗神经肌肉型脊柱侧凸最常用、最有效的方法。神经肌肉型脊柱侧凸的手术原则不同特发性脊柱侧凸，其手术的年龄更小、需要融合的节段更长。在后路手术融合水平的选择上，近端融合水平通常应达到T_4以上（常为T_2或T_3）。若融合止于T_4或以下，畸形有向头侧发展的倾向，融合区头侧可能发生后凸加重，特别是脊肌萎缩症患者，更容易发生这种迟发的上胸段后凸，还增加了患者术后控制头部的困难。由于许多患者伴有坐立失衡或骨盆倾斜，如果在侧屈位或牵引位X线片上骨盆的倾斜是固定的（L_4或L_5相对于髂嵴间线的倾斜超过$10°\sim15°$），则融合一般应向下达到骨盆水平。

（2）前路融合术——在神经肌肉型脊柱侧凸治疗中也非常普遍，行前路手术的理由有：①针对脊柱的生长潜能行骨骺阻滞，防止早期后路手术后曲轴现象的发生。②对僵硬性腰弯或胸腰弯行前路松解，通过切除椎间盘组织使僵硬的脊柱变得"松动"，提高脊柱畸形和骨盆倾斜的后路手术矫正效果，有时还可同时行前路内固定。③有些患者的脊柱后份常缺如（例如脊髓脊膜膨出）。不过，前路手术要充分考虑这些患者的肺功能情况以及能否耐受手术，因为前路手术几乎不可避免地"切断"膈肌止点，术后容易发生肺部并发症，特别是脊肌萎缩症患者。对于需要进行前后路手术的患者，在前路内固定的使用上存在争议。目前大多数学者主张前路和后路手术应分期进行。

（3）骨盆固定术——Dubousset主张对于神经肌肉型脊柱侧凸患者的腰骶部在三维空间的任一平面上存在明确的或潜在的不稳定因素时，均应融合到骨盆。若必须融合到骨盆，手术重建的骨盆排列必须在三维空间中都是恰当的，以适应患者行走和就坐。另外，如果脊柱融合节段远端的骨盆是平衡的，并有足够的肌力和姿势控制潜能使患者得到稳定的坐立和站立平衡，则没有必要融合到骨盆。

（4）牵引——已广泛用于神经肌肉型脊柱侧凸的治疗，包括Halo-骨盆牵引、Halo-股骨髁上牵引或Halo-重力牵引等，对于神经肌肉型脊柱侧凸的治疗非常重要。但牵引的并发症也较常见，包括齿状突缺血性坏死、脑神经麻痹、截瘫、针道感染以及颈部强直等，因而牵引过程中应严密观察，牵引时间也不宜超过$2\sim3$周。对脊髓脊膜膨出患者行Halo-骨盆牵引可能是危险的，因为即使避免了牵引针进入硬膜囊内，颈部牵引对脑脊液回流也不利。

（于海龙）

第六节　马方综合征

马方综合征是遗传性基因缺陷导致结缔组织异常而产生的系列疾病，它是一种常染色体显性遗传病。具体的病变部位为15号染色体FBN1基因，编码纤维蛋白。纤维蛋白的异常导致肌肉骨骼系统、心脏、眼等多系统器官的病变。腰段脊柱侧凸、心血管系统中主动脉扩张、动脉反流、动脉瘤、二尖瓣脱垂是最常见的病变，眼科病变包括近视眼、白内障、晶状体脱垂、视网膜剥脱。由于这一疾病表型的多样性，临床将它分为两大类，即马方综合征和Marfanoid综合征（类马方综合征）。马方综合征的发病率为

1/（5000～10 000），纤维蛋白基因的突变可以导致一系列不同的表型，同时还有一些病与马方综合征类似，如埃勒斯-当洛综合征、胱氨酸尿症等，有时鉴别较困难，这也使得确切的发病率难以统计。有些学者发现高龄妊娠时纤维蛋白基因突变的概率较高。马方综合征患者预计生存期男性40岁，女性45岁，随着心血管外科技术的进步这一数字正逐步提高。马方综合征的病因学非常明确，15号染色体*FBN1*基因突变导致纤维蛋白异常是本病的病因。

一、病因

一些研究发现马方综合征患者胶原的交联能力下降，基质中的胶原排列杂乱无章；蛋白多糖代谢也存在一定问题。直到1986年目标才转移到纤维蛋白上。MacKusick发现马方综合征最典型的病理改变是结缔组织中纤维和弹性蛋白缺乏规则的排列。至二十世纪90年代，通过基因图谱技术将病变定位在15号染色体q15～23之间。纤维蛋白基因上有几个易突变位点，大部分突变导致半胱氨酸异常从而影响纤维蛋白的正常交联，正是这种交联的异常才引起结缔组织结构改变纤维蛋白在晶状体悬韧带、大血管管壁以及四肢关节韧带中发挥重要作用，因此临床也以这几个器官受累最明显。

二、诊断要点

1.临床表现　马方综合征的临床表现多种多样，但没有一种是独特的。马方综合征的诊断主要依靠典型的临床表现，骨骼、心血管、眼、肌肉、脂肪、皮肤、筋膜均有受累。现行的国际公认的诊断标准为Ghent标准（Depaepe A 1996），它是于1995年通过对1986年Berlin诊断标准修改完善的基础上提出的。其分为主要和次要诊断指标，主要指标是在马方综合征中相对特异而在其他疾病或正常人群较为少见的症状体征。

（1）骨骼系统：①主要诊断标准：鸡胸或严重的需要手术治疗的漏斗胸；上下身比例失调·（头顶到足底，以耻骨联合分界，上下身比例＜0.85）；上肢周径和长度比例失调，周径与长径比例＜1.05；阳性腕部体征Walker征（拇指、示指环绕对侧手腕时可相互交叉）；阳性拇指体征（拇指过伸外展时可触及桡骨）Steinberg征；脊柱侧凸超过20°或脊椎滑脱；平底足畸形髋臼中心性穿透（脱位），即X线片上示髋臼底变薄。②次要诊断标准：中度漏斗胸畸形；高颚弓关节过度活动；特殊面容，面颊狭长。（两条主要诊断标准或一条主要诊断标准加两条次要诊断标准）

（2）眼科：①主要诊断标准，晶状体脱垂。②次要诊断标准，角膜扁平超声检查发现眼球前后径加大睫状肌弹性或虹膜弹性降低导致近视。（需要一条主要诊断标准或两条次要诊断标准）

（3）心血管系统：①主要诊断标准，升主动脉扩张伴或不伴主动脉反流主动脉夹层动脉瘤。②次要诊断标准，二尖瓣脱垂伴或不伴返流肺动脉扩张、40岁以上患者出现二尖瓣瓣环钙化，降主动脉或腹主动脉扩张或发生夹层瘤。（诊断要求一条主要诊断标准或次要诊断标准即可）

（4）呼吸系统：次要诊断标准：肺大疱；自发性气胸。（符合一条诊断标准）

（5）皮肤：符合下述一条次要诊断标准：异常皮纹、反复发作的疝气或切口疝。

（6）硬膜囊：仅一条主要诊断标准：CT或MRI显示腰骶部硬膜扩大或膨出，发生率为65% ～ 92%，随年龄增长扩大或膨出逐渐加重。

（7）家族史：父母、子女或同胞符合如下诊断标准。*FBN1*基因突变导致马方综合征*FBN1*相关基因变异而且后代有马方综合征类似的结缔组织改变。

2. 马方综合征的诊断标准

（1）单发病例：2个系统复合主要诊断标准并有第3个脏器受累。

（2）有家族史者：符合一条阳性家族史标准，并有2个系统符合诊断标准。

具有上述1条主要诊断标准和数条次要诊断标准者称为类马方综合征（Marfanoid综合征）。

马方综合征伴发脊柱畸形：75%的马方综合征患者有脊柱畸形，最常见的是脊柱侧凸，同时伴有脊柱矢状面形态改变。马方综合征中脊柱侧凸确切的发病率并不知道，因为不同的医疗中心对马方综合征的定义和诊断标准都不一样，因此很难进行一个大样本的统计分析。幼儿和儿童患者均有脊柱侧凸发生，大约50%患者6岁发病，另外一些到9岁才初次就诊。如同特发性脊柱侧凸，马方综合征伴发的脊柱侧凸有多种类型，如单弯、双弯、三弯、长 "C" 弯等，但是马方综合征伴发的脊柱侧凸进展较早、较快，即使青春发育成熟也会继续进展。虽然大部分学者认为马方综合征出现脊柱侧凸是由于韧带松弛所致，但大部分这类脊柱侧凸并不像想象中的柔软。侧凸中伴脱位和脊椎萎缩性改变也屡见不鲜。

马方综合征和Marfanoid综合征有各自不同特点，以下分开描述。

马方综合征伴发脊柱侧凸：马方综合征伴发脊柱畸形的自然史研究并不非常明确，因为许多早期研究将马方综合征和Marfanoid综合征混为一谈。目前有一些被大家接受的观点是通过与特发性脊柱侧凸的比较得出的。马方综合征男女发病率基本一致，侧凸的各种类型虽然都有表现，最多见的是双主弯。侧凸在婴儿或儿童时期即有表现，有时在儿童时期就已表现得很大。马方综合征伴发脊柱侧凸的临床特征为：侧凸出现早、角度大而且不断进展，即便在青春发育后期也有明显进展；脊柱侧凸男女发病比例差别不大；畸形在青少年时期就较为僵硬；伴发后凸畸形的比例较特发性脊柱侧凸患者高；伴有腰背部疼痛且会影响呼吸功能。马方综合征伴发的脊柱侧凸若不采取任何治疗措施会进展为非常严重的脊柱畸形。马方综合征伴发的脊柱侧凸可在婴儿或儿童早期即出现，但较为隐匿，通常在10岁左右才被发现。特发性脊柱侧凸患者很少主诉疼痛，而马方综合征患者常主诉背部疼痛，疼痛的确切机制目前尚不明确，只是提示当侧凸患者主述疼痛时需要考虑马方综合征的可能。侧凸类型中双主弯最多见，且通常不伴有骨盆倾斜。马方综合征伴发的脊柱侧凸进展迅速，若不干预会发展到很大角度。

类马方综合征伴发脊柱侧凸：文献报道类马方综合征中，脊柱侧凸发生率88%（14/16），而且男性明显多于女性，为12/2。类马方综合征发生脊柱侧凸的比例也相当高。脊柱侧凸发生的时间与马方综合征类似，为8.7 ～ 10.5岁。马方综合征中双主弯占多数，类马方综合征中则单弯占多数。

3. 辅助检查 影像学特征：手部平片可发现典型蜘蛛指畸形，掌骨指数（metacarpal index）第二～第四掌骨长径和宽径比值，男性正常为8.6，女性正常为9.2，超过这一比值称为蜘蛛指。有些患者有狭长头（dolichocephaly），某些患者可能有颞下颌关节脱位。平底足和第1趾骨狭长也常可见到。脊柱典型影像学改变脊柱侧凸、胸椎前凸、胸腰段后凸，椎体双凹征，椎体发育不良、椎体高度较宽度明显长，脊椎滑脱，鸡胸或漏斗胸。CT上显示椎弓根间距增宽、椎管扩大、脊膜扩大膨出，椎体扇贝形改变，椎板破坏。而颈椎摄片示颈椎通常正常。

三、治疗要点

1.非手术治疗　多数医师认为马方综合征伴发脊柱侧凸对支具治疗效果不明显，我们认为对某些患者度数不大没有明显矢状面畸形的脊柱侧凸患者可以尝试使用支具治疗，具体适应证与特发性脊柱侧凸类似，尤其是对低龄患者，通过支具可以控制畸形进展或推迟手术年龄。马方综合征患者佩戴支具有时比较困难，尤其是马方综合征常伴有鸡胸，且皮下脂肪较薄。某些脊柱侧凸在佩戴支具时能够得到良好控制，但支具拆除后会有明显反弹。支具治疗的适应证为脊柱侧凸20°～45°，除非因为某种原因需要推迟手术年龄，某些严重心脏功能不全无法耐受手术的患者也只能通过支具控制。支具治疗最有效的是低龄未发育成熟的患者，超过45°的侧凸治疗效果很差。

2.手术治疗　若Cobb角＞40°，发育足够成熟，就需要手术治疗。马方综合征患者发生内固定并发症和假关节的概率明显高于特发性脊柱侧凸患者。如伴有脊柱后凸畸形，多数医师推荐前后路联合手术，由于马方综合征的特殊性，完备的术前评估相当重要。

（1）术前评估：心肺功能是检查的重点。伴严重主动脉瓣或二尖瓣反流的患者，心功能储备下降，能否耐受手术创伤甚至是两次手术，需要和心外科医师、麻醉科医师密切沟通。马方综合征患者心脏大血管管壁较脆弱，常伴有夹层动脉瘤或大动脉扩张，术中使用撑开矫形需适可而止，否则有可能出现术中大血管破裂，纠正达到术前侧屈位X线片的纠正度即可，不可片面追求Cobb角纠正。伴发胸椎前凸和漏斗胸的患者呼吸明显受限，术前肺功能评估是必需的，肺活量低于正常值40%就必须高度谨慎，可以考虑先进行呼吸功能训练或首先进行漏斗胸手术改善肺功能。心肺疾病除非出现严重的并发症，否则并不是脊柱手术的禁忌证。马方患者由于血管张力较低术中可能出现难于控制的出血，术前需要备足够的库存血或自体血，术中自体血回输也是很好的解决方法，同时术中注意仔细止血。

（2）手术策略的选择：正如特发性脊柱侧凸一样，后路矫形内固定加自体髂骨融合手术同样也是马方综合征脊柱矫形的主流手术。马方综合征合并的脊柱侧凸常伴有矢状面畸形。Harrington和Luque技术很难对三维畸形进行纠正，因此我们建议对这类患者应采用第三代矫形内固定技术。内固定钩型的选择和设计与青少年特发性脊柱侧凸类似，马方综合征伴发的脊柱侧凸可能较为僵硬，采用三维矫形原理进行原位弯格比较困难，但可以结合节段撑开、压缩、平移等技术完成矫形。矫形融合的水平选择相对保守，需要包括整个结构性弯曲，超过20°的代偿性弯曲也要包括在融合区内，马方综合征很少固定到骨盆。术前侧屈位X线片纠正后仍＞50°者需行前路松解，术后牵引2周后行后路内固定。对伴严重后凸型脊柱侧凸患者，如果躯干塌陷明显，为了减少后路内定的张力，恢复躯干支撑功能，可考虑前路凹侧胫骨条支撑。具体的策略是行后路矫形内固定2周后再行前路支撑融合。这一手术方案可有效避免远期内固定断裂和假关节发生。

（于海龙）

第21章

耳鼻喉畸形

第一节　先天性耳前瘘管

先天性耳前瘘管（congenital preauricular fistula）是第一鳃弓、第二鳃弓的耳郭原基在发育过程中融合不全所致，是临床上一种常见的以常染色体显性遗传为遗传学特征的先天性外耳疾病。流行病学提示本病的发病率为1.2%，女性患儿多于男性，单侧发病较多，瘘管可开口于耳轮角、三角窝及耳甲腔等多个部位，其中最常见于耳轮角前。瘘管的开口很小，平时可无症状，感染后方才引起患者的重视而就医。

一、诊断要点

1. 形态与病理　先天性耳前瘘管为长短、深浅不一的狭窄盲管，深者多可达耳轮角软骨处，少数可达外耳道软骨与骨的交界处及乳突骨面，也可有分支。管壁内衬复层鳞状上皮，周围结缔组织内有毛囊、皮脂腺、汗腺，管腔内常易积存脱落上皮、细菌等而形成鳞屑或豆腐渣样物质，可有脓性分泌物，有臭味。感染较重时，可形成局部脓肿。

2. 临床表现　先天性耳前瘘管一般无症状，偶尔可有局部瘙痒不适感，挤压时也可有少许白色皮脂样物质经瘘口溢出，微臭，若伴感染，则瘘口局部及周围组织可出现红肿、疼痛，严重者局部破溃、溢脓。如引起深部感染，则可于远离瘘口处发生感染或脓肿。破溃排脓后，局部炎症可逐渐消退，伤口暂时愈合，但常反复发作，局部形成瘢痕。

3. 诊断与鉴别诊断　根据患儿病史及局部检查，一般诊断较容易。按瘘口位置、瘘管走向应与第一鳃沟瘘管相鉴别。第一鳃沟瘘管的瘘口位置常位于患侧的下颌角周围、耳郭后下方或乳突尖前下方，可分为瘘管、囊肿、窦道等几种类型，其中，瘘管型存在内外两个开口，内口或盲端多位于或指向同侧外耳道的后壁或下壁。此外，急性感染及反复溃疡不愈的患儿应与疖肿、淋巴结炎和淋巴结结核性溃疡等相鉴别。

二、治疗

1. 无症状者可不作处理

2. 若有局部瘙痒感及有分泌物溢出者宜行耳前瘘管切除术。伴感染者可先予以局部消炎治疗，伴有脓肿时则需行局部脓肿切开引流，消炎消肿后再行瘘管切除。手术可在局部浸润麻醉下进行，但若患儿无法配合则可行全身麻醉。手术方法：围绕瘘管外口行梭形切口，部分患儿因感染形成脓肿后局部皮肤破溃或切开引流者，在消炎消肿后，需视具体情况扩大梭形切口范围，切开皮肤及皮下组织，在探针引导下，围绕瘘管走行方向分离，直至显露出其盲端，将其完整切除，部分患者需连同盲端根部附着处的少许软骨一并切除，逐层缝合伤口，无法逐层缝合时，可留置引流条，加压包扎固定。

（吴大海）

第二节　先天性耳廓畸形

耳廓在胚胎第3周开始由第一鳃弓、第二鳃弓发生，如第一鳃弓、第二鳃弓在发育过程中出现异常，则可发生先天性耳郭畸形。耳廓的各部分，包括耳屏、对耳屏、耳轮、对耳轮、耳垂、耳轮脚等，分别是以这两个鳃弓上6个分离的小丘状结节为中心衍生发育而成，在胚胎期间受遗传、药物或病毒感染等多种因素影响，其先天性耳廓畸形的外观可以有很大的差异。通常，畸形可表现在耳廓的大小、位置和形状三方面的异常。单侧畸形较双侧多见。

一、诊断要点

1.临床表现与分类

（1）隐耳：耳廓部分或全部隐藏于颞侧皮下，表面皮肤正常，触诊时可能触及隐耳的耳廓软骨。

（2）移位耳：耳廓向其他方向移位，常存在外形异常。

（3）招风耳：耳廓向前倾斜，颅耳角接近90°，其大小、形态正常或稍大。

（4）杯状耳：对耳轮和三角窝明显内陷，耳轮卷成圆形，体积常较正常为小，耳廓形状似酒杯。

（5）猿耳：耳廓上缘与后部交界处出现一向后的三角形突起，类似猿耳的耳尖部分，属返祖现象。

（6）巨耳：耳廓整体或部分耳廓、耳垂发育过度，以部分者多见，可单耳或双耳。

（7）副耳：耳屏前方、颊部或颈部有肉赘样突起，颜色同正常皮肤，大小形状多样，数量不定，皮赘内有软骨。

（8）小耳：小耳的耳廓形态、大小或位置均可呈现不同程度的畸形，常可伴外耳道狭窄、闭锁或中耳畸形，可分为3级。

1）第1级：耳廓外形较小，但发育完整，位置正常，耳道正常或狭窄。

2）第2级：耳廓形态及结构消失，部分可触及软骨，多附着于颞颌关节后方，耳道闭锁，可有正常耳屏，常伴中耳畸形。

3）第3级：耳廓只有零星不规则突起，无耳道，常伴中耳及面神经畸形，也可伴有内耳畸形。

2.诊断　根据患儿母亲在妊娠期的感染与用药史及对患儿耳廓的视诊和触诊即可确诊，听功能检查及耳部的影像学检查可帮助明确是否合并内耳、中耳病变。

二、治疗

对于仅存在影响外观的耳廓畸形，可在6岁以后手术矫正。而对于双耳同时存在外耳道闭锁、中耳畸形影响听力与学习认知者，为改善患儿听力，可在学龄前行内耳正常侧的外耳道及鼓室成形术，耳廓成形术则可同期或分期进行。

耳廓成形术的方法有两种：①使用患儿自身软骨，重塑后植入颞部皮下成为人工制作的新耳郭，但软骨的形态与正常耳郭不同，美观方面差强人意。②佩戴耳郭假体，随着人工材料的迅速发展，植入耳廓假体技术也越来越成熟。假体可以根据患者正常耳的大小和患者本人的肤色进行定制，其外观与正常耳廓无异，满足患者对于耳廓外形的诉求。

（吴大海）

第三节　先天性外耳道闭锁与中耳畸形

先天性外耳道闭锁常同时合并耳郭及中耳畸形，也有部分患儿合并内耳畸形，从多方面影响患儿听力。其为胚胎时第一鳃沟发育缺陷所致，病因多样，可与遗传因素有关，也可与妊娠期间母体病毒感染或误用耳毒性药物有关。

先天性中耳畸形是胚胎时期第一咽囊发育障碍所致，一般与外耳及耳郭畸形同时出现，也可伴随内耳畸形，先天性中耳畸形包括鼓室、鼓室内结构、咽鼓管、面神经等多处结构畸形，可为单侧或双侧。

一、诊断要点

1.临床表现与分类

（1）先天性耳道闭锁：由于先天性外耳道畸形多与耳郭及中耳畸形同时出现，且畸形程度有一定的相关性，因此，关于先天性耳道闭锁的分型方式较多，本节依据单纯先天性耳道闭锁将其分为3型。

1）轻度狭窄：可为部分软骨段或整个外耳道全部狭窄，但骨性外耳道多数基本正常。

2）高度狭窄：软骨段仅为一瘘管，骨段外耳道仅为一裂隙孔道，鼓室外侧壁可被完全或部分的骨板所代替。

3）外耳道闭锁：外耳道软骨段由软组织填充，骨性外耳道由骨质代替。

（2）单纯先天性中耳畸形

1）鼓室畸形：鼓室各壁常见的畸形为鼓室先天性骨质缺裂，如鼓室天盖缺失可合并硬脑膜下垂，鼓室后下壁缺失可导致颈静脉球向鼓室内突出等；鼓室内壁发育异常则主要包括前庭窗及蜗窗狭窄、闭锁或无窗等，严重时可继发脑脊液耳漏，感染时可发生脑膜炎。

2）听骨链畸形：三个听骨均全部未发育者很少，1个或2个听骨畸形较常见，畸形包括听小骨畸形、融合或缺如等。

3）面神经畸形：常发生于颞骨发育不全的情况下，常见的有面神经骨管缺如或狭窄，部分患儿出生后便可出现先天性不全面瘫，此外，面神经的走行也可出现异常，也可形成异常分支。

4）咽鼓管畸形：可表现为咽鼓管闭锁、狭窄等。

5）其他：鼓室内肌出现畸形等。

2.辅助检查及诊断

（1）先天性外耳道狭窄：根据外耳道外形及耳部CT等影像学检查，诊断较容易。

（2）先天性中耳畸形：根据以下检查，有助于疾病诊断。

1）体格检查：多合并其他器官畸形，可伴有不同程度的先天性外耳道狭窄、耳郭畸形等外耳畸形。观察鼓膜的形态、标志等。

2）听力学检查：有助于判断患儿的听力情况，综合进行评估。

3）影像学检查：中耳高分辨CT扫描及MRI可显示鼓室内听小骨等结构及耳蜗、半规管、内听道、乳突、咽鼓管、面神经等结构，必要时可行三维重建，有助于了解各结构有无畸形。

二、治疗

外耳道及中耳畸形应以手术治疗为主，通过手术，达到恢复或提高听力、预防及矫正言语功能障碍的目的。若畸形无法补救，手术无望提高听力，则无须手术，有残余听力而无法行手术治疗或无手术意愿者，可佩戴助听器辅助治疗。若患儿仅存在中耳畸形，常可通过鼓室探查术联合鼓室成形术等术式以改善听力。若同时存在外耳道闭锁的患者，需同时行外耳道成形术。手术径路有经耳道及经鼓窦两种术式。至于手术时机的选择，目前认为，双耳畸形时，在学龄前治疗为宜，单耳畸形在成年后手术较合适。

（吴大海）

第四节　先天性内耳畸形

先天性内耳畸形是胚胎时期内耳发育异常导致的，其病因有遗传因素、病毒感染及药物等因素。

一、分类

1.单纯性内耳畸形　此类畸形为单纯内耳结构发育障碍所导致，不伴中耳或外耳道及耳郭畸形，根据其结构畸形的程度和残缺部位，分为以下几种。

（1）米歇尔畸形（Michel dysplasia）：属常染色体显性遗传，可为内耳完全未发育。依靠颞骨高分辨CT可帮助诊断，此型为内耳畸形中最严重的一种，听功能及前庭功能完全丧失。

（2）蒙底尼畸形（Mondini dysplasia）：本型也属于常染色体显性遗传，为耳蜗发育畸形，耳蜗扁平，蜗管仅发育了1.5～2周，Corti器和螺旋神经节可有不同程度的发育不全。

（3）亚历山大型畸形（Alexander dysplasia）：属常染色体显性遗传，即蜗管型，是由蜗管发育不全所导致，主要病变在底周螺旋器及螺旋神经节，常表现为高频感音神经性聋。

（4）赛贝畸形（Scheibe dysplasia）：属常染色体隐性遗传，即耳蜗球囊型，本型畸形仅存在于蜗管和球囊，此型内耳部分功能存在，为最轻的内耳畸形。

2.综合征性内耳畸形 内耳发育异常伴身体其他部位畸形组成不同综合征，种类繁多，本节仅介绍几种最常见的种类。

（1）视网膜色素变性、聋哑综合征（Usher syndrome）：属常染色体隐性遗传，本病内耳病变与亚历山大型类似，但伴有进行性视网膜色素变性、夜盲和白内障等，可有前庭功能障碍、智力发育障碍、共济失调和眼球震颤等。

（2）华登堡综合征（Weardenburgs syndrome）：属常染色体显性遗传。本病有以下特征：内眦外移、鼻根宽且扁、眉毛过多。内耳发育不全，表现为中度或重度感音神经性聋。

（3）甲状腺肿耳聋综合征（Pendred syndrome）：属常染色体隐性遗传，本病内耳病变与蒙底尼型类似，患儿出生后即有耳聋，常为双侧对称，伴大前庭水管畸形，高频听力损失重，青春期时通常出现甲状腺肿，成年后更重，但甲状腺功能多正常。

二、诊断要点

1.临床表现

（1）听力障碍：多患有较严重的耳聋，多数患儿出生后即为重度或极重度耳聋。

（2）耳鸣：少数情况下可出现。

（3）眩晕：前庭器畸形时可出现，但较少见。

（4）脑脊液耳漏或脑脊液耳鼻漏。

2.辅助检查 听力学检查可提示听力学指标。颞骨高分辨率CT、膜迷路MR三维重建及水成像可显示内耳的立体形态，鼓阶与前庭阶、中阶影像是否均匀、完整，以及蜗轴的发育等。家系调查也可为诊断提供帮助，应做到尽可能真实详细的检查，特别是听力学检查并画出家系图。

3.诊断 仔细询问患儿的家族史中母体妊娠时期是否有病毒感染或服用致畸药物等，根据患儿的病史、听力检查及相关的影像学检查特别是耳部的CT检查可帮助诊断，对于有家族史者，可行染色体及基因检查。

三、治疗

根据患儿的听力情况，综合CT或MRI等检查结果，可选择人工耳蜗植入手术或佩戴助听器治疗。

（吴大海）

第五节　外鼻畸形

一、额外鼻孔及双鼻畸形

额外鼻孔又称副鼻，在两侧前鼻孔的上方即鼻尖外出现一额外鼻孔，呈品字形排列，该鼻孔可与鼻咽腔相通（图21-1）。

双鼻畸形为2个外鼻，4个鼻孔，呈上下排列或左右排列（图21-2）。

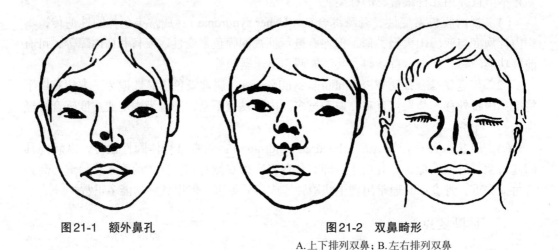

图21-1　额外鼻孔

图21-2　双鼻畸形
A.上下排列双鼻；B.左右排列双鼻

上述2种畸形均为胚胎发育的第4周在鼻额突下缘，额外的出现1～2个鼻窝发育而成。在正常情况下，鼻中部是由成对的鼻额突，在双重诱导刺激的精细配合之下融合发育而成。若因某种原因使之不能配合一致，分成两个或更多互不协调的刺激，则可形成多余器官畸形。

（一）诊断要点

1.临床表现　额外鼻孔，在两侧前鼻孔的上方即鼻尖外出现一额外鼻孔，呈品字形排列；双鼻畸形为2个外鼻，4个鼻孔，呈上下排列或左右排列。

2.辅助检查　需拍摄患者正位片，并进行辅助影像学检查，如X线头颅正位、侧位片，鼻腔造影或探针检查，以及CT冠状位和矢状位扫描检查。

（二）治疗要点

这类畸形极少见。其虽不影响鼻部的呼吸及其他功能，但面容不佳，故应予以手术整复。手术是唯一能治愈此类畸形的方法。手术重点在于消除异常腔道，扩大狭窄鼻孔，最后根据健侧正常鼻孔及鼻外形修整患侧鼻表浅肌肉腱膜瓣，使双侧鼻孔及鼻外形对称。

二、管状鼻

管状鼻是一种根部位于内眦部的肉质棒状结构，结构的中心为小管道，内衬黏膜，患者感冒或天冷时从管状鼻还会流出少许鼻涕样黏液。患侧鼻常有半侧缺损或发育不全，有的还合并唇腭裂，有些患者眼及泪器也会受累而出现畸形。严重者甚至并发独眼，管状鼻突悬于独眼上方，而具有此独眼畸形的胎儿一般不能存活。

该畸形可能是鼻额突发育过程中，其下缘两侧未出现正常的两个鼻窝，而是在其下缘中央部位出现一异位鼻窝，经异常发育而导致鼻呈管状。

（一）诊断要点

管状鼻诊断主要依靠上述典型的外观特征、组织学表现及影像学改变。

1.组织病理学表现

（1）肉眼观：可见从蒂部周围的眼轮匝肌延伸出小段肌束，并包裹部分血管神经束深入管状鼻内。剖开后肉眼可见管形或盲管形组织，肌肉、神经及血管多分布于蒂部，部分病例可有骨组织附着于蒂部深面。

（2）镜下观：组织病理切片显示皮下为正常的纤维、脂肪、肌肉组织。外层为正常复层鳞状上皮，内层可为柱状上皮，也可形成盲管。管状组织蒂部中心可有肌肉和骨组织存在。

2.影像学表现

（1）CT：患者多可见半侧鼻腔、鼻骨的发育不全，甚至累及上颌窦、筛窦、鼻泪道等。部分患者在管状鼻蒂部深面的颅骨部位（如额鼻突）形成骨管样结构，与深部筛窦或颅前窝相通。

（2）MRI：可以良好显示管状软组织形态及其内分泌黏膜。T_2WI可以显示单侧嗅球、嗅沟和嗅束的缺损，也可显示深部难以察觉的腭裂、软腭裂畸形，沿着管状鼻裂隙可以观测有无异常的软组织膨出影；通过T_1WI和T_2WI对比判断是否存在脑组织畸形。

3.鉴别诊断　根据患者的一般情况、病史和临床表现及影像学检查，管状鼻通常不难诊断，但需与其他先天性鼻畸形进行鉴别，管状鼻畸形可单独存在，也可合并其他鼻周畸形，此时要注意互相鉴别，如先天性三鼻孔畸形、先天性鼻窦道、副鼻畸形等。

（二）治疗要点

1.管状鼻修复与半鼻再造　目前主要有2种方法：①将管状组织切除丢弃，利用前额部皮瓣进行鼻再造手术；②将管状鼻作为鼻修复时的一部分加以利用。

2.一期手术　对管状鼻患儿行一期修复手术，将管状鼻的后部全层切开，并缝合两断端到健侧鼻，使切开的管状鼻固定于对侧正常鼻的全长，但由于没有改善管状鼻蒂部位置，重建后患儿鼻根宽大，重建鼻显得十分臃肿。而以内眦动脉为蒂，将位于内眦部的管状鼻带蒂转移至鼻部，行一期半侧外鼻重建的手术方式，效果较为可观。

3.分期手术　管状鼻多发出于一侧内眦上方，重建需要将其蒂部进行移位，目前多采用分期转移的方法。分期手术的优点是修复过程较为安全、外鼻修复更加精细。

4.内眦定位与软组织缺损修复　眼部尤其是内眦处的软组织缺损，可以一期手术时进行修复矫正；伴有眼距增宽的患者，可于鼻再造完成后同期行内眦定位调整手术。

5.鼻周功能重建　主要包括鼻通道重建和鼻泪道重建，但术后常会复发。

6.管状鼻畸形合并颅面裂的治疗　管状鼻患者常伴有不同程度的颅面裂畸形，对于合并唇腭裂畸形者，可于半鼻再造同期修复唇鼻畸形，也可于二期行外鼻修复时进行。对于其他伴上颌骨、鼻骨等颅面骨畸形和发育异常的病例，大多数术前CT显示颅面骨裂往往并不严重，可行骨移植作局部骨质填充修补。而部分小的缺损即使不予处理也不会对预后造成影响。目前，对管状鼻畸形合并颅面裂的治疗，还仅停留于矫正管状鼻软组织及患侧的外鼻缺损畸形，以避免对中面部骨骼生长发育造成影响的非手术治疗方式。

三、驼鼻

驼鼻为一种常见的外鼻畸形，多为先天发育逐渐形成的鼻部形态变异，鼻部的外伤也可导致此畸形。其特征为外鼻的骨锥与软骨锥交接区鼻梁呈驼峰状或矩状隆起。驼鼻常可伴发鼻尖下垂畸形。

（一）诊断要点

根据其特有的临床表现，可对驼鼻进行诊断，在诊断的同时要对其进行分度。

1.临床表现　驼鼻是由于鼻骨过度发育，鼻梁高拱，形似驼峰样的外鼻畸形。轻中度者仅表现为鼻骨部山峰状突起，重者表现为鼻背部宽大隆起，常见鼻长径过长，下端肥大，以及鼻尖呈钩状下垂等畸形。因其呈钩状，故又有鹰鼻之称。

2.驼鼻分度

（1）轻度驼鼻：于鼻根与鼻尖作一连线，鼻背突出部在此连线上有A、B两个切点，A点为驼峰的鼻尖端，B点为驼峰的鼻根端。如B点在两内眦连线以下为轻度驼鼻。

（2）中度和重度驼鼻：中度型驼峰的鼻根端超过两内眦连线，重度型驼峰的鼻根端延伸至颧鼻缝。

（二）治疗要点

驼峰去除关键是要使用渐进的方法，典型的驼鼻在高度、宽度和长度都显得过大，故矫正驼鼻应从这3个方面考虑。

目前驼鼻的整复手术常采用双侧鼻内侧切口或蝶形切口入路，截除隆起过高的驼背，并将上颌骨额根部凿断、松动，向中线位挤压，使两侧鼻骨截骨的断端重新合拢，这样既保证了削低驼背，又不使鼻梁在术后显得过宽平。

1.非截骨法　适用于轻度驼鼻，因其鼻尖高度、鼻根高度相对较低，鼻背指数较大，说明外鼻总体高度较低，故可采用增加驼峰部两端鼻背高度的方法予以矫正。填充材料首选聚四氟乙烯（PTFE）。PTFE与硅橡胶不同，因无弹性，与驼峰部的衔接部分可以很薄且不致翘起，故可保证平滑过渡，且界面有周围组织长入而不致移位。非截骨法因手术操作简单、安全、并发症少，术后鼻部外形自然，更符合整形外科基本原则。

2.部分驼峰去除法　部分驼峰去除技术考虑到了解剖、美学和功能三者的关系。强调了驼峰去除的渐进式入路，可进行修改，也可重复进行。在降低鼻背驼峰时，应注意保持或重建鼻背美学线。在驼峰去除之后，必须做好内外侧的截骨术以防止顶板开放畸形。

3.应用自体材料及人工材料矫正驼鼻畸形 驼鼻畸形以往整复方法多采用凿骨法去除驼峰样骨性隆起。但此方法组织损伤重，易引起各种并发症，故临床医师在驼鼻畸形矫正术中曾应用各种材料进行矫正，主要分为自体材料和人工材料两大类。自体材料包括使用切除下来的鼻中隔软骨及骨片、肋软骨、耳郭软骨等。人工材料主要应用固体硅胶植入矫正驼鼻畸形，术前需测出鼻梁棘状突起与鼻根之间凹陷的最低点至鼻梁平直线深度，并标出所需植入位置。根据以上测出的数据将固体硅胶雕塑至大小适中、高低合适、边缘菲薄，合乎受术者鼻根与棘状突起之间恢复到正常平直状态的支架。对伴有鼻尖下垂者可用"L"形支架抬高鼻尖。但本术式不适用于中度驼鼻或伴有鼻尖过长弯垂和鼻中隔明显偏曲者。

4.改良术式的驼鼻矫正术 驼鼻一般均伴有不同程度的鼻尖过长、下垂及鼻端肥大。在矫正驼峰的同时，还必须同时矫正鼻尖过长及鼻尖肥大，才能达到理想的手术效果。

四、鞍鼻

鞍鼻是指鼻梁塌陷或凹陷呈马鞍状，一种较为常见的鼻部畸形，多由外伤、感染或先天性畸形所致。外伤性鞍鼻多半是鼻骨凹陷性骨折而未及时予以复位导致，或是由鼻中隔黏膜下切除术中鼻中隔软骨切除过多、鼻中隔脓肿致软骨支架受损、鼻骨特异性梅毒感染致鼻中隔骨性及软骨支架受损所致。先天性鞍鼻多由遗传或发育异常及先天性梅毒等所致。

（一）诊断要点

症状体征：①先天性鞍鼻与生俱来；②后天性鞍鼻有外伤、感染、鼻中隔手术史；③鼻外观可有不同程度的鼻梁塌陷，鼻下部上翘，前鼻孔朝天，鼻长度较短；④严重者因其面部中央发育不良而下陷，呈"碟形脸"畸形。

（二）治疗要点

1.鼻整形手术是其根本性治疗方法。但有以下两种情况暂不宜手术：①18岁以下者，因其面部的发育尚未定型，过早手术，仍可发生畸形，遂暂不适宜手术；②鼻部因特异性或非特异性感染所致的原发病因尚未治愈者，暂不适宜手术。

2.填充材料的选择：可选用的材料主要有医用硅胶、聚乙烯、羟基磷石灰等人工材料，以及自体第6～9肋软骨、自体髂骨、自体下颌骨外板、低温冷冻同种异体胎软骨、同种异体脱矿骨、同种异体骨基质明胶等生物性材料。应根据患者的具体情况，选择不同的填充材料。人工材料因其组织相容性，容易发生穿破皮肤、假体外露、感染及假体移位等并发症，而生物性材料无论是自体材料，还是同种异体材料，植入体内都有不同程度的吸收。

3.手术步骤及并发症：①手术入路的选择。根据鼻梁及鼻小柱塌陷的类型，可于鼻底部做"蝶形"、"V"形、"Y"形等切口，也可采用鼻小柱正中垂直切口、前鼻孔缘切口等。②循上述切口，分离鼻背皮下组织。在鼻背板及鼻骨的前面自下而上，先后行锐性及钝性潜行分离，操作需谨慎轻柔，避免损伤外鼻皮肤或深面的软骨膜，直至将鼻背部的皮下组织分离成囊袋状，其上界需超过畸形区。③置入矫形模。将已准备好并经过严格消毒的矫形模置入已分离好的鼻背部皮下组织囊袋内。④固定矫形模。缝合切口，两侧鼻腔可酌情填塞或不填塞凡士林纱条，或填塞碘仿纱条。加压并妥善固定鼻背部，以防矫形模移位。⑤术后处理。48小时后撤出鼻腔内填塞物，可注射抗生素，预防感染，限制头部活动，术后第5天更换外鼻敷料，并观察鼻背皮肤情况，术后5～6d拆除缝线。⑥术后常见并发症有局部感染、皮下血肿及矫形模脱出、移位、歪斜。

五、歪鼻

（一）诊断要点

歪鼻主要表现为外鼻尤其是鼻尖及鼻梁偏斜，但往往与鼻中隔偏曲或鼻中隔软骨前脱位并存。歪鼻可由先天性畸形引起，但以外伤引起者多见，较严重者可伴有鼻骨或上颌骨额突等颅面骨骨折。凌莹等将歪鼻分为三类，即偏斜型、歪曲型和斜线型，并提出了偏斜程度的量化数值，以鼻根中心点于人中上端中点为轴面中线，鼻尖或鼻梁偏离中线的距离为偏斜程度的数值，偏斜程度在0.2cm以内为正常范围，0.3～0.5cm为轻度，0.6～0.8cm为中度，0.9～1.2cm为重度。

（二）治疗要点

1.外伤性歪鼻的急诊处理原则同鼻骨骨折，即在外伤后的短期内，鼻面部尚未出现肿胀之前或待其肿胀消退之后，于施行鼻骨和鼻中隔复位的同时，以鼻骨复位钳复正歪鼻。

2.鼻面部外伤因各种缘故在外伤早期不宜或未能行闭合式手法复正，常导致继发性鼻部畸形，则成为陈旧性外伤性歪鼻，其整形与先天性歪鼻相似。由于多伴有鼻中隔偏曲，应与鼻中隔整形同时完成，即鼻-鼻中隔整形术。歪鼻的美容整形几乎都需要矫正鼻中隔，否则鼻梁不可能整直。

3.近年来鼻内镜技术在鼻及鼻中隔整形术中的辅助作用日益重要。与传统的手术方式相比，鼻内镜技术并未改变手术基本步骤，只是使之变为可视化的过程。在监视器放大显示下，术者可精准地切除畸形的骨和软骨，达到疗效最大化和并发症最小化的效果。

六、鼻翼萎陷症

鼻翼萎陷症是指当患者吸气时鼻翼向内侧移动，使鼻前孔有不同程度的关闭而出现呼吸困难。先天性鼻翼萎陷症为大翼软骨发育异常所致，有两种观点：一种认为是大翼软骨外侧脚发育不良或异常弯曲，鼻翼柔软或无力支持所致；另一种则认为是大翼软骨内侧脚增生，鼻小柱增宽，鼻前孔变小所致。后天性鼻翼萎陷症常见于鼻翼肌麻痹时鼻翼松弛。

（一）诊断要点

鼻翼萎陷症主要表现为吸气时前鼻孔向内侧贴合而变小，或于呼吸时发出吹哨声，鼻翼与鼻背之间出现深沟。吸气困难于劳动、睡眠或深吸气时加重，以器械张开前鼻孔时吸气即感通畅。

（二）治疗要点

可取自体耳郭软骨行鼻翼整形术。方法为先取一小块耳郭骨软骨，保留，若仅仅为大翼软骨外侧脚异常弯曲，可将其取出并修整好弯曲度后重新植入；若由内侧脚增生致鼻小柱增宽，则可切除增生的软骨。

七、鼻裂

鼻裂又称二裂鼻，本症不常见，常与唇腭正中裂同时存在。Sedano 等称其为额鼻发育异常序列征；而 DeMyer 等称其为面正中裂综合征。面正中裂的发生率仅为 $1.43 \sim 4.85/100\,000$ 新生儿。其均属于先天性畸形，此类面部缺陷严重的表现为颅脑发育异常，牙槽裂隙，半侧颜面部发育障碍等，轻的表现为鼻正中裂、鼻尖塌陷、眼内眦增宽等不同程度颅面缺陷。根据鼻裂程度不同，有轻重之分，轻者仅鼻尖部裂开，重者鼻梁中间裂开，把鼻分为左右两半，自鼻尖到鼻背完全裂开，整个鼻背平坦，眼距增宽。

治疗要点如下。

根据畸形轻重程度进行酌情整复。重者一般在 $1 \sim 2$ 岁，轻者在 $5 \sim 7$ 岁进行矫正，如修补过晚，对于畸形严重者整形将有困难。

因缺损程度不同，手术方式有以下几种：①对于鼻背高度正常，鼻正中有裂隙的患者，采用鼻正中皮肤切口，将两侧鼻侧软骨向中间收拢缝合，切除鼻背多余皮肤，鼻尖处行"Z"形交叉缝合，抬高鼻尖。②对于鼻正中裂瓣鼻尖畸形者，切取同侧耳廓软骨移植，鼻尖塑形。由于部分患者耳郭软骨的量可能稍有受限，从而耳廓软骨移植联合使用可吸收材料作为支撑物的方法渐渐成为一种治疗趋势。它不仅能够在功能及美学上获得较好效果，同时，支撑力量也更为稳固。③对于鼻尖塌陷，鼻孔变形，鼻高度不足的患者，采用鼻小柱蝶形切口，广泛剥离，分离出隧道，切取第7肋软骨，雕刻塑形植入，用注射针固定软骨1周。

（杨　昕）

第六节　鼻孔畸形

一、前鼻孔闭锁及狭窄

前鼻孔闭锁及狭窄分为先天性及后天性，先天性较少见，后天性多见于外伤及后天性疾病的破坏性病变。先天性前鼻孔闭锁是在胚胎发育的第 $2 \sim 6$ 个月，前鼻孔的上皮栓未溶解消失或溶解不完全，形成膜性或骨性闭锁。前鼻孔闭锁可为单侧或双侧。闭锁广度不同，自鼻孔狭小至完全闭锁；闭锁深度不同，多数为前鼻孔、鼻前庭、鼻阈，少数可深入鼻腔内前部。

（一）诊断要点

本病主要症状为鼻塞，鼻塞程度与闭锁或狭窄的程度正相关。新生儿若双侧前鼻孔先天性闭锁，病情重，因不能用口呼吸，可发生窒息；因不能正常哺乳，导致严重营养障碍；极易误吸，导致吸入性肺炎。部分儿童由于双侧前鼻孔闭锁而长期鼻塞和张口呼吸，引起面骨发育障碍，出现硬腭高拱、上切牙突出、牙列不齐等类似"腺样体面容"。往往伴有其他身体畸形。

（二）治疗要点

手术切除闭锁的隔膜或骨性组织。新生儿先天性双侧前鼻孔闭锁应作为急症处理，先以粗针头刺破闭锁膜，建立用鼻呼吸，待新生儿适应后再行切除和扩张。对后天性者，可行前鼻孔整形术。

手术的原则是首先切除闭锁的隔膜或骨性组织，使前鼻孔开通或充分扩大，单侧者应与正常侧外形相似，大小则需超出正常侧，以免收缩后小于正常侧。其次是植皮修复，消灭创面。

二、后鼻孔闭锁

后鼻孔闭锁分为先天性及后天性，先天性者多见；闭锁有单侧、双侧、完全和部分，双侧者多见。闭锁隔的性质有骨性、混合性、膜性。先天性者约90%为骨性及混合性，后天性者皆为膜性。有关先天性后鼻孔闭锁致畸的学说主要有下列几种：①颊鼻膜未自行破裂，是目前较为认同的先天性后鼻孔闭锁形成学说；②颊咽膜上端未溶解；③骨性后鼻孔异常发育；④上皮栓块演化学说；⑤鼻突和腭突异常发育。后天性后鼻孔闭锁的病因为后鼻孔附近曾患结核、梅毒、硬节病等，以及曾遭意外重伤或曾行腺样体手术，愈合瘢痕形成闭锁，故皆为膜性闭锁。

（一）诊断要点

1.临床表现　主要症状是鼻塞和呼吸困难。由于解剖及生理方面的特殊性，新生儿难于用口呼吸。先天性双侧完全性后鼻孔闭锁的患儿，由于鼻呼吸完全受阻，出生后即有严重的呼吸困难，甚至窒息死亡。有些患儿虽没有上述严重症状，但在吮奶或闭口时呼吸困难加重，而张口啼哭时呼吸困难显著改善或消失。当患儿再次吮奶或闭口时，上述症状再次出现，啼哭时症状再次缓解，呼吸困难呈周期性发作。新生儿需经历4周才逐渐习惯用口呼吸，但吮奶或闭口时仍有憋气。随着患儿年龄增长，憋气或呼吸困难症状会日趋减轻。先天性单侧后鼻孔闭锁的患儿，吮奶或闭口时可出现气急，平时可无明显症状。先天性后鼻孔闭锁的患儿常伴发其他畸形，并有遗传倾向。

2.辅助检查　①纤维鼻咽喉镜检查可直视下探明闭锁部位及周围情况；②滴少许亚甲蓝于鼻腔，观察咽部有无亚甲蓝流入；③将细软导尿管从前鼻孔导入，观察其能否下达咽部；④影像学检查：应用CT、MRI及碘油滴鼻造影等方法，可确定闭锁部位、性质及深度。

3.鉴别诊断　新生儿如有周期性呼吸困难及哺乳困难，检查发现张口啼哭或行压舌检查时呼吸困难明显缓解或消失，需考虑本病。先天性双侧后鼻孔闭锁者及后天性后鼻孔闭锁者因其各自临床特点较为典型，往往不难确诊。唯有先天性单侧后鼻孔闭锁者因其临床特点不典型，往往容易误诊或漏诊，需与以下疾病相鉴别：新生儿窒息、后鼻孔息肉、后鼻孔或鼻咽部肿瘤、局部炎症或异物、腺样体肥大、先天性鼻咽部闭锁、脑膜脑膨出、先天性鼻部皮样囊肿等。

（二）治疗要点

1.急救措施　对于先天性双侧完全闭锁的重症患儿，需紧急救治。立即建立经口呼吸通道，防止窒息，加强营养，防止继发感染，为手术矫治创造条件。

2.手术治疗　后鼻孔闭锁成形术是最根本有效的方法。就手术时机而言，往往意见不一。过早手术则麻醉风险较大，过晚手术则长期张口呼吸，而影响面部发育。因此选择手术的时机、方法、路径，应根据患者的年龄、闭锁的病因、性质、程度及全身状况等具体问题具体分析。

对于新生儿先天性双侧后鼻孔闭锁者，多数学者赞成宜尽早手术。理由如下：①先天性闭锁者中虽然90%为骨性，但新生儿的骨板菲薄，骨质柔软较易穿破，若为膜性闭锁更易手术，等待越久，瘢痕或肉芽组织形成的危险越大；②早期建立鼻呼吸有利于颌面骨正常发育；③手术使之经鼻呼吸是消除窒息危险的根本措施；④新生儿对术后留置的固定物有较强的耐受性。

手术入路有鼻腔入路、硬腭入路、鼻中隔入路及上颌窦入路4种。术式多在前两者中酌情选择，后两者由于对患儿的鼻中隔和上颌的发育影响较大，极少应用。鼻腔入路：优点是入路简便、损伤较小、无碍发育、较少受年龄限制，适用于婴幼儿，膜性闭锁也多用于此入路。缺点：术野受限，伴鼻腔狭窄或硬腭高拱者尤甚；对坚硬厚实的闭锁板无能为力；术后较易发生瘢痕性再闭锁。硬腭入路优点：可在较广的视野下彻底去除闭锁隔；可补救已失败的其他术式或可应对厚实的骨性隔；能有效地获得黏膜瓣，使之覆盖新建后鼻孔的创面，以减少瘢痕组织形成。缺点：手术创伤较重，需大块切除硬腭的后2/3，不利于婴幼儿颌骨发育。

（杨　昕）

第七节　面裂囊肿

一、鼻腭囊肿

鼻腭囊肿发生于鼻底硬腭处。按发生部位其可分为以下4型：鼻腔底部鼻腭囊肿、中间位鼻腭囊肿、切牙孔囊肿和腭乳头囊肿。鼻腭囊肿较为常见，其中以30～60岁男性多见。

（一）诊断要点

1.临床表现　临床常无典型症状，随着囊肿增大可出现肿胀、疼痛甚至瘘管。囊肿多突向口内，也可突向于鼻腔底或硬腭前段。

2.辅助检查　囊肿较小时，不易被发现，囊肿逐渐增大后，X线检查可见上颌骨中线有呈圆形、卵圆形或心形透亮区。

（二）治疗要点

本病一般手术治疗。根据囊肿发生部位，选择适宜的手术入路予以切除。介于鼻腔和口腔之间的囊肿，需经口腔剥除，注意保留鼻腔底部的黏膜，防止口鼻瘘的发生。

二、球上颌或唇腭裂囊肿

球上颌或唇腭裂囊肿发生于上颌突和内侧鼻突的球突融合处。女性患者居多。该处上皮残余所形成的囊肿常在上颌侧切牙与尖牙之间向下生长，早期可使上述两牙的牙根间隙增大，之后使其分离移位。

（一）诊断要点

1.临床表现　囊肿常因增大而突入鼻腔底部、上颌窦底部及上唇的唇龈沟和颊部等处的口前庭内，并可使上述部位发生局限性膨隆。位于上颌窦附近的囊肿可扩展而侵入窦内。

2.鉴别诊断　本病应与根尖周囊肿鉴别，根尖周囊肿患者牙列一般正常，但有龋齿。

（二）治疗要点

本病一般手术治疗。根据囊肿发生部位，选择适宜的手术入路予以切除。介于鼻腔和口腔之间的囊肿，需经口腔剥除，注意保留鼻腔底部的黏膜，防止口鼻瘘的发生。

三、鼻前庭囊肿

鼻前庭囊肿是指位于鼻前庭底部皮肤下、梨状孔的前外方、上颌骨牙槽突浅面软组织内的囊性肿块，以30～50岁女性多见。发病机制主要有腺体潴留学说和面裂学说两种。

（一）诊断要点

1.临床表现　囊肿生长较缓慢，早期多无明显临床症状。随着囊肿逐渐增大，一侧鼻前庭和鼻翼附着处隆起，鼻前庭部和上唇部可出现胀感或胀痛感。如合并感染，囊肿可迅速增大，局部疼痛加重。本病常伴有单侧鼻塞。

2.辅助检查

（1）视诊联合触诊：鼻前庭或梨状孔外侧局部隆起，鼻唇沟变浅或消失，触之柔软而富有弹性，或压乒乓球感，一般无明显触痛，若合并感染可有触痛。

（2）穿刺检查：无菌条件下穿刺，可抽出透明或半透明的黏液或浆液性囊液。

（3）影像学检查：X线或CT检查可见梨状孔底部局限性类圆形阴影，无骨质及上列牙病变。

（二）治疗要点

本病一般手术切除，常用唇龈沟横切口入路，以彻底剥离囊肿壁为原则。随着鼻内镜手术的广泛应用，现行鼻内镜下鼻前庭囊肿揭盖术也可取得满意临床效果。

四、先天性鼻部皮样囊肿及瘘管

先天性鼻部皮样囊肿及瘘管又称鼻背中线皮样囊肿，是鼻额突在胚胎发育过程中上皮组织遗留形成的先天性鼻部皮样囊肿及瘘管。其膨大部分称为窦，有窦口与外界相通者称为瘘管，无窦口与外界相通者称为囊肿。发病率低，病因可能与胚胎发育早期的外胚层包埋有关。本病以男性多见，可发生于鼻梁中线上的任何部位，但多见于鼻骨部，也有向深部发展而居于鼻中隔内者。

（一）诊断要点

1.临床表现　多于15～30岁发病，部分患者也可更早发病，见于新生儿、婴儿期。临床表现为外鼻鼻背部中线上有局限性隆起、肿块或瘘口，肿块压之有囊性感，皮肤无粘连，逐渐由小变大，可致鼻部畸形、鼻背或鼻梁增宽，甚至眶内距变大、眼球向外移位等；瘘口处挤压可有皮脂样分泌物溢出，继发感染时则局部红肿、触痛，或有脓性物溢出。囊肿较大及位置深在者可有鼻塞症状，鼻腔内有时可见瘘口或两侧鼻中隔面后上部隆起增宽。

2.辅助检查　X线片可有鼻部纺锤状阴影、鼻骨分离、鼻中隔增宽、鼻中隔分叉等表现。穿刺可抽出皮脂样物质，有助于诊断。必要时可行囊肿或瘘管的碘油造影检查，有助于判断其范围与走行。

3.鉴别诊断　本病需与脑膜膨出、鼻神经胶质瘤等鉴别。脑膜膨出的肿物透照时呈半透明，压迫颈内静脉肿物体积增大、张力增加，穿刺抽吸为脑脊液；鼻神经胶质瘤质硬，覆盖的皮肤呈现毛细血管扩张。

（二）治疗要点

尽早手术，彻底切除，可用亚甲蓝染色作引导，避免残余，必要时可用骨片、软骨片、皮片作移植、修复、整形手术。多取鼻外入路切口，根据瘘管或囊肿的部位和病变范围，灵活选择切口，因鼻外入路切口均对面容有所损害，有学者建议采用鼻底部蝶形切口。如鼻骨中间有一孔道，囊肿骑跨其间呈哑铃状，应凿除部分鼻骨，以利完整摘除，勿遗留囊壁，避免复发。

（杨　昕　邰旭辉）

第八节　先天性鼻窦畸形

先天性鼻窦畸形是指先天性的各种原因导致鼻窦发育出现某些异常，且出现不适症状或伴有病理表现，临床上极少见。按部位划分其包括额窦、筛窦、上颌窦和蝶窦发育畸形。按照发育畸形不同其可划分为发育不全、缺失、两侧不对称及过度发育、多窦腔发育等。

一、诊断要点

1.临床表现　先天性鼻窦畸形，除部分不发育者可能伴有缺鼻、面颊部发育异常等其他鼻面部畸形外，其他发育不全、不对称等发育异常早期多无明显临床表现，通常在行鼻窦影像学检查时偶然发现，这一部分称为生理学变异更为恰当。随着年龄增长，患者通常由于鼻窦发育异常导致窦腔引流障碍而出现急慢性鼻窦炎的各种临床表现。

2.辅助检查　鼻窦影像学检查（主要是鼻窦CT）可以良好地显示发育不全、缺失、两侧不对称及多个窦腔发育等各种先天性鼻窦畸形。

3.鉴别诊断　因为各种外伤因素造成的鼻窦畸形，可通过发病年龄和明确的外伤史等加以鉴别。

二、治疗要点

无特殊临床症状或体征的患者一般无须处理；当出现伴发的其他畸形或急慢性鼻窦炎表现时，根据情况进行相应的治疗。

（邰旭辉）

第九节　鼻部脑膜-脑膨出

鼻部脑膜-脑膨出是一种先天性疾病，是指由于鼻部附近的颅骨出现发育不完善或钙化不全的先天性发育畸形，相邻的脑膜、脑组织经过颅骨缝或骨缺损疝入鼻外或鼻腔、鼻窦所致的先天性畸形。其发病机制是胚胎期鼻骨与额骨、上颌骨额突、蝶骨或筛骨、眶上/下裂间等处出现盲孔未闭、骨钙化不良、骨发育不全或缺损等情况，脑膜和（或）脑组织经过缺损处膨出至颅外的鼻腔或鼻周。

一、诊断要点

1.临床表现　临床上本病分为鼻内型和鼻外型两种类型。前者表现为新生儿出生后出现鼻塞、张口呼吸、呼吸困难、哺乳困难等不适；在鼻腔或鼻咽部可见表面光滑的"肿块"，其根蒂位于鼻顶部。后者表现为新生儿鼻外上方近中线处或稍偏一侧有一圆形"肿块"或隆起，表面光滑，基底多宽泛，质地较软，触之或轻压易变形。患儿啼哭或压迫颈部两侧颈静脉区时肿块有增大现象。但若骨缺损较小，则此种表现不明显。水样鼻分泌物是重要体征。部分患儿可表现为鼻根部变宽，眼距增宽，眼球外移或突出；另有部分患者会伴发小头畸形、眼发育不全、脑积水等情况。

2.辅助检查　高分辨率CT或MRI可为脑膜-脑膨出的诊断和定位提供帮助。CT扫描显示骨缺失及较低或高密度块影，但因CT容积问题，横轴位CT很难显示骨缺失的位置，除非骨缺失范围较大。冠状位CT一般显示良好。对于大面积的眼眶蝶骨大翼缺失，

CT和X线均显示良好，并可见脑组织向眶内疝入。由于眶顶和外壁缺失程度不一，尤其是面积较大时，冠状位CT在前部扫描时可显示类似眶内占位病变，容易误诊。MRI可见膨出的脑组织与颅内脑组织相连续，囊内脑脊液T_1WI为低信号，T_2WI为高信号。裂孔较小者，影像学也往往难以有阳性发现。此时如高度怀疑，则可在严格消毒情况下进行试验性穿刺，如果抽出澄清液体且常规和生化分析证实为脑脊液，即可明确诊断。其他的核素注入等检查临床少用。

3.鉴别诊断

（1）鼻息肉：婴幼儿鼻息肉或其他鼻腔肿物少见，对于新生儿或幼龄儿童出现的单侧鼻腔肿物，应该首先考虑鼻内型脑膜-脑膨出，应先进行相应的影像学检查，避免盲目活检或手术。

（2）鼻神经胶质瘤：是神经组织"良性肿瘤"，较为罕见，与脑膜-脑膨出同属于先天性神经源性鼻部肿物，多见于新生儿。不同的是，脑膜-脑膨出其脑组织疝出后，颅底脑膜及颅骨缺损处已在胚胎期愈合，遗留于鼻部的神经组织构成鼻神经胶质瘤，实为先天性的异位脑组织，属于一种发育异常，因其肿物的囊腔与颅内不相通，Furstenber征阴性。

（3）鼻部先天性皮样囊肿：多发生于鼻中线部位，皮下可移动，表面有凹陷，或有瘘管或毛发，但无波动及哭闹时大小改变。

（4）泪囊囊肿：有自发性振动并于体位性X线和CT发现骨孔。

二、治疗要点

早期手术切除膨出脑膜、脑组织，并同时进行重建以修复脑膜和骨性颅底。除出现并发症需急诊手术外，一般手术时间以6个月至2岁为宜。手术以膨出的脑组织回纳颅内为原则，难以回纳者，将肿块连蒂部切断后再封闭颅骨裂孔。

（邰旭辉）

第十节 先天性鼻神经胶质瘤

该疾病是一种比较罕见的鼻部先天性疾病，是神经组织的先天性肿瘤，常见于新生儿，有出生后发病的病例。该病发病原因尚无定论，包含类似于脑膜-脑膨出机制的先天性发育异常学说和源于神经胶质母细胞分化的肿瘤学说等。按照肿瘤生长部位其分为鼻内型、鼻外型和混合型三种，肿瘤多为圆形，质地坚韧，缺乏弹性，表面光滑，呈淡红色或浅蓝色，切开后瘤体呈黄色，分叶状。该病无家族遗传性，多不伴其他先天性畸形或疾病。

一、诊断要点

1.临床表现

（1）鼻外型神经胶质瘤：常在鼻根部有肿物，呈圆形或卵圆形，表面光滑、质硬，无压缩性、无波动及透光性，可位于正中或偏向一侧，两眼距离稍增宽，或鼻根变宽，瞳孔间距加大而致面容畸形，常有流泪现象。肿物在婴儿啼哭或用力时并不增大。

（2）鼻内型神经胶质瘤：主要症状是鼻塞。检查可见鼻腔有肿物，其位于鼻腔上部，多由于嗅沟下垂，可充满鼻腔，肿物表面光滑，呈淡红色，息肉状，触之比息肉坚硬，对麻黄碱不敏感。

（3）混合型神经胶质瘤：兼有上述两型的表现，或可在鼻内和鼻外见到互相连接的肿物。

2.辅助检查　鼻部X线片、颅底片、CT扫描及MRI成像，可以显示肿物的大小、范围，了解筛板或额骨部位有无骨质缺损，也可以了解肿物与颅底的关系。确诊须经组织病理学检查，但本病的局部诊断性穿刺或活检均有一定危险或导致颅内感染，应视为禁忌。

3.鉴别诊断　该疾病应注意与鼻部脑膜-脑膨出相鉴别。两者的相似之处在于都是鼻内或鼻外处出现包块。但脑膜-脑膨出的包块不如神经胶质瘤韧，常为半透明状，可随脉搏或呼吸搏动。哭闹用力时包块可增大，张力增加，Furstenber征阳性（压迫颈静脉即见包块增大）。另外，鼻外型者应与外胚层来源的皮样瘤、粉瘤、泪器肿瘤或囊肿，以及中胚层来源的血管瘤、脂肪瘤、纤维瘤等鉴别。鼻内型者应与鼻息肉相鉴别，肿物表面光滑，覆有正常黏膜，状似息肉，易误诊为"鼻息肉"。鼻息肉可发生在较大儿童，常有鼻阻、流脓涕等鼻窦炎症状及过敏性鼻炎史，肿物柔软，对麻黄碱敏感。

二、治疗要点

择期手术切除是鼻神经胶质瘤的主要治疗方法。一般2～3岁是手术治疗时机。尽可能选择颅外切除，对于单纯鼻外型肿瘤或鼻内型肿瘤都是一种良好选择，但当出现以下情况则需要行前颅凹开颅术：①伴有明显脑脊液漏者；②有脑膜炎病史者；③有明显颅底骨质缺损者。

（邰旭辉）

第十一节　先天性喉软化病

先天性喉软化病主要是由于胎儿发育期缺钙，喉软骨发育不良所导致。本病多发于新生儿期，少数患者可于儿童期发病。

一、诊断要点

诊断的主要依据是特征性临床表现及电子纤维喉镜表现。

1.临床表现　先天性喉软化病的主要临床表现为喉喘鸣、呼吸困难及喂食困难等。极度软化的声门上软组织向喉口塌陷甚至坠入，患儿用力吸气时发生喘鸣。当患儿活动或啼哭时，喘鸣或呼吸困难可进一步加重。此外，长时间的呼吸困难导致患儿出现喂食困难、进食呛咳、肺部炎症甚至生长发育障碍等。临床将喉软化症分为3型。Ⅰ型：杓状软骨黏膜脱垂；Ⅱ型：杓会厌皱襞缩短；Ⅲ型：会厌后移（图21-3）。

2.电子纤维喉镜表现　电子纤维喉镜下的表现主要为喉软化表现，Narcy征阳性是

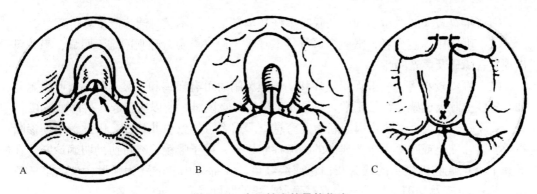

图21-3 先天性喉软骨软化病

A.先天性喉软骨软化病Ⅰ型；B.先天性喉软骨软化病Ⅱ型；C.先天性喉软骨软化病Ⅲ型

本病的诊断要点之一，是指在喉镜下将金属吸引管置于喉口处，吸引负压作用下会厌及杓状软骨向喉腔脱垂。

诊断时应注意患儿的详细病情变化，包括母亲是否正常妊娠、喉喘鸣发病时间和音调高低及是否随体位改变等。影像学检查，如CT扫描和MRI也有助于诊断和排除其他先天性疾病。

二、治疗要点

1.本病一般无须治疗，大部分患儿可随年龄增长，喉腔逐渐增大，会厌软化减轻并逐渐变硬，喉鸣症状可减轻甚至消失。患儿应注意加强营养及补钙，增强免疫力，预防呼吸道感染。注意避免受到惊吓等刺激，以防止发生喉喘鸣。轻度喉喘鸣导致的呼吸困难可采取平卧或侧躺的体位缓解症状，若无明显缓解可采取气管切开术。

2.非手术治疗后无明显缓解者可行手术治疗，严重喉阻塞危及生命时可行气管切开术。手术治疗以喉内镜下声门上成形术为主，在喉内镜下将杓状软骨和杓会厌皱襞上向喉室塌陷的黏膜及软组织切除。可用喉钳、喉剪也可用CO_2激光切除多余黏膜。与传统方式相比，行CO_2激光声门上成形术，可减少术后出血、损伤正常组织的风险。

（吴大海）

第十二节　先天性喉蹼

在胚胎第8周发育时期，若喉前部未能打开，则形成先天性喉蹼，喉蹼可分为3型：声门上型、声门型、声门下型，其中声门型发病率最高，喉蹼的大小及厚薄不同，主要由结缔组织构成，较大的喉蹼可累及喉腔的大部分，称为喉隔。若累及整个喉腔，即形成了先天性喉闭锁。

一、诊断要点

1.临床表现　可因喉蹼的大小及部位不同而表现出不同的症状。通常，婴幼儿喉蹼有以下3种情况。

（1）喉蹼较大时，可引起患儿呼吸不畅甚至窒息，如不及时治疗严重者可死亡。

（2）喉蹼中等度大者，喉腔多可维持上呼吸道通气需要，呼吸困难不明显，患儿可出现发音障碍及声音嘶哑。

（3）喉蹼较小者，一般无明显症状，剧烈哭闹时可有喉鸣和呼吸不畅等。此类患儿如有急性上呼吸道感染，较正常人更易发生严重呼吸困难，所以应引起儿科医师重视。

2.诊断　先天性喉蹼可引起新生儿窒息，严重者可导致患儿死亡，因此，早期诊断很重要。除喘鸣或呼吸困难等典型的临床症状以外，电子喉镜检查可协助明确诊断。在喉镜下可见喉腔内生长的蹼为灰白色或淡红色，大部分患儿喉蹼为弧形，少数呈三角形。此外，CT及MRI等影像学检查对确定喉蹼的厚度等有一定的意义。

3.鉴别诊断　婴幼儿先天性喉蹼应与先天性声门下梗阻等其他先天性喉发育异常疾病相鉴别。结合患儿的临床表现、间接喉镜检查及电子喉镜镜检查可鉴别。

二、治疗要点

手术是治疗婴幼儿先天性喉蹼的最直接方法。治疗原则为首先恢复呼吸道通畅，其次为改善患儿音质。若患儿症状较重或发生窒息，应立即行手术治疗。紧急情况下，可先予以紧急气管切开，再处理喉蹼。

（吴大海）

第十三节　甲状舌管囊肿及瘘管

甲状舌管囊肿及瘘管是耳鼻喉科常见的颈部先天性疾病之一。多数患者在学龄期及青春期发病，少数患者至中年后才发现。

该病主要是由甲状舌管在胚胎期未完全退化所致。胚胎初期甲状腺始基在向下移动过程中形成一条细管，该细管与甲状腺始基相连，称为甲状舌管。正常情况下，甲状舌管在胚胎第6周时开始发生闭锁退化，至第8周时退化完毕而完全消失。若甲状舌管在胚胎期未发生退化或未完全消失，则可在其任一走行部位形成囊肿或瘘管。

一、诊断要点

1.临床表现

（1）症状：甲状舌管囊肿的发生位置多变，可位于从舌盲孔到胸骨上切迹之间的颈正中线上任一部位，但大多数位于甲状舌骨膜处。本病多为特殊临床症状，随着囊肿逐渐增大，部分患者可有咽异物感或颈部压迫感等。甲状舌管瘘管瘘口多位于舌骨与胸骨上切迹之间的颈中线上，挤压瘘口可有分泌物排出。

（2）体征：甲状舌骨囊肿查体时可于颈部见一近球形肿物隆起，多位于颈中线上，触之边界清晰，质韧或柔软而有弹性，可随吞咽动作移动。甲状舌管瘘管瘘口多位于颈正中线上，偶位于中线一侧。按压颈部瘘口周围皮肤时，可有黏液状或脓性分泌物溢出。触诊时可于瘘口深处与舌骨之间触及一条索状组织。感染时，瘘口周围皮肤可伴有红肿、疼痛。

2.诊断与鉴别诊断

（1）根据病史及临床表现与体征多可诊断本病，颈部B超对本病的诊断有较大意义。CT、MRI检查也可协助诊断。

（2）本病应与颏下淋巴结炎、异位甲状腺、颈部皮脂腺囊肿等疾病相鉴别。

二、治疗要点

本病以手术治疗为主。感染期患者应先以抗感染治疗为主，待炎症完全消退后再行手术治疗。婴幼儿期患者若无明显症状和影响吞咽进食及呼吸情况，可先行观察，待4岁之后再行手术切除治疗。

（吴大海）

第十四节 先天性喉软骨畸形

一、会厌畸形

会厌软骨由第4鳃弓咽下部逐渐膨隆并自两侧向内侧中线结合而形成。其发育过程中，如出现结合不良或无法结合的情况，则可出现会厌软骨发育畸形，其中会厌分叉常见，会厌两裂少见，会厌缺如罕见。

会厌分叉多无明显临床症状，部分患儿可表现为进食呛咳、误吸等。会厌两裂患儿多伴有会厌松弛，吸气时分裂会厌多易被吸入喉腔，引起喉喘鸣及呼吸困难，严重者需要紧急行气管切开。

对于会厌畸形患儿，无症状者可行非手术治疗，但应注意缓慢进食以防呛咳，症状严重者可于喉镜下行会厌部分切除术。

二、甲状软骨及环状软骨异常

在胚胎期，第4鳃弓形成两侧翼板，两翼板进一步发育，由上至下结合于中线形成甲状软骨。若两侧翼板结合异常，可造成先天性甲状软骨不对称、甲状软骨裂或甲状软骨部分缺失等。吸气时，畸形的甲状软骨向内侧塌陷，喉腔缩窄，导致喉鸣、呼吸困难等。甲状软骨畸形以手术治疗为主。

环状软骨为喉部唯一成环形的软骨，在维持上呼吸道通畅中具有重要作用。环状软骨自胚胎期第6周左右开始发育，由后经两侧最后在前侧中线结合。环状软骨未完全结合形成裂痕，则造成先天性喉裂，多发生于环状软骨弓。环状软骨畸形后果较严重，易造成声门下闭锁和喉阻塞，导致呼吸困难甚至窒息，严重时应行气管切开术。

（吴大海）

第22章

口腔疾病

第一节　先天性唇裂、腭裂与面裂

一、先天性唇裂

唇裂是口腔颌面部常见先天性畸形，正常胎儿在第5周以后开始由一些胚胎突起逐渐互相融合形成面部，如未能正常发育便可发生畸形，其中包括唇裂。发生率从1/1000到20世纪90年代的1/600，唇腭裂的患病率有上升趋势。唇腭裂患者男女之比为1.5∶1，男性多于女性。

（一）病因

引起发育和融合障碍的确切原因和发病机制目前尚未完全明了。研究表明，原因可能分为遗传因素及环境因素两个方面，并与营养、感染、内分泌等因素有关。

1.遗传因素　可发现在唇裂的患者直系亲属或旁系亲属中也有类似的畸形发生，因而认为唇裂畸形与遗传有一定的关系。遗传学研究还认为唇裂属于多基因遗传性疾病。

2.环境因素　在妊娠前3个月内，当母体的生理状态受到侵袭或干扰时，就可能影响胚胎颌面部的生长发育，如营养缺乏、感染、药物因素、物理损伤和烟酒等。

（二）诊断要点

1.唇裂按裂隙部位分类　①单侧唇裂，分为不完全型和完全型；②双侧唇裂，分为不完全型、完全型和混合型（即一侧完全一侧不完全）。

2.按裂隙程度分类　①Ⅰ度：唇裂只限于红唇裂开。②Ⅱ度：唇裂为上唇部分裂，未裂至鼻底。浅Ⅱ度为裂隙未超过唇高的1/2；深Ⅱ度为裂隙超过唇高的1/2。③Ⅲ度：唇裂为上唇、鼻底完全裂开。④隐裂：指皮肤、黏膜虽然未裂开，但缺少肌层。

（三）治疗要点

1.手术时机　一般认为单侧唇裂在3～6个月手术为宜，双侧唇裂则略推迟。患儿适应于手术的基本条件：一般健康状况良好，无上呼吸道感染，局部及周围组织无感染。

2.唇裂修复的手术步骤 唇裂修复手术的基本步骤为定点设计、切开、唇鼻部裂开肌肉复位和连续性重建及皮肤缝合。定点设计方法很多，不同的医疗中心及不同的医师可根据唇裂的具体情况采用不同的手术方法。

3.手术后处理

（1）上唇部应用钢丝唇弓胶布减张固定2周，以预防伤口裂开及减轻瘢痕愈合。

（2）小儿基础麻醉清醒后，双肘关节用夹板绷带固定，以免搔抓伤口及减张唇弓。

（3）唇部伤口以3%过氧化氢及碘伏轻轻擦拭，防止血痂覆盖而影响伤口愈合。

（4）伤口5～7d拆线。

4.术后序列治疗 尽管在婴幼儿期进行了唇裂的修复手术，但随着生长发育，鼻唇部仍会出现不同程度的畸形，称为唇裂术后继发畸形，需要在学龄前进行进一步整形。伴有牙槽骨裂的患者需要在12岁左右进行植骨修复，继发颌骨畸形者，则需要成年时进行正颌外科治疗，以进一步改善面型和咬合功能。

（四）预防

孕妇在妊娠期间应避免偏食，保证维生素B、维生素C、维生素D及钙、铁、磷的充分摄入，保持心境平和，避免精神紧张，注意用药安全，不吸烟不酗酒，避免接触放射线、微波等。

二、先天性腭裂

一般认为，唇裂的发生是中鼻突下端的球状突与上颌突未能按时（在胎儿第7周时）融合的结果。而先天性腭裂则是两侧腭突未能按时（在胎儿第10周时）相互融合并与鼻中隔融合所致。至于引起未能融合的因素，至今尚不完全清楚，本病可能与遗传、营养、内分泌或感染、创伤等有关。治疗必须施行修复手术。唇裂手术的主要目的是整形，而先天性腭裂手术的目的是恢复进食和言语的功能，在适当的年龄进行手术，对术后的远期效果有决定性意义。手术一般在1～3岁进行，常需数次手术才能完成，术后应进行语音训练。根据统计，约每600位新生儿中就有1位唇腭裂患者，发生率约为1.82‰。

（一）病因

1.孕妇缺乏维生素A和维生素B及叶酸。

2.遗传因素：母亲若有唇腭裂，子女发病率达15%；父亲有唇腭裂，子女发病率为5%，据研究证明，如果已生育一个严重唇腭裂的婴儿，那么出现第二个唇腭裂婴儿的概率为5%；若唇腭裂情况不严重，出现第二个唇腭裂婴儿概率为3%。近亲结婚者的子女发病率更高。

3.孕妇在妊娠期间感冒，用药不当。

4.不良嗜好：如妊娠期间吸烟、饮酒或服用含酒精的饮品。

5.环境污染：妊娠初期密切接触化学药物（如农药、有毒物质）、X线或长期从事计算机操作。

6.年龄因素：胎儿唇腭裂的风险随父母双方的年龄增长而递增。40岁母亲与30岁母亲相比，胎儿唇腭裂的风险要高20%；而20～50岁，父亲的年龄每增加10岁，胎儿唇腭裂的风险就增加12%。不过，如果父母中有一方极其年轻，这个规律不再适用。

7.妊娠期营养不良、精神紧张、不愉快等。

（二）发病机制

1.发生时间　胚胎发育至6～12周时，即唇部、腭部形成的关键时期，受各种致畸因素影响，上颌突与中鼻突所形成的上颌间充质发育不足，造成面突、腭突的生长停止或减慢，导致面突、腭突融合障碍而形成唇部、腭部裂隙，即唇腭裂。胚胎发育至6～10周时，头部的各突起发育障碍则引起唇裂的发生，9～12周时则出现腭裂畸形。

2.腭裂形成　腭穹窿部裂开，存在程度不等的裂隙，前可达切牙孔，甚者从切牙孔到达牙槽突；裂开部位的硬腭与鼻中隔不相连，造成口腔、鼻腔相通；在体积上患侧较健侧小。软腭的肌群组成虽与正常人的软腭相同，但由于软腭有不同程度的裂开，改变了软腭5对肌的肌纤维在软腭中线相交织呈拱形的结构，使之呈束状沿裂隙边缘由后向前附着在硬腭后壁和后鼻嵴，从而中断了腭咽部完整的肌环。因此腭裂患者无法形成"腭咽闭合"，口鼻腔相通，同时也影响咽鼓管功能，导致吸吮、语音、听力等多种功能障碍。

（三）诊断要点

1.临床表现

（1）腭部解剖形态的异常：软硬腭完全或部分由后向前裂开，使腭垂一分为二。完全性腭裂患者可见牙槽突有不同程度的断裂和畸形。

（2）吸吮功能障碍：由于患儿腭部裂开，使口鼻腔相通，口腔内不能产生负压，因此患者无力吸母乳，或乳汁从鼻孔溢出。

（3）腭裂语音：发元音时为过度鼻音；发辅音时鼻漏气。

（4）口鼻腔自洁环境的改变：由于腭裂使口鼻腔直接相通，鼻内分泌物可流入口腔，容易造成口腔卫生不良；同时在进食时，食物往往逆流到鼻腔和鼻咽腔，既不卫生，又易引起局部感染。

（5）牙列错乱：完全性腭裂伴完全性唇裂时，出现牙弓异常；同时可导致牙错位萌出，由此造成牙列紊乱和错𬌗。

（6）听力降低：腭裂造成腭帆张肌和腭帆提肌附着异常，其活动量降低，使咽鼓管开放能力较差，影响中耳气流平衡，易患分泌性中耳炎。

（7）颌骨发育障碍：有相当数量的腭裂患者常有上颌骨发育不良。

2.腭裂的分类　根据硬腭和软腭部的骨质、黏膜、肌层的裂开程度及部位，腭裂分为以下几种。

（1）软腭裂：仅软腭裂开，有时只限于腭垂，不分左右，一般不伴唇裂，临床上以女性比较多见。

（2）不完全性腭裂：又称部分腭裂。软腭完全裂开伴部分硬腭裂；有时伴发单侧不完全唇裂，但牙槽突常完整。本型也无左右之分。

（3）单侧完全性腭裂：裂隙自腭垂至切牙孔完全裂开，并斜向外侧直抵牙槽突，与牙槽突裂相连；健侧裂隙缘与鼻中隔相连；牙槽突裂有时裂隙消失仅存裂缝，有时裂隙很宽；常伴发同侧唇裂。

（4）双侧完全性腭裂：常与双侧唇裂同时发生，裂隙在前颌骨部分，各向两侧斜裂，直达牙槽突；鼻中隔、前颌突及前唇部分孤立于中央。

（四）治疗

腭裂的治疗是一个复杂的过程，需要口腔颌面外科、整形外科、口腔正畸科、语音训练科、精神及心理科等多方面的专家共同协作才能取得满意的效果。

1.最佳年龄　在腭裂手术时间方面，尽可能做到在2岁前完成腭裂修复术。对于裂隙较窄，手术后可不暴露或少暴露硬腭裸露骨面的患者，以1岁内完成腭裂整复手术为佳。而对于裂隙严重，术后有可能遗留较大面积裸露骨面时，则可将手术时间适当延迟。对5～10岁的腭裂患者，实施在腭裂整复的同期行华西咽后壁增高术，以助腭咽闭合率提高，而对＞10岁的腭裂患者在行腭裂整复术的同期行华西改良腭咽肌瓣咽成形术，可明显提高大龄患者的腭咽闭合率，对腭隐裂的患儿可严密监护，只有当出现喂养、听力或语音问题时才考虑进行腭裂修复。

2.手术方式　腭裂手术方式原则上是选用既可有效恢复腭裂患者语音，又对上颌骨生长影响作用轻的手术方法。研究表明，与唇裂修复术同期进行硬腭裂犁骨瓣修复法，可有效减少腭裂的裂隙宽度，使大部分患者避免或减少腭裂修复术中在两侧近龈缘处所做的松弛切口及将腭黏膜骨膜瓣向中线移动的距离，且未对上颌骨早期生长产生明显影响。在腭裂修复术中以使用Sommerlad腭帆提肌重建法为主兼顾使用兰氏法、两瓣法和反向双Z法等，并遵循一定的原则进行设计和操作；努力重建腭帆提肌环的形态结构；尽可能延长软腭的长度；尽量避免或减少手术治疗。

3.手术整复　5～6岁以前为宜。手术不仅能闭合腭部裂隙，还为患儿发音提供正确条件。术后患儿应进行发音训练。修复腭裂手术的基本原则是延长软腭、闭合腭咽、恢复正常吞咽和发音功能。腭裂整复手术是腭裂治疗过程中的关键步骤，不过，关于手术年龄的选择，目前在医学界尚有不同看法。以往，从患儿是否耐受手术角度考虑，医师多主张3～6岁为最佳手术年龄段。也有许多医师认为由于麻醉技术的改进，手术的安全性有了明显提高，而提出手术越早越好，最迟不应超过2岁。尽早手术对改善术后语音效果非常明显。

在手术后，为改善发音，患儿应在医师的指导下进行语音训练，以形成正确的发音。患儿到十几岁后，还需到口腔正畸科进行牙齿正畸治疗。

4.手术后注意事项

（1）遵医嘱使用止血药，必要时可使用镇静剂。

（2）健侧卧位，随时观察。

（3）麻醉完全清醒后，为避免呛奶，喂奶时可让小儿取坐位，用滴管喂奶、半流质食物2～3周，禁止使用吸管进食。

（4）对婴幼儿则让平时亲近的家长照顾，以安抚患儿的情绪。

（5）通过听音乐、看电视、玩游戏等分散注意力。

（6）腭裂常合并扁桃体炎及腺样体肥大、中耳炎、慢性鼻咽炎等，应及时应用抗生素。

（7）加强营养，保证优质蛋白摄入。

（8）预防感冒：地塞米松高频雾化，2次/天；病房空气消毒，1次/周；开窗通风，30分/次，2次/天。

（9）保持患儿安静，避免患儿大声哭叫，或将手指、玩物放入口中，如无呕吐可进流食。

5.语音训练　腭裂整复术为正确发音创造了解剖条件，但一般仍需一段时间功能训练后才能获得较正确语音，语音训练一般在手术创口愈合3个月开始，最好是在老师、家长及医务人员指导下进行，分为两个阶段。

第一阶段：主要是练习软腭及咽部肌肉活动，使其有效完成"腭咽闭合"动作，如吹气球、吹笛子、吹口琴等。

第二阶段：在软腭、咽部及唇舌部肌肉已趋向正常后，就可以开始发音练习，此阶段所需要的时间较长，需从练习字音开始，直至掌握正确的谈话为止。

（五）预防

要预防腭裂的发生，需要采取一些预防保健措施。孕妇在妊娠期间应避免偏食，保证维生素B、维生素C、维生素D及钙、铁、磷的充分摄入，保持心境平和，避免精神紧张，不服用抗肿瘤药物、抗惊厥药、组胺药和某些催眠药，不吸烟、不酗酒，避免接触放射线、微波等。

随着整形手术的飞速发展，唇腭裂患儿可以早期进行矫治，并取得很好疗效。但早期的预防更为重要。随着超声检查的普及和精确度的提高，出生前明确诊断胎儿是否为唇腭裂的愿望已成为现实。据报道，使用高分辨率的探头可以在妊娠15周时清晰地分辨出胎儿的唇和鼻，而在3个月胎龄时唇腭裂可以被首次发现。

对妊娠早期孕妇的建议：①合理的营养，补充维生素、钙、磷等物质；②避免过度劳累和外伤；③避免精神过度紧张；④避免病毒感染；⑤避免频繁接触放射线和微波；⑥妊娠后避免应用致胎儿畸形的药物；⑦戒烟忌酒。

三、唇腭裂的序列治疗

1.唇腭裂治疗组应包括妇产科、儿科、整形外科、口腔颌面外科、口腔正畸科、修复科、遗传学、社会学、心理学、语音病理学、耳鼻喉科等多个学科专家共同参与，为患者制订并实施整体性治疗方案，并进行长期纵向随访，评定治疗效果（表22-1）。

2.治疗原则和治疗程序

（1）进行唇腭裂早期治疗的宣传：向各级产院发放宣传材料，使患儿出生后家长即能了解到有关该病的基本知识、治疗步骤及可达到的治疗效果，并尽早与唇腭裂治疗中心联系，进行出生缺陷登记，制订治疗计划。

（2）新生儿的正畸治疗

1）尽早佩戴腭托矫正器以阻塞裂隙，便于患儿饮食及促进语音发育；防止组织移

表22-1 唇腭裂的序列治疗

治疗程序	年龄	完成者	内容
早期治疗宣传	出生前后	妇产医师	宣教备案联系
术前正畸	0～3个月	正畸医师	上颌、唇鼻畸形
唇裂手术	3～6个月	外科医师	
腭裂手术	1～2岁	外科医师	
语音治疗	腭裂术后	语音师	
乳牙期正畸	2.5～6岁	正畸医师	根据需要
替牙期正畸	6～12岁	正畸医师	根据需要
牙槽裂植骨	9～11岁	外科医师	很多情况要配合正畸
恒牙期正畸	12岁后	正畸医师	
正颌治疗	16岁后	正畸医师＋外科医师	
唇鼻腭二期治疗	根据需要	外科医师	鼻唇畸形、腭瘘、腭咽闭合不全
修复治疗	根据需要	修复医师	助语器、腭咽训练器、堵漏器

位以保持腭弓的宽度及位置；对已移位的组织可以促其复位以利于手术进行。此类腭托可戴至腭裂手术修复前。

2）对出生后6周内的不完全唇裂患儿可进行鼻孔畸形矫治，佩戴矫治用鼻管，此期软骨易塑形，可为获得满意的唇裂修复效果创造条件。

（3）唇裂修复：修复时间，单侧裂3～6个月，双侧裂6～12个月，视畸形程度及患儿身体发育情况而定。双侧唇裂前倾骨明显突出者宜先行佩戴头帽矫正装置，对突出的前倾部以弹性绷带加压，做好术前准备。

（4）腭裂修复：患儿2岁左右可行修复术，主要视患儿全身情况及裂隙宽度而定。

（5）语音治疗：患儿学语言时即应由家长及语音治疗师注意纠正其发音，腭裂术后应加强训练。学龄前儿童已能配合语音治疗师进行系统语音训练，治疗前及治疗过程中应进行录音记录、评定语音清晰度、鼻音计检查、鼻咽纤维镜检查及头颅侧位X线检查，以确定其腭咽闭合情况、语音不清的原因及改进情况。

（6）乳牙期及替牙期正畸治疗：乳牙松动前即4～5岁时可行正畸矫治，恒牙萌出后行牙列矫治及反𬌗矫治。随年龄及畸形情况应用活动矫治器或固定矫治器。

（7）齿槽突植骨术：一般于9～12岁进行，即尖牙未萌、牙根形成2/3时，植骨后尖牙或侧切牙可由植骨区萌出，并可同时关闭口鼻前庭瘘及恢复患侧鼻底塌陷畸形。为了正畸治疗或外科正畸治疗的需要也可扩大术期的年龄段。植骨前后常需行正畸治疗。

（8）外科正畸术：采用正颌外科手段矫治唇腭裂术后遗留的牙颌发育畸形，常在患者16岁以后进行。正颌手术前后也需进行正畸矫治及固定。

（9）矫形修复治疗：无手术条件的腭裂患者可应用矫形修复方法制作膺复体及语音阻塞器；反𬌗、错𬌗畸形患者可制作双重牙列以改进面容；腭咽闭合不全患者无条件行再次手术治疗的，可应用带有语音球的矫治器；小儿语音训练时可根据需要配戴舌刺或舌档以辅助训练舌的活动。

（10）唇腭裂的二期修复：唇腭裂术后唇畸形及腭瘘可在学龄前进行修复；鼻畸形矫治多在齿槽突植骨或外科正畸术后进行；腭咽闭合不全的矫治可在腭裂术后1年或学龄前进行，尽早手术有利于语音恢复。

（11）耳科治疗：唇腭裂患儿就诊的早期即应进行耳科检查，发现耳部疾病尽早治疗，在发育期中也应定期进行耳科会诊并注意耳部疾病与腭裂手术的关系。

（12）心理治疗：在整个治疗过程中，要及时进行患者及其家长的思想工作，使其正确对待疾病，配合治疗以争取好的治疗效果，必要时请心理专家会诊。

四、先天性面裂

先天性面裂较唇腭裂少见，发生率仅为0.012%，占全部面部裂（含唇腭裂）的9.5% ~ 34%，其中男性的发病率多于女性，左侧裂的发生率高于右侧，白色人种的发生率高于其他人种，75%的面裂合并其他畸形。

（一）病因

面裂是多种致病因子相互作用所致，如孕妇被放射线照射，病毒、细菌、真菌感染，母体的代谢紊乱，服用过药物（抗惊厥药，抗代谢药、类固醇等）或化学制剂（如烷基化物等），均为产生少见面裂的可疑因素。

（二）发病机制

1.面中裂

（1）上唇正中裂：由于中鼻突间充质组织不足，形成人中和前颌骨、前腭的上颌间组织不足或缺乏。

（2）下唇正中裂：下颌突因间充质组织发育不足，两侧不能接触融合所致。

2.面斜裂　上颌突与侧鼻突和中鼻突因间充质组织形成不足，而未能覆盖泪管。

3.面横裂　上颌突及下颌突接触融合不良所致。

（三）诊断要点

1.面中裂

（1）上唇正中裂指上唇中线裂开或仅有皮肤和黏膜组织相连的隐裂，有多种临床表现，轻者仅表现为在唇红缘上有裂迹。上唇全部裂开时，唇系带则分别位于裂的两侧，中切牙间隙过宽，同时可有前颌骨间裂、两个前鼻嵴和前牙向中线倾斜。

（2）下唇正中裂可以仅限于软组织裂，轻者在下唇也仅表现为一切迹。重者不仅下唇裂开，而且下颌骨联合处也裂开，甚至舌骨、甲状软骨和胸骨均有畸形，舌前部分叉等。

2.面斜裂　分为三种类型。

（1）源于中鼻突、侧鼻突与上颌突的融合后破裂或未融合所致。面斜裂可以是单侧或双侧，完全性或不完全性，位于患侧内眦与鼻翼旁，故鼻翼有缺损，鼻翼上移靠近患侧内眦，鼻泪管异常，所以易并发感染。眼部畸形明显，内眦向下移位，下眼睑缺失，影响其对眼球的保护作用。

（2）也称颊横裂，位于梨状孔与口角之间，唇弓与人中嵴侧方。其从鼻翼外侧向颊部裂开，所以鼻翼形态基本正常。但裂隙有时向内眦方向旋转，止于下睑。

（3）起于口角内侧，波及颊部，止于下睑中1/3。裂隙瘢痕牵上唇向上和使下睑向下移位。其骨性裂位于尖牙后的前磨牙区，以及眶下孔外侧和眶下缘和眶底的中1/3，眶内容物可坠入上颌窦内。

3.面横裂　也称第一鳃弓综合征、单侧颜面发育不全、面侧裂等，是较常见的一类颜面畸形。发生率为1/5000～1/3000。轻度颜面不对称，外耳畸形和下颌骨形态异常，有时有不明显的耳赘。由于上颌骨发育不全和下颌升支的垂直高度不足，咬合面向头侧倾斜。

（四）治疗

1.面裂的治疗原则

（1）一般原则：对有面裂的患儿，都应对其颜面部做详细的检查，特别是参照Tisser分类法中的颅骨畸形与颜面畸形类型中的对应关系——检查，如此才不至于遗漏重要的畸形部位，并在全面考虑畸形部位软组织、硬组织特点和严重程度后制订治疗计划。

治疗时间安排的原则是先治疗对患儿生命和功能有严重影响的畸形，如面裂伴有下眼睑缺失时，眼球失去保护，易并发角膜炎，甚至有失明的危险，故首先应恢复重建眼睑的形态。对生命和功能影响不大的畸形可待患儿生长发育一段时间，使可利用修复的组织增加后再实施。同时有软硬组织缺损时，应首先进行恢复软组织形态的手术，硬组织手术延迟进行。

（2）软组织畸形的整复原则：尽早松解和延长对组织和器官有牵拉的纤维组织带。切除沿裂隙分布的瘢痕组织，使裂隙两侧的肌肉组织能对位缝合。封闭裂隙的软组织瓣的方法，多采用系列Z形设计，要求既不影响正常的解剖结构，又能复位移位组织形态。组织瓣的缝合尽量避免有较大的张力。对软组织畸形的最终整复，需待在对硬组织整复的基础上通过二期整复的方法而获得，故初期对软组织的修复应考虑为二期整复创造条件，如尽量保存而不随意牺牲组织等。

（3）硬组织畸形的整复原则：畸形程度轻者，其上颌骨一般具有正常的发展潜力，故对骨修复重建的手术可延迟至尖牙牙根形成1/3～1/2时进行，以免影响颌面部的正常生长发育。相反，畸形程度较重者，其上颌骨已无正常生长的潜力，故手术可提早进行。对牙槽突、上颌骨、眶缘、眶底和梨状孔边缘的骨缺损的修复必须用骨移植，并给予稳妥的固定方法方能完成。方法可分为将植骨块充填于裂隙区或贴附于发育不全的上颌骨表面等。

2.面裂的修复方法

（1）正中唇裂的修复方法

1）上唇不完全正中裂成形术

A.倒V成形术：在裂隙两侧，从鼻小柱基部至唇红对称性设计成倒V形，切开对缝后，延长上唇的高度。

B.延长鼻小柱的正中唇裂成形术：遇鼻小柱较短的病例，在正中唇裂两侧设计成叉形皮瓣，设计切开后，修复鼻翼软骨的分离畸形，延长鼻小柱，修复上唇裂隙。

2）上唇正中裂伴鼻裂的成形术

A.鼻背V-Y成形术：适用于鼻背有轻度隐裂或变短的上唇不完全性正中裂。在鼻背上设计一向上的倒V形皮瓣，矫正鼻翼软骨分离畸形后，利用V-Y成形原理，将V形皮瓣向鼻尖方向推进，延长鼻背的长度，同时沿裂隙作切口修复上唇正中裂。

B.Francesconi成形术：适用于鼻尖分离，鼻尖沟状裂隙明显的病例。在切除棱形鼻尖、鼻背皮肤后，施以鼻翼软骨畸形矫正复位术，同时在上唇，按类似于LeMesurier矩形瓣的设计修复正中唇裂。

3）伴人中缺损的上唇正中裂的修复：Lindemann和Gillies曾分别设计了两种方法修复伴人中缺损的正中唇裂。弧形切口皮肤及肌层，沿切口在骨膜上向两侧进行潜行剥离、旋转，修复上唇裂隙。

4）下唇正中裂的修复：伴有下颌骨正中缺损时，应先行骨移植以修复重建下颌骨的连续性，有舌系带过短症时，也应前期或同期矫正延长。下唇切口一般设计成小的三角瓣，同时应修复下唇肌肉的完整性。

（2）面斜裂的修复方法

1）Z成形术：适用于不完全性面斜裂。沿内眦至鼻翼外侧缘设计Z形切口，同时切除上唇至鼻翼外侧缘的裂隙组织，用颊部皮瓣修复缺损。伴有下眼睑缺损时，沿外翻的结膜缘行V形切开，创缘相对缝合。

伴有内眦明显下移时，还可在内眦上方翻转一小的皮瓣予以矫正，同时在实际应用中，还需根据具体病例的裂隙状况，设计1个或多个旋转皮瓣修复。

2）颊部皮瓣旋转成形术：沿裂隙两侧作切口，并将裂缘皮肤翻转向口腔侧相对缝合作衬里。在裂隙外侧再设计一大的颊部皮肤肌肉瓣，旋转覆盖裂隙区创面。

3）面斜裂的植骨成形术：当裂隙范围较大，眶底骨壁缺损较多，骨缺损涉及眶下孔、上颌骨前壁，眼球向裂隙移位坠入时，应施行骨移植修复术。植骨范围包括齿槽突裂至眶下板区，同时配以唇颊部软组织瓣的设计。

（3）面横裂的修复方法

1）Z成形术：以上唇、下唇中点距健侧口角的距离作依据，在患侧上唇、下唇唇红与皮肤交界线上定x与x′点，面横裂的末点定y点。沿裂隙方向，在上唇、下唇上分别设计a、b两瓣。先按患侧唇红与皮肤交界嵴切开皮肤层，并翻转向口腔侧作衬里，再潜行在皮下分离出口轮匝肌，并行肌成形术，最后，上下唇皮瓣交叉换位缝合。

2）连续Z成形术：适用于裂隙较长的病例，其定点设计原则与Z成形术相同。

有时，裂隙向后已波及耳垂，或呈隐裂，则还需在颊部设计大的Z形皮瓣进行修复，同时再配以口角处小的Z形皮瓣成形。

（五）预防护理

1.面裂畸形的病因和发病机制尚不清楚，目前还缺乏有效地预防方法，注意妊娠期常规保健，特别是产前彩超检查非常重要。

2.饮食宜以清淡为主，注意卫生，合理搭配膳食。

3.并发症：面裂严重者常并发智力低下，易于发生流产或死于新生儿期。

由于颅面裂畸形的复杂性、多样性，手术涉及颅面软组织的修复和骨骼畸形的重建，手术通常非常困难，效果也不尽人意。因而，需针对每一位患者设计个性化序列治疗方案，在不同时期采用不同的方法，遵循颅颌面外科和整形外科的原则，综合利用相关整形外科技术，最大限度地恢复患者的外形和功能。

（刘　倩　佟　玲）

第二节　小颌畸形

小颌畸形是较常见的先天异常，每8500个新出生的婴儿中就有1个患病。除下颌短小外，小下颌综合征患者多伴有舌后坠及腭裂等其他发育异常，有些患儿会有不同程度的呼吸及进食困难。如不能及时诊断及采取相应的治疗及特殊喂养方式，患儿死亡率高。

小颌畸形综合征是一种比较常见的先天性畸形，其致残程度不高，其所致畸形也都能通过现代外科手段进行整复，如能及时诊断、及时治疗则患儿不仅能正常生存，而且可以正常生活、工作和参与社会活动。但是由于对这一疾病的认识不足及缺乏明确有效的早期诊断手段，很多受累者因得不到及时有效的治疗而丧失生命。既往研究的工作已经表明这类疾病与遗传基因有关，并且总结出了一些可能与该综合征有关的基因区段。在这些基础上，利用在研究人类致畸基因方面的经验和技术设备，利用我国人口基数大的优势，可以尽早明确与该疾病有关的基因位点，甚至找到致病基因，实现这一综合征的早期诊断及早期鉴别。

一、病因

病因尚未完全阐明，本病与多种环境因素有关，是遗传或内分泌障碍、炎症、外伤等因素所致。近已证明其与胎内巨细胞病毒感染有关。

1.炎症　儿童发育过程中发生的颌面部软组织的炎症常可导致成年后的颌面部畸形，但一般不引起组织缺损。颌面部的炎症常引起颌骨坏死、溶解或分离排出，造成不同程度的颌面部畸形。炎症除可引起骨质缺损，也可影响颌骨生长发育中心导致畸形。例如，炎症破坏髁突使下颌骨一侧发育障碍而造成左右面部不对称畸形。

2.外伤　随着工业与交通的发展，生活和生产中意外伤害、交通事故伤、烧伤引起的颌面畸形与缺损十分常见，如儿童时期下颌骨跌伤可能造成张口受限，随生长发育还可引起颜面不对称、小下颌畸形等。

3.肿瘤　颌面部肿瘤本身就可造成一些颌面部畸形，因为肿瘤的生长过程中会压迫周围正常组织造成不对称畸形。而恶性肿瘤则多数由扩大手术治疗导致不同程度的缺损或畸形，而且通常是软组织、硬组织复合缺损，功能障碍及外貌毁损自然也较严重。

4.医源性因素　指由医疗本身所造成的颌面部畸形与缺损。这类畸形或缺损的形成有一些是目前尚不能完全避免的，如肿瘤放射治疗引起发育抑制及组织萎缩性变，特别是放射性骨坏死导致的组织缺损。

二、发病机制

小颌畸形一般认为发生于胚胎前4个月，由下颌髁状突发生中心受到干扰抑制所致，妊娠期营养不良、使用某些药物、接触放射线及某些毒素中毒均可诱发种种畸形，出现包括腭裂、舌下垂的三联征，Douglas观察到胎儿出生后如能获得充分营养，小颌畸形能在6～8个月发育到接近正常。尽管如此，本病的真正原因还不明确，也无遗传因素方面的足够证据。近期明确本畸形与胎内巨细胞病毒感染有关。妊娠第4周至妊娠末期母体均可发生该病毒感染。受感染的产妇年轻初产者居多，母亲的临床体征可不明显，病毒经胎盘感染胎儿。感染发生越是在妊娠早期，胎儿受累程度越重。

Sheffield等通过对澳大利亚南部64例患者进行23年随访，研究这一疾病的家庭遗传趋势及家族成员中其他相关综合征如Stickler综合征等的发生率，指出这一疾病与遗传因素有关。近年来一些学者开始试图从基因水平对这一综合征进行研究。文献报道中与小下颌畸形综合征有关的基因区段为2q24.1—33.3、4q32—qter、11q21—23.1和17q21—24.3。

三、诊断要点

1.临床表现　本病以新生儿、婴儿时期的先天性小颌畸形、舌下垂、腭裂及吸气性呼吸道阻塞为特征，本病引起呼吸道阻塞而造成死亡，死亡率高达30%～65%，约占新生儿的1/5。其他先天畸形，如21三体综合征（第21对染色体三体畸形）、酒精婴儿等患者也有可能伴有小下颌的临床表现，但小下颌综合征患者多不伴有神经系统及其他内脏器官异常，而且很多患者在后天生长发育的过程中下颌骨能够加速发育到正常尺寸。因此，如果患儿能够发育成人，除可能存在可以修复的面部外形异常外，能够正常参与社会活动及工作。及早地从基因水平明确诊断对针对性的治疗和优生优育提高人口质量有很重要的意义。

（1）大部分患儿出生不久即出现症状，表现为吸气性呼吸困难、发绀、喉部喘鸣等，影响婴儿入睡，症状轻重由于畸形程度不同而有差异。

（2）呼吸困难，在仰卧或喂奶时更加明显，易引起呛咳、窒息及吸入性肺炎。

（3）长期喂养困难可导致营养不良、发育迟缓、生活能力低下、恶病质等表现。

（4）小颌畸形是一种比较常见的面部畸形，一般分为小颌短小和小颌后缩两种情况，可以通过整形手术来修复小颌畸形。

（5）其他：咳嗽、咳痰、颌突畸形、颌骨呈"扇形"骨质破坏、小颌、舌下垂、尖头、并指、呕吐。

2.合并症

（1）鸟状面容：本病征均有下颌特小的典型"鸟状面容"。

（2）腭裂：发生率为50%～68%。

（3）舌下垂：舌下垂时呼吸道受阻，舌根在正常情况下有赖于下颌颏联合的下颌舌肌的牵引支持，所以能处于前位。小颌后移畸形时舌根失去支持即发生后垂，口咽峡缩小被堵才引起气道阻塞。由于气道阻塞、哺乳障碍，患儿可出现代偿性加强吸气动作和吸吮力，这样使下咽部、胸食管内负压增高，迫使舌根更向后垂。同时有大量空气入胃，可引起反胃。呕吐物容易被吸入下呼吸道，导致吸入性肺炎或肺不张。本病征的呼吸道受阻程度可有很大差异，轻症仅在仰卧位时有吸气性喘鸣，而在清醒或哭泣时气道基本通畅，呼吸受阻多无声嘶，其喘鸣声与喉源性不同。

（4）心血管病损：约20%病例伴心血管畸形，如动脉导管未闭、房间隔缺损、主动脉缩窄、右位心等。可因上呼吸道梗阻而致肺动脉高压和肺源性心脏病。

（5）其他：本病征尚可伴有眼缺陷、骨骼畸形、耳郭畸形、中耳和内耳结构异常引起的耳聋、腺样体肥大、先天性心脏病与智力低下等。典型者，自出生起就有吸气性呼吸道梗阻，有时可伴有喉喘鸣、发绀、肋骨及胸骨下吸入性凹陷，是由下颌骨发育不全和腭裂，以及舌体占有较大空间，且向后下垂移位所致。由于仰卧位时症状更甚，此类患儿常有喂养困难，不易吸吮吞咽，易呛咳，由此而致营养不良、体重不增、生长缓慢。由于腭裂，食物易呛入气管与耳咽管，故易并发吸入性肺炎与中耳炎。

3. 辅助检查

（1）实验室检查：并发感染时外周血白细胞计数和中性粒细胞显著增高；发生低氧血症时 PaO_2 下降 $PaCO_2$ 升高。

（2）其他辅助检查：根据临床选择胸部 X 线片、超声、心电图等检查。

4. 鉴别诊断 本症需与18三体综合征、DiGeorge综合征相鉴别。

四、治疗

1. 治疗原则 一般医师在为患者进行整形美容手术以前，先判断有无小颌畸形。首先，用黄金分割法应能将面部分为上、中、下三等份，由发迹到鼻根为上1/3，从鼻根至鼻小柱下缘为中1/3，鼻小柱下缘至颌部的最下点为下1/3，其次，鼻尖的顶点、上唇的最高点与颌部的最前点应在一条线上。医师根据这两条原则来判断要求整容者是否有颌部畸形（短小、后缩及畸形的程度），设计手术方案。

2. 治疗方法 主要以对症治疗为主，治疗措施可以分为非手术治疗和手术治疗。在婴幼儿期可以采用鼻咽通气道辅助通气，应用胃管喂食，下颌牵引成骨诱导下颌发育以减轻呼吸道梗阻症状。必要时可以进行气管切开。如果成年后下颌骨仍然发育不良则可进行下颌牵引成骨及颏前移等手术治疗以治疗睡眠呼吸障碍及改善容貌。

（1）一般治疗：加强喂养护理和营养，可望改善小颌畸形的程度，并可预防窒息和下呼吸道感染。

（2）轻症气道阻塞：取侧俯卧位并用这种位置哺乳，可减轻舌根下垂程度而缓解症状。

（3）重症气道阻塞：应果断采取手术治疗。临床遇有紧急情况时，可迅速用中钳夹住舌尖外拉。外科手术的基本方式和目的是舌体前移固定。沈平江等采用改良的Lapidot "舌根-舌骨固缩术"，取得较好效果，术后应尽量增加摄入高能营养，使患儿增胖并获得体力。

（4）腭裂修补：对预防舌根下垂无帮助。

（5）气管切开：虽可解除气道梗阻，但不能改变吞咽障碍和误吸，对严重营养不良患儿，还会带来并发症和一系列护理问题，仅作为不得已时的应急措施。

五、预后

本病征的预后较差，由于患儿喂养困难，常因营养不良、呼吸窘迫、肺部感染和心血管畸形而早期死亡。

六、术后护理

1.术后1～2d，可以起床活动。

2.术后口服抗生素3d，并应用医用漱口水漱口。

3.术后1周内进食稀、软、易消化食物。

4.术后数天内医师会将所有敷料去除，可以使用一个弹力头套。

5.术后约1周拆除缝线。

6.起初可能有瘀斑和肿胀，会很快消失。

7.避免面部外伤。

8.定期回访。

七、预防

参照先天性疾病的预防方法。预防措施同其他出生缺陷性疾病。为降低和扭转出生缺陷发生率，预防应从妊娠前贯穿至产前。

1.婚前体检　在预防出生缺陷中起到积极的作用，作用大小取决于检查项目和内容，主要包括血清学检查（如乙肝病毒、梅毒、人类免疫缺陷病毒）、生殖系统检查（如筛查宫颈炎）、普通体检（如血压、心电图）及询问疾病家族史、个人既往病史等，做好遗传病咨询工作。

2.孕妇尽可能避免危害因素　包括远离烟雾、乙醇、药物、辐射、农药、噪声、挥发性有害气体、有毒有害重金属等。在妊娠期产前保健的过程中需要进行系统的出生缺陷筛查，包括定期的超声检查、血清学筛查等，必要时还要进行染色体检查。一旦出现异常结果，需要明确是否要终止妊娠，胎儿在宫内的安危，出生后是否存在后遗症，是否可治疗，预后如何等。采取切实可行的诊治措施。

（刘　倩　佟　玲）

第三节　舌系带过短

舌系带过短是指孩子出生后舌系带没有退缩到舌根下，导致舌头不能自由前伸运动，勉强前伸时舌尖呈"W"形，同时舌尖上抬困难；出现卷舌音和舌腭音发音障碍。在婴幼儿期可因舌前伸时系带与下切牙切缘经常摩擦，发生溃疡。在婴儿期乳牙未萌出前，系带前部附着可接近于牙槽嵴顶，随着年龄增大和牙的萌出，系带会逐渐相对下降移近口底，并逐渐松弛。因此，舌系带过短的矫正术在1～2岁进行为宜。

一、病因

舌系带过短是一种儿童先天性发育异常，舌底下正中处舌系带未退缩到舌根下，使舌的正常活动受限。

二、诊断要点

正常舌系带可使舌头行动自如，舌尖可自然地伸出口外，或向上舔到上腭。如果舌尖伸不过口唇，或伸出时舌尖有缺口，呈"W"形，就表明舌系带过短。

临床表现：吃奶无力，舌头无法裹住奶嘴；舌系带处反复出现溃疡；吐字不清。

三、治疗

确诊以后尽早手术。矫正舌系带过短的最佳年龄是1～2岁，因为新生儿口腔各部位尚未发育完全，舌系带呈紧张状态，这在正常的发育过程中会随着婴儿的正常发育、乳牙萌出、牙槽骨生长及舌系带的自然下降而变得松弛。所以不必过早手术。手术可在局部麻醉下进行，用系带拉钩将舌腹向上抬起，或用缝线穿过舌尖牵拉舌向上，使舌系带保持紧张，舌系带中央垂直剪开，剪开线从前向后，与口底平行，长度2～3cm，使舌尖在开口时能接触到上前牙的舌面为止，拉拢缝合横行切开出现的菱形创面，使之成为纵行线状的缝合伤口。术中应注意避免损伤下颌下腺导管和舌静脉。肌纤维不可切断过多，以免因术后瘢痕再度导致舌运动受限。

（吕珊珊　佟　玲）

第四节　牙发育异常

一、釉质发育不全

釉质发育不全指在牙发育期间，由于全身疾病、营养障碍或严重的乳牙根尖周感染所导致的釉质结构异常。根据致病的性质不同，其有釉质发育不全和釉质矿化不全两种类型。前者临床上常有实质缺损；后者临床上一般无实质缺损。发育不全和矿化不全可单独发病，也可同时存在。釉质发育不全患者，随着时间推移，常伴有牙齿不同程度磨耗，严重影响患者美观与功能。

（一）病因

1.严重营养障碍　维生素A、维生素C、维生素D及钙磷的缺乏，均可影响成釉细胞分泌釉质基质和矿化。

2.内分泌失调　甲状旁腺与钙磷代谢有密切联系。甲状旁腺功能降低时，血清中钙含量降低，血磷正常或偏高。临床上出现手足抽搐症，其牙也可能出现发育缺陷。

3.婴儿的全身疾病　如水痘、猩红热等均可使成釉细胞发育发生障碍。严重的消化不良也可能为釉质发育不全的原因。

4.母体的疾病 孕妇患风疹、毒血症等也可能使胎儿在此期间形成釉质发育不全。

5.乳牙根尖周严重感染 乳牙根尖周炎反复发作时乳牙根分歧下或根尖部分的牙槽骨在炎症细胞的作用下吸收，与其下正在矿化的恒牙胚相接触，影响继承恒牙表面釉质的矿化造成釉质发育不全。这种情况往往见于个别牙，以前磨牙居多，又称特纳牙。特纳牙不同于其他釉质发育不全累及口内多数牙，其往往只涉及单个牙齿。

6.创伤因素 若为前牙，则多由创伤因素所致，受创乳牙被推入下方发育中的恒牙胚，从而扰乱了恒釉质的发育。

（二）诊断要点

1.轻症 釉质形态基本完整，仅有色泽和透明度的改变，形成白垩状釉质，这是由于矿化不良，折光率改变而形成的，一般无自觉症状。

2.重症 牙面有实质性缺损，即在釉质表面出现带状或窝状的棕色凹陷。

3.带状缺陷 在同一时期釉质形成全面遭受障碍时，可在牙面上形成带状缺陷。带的宽窄可以反映障碍时间的长短，如果障碍反复发生，就会有数条并列的带状凹陷的出现。

4.窝状缺陷 由于成釉细胞成组地被破坏，而其邻近的细胞却继续生存并形成釉质所致。严重者牙面呈蜂窝状。

（三）防治原则

釉质发育不全是牙在颌骨内发育矿化期间所留下的缺陷，而在萌出以后被发现，并非牙萌出后机体健康状况的反映。所以对该类患者再补充维生素D和矿物质是毫无意义的。由于该类牙发育矿化差，易磨耗。患龋后发展较快，应进行防龋处理。牙齿发生着色、缺陷的可通过光固化复合树脂修复、烤瓷冠修复等方法进行治疗。

二、遗传性牙本质障碍

遗传性牙本质障碍（hereditary dentine disorders）是一种常见的人类牙本质遗传性疾病。临床上可将其分为遗传性牙本质发育不全（dentinogenesis imperfect，DGI）和遗传性牙本质发育不良（dentine dysplsdia，DD）两大类。DGI又分为3型：Ⅰ型（DGI-Ⅰ），患者牙本质生长不全，且伴有成骨不全症；Ⅱ型（DGI-Ⅱ），又称遗传性乳光牙本质，发病率为1/8000～1/6000。Ⅲ型（DGI-Ⅲ），牙齿变化特征为空壳状牙和多发性露髓，X线片显示在釉质和牙骨质下方有一层根薄的牙本质，宛如空壳，故称"壳状牙"。

本节仅讨论第Ⅱ型，即遗传性乳光牙本质。因其具有家族遗传性而牙齿呈半透明的乳光色外观而得名。本病为常染色体显性遗传，可在家族中连续出现几代，也可隔代遗传。男女患病均等，乳恒牙均可受累。

（一）病因

釉质结构基本正常，釉牙本质界缺乏锯齿状交错结构，呈近似线状结合，机械嵌合力差，故牙釉质易于剥脱。牙本质形成较紊乱，管径增大，数目较少，有的区域甚至完全没有小管，由于不断较快地形成牙本质，细胞本身可能被包埋于基质或钙化的牙本质中，牙本质钙化异常。遗传性乳光牙磨片内，髓腔也由于被不断形成的牙本质充满而消失。

（二）诊断要点

1. 临床表现

（1）牙冠呈微黄半透明，光照下呈乳光色。

（2）釉质易与牙本质分离脱落，使牙本质暴露，出现严重咀嚼磨损。

（3）颞下颌关节功能紊乱。

2. 辅助检查　X线片可见牙根异常短，髓室和根管内完全闭锁。

（三）防治原则

最终治疗方案的制订要基于患者的自身因素，如年龄、剩余牙体组织的质量、根管情况和牙周情况等。在恒牙列，主要是义齿修复。修复治疗DGI牙的关键在于尽量保留剩余的牙体组织，以预防病变牙本质发生龋坏和过度磨耗。由于乳牙列常有严重咀嚼磨损，其面部颌骨发育、咀嚼功能、咬合关系的建立都没有完成，加强口腔护理指导，定期检查，故需用覆盖面和切缘的殆垫预防和处理，并追踪注意殆距保持，必要时做殆垫修复。

三、先天性梅毒牙

梅毒是由梅毒螺旋体引起的具有传染性的疾病。先天性梅毒是胎儿在妊娠期由感染的母体直接传播，但因胎盘的屏障作用仍有幸存者。被感染的儿童常伴有牙齿形态发育异常和间质性角膜炎甚至失明，还可伴中耳炎、耳聋等。牙胚受梅毒螺旋体侵害而造成的牙釉质和牙本质发育不全等牙齿形态发育畸形。10%～30%的先天性梅毒患者有牙光征。

（一）病因

在牙胚形态发生期，由于成釉器中有炎症渗出，致使成釉细胞受害，部分釉质的沉积停止。再者牙本质的矿化障碍，前期牙本质明显增多，因而牙本质塌陷，形成半月形损害。梅毒牙多见于11、16、21、26、31、32、36、41、42、46，少见于乳牙列，可能与下列因素有关。

（1）在胚胎末期及出生后第1个月，牙胚形态分化期组织受梅毒侵害。因此，感染常累及发育中的中切牙和第一磨牙。

（2）如果梅毒在胚胎早期即严重侵犯组织，则可导致胎儿流产。

（3）梅毒螺旋体不易经过胎盘而直接作用于胎儿。

（二）诊断要点

临床表现　以半月形切牙、桑葚状磨牙及蕾状磨牙为主要特征，并常伴有间质性角膜炎、中耳炎或耳聋等先天性梅毒征象。

（1）半月形切牙：又称哈钦森牙（Hutchinson teeth），这种切牙的切缘比牙颈部狭窄，切缘中央有半月形缺陷，切牙之间有较大空隙。

（2）桑葚状磨牙（mulberry molars）：先天性梅毒患者第一恒磨牙的牙尖皱缩，釉质呈多个不规则的小结节和坑窝凹陷，如同桑葚状，故称为桑葚状磨牙。

（3）蕾状磨牙（Pfluger teeth，moonteeth）：牙尖向中央凑拢，颌面缩窄、无颗粒状结节和坑窝凹陷，形似花蕾，因而得名。

（三）防治原则

最根本的治疗和预防是妊娠期对母体行抗梅毒治疗。在妊娠后4个月内用抗生素行抗梅毒治疗，95%的婴儿可免得先天性梅毒。

（吕珊珊　佟　玲）

第23章

皮 肤 疾 病

第一节 色 素 痣

先天性色素痣（congenital pigmented nevus）即先天性黑色素细胞痣，细胞来源为神经嵴的黑色素母细胞或其子细胞。在时间上将出生6个月之内发生的色素痣称为先天性色素痣。在病理上根据痣细胞的分布做出先天性色素痣的病理诊断。由于其具有发展成为恶性黑素瘤的潜力，并且比获得性色素痣更可能发展恶性转化，因此许多患者需要通过各种医学手段对其进行干预及治疗。

一、分型

先天性色素痣可分为皮内痣、交界痣、混合痣3种类型，都是由痣细胞构成。

痣细胞的组织病理特点：①痣细胞常表现为巢状，痣细胞巢与周围组织分界较明显；②痣细胞质中含有黑色素，在黑色素数量过多重叠时，痣细胞内原有细胞核可能分辨不清；③痣细胞的体积从皮肤浅层至深层，逐渐变小，细胞核也逐渐由大变小且趋向成熟，在老年时逐渐呈退行性变。

色素痣细胞在分化成熟过程中会表现出不同的形态，分别为：①透明痣细胞，一般为圆形或卵圆形的大细胞，细胞质透明，染色体与细胞核较清晰，通常发生于表皮与真皮交界处。②上皮细胞样痣细胞，细胞形态为多边形或方形，通常较大，边界清楚，其细胞核较大且表现为圆形或卵圆形，核仁清楚，细小密集的黑色素弥漫性散在细胞质内。上皮细胞样痣细胞胞质经HE染色后表现为淡红色，多巴反应为阳性，观察到的上皮细胞样痣细胞通常位于真皮上部或表皮真皮交界处，偶可见于小汗腺导管壁内或毛根鞘内。③淋巴细胞样痣细胞，细胞较小且表现为不规则形，通常边界不清楚，细胞内黑色素少而疏，其细胞核较小且通常表现为圆形，细胞核核仁不清，多巴反应为阴性，多发生于真皮中部。④梭形痣细胞，细胞通常呈束条状排列，边界清，细胞核密集易染色且多呈圆形或杆形，核仁通常观察不到，在少数细胞中存在少量颗粒较粗且分布集中的黑色素细胞。⑤纤维样痣细胞，细胞常表现为两端尖长的条索形，细胞质内存在呈纤维样较长的树突，仅在少量细胞中可见少量的黑色素，细胞核多为梭形，观察到的纤维样痣细胞通常位于真皮深层。

二、诊断要点

先天性色素痣的发病率没有显著的男女差异，小痣与中型痣为临床上常见类型，巨痣较为罕见。病变的病理深度随疾病持续时间的增加而成比例增加，并且与大小呈正比例相关。皮损的病理深度与病理分型有关，由深到浅分别为皮内痣、混合痣和交界痣。皮损的病理深度与其部位有关，躯干部最深，四肢次之，头面部最浅。

三、治疗要点

先天性色素痣的治疗方法有很多，通常有激光治疗、高频电灼治疗、液氮冷冻治疗、化学药物剥脱、手术切除治疗等方法。但非手术治疗的方式容易存在残留并且有复发风险，并且对细胞的反复刺激可能诱导细胞发生恶性转变。

1.激光治疗　采用超脉冲CO_2激光或755nm Q开关翠绿宝石激光、Q开关红宝石激光、Q开关双波长YAG激光等进行治疗，利用其选择性光热机制来治疗皮损。虽然激光治疗的方式不尽相同，但是均是通过光束烧蚀皮损部位，将色素控制在肉眼可见范围之外。术后涂抗生素药膏，不进行包扎处理，避免接触水。但是，激光疗法很难一次将色素痣彻底清除，一般需要4～5个疗程才能达到彻底清除的效果。激光治疗也存在一定缺点，由于其作用范围局限在真皮表层以上的痣细胞巢，很难对色素痣实现彻底治愈的效果，治疗后存在复发的可能。

2.高频电灼治疗　高频电针可以通过对皮损部位的烧蚀实现对色素痣的治疗作用。操作者应用电针放电烧蚀皮损部位，在肉眼观察下无可见色素点时停止治疗。操作过程中需要注意操作手法，避开健康组织，避免损害健康组织。术后应用药膏进行消毒，无须包扎处理，也需要注意避免接触水。高频电灼治疗存在损伤面积大、愈合时间长、容易导致凹陷性瘢痕等缺点，不属于常规建议的治疗手段。

3.液氮冷冻治疗　液氮的温度为−196℃，其作用于皮损区域是通过低温使皮肤坏死达到治疗的目的。痣细胞在低温下达到极度冷冻状态，发生不可逆性损伤。液氮冷冻治疗的过程中需要注意液氮与皮肤接触的时间，避免对健康皮肤组织造成损伤。接触时间一般为3～5s，15s后进行第二轮接触，治疗周期为三轮。治疗后需要注意，伤口无须包扎处理，但是应该避免接触水，待创口自然愈合。液氮冷冻治疗由于无法实现真皮细胞巢的破坏，因此复发率较高。

4.化学药物剥脱治疗　化学药物能够对色素痣进行剥脱，常用的化学药物有石炭酸、间苯二酚、α-羟酸、三氯乙酸等。化学药物治疗色素痣容易引发色素痣的沉积，也可能导致瘢痕，术后容易出现感染等不良反应。治疗时白天需要注意采取防晒措施，晚上应用药物进行防护性治疗来避免较严重的色素沉积发生。应用石炭酸进行治疗时，由于剥脱深度大，可能对心脏及肾脏等脏器造成毒副作用，目前应用较小；α-羟酸由于不良反应小、使用方便等优势，在门诊可以直接用于治疗，但是由于其作用层次较浅，只适用于小的浅表性色素痣；三氯乙酸具有毒副作用小的优势，但是其浓度不同，治疗效果的差异性较大，需要在治疗过程中注意用量。

5.手术切除治疗　直径＞3mm的色素痣可以考虑手术切除的方式进行治疗，手术时应注意切除范围需要超过病灶边缘2～3mm，以达到完全根治目的。手术有如下细节。

（1）手术时通常在与长轴或皮肤纹理走向一致的方向行梭形切口。不同部位及大小的色素痣应该采用不同的手术方式，对于皮损直径较小的患者，通常应用直接拉拢缝合的方法，切除皮损后，张力较小甚至无张力的情况下，可以应用6号美容线进行直接拉拢缝合。

（2）若皮肤张力较大，可采用5号美容缝合线在皮下采用间断缝合，再以6号美容缝合线进行皮肤全层间断缝合。

（3）皮损面积较小或色素痣发生于头面部时可以采用皮瓣修复的方式进行治疗，在切除皮损区域后，应用周围组织的皮瓣对皮肤缺损进行修复。此方法术后多一条手术切口，但术后肤色和质地与周围组织一致，遗留瘢痕较小。

（4）对于皮损面积较大、年龄较小或容易出现恶变的患者，通常在切除皮损区域后可以采用全厚度或中厚度皮片进行移植，达到修复皮肤缺损的目的。由于移植后的皮肤肤色及质地可能与周围组织存在差异，因此该方法容易出现瘢痕或色素沉积等现象。

（5）皮肤扩张术适合有美容要求、耐受力较好的患者，术前在皮损周边埋置皮肤扩张器。一旦出现周围组织不能埋置皮肤扩张器的情况，需选择在与皮损部位肤色一致的部位进行皮肤扩张器埋置，皮肤扩张后切除皮损区域，使用扩张的皮瓣对缺损部位进行修复。该方式能够实现肤色和质地与周围皮肤相一致的目的，并且遗留的瘢痕较小，但是治疗周期较长，需要承担高昂的治疗费用。

（陶　凯）

第二节　血　管　瘤

作为婴幼儿最常发生的良性肿瘤之一，血管瘤的发病率约为10%，血管瘤能够在很大程度上影响患者的生理和心理健康。目前关于血管瘤的治疗方式较多，但是均存在一定的缺点，而且可能会有一些不良反应，针对特殊类型或特殊部位血管瘤的处理一直是研究的难点及热点。

一、分型

血管瘤多发生于出生时体重较轻的儿童或者早产儿。传统的分类方式将血管瘤分为毛细血管瘤、海绵状血管瘤、蔓状血管瘤及混合性血管瘤，但这种分类难以反映血管瘤的生物学特征和临床特点。1982年，Mulliken通过对血管内皮细胞的细胞学、病理学及临床表现方式的分析，将传统意义上的血管瘤进一步分为血管瘤和血管畸形两大类。随着此分类的提出，血管瘤在认知及治疗上实现了根本性的改变。目前该分类标准得到广泛的认同。国际脉管性疾病研究学会（International Society for the Study of Vascular Anomalies，ISSVA）在此基础上制定了新的血管异常疾病的现代分类系统（表23-1）。

表23-1　国际脉管性疾病研究学会血管异常疾病分类标准

血管肿瘤	血管畸形
婴幼儿血管瘤	低流速血管畸形
先天性血管瘤（迅速消退型和非消退型）	毛细血管畸形（葡萄酒斑等）
簇状血管瘤（伴或不伴Kasabach-Merritt综合征）	静脉畸形
Kaposi血管内皮瘤（伴或不伴Kasabach-Merritt综合征）	淋巴管畸形
梭状细胞血管内皮瘤	高流速血管畸形
皮肤获得性脉管肿瘤	动脉畸形
其他罕见血管内皮瘤	动静脉瘘
	动静脉畸形
	复杂混合血管畸形

二、诊断要点

从病理过程和临床表现上分析，婴儿型血管瘤可以分为两个阶段：增生期和消退期。增生期出现在出生后6个月至1年内。临床表现：初期为较小的红色丘疹，逐渐增大，增长的速率不一。组织学表现：内皮细胞大量增生、肥大细胞浸润和基底膜增厚，通常不会形成明显的血管腔。之后逐步进入消退期，表现为血管瘤逐渐停止生长，瘤体减小，颜色由鲜红转为暗红，肿块表面出现皮肤皱缩，肿块体积变小等现象。肥大细胞浸润的现象在增生期和消退期均能够被观察到，并且在此过程中会出现明显的纤维组织和脂肪组织沉积，后期可能会出现不同程度的纤维脂肪组织残留于皮肤及皮下的现象。

三、治疗要点

血管瘤的种类较多，治疗方法也具有多样性。近50%的血管瘤能够自行消退，而手术治疗等方式有可能产生瘢痕或功能障碍等多种后遗症，故一般主张在血管瘤早期持观望和姑息态度。但当血管瘤的生长危及患儿生命或器官功能时，则应及时治疗。血管瘤的病变部位、病变深度、范围大小、分期情况、对功能的影响情况、医师的经验及患儿和家属的经济及心理负担等多方面因素都可以影响临床上婴幼儿血管瘤治疗方法的选择。血管瘤的常规治疗方法包括冷冻治疗、手术切除、放射性核素治疗、激光治疗及注射、口服或外用药物治疗等。

1.手术切除　血管瘤之前需要严格的评估其适应证，并且对于手术的价值进行多方面权衡。对于影响功能的、可能危及生命的、保守治疗后仍存在较大范围残余病变的、反复出血或者反复溃疡的血管瘤及各种恶性血管瘤［希佩尔·林道病（VHL）、血管内皮瘤、血管肉瘤］而言，手术切除是其最优的治疗方式，并且手术治疗独立的小病灶效果极佳。

2.冷冻治疗　20世纪60年代起开始将冷冻治疗用于血管瘤的治疗当中。冷冻治疗主要应用液氮冷冻的方式，也有少数学者应用CO_2进行治疗。强低温能够使病损区域皮肤、血管瘤及血管瘤周围组织急速冷凝，在细胞内产生冰晶，并导致细胞膜破裂、低温休克、组织细胞缺血和缺氧坏死及发生免疫反应，使组织细胞破坏死亡，再经机体修复，从而使血管瘤消失。此法易留下局部瘢痕及组织挛缩，当受损部位发生于眼周、口角、鼻尖和耳部时治疗后可能留下严重的缺损性畸形，甚至可能导致功能障碍。另外很难控制冷冻治疗过程中的强度和深度，不同组织对于温度的敏感度也不尽相同，常出现治疗不彻底、局部瘢痕、缺损性畸形及功能障碍，因此目前治疗血管瘤已较少使用此方法。

3.放射与放射性核素治疗 是通过放射性核素所产生的射线能够对病损区域的组织和细胞进行轰击，导致其中核酸链发生断裂，蛋白质的合成终止，细胞出现死亡、解体，进一步通过对组织的修复实现治疗的目的。临床上常用的放射与放射性核素治疗方法有浅层 X 射线照射、^{60}Co 局部照射、^{90}Sr 敷贴、^{32}P 胶体局部注射等。血管瘤经治疗后，治疗区域经常残留萎缩性瘢痕，治疗区域会出现表皮脱屑的现象。对于放射性射线造成的萎缩性组织和瘢痕，部分研究者认为可以应用手术的方式进行切除，避免其进一步癌变。而且由于放射性核素治疗具有潜在危害，有学者认为其在血管瘤的治疗中应该慎重选择，尽可能避免应用。

4.激光治疗 激光的穿透力有限，激光治疗主要适用于早期、浅表性血管瘤。其原理为利用专业激光治疗设备，使血液中氧合血红蛋白吸收光能产生热量，热量传导至周围血管壁，造成血管损伤，进而实现对血管瘤治疗的效果。现阶段 Nd ∶ YAG（532nm）激光、脉冲染料激光、Nd ∶ YAG（1064nm）激光、光动力疗法及强脉冲光系统等是最为常见的用于血管瘤治疗的激光疗法。闪光灯泵脉冲染料激光（FPDL）的作用理论为选择性光热作用，是最早应用于血管疾病治疗的激光之一，具有不良反应少和疗效极佳的优点，目前已经在血管瘤的治疗领域被广泛应用。Nd ∶ YAG激光（1064nm）的穿透力较强，能够穿透 4 ~ 6mm 深度，适用于较深部位的血管瘤，治疗后效果好、瘢痕少，因此也被广泛应用。但是大量使用激光可以对机体造成损伤，因此应该避免大能量激光的使用。此外，早期的 CO_2 激光是以切割、汽化原理进行治疗，术后瘢痕发生率较高，很难达到好的疗效，现已很少用。目前的研究认为，血管瘤的激光疗法能够引发一些瘢痕问题，并且对于面积大、厚度深的病灶作用较小，可能引发大出血等风险，因此在应用激光疗法治疗血管瘤时应该尽可能谨慎，在掌握适应证的前提下进行。

5.血管瘤注射治疗 常用药物包括鱼肝油酸钠、枯痔灵注射液、明矾注射液、枯矾黄连注射液、碳酸氢钠注射液、平阳霉素、博来霉素类、尿素、糖皮质激素等。早期使用鱼肝油酸钠等硬化剂注射入血管瘤体内造成局部血管腔栓塞、内皮细胞坏死，从而达到治疗效果。此法局部刺激和创伤大，治疗后由于局部瘤体坏死，有感染、组织坏死和瘢痕形成危险，因此目前应用较少。1967年 Zarem 提出应用糖皮质激素对血管瘤进行治疗，1968年 Fost 等通过皮质类固醇激素成功治疗6例小儿血管瘤患者。糖皮质激素治疗血管瘤是目前注射治疗血管瘤的主要方式。

头面部、会阴部、指（趾）关节等处的血管瘤可以应用局部激素注射的方式进行治疗，其作用效果接近于口服激素治疗，并且具有较轻的全身不良反应，被认为是局限性血管瘤的有效治疗方式之一，具有并发症少的优势。目前常用的局部注射激素药物包括泼尼松、地塞米松、倍他米松等，药物的作用机制目前尚未完全阐明。在血管瘤较为复杂、范围较大时，多采用多种方法联合治疗的方式，在协同增效的同时也能够缩短疗程，减轻部分药物导致的不良反应。相关的文献报道较多，疗效差异也较大，常用的联合注射药物包括地塞米松＋平阳霉素等。联合应用激素可能导致肾上腺功能抑制和库欣综合征等不良反应的发生，但是停药后不良症状基本均可自行消退。激素注射治疗的要点是，掌握注射药物的剂量和使用疗程，2次注射之间应间隔足够的时间，这样可降低和减少激素不良反应，必要时，可重复治疗，直至瘤体消退。目前激素的局部应用联合脉冲激光治疗血管瘤已经取得了较好的疗效。某些非激素药物，如干扰素（interferon，IFN）也被应用于血管瘤的治疗当中，由于其具有抑制血管生长的作用，因此对于激素治疗无效的患者可以考虑采用IFN-α进行治疗。但应注意，IFN-α的应用会导致多种不良反应，包括发热、白细胞减少、贫血和肝转氨酶升高及痉挛性麻痹（Little病）等。

6. 外用药物治疗　咪喹莫特作为一种咪唑喹啉胺类免疫调节药物，通常是治疗生殖器疣、皮肤基底细胞癌、原位鳞状细胞癌等疾病的常用药物。2002年，Martinez等尝试将其应用于婴幼儿血管瘤的治疗当中，取得了显著的疗效。研究者认为5%咪喹莫特能够有效地治疗婴幼儿血管瘤，其治疗方式为隔日局部涂抹。咪喹莫特能够产生大量细胞因子，如IFN-α、白细胞介素（interleukin，IL）-6、肿瘤坏死因子（tumor necrosis factor，TNF）-α等诱导血管瘤消退。咪喹莫特具有使用方便、操作性强、可控性好、局部刺激轻等优势，对于各种发生于隐蔽部位的中小型血管瘤具有良好的治疗效果。

7. 口服药物治疗　口服激素一直被认为是重症大面积和多发性血管瘤治疗的一线药物，在面积大、多发、侵袭性、危及生命、伴全身性疾病、影响脏器功能等的血管瘤中应用广泛。但是口服激素的使用剂量、服用时间、减药方式等均没有明确统一的规定，并且激素对于血管瘤的作用机制尚未阐明。并且口服激素可能导致包括高血压、真菌感染、库欣综合征和肠胃不适等多种并发症，还可能诱发性格改变，因此其应用存在局限性。

（陶　凯）

第24章

胎儿综合征的超声诊断

第一节　Apert综合征

Apert综合征（Apert syndrome，AS）又称尖头并指（趾）畸形Ⅰ型。法国神经学家Apert于1906年首先报道，发病率为1/65 000，是罕见的发育异常，表现在颅骨和颜面的异常，伴有并指（趾）畸形。Apert综合征为常染色体显性遗传病，系10q26成纤维细胞生长因子受体2（fibroblast　growth factor receptor 2，*FGFR2*）基因突变所致，以*S252W*、*P253R*突变为主。

一、诊断要点

1.胎儿头部异常：头型异常包括短头、尖头、扁头、塔头；颅缝早闭（冠状缝过早闭合）；前额隆起、枕骨扁平。

2.胎儿面部异常：眼距宽、突眼、鼻梁塌陷、鹦鹉嘴状鼻、上颌发育不良、下颌前突、腭裂等。

3.胎儿双手及双足形态异常：双侧肢体对称性并指（趾）畸形，又称"棒球手套手"，骨质及皮肤均融合，常累及第2～4指，拇指（踇趾）粗大。

4.其他超声表现：胼胝体发育不良、轻度脑室扩张、室间隔缺损、主动脉骑跨、颈椎畸形如$C_{5\sim6}$椎板融合。

5.羊水过多。

二、鉴别诊断

1.Crouzon颅面成骨不全综合征　又称遗传性头颅面骨发育不全，为一种特殊类型的颅骨缝早闭，多有家族史，该病以颅骨及面部畸形为主要特征，无并指（趾）畸形。颅面部发育异常如尖颅、舟状颅、中面部扁平、凹陷、眼眶狭小、眼球突出、眼睑闭合不全、上颌骨发育不良、反咬颌、硬腭高拱和狭长等。

2.Carpenter尖头并指（趾）综合征　常染色体隐性遗传，较Apert综合征少见，除与Apert综合征一样有尖头并指（趾），还存在拇指侧多指，下肢并发畸形，伴有生殖器发育不全等表现。

3.Pfeiffer综合征　是以尖颅、手足并指及拇指增大为特征的先天性异常。超声表现为头颅和面部异常包括短头畸形、尖头畸形、冠状缝早闭、小鼻子、塌鼻梁；手足异常包括第2指和第3指及第3～4趾部分并指（趾）、拇指过宽及脚趾过大。

4. Saethre-Chotzen综合征　又称Ⅲ型尖头并指综合征。主要临床表现：短头畸形，常为单侧颅缝受累而呈斜头畸形，面部不对称，额部发际低，眉异常，眼睑下垂，睑裂斜向下，眼距增宽，面中部凹陷，鼻纵隔偏曲，小耳，拇指宽大或呈双拇指，并指（趾）也呈软组织蹼，并指（趾）常发生于第2指和第3指（趾）或第2～4指（趾）。

（宋丹阳）

第二节　Beckwith-Wiedemann综合征

Beckwith-Wiedemann综合征又称脐膨出-巨舌-巨体综合征。1963年、1964年由Beckwith、Wiedemann发现。在活产儿中发病率为0.72/10 000。Beckwith-Wiedemann综合征为常染色体显性遗传，外显不完全，表型各异。70%是11号染色体上一个区域甲基化异常导致，10%是染色体微缺失微重复导致。少部分是11号染色体上的一个基因*CDKN1C*突变导致，这种突变在有家族史的病例中约占40%，有家族性发病倾向，可能为单基因遗传病。

一、诊断要点

1.胎儿巨大：胎儿体重和身长均超出正常标准，偏侧发育过度。肝、脾、肾、胰腺增大。

2.胎儿脐膨出：腹腔内容物突入脐带内，表面覆盖腹膜和羊膜，脐带连接在囊膜顶部或稍下方，囊内容物为小肠、结肠或肝。

3.胎儿巨舌：胎儿舌大而厚伸出口外（图24-1）。

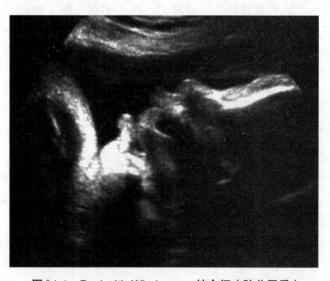

图24-1　Beckwith-Wiedemann综合征（胎儿巨舌）

4.其他超声表现：膈疝、心脏畸形、肾上腺囊肿、肝囊肿等。

5.羊水过多、胎盘增大。

二、鉴别诊断

1.Marshall-Smith综合征　颜面部特征包括头颅较大、前额宽阔、面部偏小、枕部扁平；眼眶过浅、眼球突出、眼距增宽、眼裂向上倾斜或向下斜、眼睑下垂、斜视；鼻梁扁平、鼻孔上翘、人中过长；腭弓高、上颌骨发育不良、舌下垂；双耳过大、位置偏低。脊柱和躯干异常主要包括脊柱后凸或侧凸、肋骨短、漏斗胸。

2.Sotos综合征（脑性巨人症）　本综合征是一种以儿童期过度生长现象为特征的遗传病，主要表现为巨头畸形、特殊面容、骨龄提前及不同程度的发育迟缓。

3.腹壁裂　主要在脐带周边出现3～5cm的缺陷，以致腹腔内脏器脱出暴露于羊水中，无膜状覆盖物。

4.原发性巨舌　除舌体积增大外无其他异常临床表现。

5.血管瘤性巨舌　常呈不对称、不均匀性增大。产前超声显示从口腔内突出一肿块，内部回声呈蜂窝状，彩色多普勒显示血流丰富。

（宋丹阳）

第三节　Cantrell五联征

Cantrell五联征是腹中线结构发育缺陷所致的一组罕见多发畸形，包括脐膨出、心脏异位、下部胸骨、前纵隔及心包缺陷5个畸形，分为完全型和不完全型，其特征性表现是脐膨出和心脏异位合并存在。Cantrell于1958年首次报道该综合征，多散发，表型各不相同。在活产儿的发生率为5.5/100万～1/6.5万。其无遗传性及家族性倾向。Cantrell五联征染色体核型可正常，少数病例可合并18三体综合征或X性染色体遗传病。

一、诊断要点

1.胎儿胸骨缺损或胸骨裂，脐上腹壁缺损。

2.胎儿心脏异位：心脏全部或部分疝出胸腔外或心脏向下方或前下方移位。

3.胎儿脐膨出：膨出物可以为肝脏、胃泡及部分肠管，表面均有包膜覆盖。

4.其他超声表现：心脏畸形包括室间隔缺损、法洛四联症、肺动脉狭窄或闭锁、心室憩室；神经系统畸形包括露脑畸形、脑膨出；脊柱畸形、肢体畸形；胎儿水肿等。

二、鉴别诊断

1.胎儿单纯胸外异位心和孤立性腹壁缺损　只有心脏异位或腹壁缺损。

2.胎儿肢体-体壁综合征　具有广泛前腹壁缺损、明显脊柱侧凸、肢体畸形、脐带极短等多种畸形，其特征为羊膜绒毛膜不融合，羊膜未覆盖脐带，从脐带边缘呈片状伸出，并与胎儿体壁及胎盘连续。

3.羊膜带综合征　是羊膜带缠绕或粘连胎体某一部分引起胎儿变形畸形或肢体截断

的一组复合畸形。其特征主要为多发性、不对称性、不规则畸形。头颅畸形以无脑畸形、脑膨出多见，躯干畸形以广泛腹壁皮肤缺损多见，肢体畸形以肢体的环状缩窄和截断多见。有时可显示与畸形相连的膜状物回声。

（宋丹阳）

第四节　Meckel-Gruber 综合征

Meckel-Gruber 综合征为罕见的致死性常染色体隐性遗传病，由德国解剖学家 Johann Friedrich Meckel 首先报道。其发病率在活产胎儿中为 1/（13 250～140 000）。特征性表现为枕部脑膨出、多囊肾、轴后多趾（指），同时可合并全身多个系统异常，涉及肝、心脏、颜面部、生殖道、肢体畸形等，肝脏纤维变是较常见的表现。Meckel-Gruber 综合征发病率较低，染色体核型正常，其是常染色体隐性遗传病。迄今为止，共发现 10 余个基因突变与该综合征相关，分别位于染色体 17q22、11q12.2、8q22.1、12q21.32、16q12.2、4p15.32、3q22.1、12q24.31、17p11.2、19q13.2、16q23.1、5p13.2、8q13.1—q13.2、1q32.1、17p13.1、5q31.1、10q23.33。Meckel-Gruber 综合征的致病机制与纤毛功能异常有关。遗传异质性强，致病基因位点多，每一位点均可有多种突变。

一、诊断要点

1. 胎儿枕部颅骨缺损脑组织膨出　胎头轮廓不完整，颅骨光环回声中断，后枕部可见脑组织样回声向外突出。

2. 胎儿多囊肾　双肾体积对称性增大，回声弥漫性增强。

3. 胎儿轴后多趾（指）　双手和双足常呈六指（趾）。

4. 其他超声表现　唇腭裂、心内膜垫缺损、肝胆管发育不良、外生殖器形态异常等。

二、鉴别诊断

1. 致死性水肿综合征　主要包括多指畸形和中枢神经系统畸形，主要表现为局限性脑积水、下颌过小、多指畸形（特别是双踇趾）和羊水过多。其他表现：唇裂或腭裂；肺部发育不良；心内膜垫缺损。

2. 13 三体综合征　再发风险较低。主要异常表现：颅脑异常主要为小头畸形和前脑无裂畸形；颜面部异常为独眼、眼距过窄、长鼻畸形、正中唇腭裂；心脏异常最常见室间隔缺损、左心发育不良、右心室双出口；腹部异常最常见小的脐膨出、肾多囊性疾病；肢体常见多指（趾）畸形。

（宋丹阳）

第五节　VACTERL 联合征

VACTERL 联合征是一种罕见的、散在发病的多发性畸形，1972 年由 Quan 和 Smith

首次报道。"VACTERL"是一个易于记忆的非随机畸形联合征缩写，包括：V代表脊柱缺陷；A代表肛门直肠畸形，包括肛门闭锁及瘘；C代表心脏畸形；TE代表气管食管异常；R代表泌尿生殖系统异常；L代表肢体异常。不典型症状者，当有3个或3个以上系统器官受累时可考虑该联合征。本联合征发生率为1/4万～1/1万，为常染色体隐性遗传。

一、诊断要点

1.胎儿脊柱缺陷 半椎体合并肋骨缺如、蝶形椎、楔形椎、椎体融合、脊柱侧凸、椎体裂、脊柱骶尾部发育不良、椎体分节不全等。

2.胎儿肛门直肠畸形 肛门闭锁、瘘等。

3.胎儿心脏畸形 常见室间隔缺损、法洛四联症、永存左上腔静脉、左心发育不良、右心室双出口、肺动脉狭窄、右位主动脉弓、完全性心内膜垫缺损等。

4.胎儿气管食管异常 食管闭锁、支气管发育不良、气管食管瘘。

5.胎儿泌尿生殖系统异常 肾缺如、肾发育不良、多囊性肾发育不良、肾积水、马蹄肾、异位肾、外生殖器异常等。

6.胎儿肢体异常 桡骨缺如或发育不良、胫骨缺如、下肢缺如、多指（趾）及并指、足内翻等。

7.其他超声表现 先天性腭裂、隔离肺、脐膨出、十二指肠闭锁、永久性右脐静脉、小脑蚓部发育不良、胼胝体发育不良等。

二、鉴别诊断

1.Holt-Oram综合征（心-手综合征） 心血管畸形以房室间隔缺损多见。上肢骨异常以拇指骨、腕骨、桡骨病损为主。

2.尾部退化综合征 主要特征为骶骨缺失。超声表现以骶椎缺如、髂骨翼紧靠呈"盾牌征"为主要特征性改变，脊柱缩短，末端突然中断，常合并下肢、双足畸形。

3. 22q11.2 微缺失综合征 表现为胸腺发育不良，常合并食管闭锁、心脏畸形和肾脏畸形，但不合并脊柱异常和肛门闭锁。

4.Baller-Gerold综合征 颅缝早闭-发育不良综合征，为常染色体隐性遗传，临床表现有颜面部畸形，以及心脏、肾脏和骨骼系统畸形，特有症状为颅缝早闭，尖头畸形。

5.Jarchow-Levin综合征 具有多发性脊椎骨分节不良、肋骨融合畸形，并伴有肾异常、脊柱裂、足畸形、肛门闭锁和腭裂。

（宋丹阳）

第六节 Turner综合征（X单体综合征）

Turner综合征，又称先天性卵巢发育不全，是常见的性发育异常疾病。在女性活婴中，发生率为1～4/10 000。1938年Turner首次描述某些女性患者染色体异常特征性改变为缺失一条X性染色体（45，XO）。Turner综合征属于性染色体数目和结构异常，导致卵巢发育不全，并出现女性第二性征发育异常和某些先天畸形的一种综合征，包括以下3类。

（1）X染色体数目异常：45，X；45X/46，XXX；47，XXX；45，X/47，XXX。

（2）X染色体结构异常：46，X，i（X）（q10）；46，X，del（X）（p10）；46，X，del（X）（q23）。

（3）X染色体数目伴结构异常：45，X/46，X，i（X）（q10）；45，X/46，X，del（X）（p11）；46，XX/46，X，i（X）（q10）；45，X/46，XX/46，X，i（X）（q10）。

一、诊断要点

1.胎儿淋巴水囊瘤：胎儿颈部显示为单侧或双侧薄壁性囊性肿块，可呈单房或由多光带分隔成多房，常自发消退，形成颈蹼。颈椎棘突短、短颈（图24-2）。

2.胎儿周身皮下水肿、胸腔积液、腹水、心包积液。

3.胎儿心血管畸形：主动脉狭窄最常见，也可见室间隔缺损。

4.胎儿宫内生长受限。

5.超声其他表现：股骨短、马蹄肾、单脐动脉等。

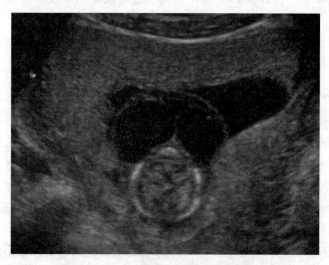

图24-2　Turner综合征：胎儿淋巴水囊瘤

二、鉴别诊断

1.Noonan综合征　又称假性Turner综合征或称先天性侏儒痴呆综合征，主要临床表现为身材矮小、特殊面容和先天性心脏病。特殊面容表现下颌骨发育不良、睑裂下斜、耳位低、漏斗胸、颈蹼和肘外翻。心脏病中以右心系统病变为主，如肺动脉狭窄（60%）与继发性房间隔缺损（25%），而Turner综合征中病变常涉及左心。病因可能为多基因病变，为常染色体显性遗传。与Turner综合征不同，它有X染色体与Y染色体的相同位点突变，因而男女均可患此病，核型正常。

2.假性甲状旁腺功能减退症　典型者常有先天性发育缺陷：身材矮粗、体胖、脸圆、颈短、盾状胸；短指（趾）畸形（多见于第4掌骨或跖骨、第5掌骨或跖骨）；桡骨弯曲。

（宋丹阳）

第七节　心-手综合征

心-手综合征又称 Holt-Oram综合征、上肢心血管综合征，是一种常染色体显性遗传病，发病率约为1/100 000，可家族性发作或散发。主要表现为先天性心脏畸形（以间隔缺损较多见）合并上肢畸形（前臂、腕及手的桡侧骨骼的变异或缺如）。1960年，Holt与Oram首先对一个家系4代连续出现的先天性房间隔缺损合并拇指畸形作了详尽的描述，故将其命名为Holt-Oram综合征。该病是12q24.1区域染色体 *TBX5* 基因的杂合突变导致。这个基因负责编码转录因子T-box5，在心脏和四肢发育过程中该基因调控其他基因的表达。超过85%被诊断为Holt-Oram综合征携带 *TBX5* 基因的突变，呈常染色体显性遗传模式。

一、诊断要点

1.胎儿心脏发育异常　以室间隔缺损多见，也可见卵圆孔增大，心内膜垫缺损，左心发育不良。

2.胎儿上肢畸形　骨骼的畸形可累及双侧上肢，以左侧重。手部发育不良最常见为拇指畸形，其中拇指缺如在拇指畸形中发生率最高，也可见指样拇指（拇指含3节指骨）、细小拇指或残基拇指等。此外，四指畸形（除拇指外）包括短指畸形、并指畸形、手指缺如等。前臂发育不良最常见的为桡骨病变，桡骨病变常为细小或缩短，也有完全缺如。上臂发育不良常见肱骨细小或缩短，也有完全缺如。

二、鉴别诊断

1.血小板减少-桡骨缺失综合征　可有上肢骨骼畸形合并心脏畸形，但血小板减少-桡骨缺失综合征中桡骨缺如不伴拇指发育异常，脐带血检测可发现胎儿血小板减少。

2.Poland 序列症　可见锁骨下动脉缺陷，同侧胸大肌缺如及同侧上肢异常，常见并指畸形、腕骨发育不良、先天性心脏病、肾发育不良。

3.VACTERL联合征　表现为脊柱缺陷、肛门直肠畸形（包括肛门闭锁及瘘）、心脏畸形、气管食管异常、泌尿生殖系统异常、肢体异常。

（宋丹阳）

第25章

人类孟德尔遗传疾病

　　遗传学是生命科学的一个重要分支学科。1865年孟德尔遗传定律的发现奠定了遗传学的基础；1944年DNA是遗传物质的发现揭示了生命体生生不息的秘密；1953年沃森和克里克发现DNA双螺旋结构使遗传学研究深入到分子水平；1966年遗传密码子的破译，为开展遗传工程奠定了基础；1977年Sanger测序法的发现，大大促进了分子遗传学的发展；1990年，人类基因组计划（Human Genome Project，HGP）的发起，推动遗传学进入到一个新的时代。遗传学如此迅猛的发展，与多位科学家的突破性工作密不可分。

　　在遗传学发展过程中，我国科学家也做出了杰出的贡献。生物化学家吴瑞教授是DNA测序、基因工程、生物技术领域的重要开创者之一。1970年，吴瑞教授首先发明了DNA测序方法；1971年，他将引物延伸用于DNA测序，成为Sanger测序法测序的重要一步；1976年，他合成了连接子和衔接子，成为基因工程技术发展的重要条件；20世纪80年代，他发明的方法经其他科学家改进而在水稻转基因技术上有先导性贡献，增强了水稻对害虫、干旱、盐等的抵抗能力。基因组学专家于军研究员及其同事创建了基因组物理图谱制作方法——"多酶完全水解物理图谱"法，为人类基因组计划的完成贡献了中国力量。于军研究员还参与和主持了国际人类基因组计划（包括中国部分）、超级杂交水稻基因组计划、家蚕基因组计划、鸡基因组计划等重大科学研究项目。于军研究员是中国科学院遗传与发育生物学研究所人类基因组中心、华大基因研究院和中国科学院北京基因组研究所的主要创始人，是我国基因组学发展的奠基人。

　　遗传学的快速发展，促进了遗传性疾病的鉴定和部分疾病致病基因的确定。遗传学家维克多·奥蒙·麦库斯克（Victor Almon McKusick）意识到有必要对这些信息进行归纳和总结，以利于研究人员的检索和查阅。1966年，成功出版了《人类孟德尔遗传》（*Mendelian Inheritance in Man*，*MIM*）一书。医学遗传学的迅猛发展和遗传性疾病理解的深入，使得《人类孟德尔遗传》一书不断再版，到1998年已出版第十二版。《人类孟德尔遗传》一书已成为人类遗传学的一本权威著作，被看作全世界医学遗传学家的圣经。1997年，由罗会元教授主译，出版了《人类孟德尔遗传》（中文版）（*MIM*第十一版），促进了中国医学遗传学的发展。

　　随着医学遗传学的迅猛发展，对疾病基因及其致病机制的研究可谓日新月异。为了顺应科学研究的快速发展，在线人类孟德尔遗传数据库（Online Mendelian Inheritance in Man，OMIM）于1987年应运而生，并且免费供全世界科学家浏览和下载。目前该数据库已经包含超过6000种遗传病（https://www.omim.org/）。

　　人类表型术语集（Human Phenotype Ontology，HPO），旨在提供人类疾病中用于描述表型异常的标准词汇（http：//human-phenotype-ontology.github.io/）。HPO每个术语描述了一种表型异常。HPO目前正在利用从医学文献、Orphanet、DECIPHER和OMIM数据库获得的信息进行开发。目前包含约11 000项名词和超过115 000项关于遗传性疾病的注释，还提供了一套针对约4000种疾病的注释。

　　中文人类表型标准用语联盟（CHPO）建立了中文版的人类表型术语集，希望提供一个共享的平台，为研究人员和医学专家提供便利，推动中国临床医师以标准化的医学名词和术语来描述罕见病患者的表型，从而促进疾病的诊断、致病基因的鉴定及寻找疾病与特定表型之间的关系（http：//www.chinahpo.org/）。

　　为了促进我国临床医师对出生缺陷和遗传病的快速诊断，我们整合了OMIM数据库和CHPO数据库，目前已经对OMIM数据库中4016种遗传病（4627个疾病相关基因）进行了简单描述，包括疾病英文名称、疾病中文名称、疾病OMIM编号、疾病遗传方式、疾病相关基因及其描述和疾病CHPO表型等。

　　此外，为了进一步促进临床医务工作者对人类孟德尔遗传病和人类表型术语集的理解，征得了CHPO的同意，我们与沈阳哥瑞科技有限公司合作开发了一个快速的人类表型相关疾病查询系统。该系统基于我们对OMIM数据库内容的翻译与扩展和人类表型术语集数据的使用，可以实现中文关键字查询标准表型、标准表型记录、表型相关疾病查询、图形化表型展示和中文关键字查询OMIM数据库疾病等功能，提供了多个相关数据库的链接，实现了一站式相关内容的集成，拉近了广大医务工作者与相关疾病和表型数据库之间的距离，从而实现快速精准的完成疾病表型描述、可能疾病查询、疾病致病基因查询等工作。该系统提供微信查询或网页查询，为科研工作者、医务人员和广大网友提供了了解相关疾病的窗口。

　　除此之外，还对OMIM数据库中部分疾病提供了中文版的疾病名称、OMIM疾病编号、遗传方式、OMIM疾病分类、基因简写与基因OMIM编号、基因描述、基因变异位点、疾病概述、疾病临床特征、发病率、发病机制、诊断和治疗等内容。具体内容请通过人类表型相关疾病查询系统查询获取（图25-1）。

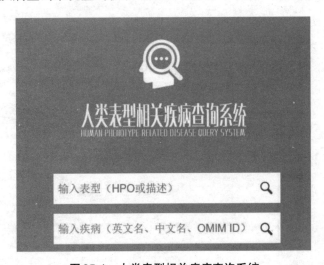

图25-1　人类表型相关疾病查询系统

　　人类表型相关疾病查询系统旨在通过汉语关键词检索标准表型术语和疾病。标准表型术语检索部分，只需要输入中文表型关键字，搜索引擎通过模糊匹配查询相关中文人类标准表型术语，并将匹配结果返回至页面。用户可根据搜索结果选择合适的标准表型术语来进行相关疾病查询，或继续修改中文表型关键字，重新搜索。标准表型术语检索部分还支持精确标准表型查询，用户只需要输入HPO编号，搜索引擎通过精确匹配查询对应中文人类表型术语，并将HPO详细信息返回至页面。疾病检索部分支持输入中文疾病关键字或英文疾病关键字进行模糊查询，也支持输入疾病OMIM编号进行查询。疾病检索结果包括匹配疾病统计信息和每个疾病的详细信息。疾病详细信息包含两部分内容，一部分是疾病记录内容，一部分是该疾病标准人类表型记录内容。疾病记录内容包含疾病的详细信息及相关网站链接。

（崔　鹏　刘万飞）

第26章

遗传疾病辅助诊断

我国出生缺陷发生率为5.6%，其中80%的出生缺陷与遗传病相关。第二代测序技术的发展，为人类孟德尔遗传病的诊断提供了基因水平的分子诊断方法。然而，第二代测序数据包含大量的基因变异，如何从海量基因突变中筛选出致病基因及变异，成为阻碍遗传病诊断的关键因素。面对这样的困境，该如何解决呢？2015年由美国权威机构——美国医学遗传学与基因组学学会（ACMG）发布的遗传变异分类标准与指南，有助于遗传病序列变异解读的标准化和正规化，为遗传病致病基因及变异鉴定提供了依据。此外，多国科学家开发了相关软件，实现自动化或半自动化鉴定遗传病致病基因变异。

Phenolyzer是基于表型的基因分析软件，专注于基于用户特异性疾病/表型术语发现基因（http：//phenolyzer.usc.edu）。Phenolyzer可以根据用户输入的疾病或表型信息来区分候选致病基因的优先次序，寻找疾病与基因之间新的关联性。该研究由美国南加州大学王凯教授与德国柏林夏里特医学院教授、HPO创始人Peter Robinson共同完成。Phenolyzer通过用户提供的疾病或表型特征，查找和获得相关的"种子基因"；根据多种基因-基因关联逻辑（如蛋白质-蛋白质相互作用、共享一个生物学途径、同一基因家族、转录调节相互作用等）将种子基因扩展到相关的基因；整合所有相关信息对候选基因打分，获得相关基因列表。此外，Phenolyzer产生一个直观的可视化的基因-表型网络或基因-基因网络。虽然Phenolyzer仅是作为一款表型分析工具而被开发，但它可以直接将表型与NGS数据或CNV数据分析中的功能注释软件联系在一起。随着人类疾病测序数据的研究日益增多，Phenolyzer将帮助用户利用已有的生物知识和表型信息，加快科学发现。

由斯坦福大学研究人员开发的AMELIE（Automatic MEndelian LIterature Evaluation）软件可以促进孟德尔遗传病患者的诊断。该程序阅读了上万篇关于孟德尔病基因的全文文章。用户只需要提供候选基因列表和患者表型列表。AMELIE根据包含候选基因的文章中显示的表型与用户提供的表型相似度来对AMELIE阅读文章进行排序，从而找到一个潜在的诊断，以解释患者的表型与患者的外显子数据之间的关系。AMELIE优先考虑患者候选基因可能导致的患者表型。用户可以通过网站https：//amelie.stanford.edu/来访问AMELIE程序。

InterVar是一款遗传变异临床解读软件。该软件是由美国哥伦比亚大学生物医学信息学王凯教授根据ACMG 2015年发布的变异位点临床意义判读指南的28条评估标准，对海量变异位点信息进行半自动化分析，实现对ACMG 18条判读标准进行自动化评分，其余10条需要人工审校和调整，从而加快遗传病基因分析和诊断速度。InterVar自动化判读能够帮助遗传病解读人员快速地依照ACMG指南进行初步评分，在此基础上再进行人工补充和审校，大大减少解读过程的人力投入，提高效率。该软件对于遗传病科研的发展、遗传病诊断行业的发展都产生了很好的推动。

ClinGen（Clinical Genome Resource），是美国国立卫生研究院（NIH）资助的临床基因组资源，致力于建立一个权威的资源中心来定义基因与变异的临床相关性，从而用于精准医疗和科学研究。ClinGen的主要目标是建立一个基因组知识库来促进患者治疗，具体包括：①通过数据库共享由临床医师、研究者和患者提供的基因组和表型数据，用于临床和研究；②规范基因组变异的临床注解和诠释；③对基因和变异组织实施以证据为基础的专家共识；④提高对不同人群变异的理解，实现全球范围内基因检测的诠释；⑤开发机器学习算法提高变异诠释的通量；⑥评估基因和变异的"医学可操作性"；⑦构建和提供获取基因组知识的方法，用于电子病历系统；⑧传播收集的知识和资源，群体之间不受限制地使用。用户可以访问ClinGen网站（https：//www.clinicalgenome.org/）来搜索临床相关的基因和变异位点（图26-1）。

ClinGen Pathogenicity Calculator，也称临床基因组资源致病性计算器，是一种可用于评估遗传变异致病性的可配置系统。该系统允许用户对特定的基因型输入合适的ACMG/AMP格式的证据标签，并链接标签至相关支持数据，产生基于指南的致病性评估。通过证据码的自动化和全面文件化，该系统有助于更准确地应用ACMG/AMP指南，促进变异分类的标准化，并有助于协同解决不一致性。该软件是模块化的，配备了

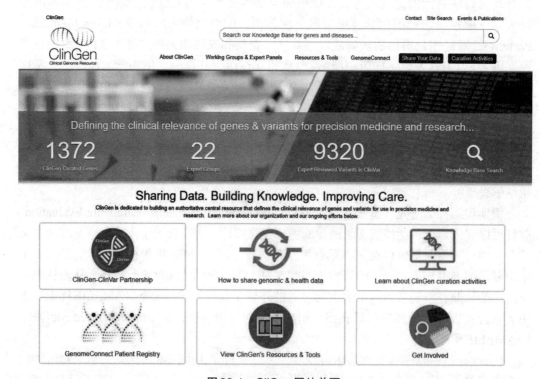

图26-1　CliGen网站首页

强大的应用程序接口（API），并且可以在免费的开源许可和云托管的Web服务器下使用，从而促进了独立使用和与现有的变异矫正和解释系统整合。ClinGen Pathogenicity Calculator可通过网址http：//calculator.clinicalgenome.org访问。

不同的疾病，在应用遗传变异分类标准与指南过程中，会有所不同。Cardio Classifier是遗传性心脏病特有的决策支持工具，根据最佳实践指南，用来整合专家矫正的计算机注释与特定案例数据，生成快速、可重复和交互式的变异致病性报告。

Matchmaker Exchange是一个致力于把人类表型和基因型数据联系起来从而发现相关疾病的临床致病基因突变的数据库网站。目前这一平台主要依靠AGHA Patient Archive、DECIPHER、GeneMatcher、matchbox、Monarch Initiative、MyGene2、PhenomeCentral等数据库。Matchmaker Exchange除了能收集整理基因-疾病信息，而且也能联合从事罕见病研究的研究人员共享信息和合作研究。其最终的目标是帮助研究人员能针对基因构建更为可靠的病例，并发布这些信息。

癌症患者的序列变异与生殖细胞序列变异不同，因此需要癌症特有的序列变异解释报告标准与指南。2017年，美国分子病理协会（AMP）、美国临床肿瘤学会（ASCO）、美国病理学家协会（CAP）及美国医学遗传学与基因组学学会（ACMG）的专家，对肿瘤及疑似肿瘤相关的序列变异检测建立检测标准并达成行业共识，发布了癌症序列变异解释报告标准与指南。

基于循证医学的体细胞变异分类的指导意见，根据文献报道及工作组专家共识，提议将基因检测相关临床及实验证据分为4级：A级，可作为美国食品药品监督管理局（FDA）批准治疗某种特异性肿瘤的生物标志物（biomarker），或被收录于某些特殊类型肿瘤的诊断、治疗、预后评价的权威指南；B级，可作为基于强力临床试验证据和专家共识的治疗某种特异性肿瘤的生物标志物，或用于诊断、预后评估；C级，可用于指导FDA批准的标注外用药，或基于多个小规模研究的证据的诊断/预后评估；D级，结果不确定的临床前研究，可作为辅助标志物，基于小规模研究且未达成共识。相应的，可将体细胞基因组变异的临床影响力分为4级：Ⅰ级，具有强临床意义的变异（A级和B级证据）；Ⅱ级，具有潜在临床意义的变异（C级或D级证据）；Ⅲ级，变异的临床意义不确定；Ⅳ级，良性或疑似良性相关的变异。

癌症检测结果报告与解读需要做到以下几点：所有检测到的变异都需要根据临床影响力4级分级系统进行分级标识；所有检测到的变异都需要按照HUGO基因命名委员会规则注释与报告，报告中也应包含其他必要信息；生殖系变异在报告中可不加以区分，若报告生殖系变异需符合当地法律与政策（患者需签署知情同意书等）；报告检测到变异的临床意义；报告可随相关医学知识更新而发生变化，当有特殊需求时可考虑更新报告；实验方法应随检测结果一同报告；可将检测报告与电子病历系统整合。

在癌症基因组谱中越来越多地使用第二代测序技术（NGS技术），给临床实验室带来了新的挑战。分子专业人员的关键任务之一是基因测序检测到的癌症相关序列变异的解释和报告的标准化。《癌症中序列变异的解释和报告标准和指南》代表了工作组成员的专家一致意见。该建议描述了一个基于证据的变量分类系统，以及变量注释、分类和报告的过程。该报告还列出了常用于NGS数据分析的有用的生物信息学工具和数据库。

这些建议应作为临床实验室专业人员和肿瘤学家的教育资源，以辅助变异解释和临床决策。希望该指南将在癌症基因组学领域得到广泛应用，并推动癌症患者的基因组检测和精确治疗实践。

（林　强　丁　峰）

第27章

遗传病的诊断和治疗进展

第一节　技术进步给遗传病的诊断和治疗带来的机遇与挑战

遗传性疾病（hereditary disease）简称遗传病，是指以遗传因素（遗传物质改变）作为唯一或主要因素的一大类疾病，遗传物质以细胞水平的染色体数目或结构畸变和分子水平的基因改变为主。在我国每年出生约2000万婴儿中，3%带有先天缺陷，其中80%与遗传病有关；15岁以下死亡的儿童中，40%为各种遗传病所致；自然流产儿中约50%是由染色体异常引起的。遗传病是目前严重影响人口质量的一个重要因素，对社会及家庭都造成了巨大的负担，因此遗传病的识别、诊断与治疗在当前阶段尤为重要。随着遗传学技术的不断进步和迅速发展，尤其是分子遗传学的诞生和发展，为医学界提供了在分子水平诊断遗传病的思路，进一步开拓了人们对一些疑难杂症的临床诊治思维，再结合常规的身体检查、病史询问、细胞学、生化学等诊断方法进行综合分析，使得临床上对部分遗传病能够更为准确地进行诊断。

一、遗传病分类

根据发病原因通常将遗传病分为4类。

1.染色体疾病（chromosomal disorder）　指由染色体数目异常或结构畸变所引起的一类疾病，可分为常染色体病与性染色体病。据报道，目前已发现的染色体病超过300种，分布在22对常染色体和2条性染色体上。染色体数目异常多数由同源染色体或姐妹染色体不分离所致，临床上常见整倍体畸变、非整倍体畸变（单体综合征、三体综合征）和嵌合体等表现形式，如21三体综合征（47，XY，+21）和Turner综合征（45，X）等；染色体结构异常则由染色体断裂丢失或错误重接所致，如缺失、重复、易位等结构异常，如Prader-Willi综合征（del15q11—13）和DiGeroge综合征（del22q11）等。生物体自身的遗传因素作用，引起机体染色体异常，最终发展成不可逆的病理变化，导致患儿智力低下、性发育异常、畸变等疾病，甚至导致生命个体死亡。

2.单基因遗传病（single gene disorder）　指单个（1个或1对等位基因）突变引起的一类疾病。致病基因存在于核基因中，也可存在于线粒体基因中；前者发病方式遵循孟德尔遗传定律，后者属于母系遗传或细胞质遗传范畴。该类疾病的群体患病率约为

1/10 000，病种约有7000多种，涉及基因3000多个，如脊肌萎缩症、血红蛋白病、囊性纤维化等。

3.多基因遗传病（polygenic disorder） 指由多个易感基因突变与环境因素（如物理、化学或生物因素）共同影响下所导致的疾病，基因具有累加效应，具有家族聚集性、种族差异、性别差异等特点。常见的多基因遗传病目前已知有100多种，包括糖尿病、高血压、精神分裂症、哮喘、癫痫和唇腭裂等，群体患病率为15%～20%。

4.线粒体遗传病（Mitochondrial genetic disease） 是由线粒体及其DNA的结构和功能异常导致的遗传疾病，主要表现为全身多器官组织的能量代谢异常，尤以神经组织和肌肉显著，并呈现独特的母系遗传，不同于经典的孟德尔遗传病，先天性代谢缺陷最常见的病因为线粒体基因突变。在儿童中的总体发病率约为1/2000，低于成人患病率。

二、遗传病诊断

（一）系谱分析

系谱分析是根据患者家属成员的病史情况进行系谱绘制，并通过分析系谱来确定疾病遗传途径的一种诊断方法。若患者所患疾病症状较为单一，并且表现为垂直传递，则该病可能为遗传病，诊断可采用系谱分析。系谱分析一方面可诊断出患者所患疾病是否为遗传病，另一方面还可进一步判断出该遗传病是单基因病还是多基因病。例如，患者直系亲属的患病率较高，而该病的群体发病率很低，则通常属单基因病，相反为多基因病。另外，如果患者为单基因遗传病，还可根据该病的男女发病率是否相同，是否连续传递等因素判断出其遗传方式为常染色体显性（或隐性）遗传、Y连锁遗传显性（或隐性）遗传、X连锁显性（或隐性）遗传中的哪一种。

（二）产前诊断

产前诊断又称宫内诊断，是通过直接或间接的方法对胎儿做出是否有某种疾病的诊断，从而防止具有严重遗传病、智力障碍等患儿出生，是处理人类遗传病的一个重要方面。产前诊断技术最基础的是羊水细胞培养-胎儿染色体核型分析，其可有效检测出染色体异常，曾作为产前染色体病胎儿诊断的金标准。但随近年来分子遗传学相关新技术的发现和发展，产前诊断的技术水平也随之发生了巨大的变化。目前常用产前诊断的新技术有染色体核型分析、荧光原位杂交技术、PCR技术、多重连接依赖式探针扩增技术（MLPA技术）、染色体微阵列分析、第二代测序技术/高通量测序技术等，每一项技术均有其检测的特点及优势检测项目，临床上均根据其对特定出生缺陷类型的检测特异性进行实际应用。产前遗传学筛查和诊断技术的发展对降低遗传病的发生率具有重要意义。

1.染色体核型分析 是遗传病产前诊断的主要方法。根据染色体的长度、着丝点的位置、长短臂之比及随体的有无等特征，并借助染色体显带技术对染色体进行分析、比较、排序和编号。常用的技术：①非显带染色体核型分析，通常采用Giemsa染液对染色体标本进行染色处理，结果整条染色体显示紫红色。②显带染色体核型分析，用各种不同的方法与不同的染料处理染色体标本，使每条染色体上出现深浅不同、明暗相间的带纹技术称为显带技术。G 显带是其中一种应用最广泛的技术。因为每条染色体上都有其较为恒定的带纹特征，可以较为准确地识别及诊断经 G 显带处理的染色体标本。染色体核型分析的缺点：①绒毛活检、胎儿脐带穿刺（PUBS）取脐带血对胎儿具有一定风险。②细胞培养耗时，且培养过程中易对羊水或培养物造成污染，从而影响羊水培养的成功率，特别是孕周较大的时候，其不利于不断增长的妊娠，且给孕妇产生极大的心理压力。③该技术不能用于单基因突变检测，也无法检出染色体微小片段增减导致的微缺失重复综合征。④技术流程烦琐，临床上急需快速、简单、诊断可靠的染色体诊断技术。

2. 荧光原位杂交（FISH）技术　根据核酸碱基互补配对原理，用带荧光标记的物质标记目的 DNA，利用荧光显微镜直接观察目标序列染色体上的分布情况，判断目的 DNA 在染色体上的位置或在间期细胞核中的数目，主要用于检测染色体微小片段的改变或直接检测间期细胞核中染色质的变化。用于 FISH 检测的探针分为直接标记探针和间接标记探针两种。①直接标记的探针杂交后经简单洗涤即可显示杂交信号，简单方便，而间接标记的探针杂交后需通过一系列检测步骤，容易引起较高的背景；②间接标记的探针可进行多步骤信号放大，直接标记的探针信号不能放大；③多色 FISH 选择直接标记的探针较多，合理选择各类探针或探针组合，可辅助确诊各类染色体结构异常，进行染色体微缺失综合征的诊断和产前诊断。不过 FISH 检测范围仅限探针提供的极有限区域，主要包括胚胎染色体非整倍体类型的改变，也可以涉及部分染色体大片段的易位。

3. 染色体微阵列分析（CMA）　又称"分子核型分析"，可以看作是 FISH 技术的一种延伸。其通过全基因组水平进行荧光信号扫描，可实现全染色体组的拷贝数变异检测，检出所有染色体数目和染色体不平衡异常，特别是对检出染色体微小片段的缺失和重复等具有突出优势。根据芯片设计与检测原理的不同，CMA 技术可分为基于微阵列的比较基因组杂交（array-based comparative genomic hybridization，aCGH）技术和单核苷酸多态性（single nucleotide polymorphism，SNP）微阵列技术，两者均具有高通量、快速、自动化等特点。aCGH 是在比较基因组杂交技术的基础上发展起来的芯片技术，其原理是利用双色荧光杂交的策略，将已打碎的样本 DNA 片段行绿色荧光标记，对健康人参照 DNA 片段行红色荧光标记，经人 Cot-1 DNA 封闭非特异性重复序列后作为探针，与涵盖整个人类基因组的高密度 DNA 芯片杂交。SNP 微阵列技术是依据人类 SNP 建立的，其采用 Oligo 探针合成的方法，在固相支持介质上进行分子杂交，根据荧光强弱或荧光的种类检测受检序列的碱基类别。当然 CMA 的临床应用也有问题未解决，如我国目前没有 SNP 微阵列等芯片检测分析的统一标准、报告解读等指导性文件。

4. 多重连接依赖式探针扩增技术（MLPA）　是一种针对被测 DNA 序列进行定性与半定量分析的新技术，具有高效性、特异性，并在一次反应中可以检测多达 45 个核苷酸序列拷贝数的变化。基本原理是靶序列 DNA 和探针杂交后通过连接、PCR 扩增，扩增产物经毛细管电泳分离，分析软件对收集到的数据进行分析，最后得出结论。目前多应用于检测染色体的非整倍体改变与 SNP 多态性或点突变，在一些可以明确诊断的单基因疾病中也可以有较多的应用。

5.第二代测序技术/高通量测序技术（NGS技术） 由模板制备、序列检测和数据分析三部分组成。其核心思想是边合成边测序，即通过捕捉新合成的末端的标记来确定DNA的序列，获得海量序列信息，并利用生物信息学工具进行分析。NGS技术的测序形式包括全基因组测序和全外显子组测序等多种超大规模的测序技术，其中目标序列捕获测序在目前临床疾病遗传学诊断中常用。NGS技术的出现对基因组学和生物医学领域产生了极大的影响力，颠覆以往遗传疾病的诊治思维和技术路线。

三、遗传学检测技术在我国的机遇与挑战

随着生态环境恶化及生活方式的改变，遗传病的种类及数量逐年增多。遗传病治疗效果差，费用高，不仅摧残患者的身心健康，而且对社会及家庭都是很大的负担，因此采取措施预防遗传病、及时诊断和科学有效的治疗具有很重要的临床价值。科技发展带动了遗传病诊断技术不断出现，各专业队伍竞起，已经形成了比较完整的行业服务链，为获得快速准确的诊断我们要合理运用相关技术，同时督促该行业管理规范化、标准化，促使更多的检测技术朝着高特异性、高检出率、高分辨率、高覆盖率及低成本、低耗时、低误差、低并发症等方向发展。但同时也应注意到一些问题，如医院独立检测机构的困境、医师与检测机构之间缺乏良好沟通和互动、商业化推动下的逐利行为等挑战。相信在不久的将来，各种产前诊断技术将更好地服务于社会，并为优生优育做出巨大贡献。

未来的医学是遗传医学，未来的保健是遗传保健。防治遗传病，降低其发病率，根本性治疗疾病，从而提高我国整体人口素质。我们有理由相信，随着医学科技的飞速发展，随着人类对自身认识的不断深入，我们最终将会克服遗传病。

（于 聪 魏克伦）

第二节 核型分析在遗传病中的临床应用

环境污染加剧、环境类激素物质增多、孕妇高龄化、避孕药物和催眠类药物的大范围使用，使得我国新生儿出生缺陷率逐年增高，先天性遗传病患儿增多，染色体异常是其重要因素，表现为智力低下和生长发育异常。产前诊断是在胎儿出生之前使用各种先进的科技手段，了解胎儿在宫内的发育状况，对有致命性遗传病的患儿做出诊断，为胎儿宫内治疗及选择性流产创造条件。染色体病是因染色体数目或结构异常而引起的疾病，其中21、18、13、X和Y五种相应的染色体非整倍体疾病占可出生染色体病患儿的95%以上，检测此五种相应的染色体非整倍体疾病，有利于降低新生儿出生缺陷发病率，实现优生优育、国民人口素质提高。

随着科学技术的发展，人们逐渐将计算机图像处理技术与染色体显带技术相结合，这样就可以从显微镜下采集图像，直接在计算机上对染色体图像进行观察，进而做出染色体核型分析。染色体核型分析是指根据染色体的长度、着丝点的位置、长短臂之比及随体的有无等特征，并借助染色体显带技术对染色体进行分析、比较、排序和编号。染色体核型分析近几十年来一直被认为是产前诊断的金标准，能够检测出所有23对染色

体数目及结构的异常。

染色体核型分析常用的技术如下：

（1）非显带染色体核型分析：通常采用Giemsa染液对染色体标本进行染色处理，结果整条染色体显示紫红色。非显带染色体标本上虽然可以根据染色体的形态识别1号、2号、3号、16号、17号和18号染色体，有时还可以识别Y染色体，但却不能有把握地鉴别其他大多数染色体。

（2）显带染色体核型分析：用各种不同的方法和不同的染料处理染色体标本，使每条染色体上出现明暗相间、深浅不同的带纹技术称为显带技术。自20世纪70年代以来，显带技术得到了很大发展，因每条染色体都有其较为恒定的带纹特征，通过此方法可以较为准确地识别及诊断经显带处理的染色体标本。1970年Caspersson等首次报道用喹吖因对人体染色体进行染色可在各号染色体上显现出宽窄不一的带纹，之后细胞遗传学者以不同的染色方法为基础，提出各种显带方法的名称。例如：Q显带法以芥子吖因作为染料，染出的荧光带称为Q带；G显带法以Giemisa作为染料，染出色带称为G带；R显带法同样以Giemisa作为染料，由于预处理方法不同而获得的染色带与G带着色强度正好相反，染出的带称为R带；C显带法专一地显示"结构性异染色质"，染出C带；T显带法用于鉴别染色体的端粒；N显带法则在核仁组织区浓染。目前染色体显带方法主要包括G显带法、Q显带法、R显带法、C显带法和T显带法等，其中G显带法最为常用，经过胰酶、去污剂和某些盐溶液处理染色体标本，然后再用Giemsa染色使其显带。G显带法的机制比较复杂，普遍认同的观点是DNA上富含A-T碱基对的DNA和组蛋白结合紧密，胰酶处理时不容易抽提，和染料的亲和力较强，因此呈深带；而DNA上富含G-C碱基对的区段结合蛋白质比较疏松，容易被胰酶抽提，和染料的亲和力就会下降，故而呈浅带。

染色体核型分析常见的标本来源包括外周血细胞、绒毛膜细胞、羊水细胞、脐血细胞等。研究染色体最好的阶段为细胞分裂中期，这时染色体最为粗大，长短和大小正合适，因此培养的细胞加入秋水仙碱后可以使细胞停止在细胞分裂中期，以进行染色体核型分析。普遍采用外周血培养的方法获取分裂的细胞进行人类遗传分析，进而开展临床及遗传学研究，这对于涉及染色体异常疾病的检出和遗传咨询工作发挥了非常重要的作用。

传统的染色体核型分析可以对整个染色体组进行分析，能准确地检测染色体数目和结构异常，其最大的优点是染色体被放大且清晰度高，计算机可以部分自动识别并且分割染色体，与标准染色体核型进行对照，自动排列组合各染色体，提高了染色体核型分析的速度和准确度，方便图像存储、处理和以后的分析总结，医务工作者的劳动强度也大大减轻了，另外，其可以检测平衡易位。但是耗时长，一般至少2周出结果，过程烦琐，需要经验丰富的专业人员，标本取材要求高，需要培养足够量的细胞，对实验条件也有很高的要求，容易污染，出现培养失败的现象。自然流产胚胎的绒毛取材过程很难做到无菌，所取标本也很难保证其细胞活性。因此，导致了染色体核型分析不能在自然流产胚胎组织染色体分析中广泛应用。最后由于培养时间长，孕妇在等待结果的过程中会产生焦虑，影响胎儿生长。这在一定程度上限制了产前诊断的发展。

随着产前诊断筛查和诊断技术的多元化发展，尤其是基因芯片技术的应用，将逐步形成新的产前筛查和诊断的格局。合理、快捷、经济的产前分子诊断技术提供临床和实验室依据，产前诊断医师在临床应用中，可以根据孕妇及胎儿的具体情况选择合适的产前诊断方法，可以指导诊断治疗或禁止生育，从而阻止遗传病的传播，避免劣生现象，利于优生和提高人口素质，与家庭幸福、民族兴旺和国家昌盛密切相关。

（于 聪 魏克伦）

第三节　荧光原位杂交技术在遗传病诊断和产前诊断中的应用

荧光原位杂交（fluorescence in situ hybridization，FISH）技术是20世纪80年代末在原有放射性杂交技术的基础上发展起来的一种非放射性原位杂交技术，是近年发展起来的一种分子生物学、细胞遗传学及免疫学技术相结合的全新技术，在基础生物学和临床医学研究领域得到了广泛的应用。FISH技术原理是基于碱基互补原则，利用已知核酸序列作为探针，直接标记荧光素，与靶DNA进行杂交，然后在荧光显微镜下观察杂交后的荧光信号，通过检测荧光信号就可以对待测标本中相应核酸进行定性、定位和定量分析。20世纪90年代，FISH在方法上逐步形成了从单色向多色、从中期染色体FISH再向纤维荧光原位杂交技术发展的趋势，灵敏度和分辨率也有了大幅度的提高。在FISH技术基础上又发展了多色荧光原位杂交技术（mFISH）、DNA纤维荧光原位杂交技术、组织微阵排列技术、荧光免疫核型分析和间期细胞遗传学、ring-FISH技术等。

一、荧光原位杂交技术在产前诊断中的应用

染色体的异常包括数目异常和结构异常，前者包括非整倍体改变和整倍体改变，整倍体改变导致流产，而非整倍体改变胎儿可以出生并能存活。

1. 诊断染色体数目异常

（1）用于绒毛膜样本（CVS）的染色体分析：绒毛细胞是胚胎外胚层细胞，其遗传信息与胎儿相同，因为绒毛膜绒毛取材获取的绒毛量相对较少，有时不能得到足够分析的染色体中期分裂象，给诊断带来困难，故同时应用FISH技术进行分析以提供更多的遗传信息，可及早做出诊断。妊娠早期的早期检查，可及时发现胎儿染色体异常，使孕妇在早期终止妊娠。当妊娠早期对绒毛检测无结果时，还可进一步于妊娠中期进行羊水细胞检测。另外在一些羊水过少的疾病检查中，抽取绒毛做FISH比羊水细胞更可靠。经典的FISH分析，是用于筛选多个染色体如X、Y、13、18、21染色体异常。FISH技术包含的信息量大，可发现传统的细胞遗传学方法检测葡萄胎组织核型时遗漏的低比例嵌合体。

（2）检测未培养羊水间期细胞染色体异常：从20世纪90年代初开始，国外应用FISH技术在未培养羊水间期细胞中检测染色体异常已成为传统显带法核型分析基础上快速诊断的一种方法。FISH技术应用于未培养的羊水间期细胞可以快速克服传统显带法核型分析的局限性，并可于羊膜腔穿刺后24h内快速确定胎儿染色体有无异常，其结果与常规核型分析的一致率也接近100%，国内外均有类似研究。但FISH技术应用于产前诊断也有争议，主要原因是羊膜腔穿刺过程中母血细胞的污染，曾有报道，在未培养

的羊水细胞中污染概率达到20%以上。严格监控下发生母血污染概率可＜2%。

（3）母血胎儿细胞遗传学诊断：无论用羊水细胞还是取绒毛进行产前诊断都是一种侵入性诊断方法，由于母血循环中可能存在胎儿细胞，从母体外周血中分离胎儿细胞进行产前诊断引起广泛关注。但由于母体外周血中胎儿细胞很少，给传统的细胞培养染色体分析带来了很大的困难。自从FISH技术、PCR技术问世以来，该领域的研究有了很大的进展。通过从母血中分离胎儿幼稚红细胞，并通过间期FISH技术分析胎儿染色体是否异常。

2.诊断染色体结构异常　染色体结构异常临床常见不孕、流产、死产、新生儿死亡或生育畸形儿、智力低下儿。结构改变如易位、缺失、重复，常规染色体核型分析通常不能明确诊断，应用FISH技术可以弥补这种不足。

二、荧光原位杂交技术在胚胎植入前遗传学诊断中的应用

胚胎植入前遗传学诊断（PGD）是在胚胎着床前即对其遗传物质进行分析，检查胚胎是否有遗传物质异常的诊断方法，需要结合显微操作技术、胚胎学、遗传学和分子生物学技术，其中FISH技术由于其在诊断染色体数目、结构异常和性别鉴定方面的优势，在PGD中广泛应用。PGD的取材极少，不易获得染色体中期分裂象，而且为了保证准确性，诊断方法必须具有高度特异性，而FISH技术不仅可以对染色体中期分裂象，更可以对间期细胞核进行分析，方法准确、特异，使之成为目前的研究热点。

1.FISH技术检测植入前胚胎非整倍体　近年来，全世界超过50%的PGD周期主要应用FISH技术对高龄妇女进行胚胎非整倍体的筛选。由于进行体外受精（IVF）助孕的患者中50%以上超过35岁，此时染色体X、Y、18、13、21非整倍体发生率明显增高，因此应用FISH技术进行植入前遗传学诊断，具有重要意义。Rubioc等曾报道在以下几种情况进行植入前非整倍体FISH技术检测有利于IVF成功：①高龄产妇，年龄＞38岁；②复发性流产＞2次；③IVF失败3次或3次以上；④严重的男性少弱精子。

2.FISH技术用于植入前染色体结构异常的诊断　倒位是染色体常见的结构异常，常伴有不孕、习惯性流产或产生不平衡的子代。另外，染色体易位携带者是致习惯性流产的高危人群，故对这类人群实行PGD选择染色体正常胚胎植入前宫腔可明显降低流产率。有学者用亚端粒探针对有倒位患者进行PGD选择胚胎植入宫腔，避免了患儿的出生。

3.FISH技术用于胚胎植入前性别诊断　对于X连锁隐性遗传病，可通过FISH技术鉴别性别，防止后代相应遗传病的发生。该方法对性连锁遗传病夫妇进行IVF治疗有重要的临床价值。目前，国外有较多详尽报道。但由于PGD技术才刚刚起步及FISH技术自身的限制，FISH技术在PGD的应用中还存在一些亟待解决的问题：①受DNA探针荧光素染料的限制，每个卵裂球只能用2～5个探针分析染色体，限制了染色体数目的分析；②FISH技术进行PGD时受时间和卵裂球数目的限制，用单卵裂球进行FISH时，3%的卵裂球会没有信号及出现5%的错误结果；③FISH技术的实验条件要求较高，操作过程中的任何一个小的失误均可导致严重临床后果。

三、荧光原位杂交技术的发展

1.FISH技术的优点　应用于产前诊断，方法快速简便、结果直观。①结果的诊断

只需要观察荧光信号，降低结果的复杂性，检测结果更为客观、准确、可靠；②最大优势在于不局限于分裂期细胞，即它不仅适用于中期染色体，也同样适用于间期核及细胞周期的所有阶段，对孕周无严格要求；③不需要培养而直接在羊水细胞间期细胞上进行检测，需要的细胞少，仅需要 1 ～ 2d 就可以出结果，明显缩短了传统的核型分析所需时间（10 ～ 14d），缓解孕妇及其家属的焦虑与不安，利于产科的及时处理；④影响成功率的因素少，即使分裂象少，分散质量差的标本，FISH 技术也能检测出，对普通显带法难以确诊的病例检出十分有效，操作、分析简便；⑤对于异常胎儿，则可以早期引产，减少大月份引起的并发症；⑥可以明确标记染色体的性质，了解表型与核型之间的关系，其在临床咨询中是非常重要的，传统的显带技术对此无能为力。

2.FISH 技术的缺点　①作为一种可行的产前诊断技术，存在自身的局限性，因受特异性探针的制约，仅仅提供有限的染色体信息。②用一种探针只能检测出一种异常，对同时存在多种异常染色体者需要采用多个探针进行检测，增加成本。③FISH 技术所用的试剂及探针较昂贵，限制其在临床中的大规模应用。④由于断裂点的不可预见性，从而很难制备适宜的探针，对相互易位等复杂畸变不易做出正确的诊断。国内自然流产 FISH 技术检测探针多数只涉及 13、16、18、21、22 和 X/Y 染色体，出现漏诊其他染色体异常。⑤染色体核型分析技术被誉为金标准，FISH 技术与之相比的符合率＜100%，FISH 技术未能发现异常核型包括非平衡性结构重排、标志性染色体、非整倍体嵌合体。⑥FISH 技术存在假阴性，存在异常核型风险。

综上，FISH 技术是一种快速的细胞分子诊断技术，但不能完全取代传统的细胞遗传学方法，借助羊水培养和染色体显带，并结合染色体核型分析等其他检查技术，也可根据实际情况，为临床提供真实可靠的诊断依据。随着 FISH 技术的发展，伴随出现了一些新兴技术，如多色 FISH、比较基因组杂交、光谱核型分析等。这些技术可以一次性筛查整体基因组的染色体异常，从而更好地应用于产前诊断。

（于　聪　魏克伦）

第四节　染色体芯片分析与遗传病

随着基因组学研究技术的飞速发展，人们发现了基因组中存在大量的拷贝数变异（copy number variation，CNV）。染色体片段缺失或重复可导致剂量敏感性基因拷贝数发生变化从而引起各种疾病表型，利用高分辨率基因组芯片技术已发现许多疾病与某些关键基因座位的 CNV 相关。染色体芯片分析（chromosomal microarray analysis，CMA）又称分子核型分析，是指在芯片基础上的基因组 CNV 分析，包括基于寡核苷酸芯片的比较基因组杂交（aCGH）和基于 SNP 的基因分型芯片，其由于分辨率及报告速度的提升而成为传统核型分析在产前诊断中的一种有力的技术延伸，又因 aCGH 和单核苷酸多态微阵列（SNP array）的技术相继出现使 CMA 能够更加广泛地弥补传统中期细胞染色体核型分析的不足。目前 CMA 已经广泛应用于出生缺陷/复杂性疾病基因组失衡的研究中，并已代替传统核型分析作为一线诊断试验应用于发育迟缓/智力低下（development delay/intellectual disability，DD/ID）、自闭症谱系障碍（autism spectrum disorder，ASD）、多发性先天畸形（multiple congenital anomalie，MCA）等疾病的分子诊断。这些细胞遗传学检测中最常见的疾病在人群中的发病率较高，如DD的发病率约为3%，ASD的发病率约为1:150。大部分这类疾病的临床表现和常规检查难以明确是否为遗传性因素导致，而常规核型分析往往也不能发现异常。CMA比传统的染色体分析方法更敏感，常规核型分析的检出率约为3%，而aCGH的检出率可达15%～20%。CMA除了能够检测常规核型分析可发现的21三体综合征、大的染色体缺失/扩增外，还可以检测到常规核型分析不能发现的染色体微缺失/扩增；近年来，在颅脑超声异常特别是同时合并其他脏器异常的胎儿，通过CMA的应用可以检测出常规染色体核型分析不能发现的染色体微小拷贝数变异，为临床医师提供更为详细和明确的染色体诊断结果，从而其被推荐为染色体疾病诊断的一线手段。2013年12月，美国妇产科医师协会（ACOG）和母婴医学协会（SMFM）共同发布了染色体微阵列技术在产前诊断方面的应用指南。

　　aCGH技术原理来源于比较基因组杂交技术，使用的DNA探针设计比较长（60mer），信号和背景的噪声低，使用双重荧光检测不需要单独进行对照的检测，所以多数美国临床实验室采用该技术平台。SNP芯片技术是目前较为简便且灵敏度较高的基因筛查方法，可对染色体中出现的突变进行高灵敏度、高分辨率筛查。目前这两种技术都在整合其他平台的优势开发新的产品，趋势是取长补短，发展更加全面的、可用于全基因组范围的、多用途一体化的产品。染色体核型分析被认为是染色体疾病诊断的"金标准"，可以提供全基因组所有染色体异常的信息，但也有局限性，其检测周期长、敏感性低、分辨率低（对＜10Mb的变异无法准确检出）等问题限制了该方法在临床上的推广应用。FISH技术的出现弥补了核型分析分辨率和检测周期的缺陷，然而FISH技术对于未知的DNA片段或样本无法明确检测。CMA具有以往经典的遗传学检测方法无法比拟的优势：①能同时检测到染色体的缺失和重复；②能检测到≥10%水平的嵌合体；③分辨率高，可准确检测＞100kb的染色体变异。CMA通过检测来自人体血液及组织的DNA样本（包括活检组织、来自胎儿的DNA成分等），可提供整个基因组染色体的变异结果，其检测通量和灵敏度远远高于核型分析和FISH等技术。因此，CMA技术出现以后，很快就在产前诊断领域得到了广泛的开展和应用。虽然CMA技术仅需少量检测对象的DNA，但对于产前诊断的病例，还是需要进行有创或介入性产前诊断技术对胎儿细胞、组织取材后方可实施产前诊断。

一、染色体芯片分析技术的临床应用适应证

　　1.产前超声检查发现胎儿结构异常是进行CMA检查的适应证，建议在胎儿染色体核型分析的基础上进行，如核型分析正常，则建议进一步行CMA检查。

　　2.对于胎死宫内或死产、需行遗传学分析者，建议采用CMA技术进行进一步的分析以明确诊断。

　　3.CMA技术对于异常细胞比例≥30%的嵌合体检测结果比较可靠，反之，对异常细胞比例＜30%的嵌合体结果不可靠。

二、染色体芯片分析的局限性

1.ACMG在2013年更新的应用指南中指出，尽管CMA已经成为检测染色体CNV的

有效工具，但并不适用于所有的一线检测。传统的核型分析更适合检测疑似非整倍体，如21三体、18三体或性染色体非整倍体病例。而对于临床怀疑Williams综合征、DGS等已明确染色体区域的病例，则采用MLPA的方法进行检测更为经济有效。

2.一般用于临床诊断芯片的探针主要覆盖于已知疾病的区域，并有一定密度的基因组骨架覆盖，一些芯片的探针可覆盖已知致病基因的具体外显子。因此，芯片检出结果取决于芯片本身的探针分布，如果该区域没有探针分布，则该区域的CNV当然检测不到。

3.CMA可能会漏检低水平嵌合体的非平衡重排和非整倍体。CMA检测嵌合体的敏感度受很多因素的影响，即使用的检测平台本身因素、样本类型和DNA质量、拷贝数变化的程度、不平衡片段的额大小等。因此，对于多少比例以上的嵌合体能检测到并没有定论。一般情况下，20%的嵌合体可以可靠的检测出来。

4.对于发现的一些临床意义未明的CNV，其中大部分可以通过对父母的检测得以明确，但是医师必须详细了解父母的临床表型和发育过程，分析可能的轻微的临床表型。有时为了进一步明确染色体重排的结构和嵌合体的水平，还需要结合核型分析和FISH技术。

总之，CMA检测已成为目前临床检测DD、ASD和MCA的首选诊断方法。通过结合传统的染色体分析技术，应用规范的设计合理的高分辨率CMA检测技术，将有助于染色体疾病的有效诊断。另外CMA检测结果的解读需要该领域专业人员对数据进行鉴定、解释，并需要综合考虑一些社会、宗教和法律等方面的因素，检测结果最终需要由临床医师参照患者及其家系的临床表型对结果进行逐一解读。但是目前在国内，由于开展基因芯片检测的临床机构较少，且关于某些遗传病的认识不足，报道也较少。

（于　聪　魏克伦）

第五节　串联质谱/气相色谱质谱技术在遗传病诊治中的应用

进入21世纪以来，色谱技术以其高效、快速、准确的技术优势已经成为遗传病检测不可缺少的重要工具。近些年来随着技术的不断进步，色谱技术应用领域日渐增多，且同步检测技术、新型检测技术及色谱与其他分析仪器连用技术等这些新技术的开发与使用，促使色谱技术创新成果逐步扩大。

串联质谱技术（MS/MS技术）在遗传代谢病中的应用逐渐广泛，作用原理主要是将被检测的物质分子电离成不同质荷比的带电粒子，借助电磁学方法，将粒子进行分离，并进一步测定离子峰强度，并计算得出确定化合物的分子量、分子式，且于2min可对一个标本进行几十种代谢产物的分析，通过不同代谢物分析，可筛查共40余种遗传代谢病，如对氨基酸代谢异常、有机酸代谢异常、脂肪酸代谢紊乱进行筛查诊断。

自1990年MS/MS技术用于新生儿苯丙酮尿症筛查以来，目前已成为能在2～3min对某干血样（DBS）标本经单次测试，同时进行数十种代谢物分析，检测出包括氨基酸、有机酸、脂肪酸氧化代谢紊乱在内的20～30种遗传代谢性疾病（IMD）的新生儿筛查（NBS）技术。甲基丙二酸血症（MMA）是一种较为常见的有机酸遗传代谢病，属常染色体隐性遗传。该病由于缺乏临床特异性，极易漏诊或误诊，通过MS/MS技术进行新生儿疾病筛查可以实现对患儿的早发现、早治疗。MS/MS技术实现了由传统的NBS的"一种实验—1个代谢产物—1种疾病"向"一种实验—多个代谢产物—多种疾病"的转变。由于MS/MS检测快速、灵敏、高通量和选择性强等特点,在NBS应用中扩展了筛查疾病谱,提高了筛查效率及筛查特异性、敏感性,为NBS开辟了新的领域。该技术能在无症状前期尽早诊断,与传统的筛查方法相比,具有分析速度快、灵敏度高、特异性强的优点,适合于大范围临床应用。

目前一种变性高效液相色谱(DHPLC)的技术被应用于遗传疾病的诊断。DHPLC技术使用的仪器设备是由HPLC仪、PCR仪、生物纳米材料吸附分离柱等组合而成,是具有准确、灵敏、高通量、自动化等特点的遗传病诊断和分析系统。它将作为一种常规分析工具被越来越多的医疗和检测机构用于双链DNA片段大小及可能的未知单核苷酸多态性(single nucleotide polymorphism,SNP)和突变进行分析分离鉴定。DHPLC技术最先由Oefner等于1995年建立,它通过一个独特的DNA色谱柱——DNASep柱进行核酸片段的分离和分析。DNA分子带负电荷,而分离用色谱柱的固相呈电中性疏水性,因此DNA分子本身不能直接吸附到柱子上。DHPLC筛查突变基因具有优越性,敏感性和特异性可达96%～100%,明显高于常用的变性梯度凝胶电泳(DGGE)、错配化学切割分析(CCM)、构象敏感多态性分析(SSCP)等变异检测技术。另外,若同时选择多个温度条件进行DHPLC分析,还能进一步增加变异检出率。

遗传异质性是很多复杂疾病的特点,而DHPLC技术因其准确性高和敏感性强,是筛查遗传异质性疾病相关基因突变的理想方法,这在对进行性神经性腓骨肌萎缩症(Charcot-Marie-Tooth disease,CMTD)相关基因突变的研究中得到了很好的体现。与DNA直接测序比较,应用DHPLC技术对168名CMTD患者进行4个基因(*PMP22*、*MPZ*、*GJB1*、*EGR2*)的筛查,结果无一突变漏筛,且还检测到一些DNA测序所未能检出的新突变。近年来,人们应用DHPLC技术对一些重要的遗传病开展了基因诊断或突变筛查,包括常染色体显性/隐性遗传病、X连锁遗传病、线粒体疾病、甲基化异常疾病等。还有应用DHPLC技术对一些常见的复杂疾病开展了相关的基因筛查,如精神分裂症、2型糖尿病、充血性心力衰竭、早老性疾病等。癌症和肿瘤是一种体细胞遗传病,检测出遗传物质改变利于靶向药物研发,而DHPLC技术可实现这个目标。如Lipkin等应用DHPLC技术发现了与结肠癌有关的又一种DNA错配修复基因——*MLH3*,在25%的受检结肠癌患者的样本中都存在*MLH3*基因的突变。这表明,DHPLC技术作为一种基因突变筛查手段,可以极大地提高选择性DNA测序的效率。DHPLC技术的广泛应用加速了基因诊断的发展,已发现的突变标志物有助于人们了解细胞代谢、生长、分化机制,寻找更多疾病相关基因。

遗传代谢疾病对患儿的伤害有累积的效果,当出现临床症状时已对患儿造成许多不可逆的损害,因此早发现、早治疗是治疗遗传代谢病的基本原则。开展串联质谱技术,提高了对遗传代谢病的筛查检出能力。质谱技术筛查新生儿遗传代谢类疾病已在国外尤其是欧洲国家广泛应用,在我国目前只有少数省市应用该技术。该筛查使新生儿遗传代谢病得到早期诊断,从而患儿在最佳治疗时期得到及时干预治疗,避免后遗症发生,降低致死率同时减少智障发生,提高人口素质,其临床价值和社会经济价值不可低估。

(于　聪　魏克伦)

第六节　多重连接依赖式探针扩增技术的临床应用

多重连接依赖式探针扩增技术（multiplex ligation-dependent probe amplification，MLPA）由荷兰学者Schouten等在2002首次报道，具有高通量、高分辨率的特点，近年来该技术在国际上备受关注。MLPA针对待测核酸中靶序列进行定性和定量分析，仅需50～200ng DNA，在单一反应管中同时检测30～50个不同的靶序列拷贝数的变化，进而检测基因缺失或重复、染色体重排等，其操作相对简单，目前已经应用于多个领域、多种疾病的研究诊断，包括21三体、18三体、13三体等染色体疾病。2003年Slater等报道MLPA技术对13、18、21、X、Y染色体的非整倍体染色体数目异常进行快速诊断，国内目前未见大样本临床应用研究报道。

MLPA技术可以高效地检测基因组中拷贝数的变化，以杂交、连接及PCR为基础，先结合探针再进行PCR扩增，避免了普通PCR特异性较差的缺点。主要技术原理是针对染色体上的特异序列设计若干对探针，每对探针都由一长、一短2个寡核苷酸探针组成，探针与目标基因配对杂交，连接酶便会使之连接，连接产物继而被一对通用产物扩增。所有的扩增产物通过毛细管电泳后的片段长度和荧光强度进行分离，这样就可以通过电泳得到的每个产物的峰面积反应相应序列的拷贝数，每一种PCR产物的量与靶序列的拷贝数是成比例的，也就可以反映相对应的染色体数目增多或减少。

一、多重连接依赖式探针扩增技术检测过程

1.MLPA探针的组成　MLPA探针由长链和短链两条独立的寡聚核苷酸链组成，短链是化学合成的寡聚核苷酸片段，长40～50bp；长链是经M13噬菌体衍生法制备而成的寡聚核苷酸链，长80～440bp。短链包括一个位于其5'端19nt的共同序列X和一个位于其3'端并与靶序列杂交的序列A链，该共同序列与标记的PCR引物相同；长链包括一个位于其5'端并与靶序列杂交的序列B链和一个位于其3'端23nt的共同序列及两序列间的长度特异填充片段，其共同序列与未标记的PCR引物相互补充。

2.探针与靶序列杂交　将模板DNA双链高温变性至完全解链，然后降至适当温度使探针与靶序列杂交。在实验中，只有探针的A链、B链与靶序列杂交。如待测DNA中某探针的靶序列突变或缺失，则该探针不能完全杂交反应。

3.探针连接　加入连接酶，调整温度进行连接反应，只有探针的A链、B链与靶序列完全互补后才可以被连接成一条完整的探针；反之，若其中一条探针的杂交序列与待测序列不完全互补，甚至只有一个碱基不互补，也会使该探针杂交不完全而使连接反应无法进行。

4.连接探针的扩增　该技术巧妙地将基因组DNA的信号转至探针。以连接完好的探针为模板进行PCR扩增，而不是扩增本靶序列。每条探针的5'端均有一段19nt的共同序列，该序列与标记的引物核苷酸序列相同；3'端均有一段25～43nt的共同序列，该技术与未标记的引物核酸序列互补。可见在该技术的扩增环节中，所有连接探针的PCR扩增都用同一对引物。若探针的长短连接，则扩增可进行；而若未连接，则扩增无法进行。

5.电泳分离　PCR产物可用琼脂凝胶电泳分离或通过毛细管电泳进行分离。长链在共同序列和与靶序列互补的序列间有不同长度的填充片段，该片段长度不同使连接后的MLPA探针长度不同，故其扩增长度也不同。一般相邻两产物的长度相差6～8bp，探针长度在130～480bpnt，因此可同时检测基因组中多达40种不同的靶序列。

6.结果分析　电泳数据可通过特定软件Coffalyser进行相对定量分析。软件得出的产物峰增高或峰面积升高表示该靶基因拷贝数异常，产物峰或峰面积降低或缺失表示该靶基因存在突变。

检测需要1～2d。这种方法避免了普通PCR特异性差的缺点，而且该技术已经研发出了成熟的商用试剂盒，保证了实验的稳定性。所有MLPA试剂盒实验条件及操作流程都相同，因此可以在一次实验中平行处理多种检测项目。另外，据统计分析，MLPA技术可以检测出部分嵌合体。

二、多重连接依赖式探针扩增技术临床应用

1.MLPA技术应用于快速诊断常染色体非整倍体疾病的价值　染色体非整倍体是指一个体细胞染色体的数目减少或增加了一条或数条，发生染色体非整倍体异常改变后，会产生亚二倍体或超二倍体，是在临床上最常见的染色体畸变类型。多数非整倍体的产生原因是在性细胞成熟过程中或受精卵早期卵裂中，发生了染色体不分离或丢失。染色体非整倍体是导致新生儿染色体异常的主要因素之一。其中常染色体发病率最高的非整倍体是21三体综合征、18三体综合征和13三体综合征，性染色体发病率最高的非整倍体是XXY综合征。目前尚无有效的治疗措施，降低其发生最有效的干预措施是进行产前诊断。MLPA作为一种新兴的检测方法，在产前诊断中有很大的潜力。

MLPA检测染色体的非整倍体改变，结合了PCR扩增与DNA探针杂交技术，具有较多的优点，主要体现在：①特异性，可以针对单一位点进行点突变检测；②高效性，一次反应可以检测45个靶序列的拷贝数改变；③快速性，一次检测可以在24h内完成；④简便性，多采用试剂盒进行相关检测，操作简单且容易掌握。

同其他的快速染色体非整倍体分析方法相比，MLPA技术的准确率与QF-PCR技术和FISH技术相似。与荧光定量PCR技术相比，MLPA技术对样本DNA浓度及纯度要求低，每个反应仅需50～200ng，MLPA技术在同一个反应中能同时检测40个以上的探针信号，而避免荧光定量PCR由于不同产物扩增效率不同引起的误差，从而具有高效的保真性。FISH技术结合了细胞生物学和分子生物学的特征，相较于细胞核型分析，该方法无须培养，因此诊断速度大大加快。但受限于较高的试剂成本和技术要求。与FISH相比，MLPA技术以其低成本及低技术要求更适合于大样本量的检测。

MLPA技术在检测染色体非整倍体异常中具有高通量的优点，并且可重复性高、成本低，可以应用于常见染色体非整倍体的产前诊断。

2.染色体微小缺失和微小重排　细胞遗传学染色体核型分析是最常用和最经典的染色体异常检测方法，但其受分辨率的限制不能分辨染色体中的微小缺失和微小重排。MLPA技术可针对待测核酸中靶序列进行定性和半定量分析，可以检测多个核苷酸序列的拷贝数变化、小至1bp的DNA序列变异和染色体的微缺失及微小重排。

3.假肥大性肌营养不良产前诊断　Duchenne型肌营养不良（DMD）及Becker型肌

营养不良（BMD），是以肌肉进行性萎缩及无力、腓肠肌假性肥大等为主要特征的一种X连锁隐性遗传性肌病。该病是由于位于Xp21.1—3上的抗肌萎缩蛋白的基因突变，引起其编码的相对分子质量为427 000的细胞骨架蛋白-抗肌萎缩蛋白完全或部分缺失、结构及功能改变所致。DMD是最常见的严重的致死性的遗传性肌病，在新生男性婴儿中的发病率为1/3500，BMD症状较轻，发病率约为1/12 000。DMD/BMD目前尚无有效的治疗手段，因此，产前诊断是杜绝患儿出生的唯一方法。

MLPA作为一种高通量、针对基因序列进行定性和半定量分析的技术，可以作为DMD基因初步筛查外显子缺失和重复突变的一种方法。采用MLPA方法确诊DMD基因外显子缺失和重复突变诊断率达89.65%。根据MLPA检测出拷贝数的变化情况，可以诊断出具有杂合状态的携带者。该研究通过临床辅助检查、MLPA技术和第二代测序技术，建立了可靠且较为完善的DMD基因患者家系及产前诊断的分子诊断技术平台。对曾经生育过DMD患儿的孕妇，均要求行产前筛查，避免造成漏诊，导致畸形儿的出生，提高了产前诊断的准确性。

4.脊髓性肌萎缩（spinal muscular atrophy，SMA） 是一种常染色体隐性遗传病，以脊髓前角运动神经元退化变性为特征，表现为进行性对称性肢体近端和躯干肌肉无力、瘫痪和萎缩。人群中的发病率为1/（16 000～10 000个活产婴儿），正常人群中致病基因携带率为1/40，居致死性常染色体隐性遗传病第二位，仅次于囊性纤维变。SMA是由染色体5q11.2—q13.3上的生存运动神经元基因（SMN）缺陷引起的。SMN基因有两个拷贝，即SMN1和SMN2，两者均有8个外显子。SMN1基因是致病基因，SMN2基因是症状较轻的调节基因。

目前国内常用PCR-RFLP对SMA患者进行基因检测，但该方法只能对SMN基因外显子7和或外显子8的纯合缺失患儿进行诊断，不能判断杂合缺失及携带者状态，也无法检测除外显子7、8外其他外显子及相关基因的情况；该技术存在酶切不完全、酶易失效及反复PCR产物操作易出现实验室污染等问题。利用MLPA技术可对待检测基因的所有外显子进行缺失、重复及某些点突变检测，能用来做产前诊断及携带者筛查，国外有同行用该技术分析SMN基因的拷贝数，判断杂合子和纯合子缺失。MLPA技术由于其操作简便、成本低且搭配自动化设备具有高通量快速优势，还可进行半定量分析，用于SMA患者的检测和携带者筛查，为临床遗产咨询和优生优育提供可靠的信息，具有临床运用的可行性。

DMD、SMA都是频率较高的致死性遗传病，目前暂无有效的治疗手段，所以检测患者致病基因，开展携带者筛查和产前诊断以避免患儿的出生显得尤为重要。

三、多重连接依赖式探针扩增技术的发展

1.MLPA技术的优越性

（1）灵敏度高：MLPA技术每次反应只需约20ng的DNA或10ng的RNA Southern-blots及微阵列反应所需的1/100～1/1000，且无须准确定量。

（2）特异性高：利用MLPA技术可检测序列中单一核酸的改变。

（3）精确度高：MLPA技术可检测配有数十个控制组探针（位于不同染色体上），经过标准化运算，可避免单一探针反应的误差而导致定量错误，所得到的定量结果准确

度大幅提高。

（4）重复性强：利用40～100ng DNA进行检测，其每一探针的变异系数仅3%～8%。

（5）操作简便：只需要一台基因扩增仪和序列电泳系统，每一反应只需在同一PCR管内进行，可获得多达30～40个信号值，这个反应中已经包含了内控制组、重复组及待检测的目的基因，可用于进行扩增反应的监控。

（6）高通量检测：MLPA技术搭配自动化设备，可以对超过40个不同的DNA进行相对定量检测，可在3h内同时处理96个检测样品。检测从DNA提取，反应至结果分析，仅需2d。此外，因为所使用的反应条件都相同，所以在相同的操作条件下MLPA技术有不同的应用，可以平行处理不同的检测项目。

2.MLPA技术存在的不足之处

（1）MLPA技术的原理是对基因拷贝数变异的检测，如果染色体异常，如染色体倒位、易位或重复等不改变基因拷贝数，MLPA技术无法检测到。

（2）在嵌合体中异常核型细胞的比例在20%以上才能被MLPA技术检测出来。若异常细胞所占比例较少则不能准确测出。

（3）MLPA仅能检测出探针所显示的已知位点，无法检测未知位点。但是若针对相应的染色体的基因设计特定探针是可以解决这个问题的。

总之，作为一种新技术，MLPA技术基于其高效、特异、快速、简便的特点，已被运用于18三体综合征、21三体综合征、假肥大性肌营养不良、脊髓性肌萎缩症等多种临床疾病的基因检测。在流产样本的染色体分析中，MLPA能弥补传统细胞遗传学分析的不足，检测微小缺失、重复或突变，且与FISH、微阵列基因组杂交等方法比较，除了具有操作简单快捷的优点外，其经济成本较低，可广泛应用于临床，作为核型分析的重要补充，以提高染色体异常的检出率。相信随着分子诊断技术在产前诊断技术的广泛应用，MLPA技术将是在产前诊断技术中最理想的选择。

（于　聪　魏克伦）

第七节　第二代测序技术在遗传病中的临床应用评估

人类基因组由于不稳定性，经常发生基因突变，多数遗传病、肿瘤等疾病都与基因突变密不可分，如*APC*基因与大肠癌的发生有着密切联系，50%以上的人类癌症都与*P53*基因的突变相关。传统检测基因突变的方法为核酸分子杂交，但此方法容易对人类造成伤害且过程繁杂；应用Sanger测序方法科学家们发现了很多重要的突变，但其通量太低，无法满足大规模检测的要求；20世纪末发展起来的基因芯片技术首次实现了大规模检测基因突变的作用，David G.Wang等利用此技术一次性检测到了3241个单核苷酸突变，但芯片在应用过程中普遍存在灵敏度较低的问题，无法检测到一些稀有的突变。近年来发展起来的第二代测序技术（next generation sequencing，NGS）很好地解决了上述问题，因其通量高、速度快、灵敏度高等优点，已经广泛地被科学家用于基因突变检测。

NGS与Sanger测序技术都是基于边合成边测序或边连接边测序的原理。NGS是在第一代测序技术的基础上变革产生的，能够同时对数百万的DNA序列进行平行测序，可以很快完成对一个物种的基因组或转录组的深度测序，这种以高通量为显著特征的深度测序技术满足了人类对大规模基因组测序的需求。目前有三家公司提供二代测序平台，即Roche、Illumina和Life Technologies。Roche454平台区别于其他两个高通量测序平台的原因是它可以产生更长的读段（read），与Sanger测序产生的读段（700～1000碱基对）接近。但是，在总测序输出量方面，即使是容量最大的454测序仪也远低于Illumina和Life Technologies平台。大多数的NGS产品在使用时操作程序复杂、自动化程度不高，影响其在临床的应用推广。NGS主要包括全基因组测序（whole-genome sequencing，WGS）、全外显子组测序（whole-xeome sequencing，WES）及目标区域测序（targeted region sequencing，TRS）。

NGS的技术原理尽管各有不同，但共同点是几十至几百万条DNA分子能同步进行相互隔离的大规模平行测序。通过疾病相关基因DNA片段单核苷酸变异、插入缺失、拷贝数变异等分析，既可快速完成临床诊断确立的单基因病致病基因全外显子和（或）全序列的突变检测，也可依据临床症状，实施症候群所有疾病候选基因，甚至全外显子的突变检测，筛出致病突变。NGS的应用大幅度降低了单基因家系突变筛查的难度，使单基因病对应的精准基因的诊断和产前诊断技术得以快速普及。与一代测序相比，NGS具有高通量、精确度高和信息量丰富等优点，可以在较短时间内对感兴趣的基因进行精确定位，可以对未知的序列进行检测，也可以对某组织在某一时间表达的mRNA进行测序。另外，NGS通过构建DNA文库进行测序反应，测序原理与焦磷酸测序技术相似，但是在生成新的DNA互补链时，加入的dNTP可以释放出荧光信号，通过捕获荧光信号并转化为测序峰值，获得互补链序列信息，从而达到高通量测序的目的。随着测序技术的不断进步和推广，NGS在分子生物学研究、疾病的诊断等方面发挥了重要作用，已用于复杂性神经系统疾病、恶性肿瘤、免疫检测及微生物学研究等领域。NGS技术是对传统测序的一次革命性改变，摈弃了传统测序技术的各种烦琐操作，且生物检测与信息技术的结合使得检测速度大大提高，一次可对几十万到几百万条DNA分子进行序列测定，同时多次对序列进行十次甚至数十次的重复分析，比传统测序更准确、更敏感。

以高通量测序技术为代表的现代分子生物学技术在遗传学领域的推广应用，正在深刻改变我们医学遗传学的现状。无创产前筛查、遗传病致病位点筛查、胚胎植入前诊断都是高通量测序技术应用于临床的最佳实例。

一、采用第二代测序技术发现一个中国耳聋家系*SLC26A4*基因突变

耳聋是临床常见的一类疾病，严重影响人类的健康和生活，因此及早检测、及时预防和治疗尤为重要和迫切。耳聋具有病因异质性的特征，遗传因素或环境因素都可能导致其发生，其中先天性耳聋中至少50%是由遗传因素引起的。*SLC26A4*突变是导致中国大部分遗传性耳聋发生的常见原因之一。该基因突变主要产生Pendred综合征（PS）、前庭水管扩大、常染色体隐性遗传的非综合征型耳聋（DFNB4）、Mondini发育不良等多种临床表型。通过第二代测序技术，发现本文先证者分别从其父母遗传到*SLC26A4*基因

p.V306GfsX24和p.P516fsX11杂合突变，突变导致基因编码产生横截蛋白，从而不能行使正常pendrin蛋白功能。先证者*SLC26A4*基因的复合杂合突变是导致其耳聋发生的原因。

目前传统Sanger测序法较普遍。但是Sanger测序法比较适于已知突变位点的检测，因涉及序列扩增、纯化处理、毛细管电泳、结果分析等步骤，且由于每次反应的读长限制，因此进行全基因测序成本较高。就*SLC26A4*基因而言，序列全长57 174bp，mRNA序列为4930bp，共21个外显子。按照Sanger测序的读长为1000bp计算，若要测出所有外显子的序列，至少需要进行21次反应，若要再进行其他耳聋基因的全基因测序，工作量更大、成本更高。基因芯片在耳聋检测中的应用也越来越多，但也仅用于已经报道的突变位点检测。

二、第二代测序技术在一中国先天性白内障家系致病基因检测中的应用

先天性白内障是胎儿时期各种因素所导致的晶状体发育异常，胎儿出生时或出生1年内晶状体出现不同程度的浑浊，是儿童盲的主要原因之一。约1/3的先天性白内障与遗传因素有关，其遗传方式包括常染色体隐性遗传、显性遗传和伴性遗传3种，大多数呈常染色体显性遗传。目前已报道的致病基因超过20个，突变近百种。目前大多数研究仍采用连锁分析筛选热点基因联合Sanger测序的方法对先天性白内障进行基因诊断，但该方法操作烦琐且工作量巨大。而NGS技术无须电泳，可实时阅读检测信号，一次实验即可见检测40万～400万条序列，阅读1～14G的碱基数，缩短了检测时间，并降低了测序费用，因此本研究中使用NGS技术代替传统的突变为位点筛选过程，可对所有已报道的先天性白内障致病基因同时进行检测，快速确定致病基因并用于产前诊断，为先天性白内障的基因诊断和产前胎儿的基因诊断提供了新的方法。

三、第二代测序技术在假肥大性肌营养不良基因诊断中的应用

假肥大性肌营养不良（DMD/BMD）为X连锁隐性遗传病，男孩发病率为1/3500，其致病基因为抗肌萎缩蛋白基因，位于Xp21.2，是人体最大的基因，全长2.4Mb，编码14kb mRNA，含79个外显子。使用传统的Sanger测序法进行全基因测序耗资巨大，而且费时、费力。DMD全部编码区基因测序于2006年首次报道，对15例常规检测未见异常的DMD患者进行了测序，67%（10/15）的患者找到了病因。Sanger测序临床应用难度大，限制了点突变引起的DMD的基因诊断的发展，因此需要寻找快速准确、高通量的基因检测方法，并能在一次实验中同时对各种类型突变进行检测。

NGS优势同上述，但该技术尚未广泛应用于DMD基因诊断，目前只有Lim等报道明确NGS可运用于DMD基因诊断。NGS可以在一次反应同时检测缺失、重复和点突变，是对传统测序一次革命性的改变，高准确性、高通量、高灵敏度和低运行成本等突出优势，使得第二代测序技术具有潜在的广阔的临床应用前景。

四、第二代测序技术在肿瘤诊疗中的应用及其价值与风险

肿瘤是一种符合达尔文进化论特征的疾病，超过80%的患者死于癌症的转移和复发。在原代肿瘤细胞中，进化一直存在，这在一定程度上造成了肿瘤的异质性和低频突变的特点。癌症基因组图谱和国际癌症基因组计划等工作鉴定出大量癌症类型的体细胞

突变，大多数工作是通过外显子测序和全基因组测序完成的。

肿瘤抑癌基因谱筛查的重要挑战是全外显子测序，因为大多数的功能丢失突变并不在热点突变区域内，如果利用第一代测序技术在FNMTC患者中检测已知的重要肿瘤抑癌基因的胚系突变，不仅成本高，而且速度慢。与传统的测序方法（第一代测序）相比，第二代测序具有明显的优势，它能够同时检测成千上万的核苷酸序列，可以很快完成对一个物种的基因组或转录组的深度测试，方便易行。在肿瘤预防方面，NGS主要用于肿瘤基因的突变筛查；在治疗方面，通过NGS发现了数百个与癌症相关的基因，这势必会从中发现新的治疗靶点，用于个性化的用药指导；在肿瘤预后方面，NGS则可用于检测肿瘤复发和药效评估。这种高通量测序技术不仅可以满足大规模基因组测序的需求，而且具有检测突变的高灵敏度，能够定量评估突变等位基因。

五、第二代测序技术局限性与影响因素

NGS技术本身的特性就决定了其缺陷的存在，这些缺陷贯穿了从样本制备到结果报告的整个过程中。实验过程的各种因素均会影响最终的报告结果。局限性：①在制备测序文库的过程中必须经过PCR扩增，由于NGS的读长总体偏短，在进行数据拼接时也会有错配的概率出现；②在操作方面，目前存在的最大挑战是需要建立标准的操作规范，包括样本的预处理、组织样本的分析和鉴定、仪器和软件的验收与选择、公共数据库的使用、不同医疗层级的测序数据观察、数据存储等；③在技术平台方面，每个平台在通量、成本、错误率及读取结构上大相径庭。NGS研究最常用的IILumina平台稳定，数据可靠，但存在系统偏好性问题，且其高度的敏感性也随之带来了2.5%左右的错误率。影响因素：①样本；②实验室设置；③人员资质；④质量控制。

六、第二代测序涉及的伦理学相关问题

NGS技术的临床应用涉及一系列伦理学问题。首先要认识NGS所检测的基因突变并不能百分之百的确定与病症的相关性，需要累积相当数量的临床病例，这就使得基因数据库的建立成为必然，以便各方研究者共享信息。但这带来的问题就是患者的数据成了研究目标，由于这些数据属于个人信息隐私，应该只能在患者知晓并同意的情况下才可进行，所以数据库的建立必须考虑有合适的工作程序。

因此NGS的发展必须依赖于大量的数据研究和临床发现的共同贡献、多专业间信息的共享及探讨，也鼓励多方听取患者意见，并加强基因检测的知识普及，以争取患者最大程度地正确理解测序在疾病诊断、治疗、预防中的作用和意义。当然，在NGS正式投入临床应用之前，必须建立相关的指南或法规，以保证其发展的健康有序，这是使用NGS的科学家、临床医师、实验技术人员甚至医疗行政管理部门必须思考的问题，亟待引起重视并加以解决。

近十年来，第二代测序技术在生命科学研究领域迅速崛起，已经成了科学家们广泛应用的重要工具，特别是在疾病的分子生物研究及临床诊断方面贡献巨大。近年来，已经有很多关于癌症基因组测序的报道，但大部分的癌症基因组测序都侧重于研究外显子区域，而隐藏在非编码区的大量信息，仍有待继续研究。

（于　聪　魏克伦）

第八节 遗传病的肝移植和干细胞移植治疗

遗传代谢病（inborn error of metabolism，IEM）指基因突变引起机体内参与代谢的酶或辅助因子缺陷，导致毒性中间代谢产物蓄积或终末产物缺乏，临床表现为骨骼生长、神经系统发育及认知功能受损，心肺功能、听觉及视觉的缺陷。目前发现超过500种，这些疾病经常导致患者存活时间受限、多系统受累及进行性发展；绝大多数IEM患者在儿童时期出现临床症状，疾病进展较慢的患者可能在成年时出现症状。目前对严重的IEM治疗仍然十分有限。随着检测技术的进步和引进，国内小儿IEM检出和诊断率明显提高，随之而来的问题是治疗。传统疗法包括对症的康复、手术和药物治疗；被动的排除治疗，主动的饮食、激素、酶替代疗法。细胞移植和基因治疗则为现代治疗的主流方向。虽从理论上讲基因治疗是根本出路，但对某些遗传代谢病来说不起作用。因此，细胞治疗，尤其是目前已经成熟的肝移植和干细胞移植成为当前治疗一些遗传代谢病的有效治疗手段。

一、遗传病的肝移植治疗

肝脏是人体内最大的生化代谢器官，其参与了体内大量的代谢途径，因此很多遗传病也会影响肝功能。肝移植成为治疗遗传代谢病的重要治疗手段。肝移植的广泛应用，不仅因为其可以纠正代谢紊乱，也由于部分疾病中肝脏发育存在异常，或有害代谢产物会在肝脏中积累并引起肝损伤，从而导致肝硬化、肝衰竭甚至肝肿瘤产生，需要接受肝移植治疗。我国的临床肝移植起步晚于欧美国家30年左右，但自20世纪90年代起迅速发展，目前中国大陆累计完成肝移植已近3万例。随着肝移植外科技术的成熟、围术期管理不断提高及儿科医师和患儿家长对肝移植的不断了解，近几年儿童肝移植已逐渐开展起来，但中国肝移植注册系统（CLTR）的数据显示，1999～2012年，我国儿童肝移植的年度数量仅占全部肝移植的1%～7%，自2012年后儿童肝移植所占比例逐渐上升，目前儿童肝移植每年的例数占全部肝移植的10%以上。虽然我国儿童肝移植数量迅速增加，但其占总的肝移植患者的比例远远低于西方国家，说明发展潜力巨大。

适合肝移植的儿科疾病谱不断扩大，包括各种药物治疗无效，或没有有效药物，或不能耐受药物治疗的终末期肝病，如胆道闭锁、肝豆状核变性、糖原贮积症、自身免疫性肝病、Alagille综合征、家族性肝内胆汁淤积症、Caroli病、半乳糖血症、酪氨酸血症等，以及受累器官虽然不在肝脏，但通过肝移植可纠正的遗传代谢病，如甲基丙二酸血症、高草酸盐尿症及高氨血症等。儿童肝移植受者的原发病多为先天性或代谢性疾病，因此，虽然儿童肝移植手术难度大，术后管理存在一定的困难，但患儿远期生存率高于成人，并能获得满意的生活质量。Stevenson等报道了33例代谢性疾病的儿童肝移植，中位数随访时间至3.6年，患儿生存率为100%。许多儿童肝移植受者成年后均能获得良好的生活质量，甚至生育子女。对于代谢病患儿，移植前均应该通过基因检测进行诊断，同时进行患儿父母的基因检测；对于代谢性肝病的患儿，其肝移植的指征不同于非代谢性肝病的患儿，不仅仅包括失代偿性肝硬化、肝衰竭，同时包括内科非手术治疗无法控制的原发病的代谢障碍。

对于遗传代谢病的肝移植我们期望达到的目的应该包括治愈和通过治疗缓解疾病进展两个方面。对于一些代谢性缺陷主要在肝脏、急性发病会导致致命的疾病，肝移植的治疗已经得到公认。例如，尿素循环障碍导致的高氨血症，是因为尿素循环中所需酶的活性降低或缺乏，导致氨的代谢受阻，可致危及生命的高氨血症的发生。目前内科治疗主要是限制蛋白质的摄入及急性发作时的降血氨治疗，对于饮食控制后仍反复发作高氨血症的患儿应尽早接受肝移植，避免造成无法挽回的神经系统损害甚至死亡。肝移植可以治愈患儿的代谢缺陷，恢复正常的饮食和生活，并获得满意的长期生存。国外学者报道了肝移植治疗尿素循环障碍的患儿，随访1～4年发现术后受体存活率和移植物存活率均为91%。

肝移植的缺陷：肝移植外科技术的成熟，要求儿童肝病医师掌握肝移植的适应证和时机，推荐合适的患者接受肝移植；同时不断积累的肝移植存活者，需要专业的儿童肝病医师照顾。然而目前国内肝脏内外科和肝移植团队配合不够紧密，迅速增长的儿童及婴幼儿肝移植人群及不断扩大的疾病谱成为成人肝移植团队的最大难题。儿童肝移植术后生存率低于成人，婴幼儿生存率也低于青少年。术后生存患儿生长发育损害程度更为明显。肝移植后需要由包括肝移植外科、小儿肝病专科及营养科等多学科团队密切随访，监测肝功能、营养状况及生长发育指标，达到追赶性生长且改善生活质量的目的。然而国内多学科团队的建设正处于探索阶段，如何在多学科共同参与下，为肝病患儿提供最好的医疗服务，充分保证儿童的生活质量，仍需各方共同努力。

二、遗传病的干细胞移植治疗

干细胞分为胚胎干细胞和成体干细胞。胚胎干细胞产生于胚胎的胚束内层，具有高度的自我复制能力和向多种组织分化潜能，可进一步分化为各种多能干细胞，如多能造血干细胞和多能皮肤干细胞等，最终形成诸如造血细胞、上皮细胞、神经细胞、心肌细胞和干细胞等200多种组织的原始细胞。成体干细胞来源于胚胎干细胞，随着干细胞生物学的研究，发现某些成体细胞不仅能再生为特定的组织，而且在一定条件下还可以转化为其他组织细胞，即跨系统甚至胚层分化发育，是20世纪末在干细胞理论认识方面的突破性进展之一。从理论上讲，只要掌握了成体干细胞的特异标志、转化调控机制、培养及分离技术，将来就有可能从人的某一组织中分离出成体干细胞，并诱导其分化为其他特定的组织细胞，为干细胞修复和移植开辟新途径，为细胞工程和组织工程提供新的细胞来源，且可避免应用胚胎干细胞带来的伦理道德问题，还可避免应用胚胎干细胞所致的排斥反应，将来可有一定的应用前景。

（一）异基因造血干细胞移植

自从1981年Hobbs等首次对1例Hurler综合征患儿进行造血干细胞移植（HSCT），全世界已有超过200例IEM患儿进行了HSCT。干细胞来源分为骨髓、脐血和外周血。相较于骨髓，脐血移植具有两大优势：来源丰富、易获取；更多患者达到了完全嵌合状态，体内缺陷酶水平恢复正常，临床症状改善。然而，并非所有IEM均适合HSCT，其疗效因病而异。因此，仔细评估HSCT指征及积极探索各种替代治疗尤为重要。

1.HSCT的治疗机制 ①通过细胞胞饮转运酶；②通过细胞间接触转运酶；③定植于器官/组织间的细胞代替作用；④代谢替代作用。

2.HSCT适应证 ①黏多糖贮积病（MPS）；②X连锁肾上腺脑白质营养不良（X-ALD）；③球形脑白质营养不良（GLD）；④异染性脑白质营养不良（MLD）；⑤戈谢病；⑥α-甘露糖苷贮积症；⑦尼曼皮克病；⑧黏脂病等。

3.影响HSCT治疗效果的因素

（1）疾病种类：一些疾病对HSCT相对敏感。Hurder综合征对HSCT治疗敏感，但是对于与之临床相似的疾病Hunter综合征（MPS Ⅱ），在临床上HSCT治疗效果差。

（2）疾病基因型：IMD疾病，一些突变与有无残余酶相关，并且与严重表型有关。有残余酶临床表型相对较轻。

（3）患者年龄及疾病进展：年龄越小的儿童移植治疗效果越好。而对于年龄较大的儿童，器官损害已经出现，HSCT不能逆转。新生儿疾病筛查有助于早期诊断及早期移植。

（4）改变底物蓄积的有效程度：疾病的病理生理学是复杂的，但是第一步遗传酶缺陷及随后的底物蓄积。Hurler综合征由于α-L-艾杜糖醛酸酶缺乏，导致乙酰肝素及硫酸皮肤素堆积。不同的治疗方法，较有效的是清除底物可以更好地纠正疾病。

（5）治疗方法并发症：与无移植并发症患者比较，儿童患有Hurler综合征伴严重GVHD或肺炎及氧气依赖者预后较差。

（6）多学科团队应用其他方法：尽管对于一些IMD，HSCT治疗效果好，但是不能治疗疾病的所有方面，需要多学科团队参与治疗。传导性耳聋源于中耳液体累积，需要通过垫圈纠正。骨科整形可能帮助患者行走。

4.HSCT相关问题

（1）移植供者的选择：欧洲骨髓协作组（EBMT）提出，对于遗传代谢病HSCT，干细胞来源首选同胞间HLA全相合供者，其次为全相合非血缘脐血，当患者病情需要尽快行HSCT治疗时，如没有全相合脐血来源，不相合非血缘脐血也可以作为首选。

（2）移植方案的选择：EBMT 2005年在遗传代谢病HSCT指导语中明确提出去T细胞和非清髓移植是遗传代谢病HSCT失败的两个危险因素，不推荐和提倡。对于第一次失败者，第二次移植仍然有望改善或阻止病情发展。

（3）移植时机的选择：实践证明，出生后早期移植既可以达到预防的目的，这个时间窗以6～18个月为好。具体到各种疾病，时间不尽相同。总体来讲，越早越好。预防性移植的时间窗的选择取决于疾病发生的时间，尤其中枢神经系统受累时间。

HSCT不仅延长了遗传代谢病患儿的生存期，而且极大地改善了和提高了患儿的生活质量，是有些基因治疗无效的遗传病的有效替代治疗手段。

5.HSCT治疗遗传代谢病面临的困惑与挑战

（1）HSCT的植入及嵌合率、移植相关死亡率、GVHD、感染、黏多糖贮积症合并的肺动脉高压等特殊并发症有待进一步改善。

（2）造血干细胞移植不能改善遗传代谢病合并的骨骼畸形、角膜浑浊、心脏瓣膜病变。

（3）早期或快速进展的代谢性脑病已成为限制和约束HSCT应用的瓶颈，大大抵消了HSCT疗效和缩小了HSCT应用范畴。

HSCT在提高某些IEM患儿的生存率、改善生活质量方面已经做出了巨大贡献，然而早期诊断和及时治疗仍是关键，尤其是临床症状出现前移植可得到较好的治疗效果，其远期疗效及神经系统恢复情况往往有待今后进一步随访。IEM早期临床症状往往缺乏特异性，不利于早期诊断，故新生儿筛查显得尤为重要。目前新生儿的筛查技术使得更早实施HSCT成为可能，从而降低剩余疾病负担和提高临床疗效。

（二）脐血干细胞移植

自从1988年Gluckmam等首先获得人类脐血干细胞移植（CBSCT）成功以来，CBSCT已成为HSCT家族中重要的成员之一，CBSCT在儿童血液病及遗传病中的疗效良好，应用前景十分广阔。脐血作为一种可替代造血干细胞来源，可重建骨髓造血及免疫，用于治疗骨髓衰竭、恶性及非恶性血液病、某些遗传病、重型免疫缺陷等疾病。20世纪90年代初，美国、英国、法国、德国等国家相继建立了脐血库，无关供血者脐血移植日益广泛应用于临床。

优点：①来源丰富；②采集方便，易获取；③与骨髓不同，脐血库以实物形式存储，不会使已登记供体减少，寻找HLA配型时间短；④脐血中早期造血干细胞丰富；⑤脐血免疫系统处于原始阶段，GCHD发生率较低和程度较强，即使HLA1～3个位点不同也可移植；⑥脐血被各种病毒污染概率较小。缺点：①由于单份脐血造血干细胞数量有限，难满足大部分成人需要；②可引发潜在遗传病的可能；③如果移植失败，无备用骨髓或外周血可取；④早期植入时间延迟，感染及出血概率较大。

随着干细胞研究与技术的进步，多种细胞联合多续贯移植将会大大改观现有遗传代谢病造血干细胞移植的疗效，造血干细胞移植治疗遗传代谢病的时机和适应证也将进一步拓宽，更多患儿将会得到有效治疗。

（于　聪　魏克伦）

附1　临床分子病理实验室二代基因测序检测专家共识

NGS技术在临床中的广泛应用，大大促进了临床分子病理学的发展。然而，NGS技术的使用，在不同公司、研究机构和临床实验室的检测分析标准都不尽相同，缺少统一的规范，也对相关工作的进一步开展造成了阻碍。2017年3月，《临床分子病理实验室二代基因测序检测专家共识》编写组在《中华病理学杂志》发表《临床分子病理实验室二代基因测序检测专家共识》，从实验室总体要求、NGS分析样本、基因panel、NGS检测流程中的质量标准、生物信息分析等几个方面阐述了专家共识，在推动NGS规范化的道路上发挥重要作用。

近年第二代测序（next-generation sequencing，NGS）技术快速发展，其应用已进展至临床检测，如遗传疾病、实体肿瘤、血液肿瘤、感染性疾病、人类白细胞抗原分析及非侵袭性产前筛查等。国内外有关学会已出台相关共识与指南以推动其在临床中的应用。中华医学会病理学分会和中国抗癌协会肿瘤病理专业委员会前期组织病理、临床、生物信息等专家进行了充分讨论，拟在NGS的操作流程、数据处理、结果解读等方面作规范和建议，以规范NGS在分子病理领域的应用。

　　临床分子病理实验室NGS样本可采用甲醛固定石蜡包埋组织（formalin-fixedparaffin-embedded，FFPE）、新鲜组织、各种体液上清液、体液离心细胞块、石蜡包埋标本和血浆/血液标本等。本共识特色是基于病理评估样本的规范。测序分析范围基于目前临床需求，本共识着重在于目标区域测序（panel）分析的实践。随着技术的更新和应用的成熟，本共识将持续更新以满足临床需求。

一、实验室总体要求

　　NGS检测实验室的总体设计与要求应参考《分子病理诊断实验室建设指南（试行）》《医疗机构临床基因扩增检验实验室工作导则》《个体化医学检测质量保证指南》《肿瘤个体化治疗检测技术指南》《个体化医学检测实验室管理办法》《测序技术的个体化医学检测应用技术指南（试行）》进行。

　　1.NGS检测人员的资质要求　NGS检测技术人员应具备临床病理学、分子生物学的相关专业大专以上学历，并经过NGS技术的理论与技能培训合格。数据分析人员应具有临床医学或分子生物学或遗传学知识背景并经生物信息学培训。最终报告应由中级或硕士以上具有病理学背景、经培训合格的本单位执业医师或者授权签字人（医学博士学位或高级职称）审核。

　　2.NGS检测实验室的区域设置要求　原则上NGS实验室应当有以下分区：样本前处理区、试剂储存和准备区、样本制备区、文库制备区、杂交捕获区/多重PCR区域（第一扩增区）、文库扩增区（第二扩增区）、文库检测与质控区、测序区、数据存储区。各工作区空气及人员流向需要严格按照《医疗机构临床基因扩增检验实验室工作导则》。分区可根据实际情况合并，但是在前处理和建库时，血液样本应与组织样本分开。

　　3.NGS检测试剂及项目要求　试剂和测序平台均应选择中国食品药品监督管理总局（CFDA）认可产品。涉及实验室自配试剂，应该有严格的试剂制备标准操作规程（SOP），需经过临床实验室自建项目（LDT）验证合格才可使用。每个NGS检测项目在验证时需要根据建库方法、测序平台和分析工具及不同的突变类型，包括单碱基突变（single nucleotidevariant，SNV）、小片段插入或缺失（Indels）、基因拷贝数变异（Copynumber variation，CNV）、染色体结构变异，染色体结构变异（structuralvariation，SV）及不同的样本类型（如FFPE、新鲜组织、全血、胸腔积液等）对特定panel的准确性、精确性、敏感性、特异性等性能参数进行LDT验证。应该有经过标准品测试的在不同的突变等位基因频率（mutant allele frequencies，MAF）下，不同测序深度的灵敏度及特异性数据，确定不同样本的可信的测序深度。经验证后，SOP发生的任何改动，包括试剂、仪器、基因项目等都需要重新验证。验证实验结果签名留底备案。

　　4.NGS检测实验室的质量管理要求　NGS检测主要包括实验操作和生物信息学分析两部分。实验操作部分包括样本准备、文库制备、编码（barcoding）、目标区域富集、测序等；生物信息学分析部分包括定位（mapping）、比对、变异识别、变异注释、变异解读及报告等。上述流程均需要建立实验室质量管理体系文件、SOP及机器运行和维护SOP，具有严格的室内质控措施；定期参加室间质评及有持续的质量保证和改进计划。

二、NGS分析样本、基因panel和转运要求

NGS分析样本类型可采用FFPE样本、新鲜组织、各种体液上清液、体液离心细胞块石蜡包埋标本和血浆/血液标本等。

对于肿瘤体细胞变异初次NGS检测应首选经病理评估的组织样本，在此数据基础上的再次检测可选取液体样本动态监测。

NGS检测前需通过病理诊断明确其肿瘤的性质及含量，根据不同肿瘤类型选择合适的基因panel测序。

不同疾病的基因panel列表，必须由临床与检测机构的专家共同决定，在满足临床需求的同时达到最优化的实验设计。

未经病理评估的基因检测结果不可单独用于分子病理临床诊断目的。

样本质量对检测结果和分析至关重要，病理医师需要对可评估的样本进一步明确病理诊断，并评估标本有无出血、坏死和不利于核酸检测的前处理（如含HCl脱钙液处理），病变细胞（如肿瘤细胞）的总量和比例，避免假阴性。组织标本中肿瘤细胞含量建议达20%以上，低于此标准可富集后检测。

NGS检测实验室应对不同类型的样本有采集及处理SOP指导。对于不同的样本（FFPE、体液、血液等）实验室应有不同的样本运送SOP，物流环节（含冷链运输）应有相关运送记录，确保样本运送安全、无污染、无降解。

三、NGS检测流程中的质量标准

1.核酸提取及其质量分析　提取的核酸质量是NGS检测成功的关键因素，在制备文库前应采用多种方法对核酸质量评估，包括纯度、浓度和完整性分析。需要根据不同的样本类型制定相应的SOP以用于鉴定核酸的纯度、浓度、完整性或降解程度等。并对应明确接受和拒绝的标准。

2.文库制备及其质量分析　文库制备方法主要有杂交捕获和扩增子建库，无论采用何种方法制备文库和平台检测，都应对检测基因、区域或突变热点进行描述，并建立实验室检测SOP。建立好文库后上机测序前需对文库进行质量分析。每个检测项目应设定其文库质量的要求，明确接受或拒绝的标准。

3.NGS测序仪上机分析及其质量分析　NGS建库主要有扩增法和捕获法两大策略，测序时根据检测样本量和质量要求确定适当的芯片，以保证测序质量和靶区覆盖深度。录入样本编号、检测内容、设定参数等信息，按仪器操作流程进行测序。产生的测序数据质量参数要求详见后文。

4.NGS检测中的样本追踪及对照设置

（1）样本追踪：为确保检测过程中样本没有混淆或污染，可选用多个SNV位点或其他标签作为样本身份标识（sample ID），在检测前对每个样本进行SNV位点信息的测定，在NGS检测后对上述位点进行追踪，证明没有交叉污染。

（2）阳性对照：应用组合型质控材料，可采用已知突变信息的混合样本，以模拟样本的复杂性。实验的同时检测，以确保其检出能力。

（3）阴性对照：用无核酸或明确无突变的样本作为模板同时进行检测，以确保检测

过程中没有污染或非特异性。

（4）应对方案和替代方法：各个质量控制步骤中如出现异常或失败，实验室应有应对措施或备选方案；对于测序结果质量差或有问题的区域应建立替代方法（如Sanger测序）。

四、生物信息分析

NGS数据的生物信息分析可分为两个主要步骤：一是对测序数据进行质控分析及过滤；二是对通过质控的序列进行变异位点鉴定分析并注释。所用各种生物信息分析软件，都要通过适量标准品测序数据进行验证，证明所用软件及参数可达到临床报告的要求。

1.NGS生物信息分析流程标准

（1）质量控制分析：为保证分析结果的可靠性，需要对原始的测序数据进行质量控制与过滤。测序数据的质量控制主要包含4个方面：质量评估、去接头序列、去低质量序列、去重复序列。

（2）序列比对（mapping）：将通过质量控制后每一条read与参考基因组进行比对，回贴到基因组上最佳位置。

（3）变异鉴定：对每个位点进行变异鉴定。在肿瘤panel测序中，主要检测SNV和Indel两种突变类型，参数调整后可分析CNV。部分panel的设计还可以鉴定染色体易位。对于肿瘤panel基因测序数据，鉴定后的变异位点都需要进行该位点可视化查看和确认，如整合基因组学查看器（IntegrativeGenomics Viewer，IGV）。

（4）变异注释：基于通用数据库，对突变基因位点进行功能注释，详见下文。

2.NGS生物信息分析流程质量管理　实验室应建立生物信息学程序/Pipeline的书面质量管理（QM）计划文件。必须包含每次运行时监测和评估运行性能的指标和质量控制参数，以及定期（如每月、每季度）监测的指标和质量控制参数。指标和质量控制参数可包括但不限于标准品的突变类型及百分比。生物信息分析流程建立后，需要采用已知变异类型和变异频率的标准品进行验证，验证其特异性和灵敏度是否达到实验室要求。验证结果签名留底备案。

（1）NGS数据存储：实验室需要在生物信息分析过程中对原始数据及最后的结果数据进行标准化存储，并要保存相应的年限以备查。

（2）版本可追溯性：每份病例数据分析报告中，生物信息数据分析流程所涉及软件、算法、参数及数据库的版本必须可溯源。

（3）异常记录：实验室需要建立一个异常记录文档，用来记录偏离NGS生物信息分析标准分析流程的检测。

3.NGS生物信息分析质量指标　原始文件及比对结果文件的质量指标见表27-1。

4.NGS数据存储格式标准　为了规范和管理各类数据，各个实验室需按照编号进行数据管理，所有数据按照国际标准格式进行存储。必须建立本地变异数据库（用于检验变异真实性）。

5.NGS数据存储传输及共享安全标准　实验室需要制定规章制度以确认测序数据在内部及外部存储及传输过程中的安全性和机密性。正常人群的变异数据应该共享。

表27-1 人群数据库、疾病特异性数据库和序列数据库

参数	指标含义
单碱基质量	评估read中每个碱基的质量分数
碱基质量中位数	每条read末端碱基质量明显下降，碱基质量中位数是衡量这段read的重要指标
重复read的百分比	重复read的百分比是文库复杂度的指示值
包含接头序列的read数量	包含接头序列的read总数
回贴read的百分比	回贴到参考基因的read百分比
目标区域read百分比	回贴到目标区域的read百分比
目标区域的平均深度	目标区域的平均测序深度
目标区域测序均一度	目标区域被覆盖到的一致性

五、NGS结果解释及报告

1.NGS临床报告包含内容　基于高通量测序技术，临床实验室比较容易的获取更高通量的临床样本检测数据，不可避免会检测到意义未知的变异位点，在实际工作中会有一定的不确定性。但NGS的检测报告建议体现以下内容：

（1）检测名称：如×××基因变异检测报告。

（2）患者基本信息：姓名、年龄、性别、住院号、送样医院科室及医师等。

（3）样本信息：病理号、取材部位、样本类型（FFPE、新鲜、血液等）、送检日期、报告日期等。

（4）病理信息：肿瘤组织类型、位置、TNM分期、细胞含量、肿瘤细胞比例、特殊说明（出血、坏死、酸脱钙处理等）。

（5）检测技术：包含所用基因panel、检测平台名称、分析软件版本号等。

（6）结果列表：应包含基因名称、变异在染色体位置、变异频率、cDNA的Genbank号（NM开头）及符合人类基因组变异协会（Human Genome Variation Society，HGVS）书写规范的突变类型、编码蛋白Genbank号（NP开头）及突变类型、杂合/纯合状态等。

（7）临床意义解读和批注：体细胞突变，报告各个肿瘤检测到的变异位点及临床意义。胚系突变，对于检测到的变异位点的致病性予以相应的临床解释。临床意义解读要客观平实地描述，在疾病相关性只描述既往研究中的疗效或预测，不能出现使用何种治疗手段或策略的语言。

（8）若检测失败，应阐述失败原因。

（9）最终报告应由检测者、报告医师或指定审核人联合签发。

2.基因变异的命名　在描述所检测出的基因变异时要遵循一定的原则和规范，推荐使用人类基因组变异协会命名指南（www.hgvs.org）。对于遗传病相关基因变异命名，推荐美国医学遗传学与基因组学学会（American College of Medical Genetics and Genomics；https://www.acmg.net）的遗传疾病变异分类指导的命名、遗传背景说明及权威文献说明。

3.临床意义的解读和批注　对于肿瘤体细胞突变，根据突变的类型和已有的报道及

指南，基因变异提倡分级的处理方式：

A级：美国食品药品监督管理局（FDA）或中国食品药品监督管理总局（CFDA）批准的用药治疗靶点；写入中外诊疗指南有明确诊断、治疗、预后意义的变异。在报告注释该变异位点的临床诊断、治疗、预后意义的权威指南来源。

B级：尚未进入诊疗指南，但已经写入该领域的专家共识的变异位点。注释时要批注研究报道及专家共识的来源，明确其药物及其临床意义、正在开展的状态等信息。

C级：FDA或CFDA批准用于其他肿瘤可预测疗效的基因变异，或者正在进行中的临床试验变异位点。注释时要批注用于其他肿瘤的权威指南、研究文献及临床试验正在开展的状态等信息。

D级：处于学术争议或临床意义不明确的基因变异。同一实验室应该有统一的政策用来应对检测过程中出现的临床意义不明变异情况。

对于以上几种情况在报告的时候注意客观翔实地描述检测的结果，在病理报告中不能出现建议使用何种治疗手段或策略的语言。

对于胚系突变（germline mutation）检测，除了中外诊疗指南及重要参考文献以外，推荐两个数据库：在线人类孟德尔遗传（Online Mendelian Inheritance in Man，http://omim.org/）和美国医学遗传学与基因组学会（https://www.acmg.net）的遗传疾病变异分类指导注释临床意义，并附上数据库和参考文献内容。遗传注释还可以参考各亚专科的专业数据库进行注释（如乳腺癌 *BRCA1/2* 基因等）。

4. 意义不明位点的处理 由于通量的增加和人种差异，临床肿瘤样本可能发现新的变异位点。实验室必须制定相关政策方案用来应对检测过程中出现的临床意义不明变异情况。政策可以是一发现变异就报告，但附上说明和意义。也可以是不报道这些发现或只报道小部分变异结果，并附上说明和参考文献及数据库。但是在报告的备注里一定要声明本实验室的报告规则。

5. 知情同意 建议提供患者手写或在线版的知情书。

六、编写组成员（按单位名称汉语拼音字母顺序排列）

北京大学医学部病理学系（张波）；北京医院病理科（王征）；成都军区昆明总医院病理科（杨举伦）；第三军医大学大坪医院病理科（肖华亮）；第三军医大学西南医院病理科（阎晓初）；第四军医大学西京医院病理科（王哲、叶菁）；福建省肿瘤医院病理科（陈刚）；复旦大学附属妇产科医院病理科（赵晨燕）；复旦大学附属中山医院病理科（侯英勇）；复旦大学附属肿瘤医院病理科（周晓燕）；复旦大学上海医学院病理学系（朱虹光）；广东省人民医院病理医学部（刘艳辉）；哈尔滨医科大学附属第一医院病理科（吴鹤）；河南省肿瘤医院病理科（马杰）；华中科技大学同济医学院病理科（段亚琦）；吉林大学第二医院病理科（孙平丽）；江苏省人民医院病理科（张智弘）；中国人民解放军总医院病理科（石怀银）；南方医科大学南方医院病理科（梁莉）；南京军区南京总医院病理科（饶秋、周晓军）；山东省肿瘤医院病理科（穆殿斌）；山西省肿瘤医院病理科（郗彦凤）；上海市胸科医院病理科（张杰）；上海交通大学医学院附属新华医院病理科（王立峰）；上海市肺科医院病理科（武春燕）；首都医科大学宣武医院病理科（滕梁红）；四川大学华西医院病理科/研究室（步宏、刘卫平、叶丰）；

天津医科大学病理学教研室（张丹芳）；西安交通大学附属第一医院病理科（张冠军）；浙江大学医学院病理学系（毛峥嵘）；浙江大学医学院附属第一医院病理科（丁伟）；浙江大学医学院附属邵逸夫医院病理科（许颂霄）；浙江省肿瘤医院病理科（孙文勇）；郑州大学第一附属医院病理科（姜国忠）；中国科学院计算技术研究所（赵屹）；中国医科大学附属第一医院病理科（邱雪杉）；中国医学科学院北京协和医学院北京协和医院病理科（梁智勇、吴焕文）；中国医学科学院肿瘤医院病理科（应建明）；中南大学医学院湘雅医院病理科（周建华）；中山大学附属第一医院病理科（王连唐）；中山大学附属肿瘤医院分子病理室（邵建永）；中山大学肿瘤防治中心科研部（左志向）。

附2 临床基因检测报告规范与基因检测行业共识探讨

临床基因检测报告是基因检测结果的主要展示形式，是基因检测在临床应用的重要依据，对疾病诊断、精准治疗、生育指导等起着至关重要的作用。2017年10月28日，"首届临床基因检测标准和规范研讨会"在中国深圳成功举行。会后，国内多名专家和机构联合撰写《临床基因检测报告规范与基因检测行业共识探讨》一文，就基因检测报告的内容、变异位点的报告标准、报告结果的解读、检测范围及局限性、表型录入标准化、意外发现、报告及附件的发放与信息公开、样本及原始数据的长期保存于提取、变异位点致病性的再判定、培养合格的从业人员、建立疑难病例诊断联盟等内容达成了业内的专家共识，对我国基因检测行业未来的标准及规范制定有重要的推动意义。该文在《中华医学遗传学杂志》2018年第1期首篇刊出。本次共识的公开发表有利于促进临床基因检测报告的规范化，进而更有效地解决临床实际问题、提高疾病的诊断效率、减少医患矛盾、促进行业的良性发展。

一、摘要

二代测序技术（next generation sequencing，NGS）在临床的应用为广泛开展遗传病的基因检测、病因诊断、治疗及预防奠定了基础，但同时也伴随着一系列的问题，其中很重要的一个环节就是基因检测报告缺乏统一或基本的标准。首届"临床基因检测标准与规范专题研讨会"于2017年10月28日在深圳召开，来自全国138家机构的250多位遗传学专家、临床专家及第三方检测机构的代表共同探讨了遗传病基因检测报告的标准和规范问题。本文根据此次研讨会专家的意见和建议，就遗传病基因检测报告的原则、规范及基因检测行业的发展进行了讨论，并发布了临床基因检测报告规范共识，以促进检测报告的规范化和标准化，推进我国基因检测行业的健康有序地发展。

二、背景

随着基因检测技术的发展、医学遗传学知识的积累及民众对于遗传性疾病的诊断、治疗和预防的需求的不断增长，医学遗传学这一新的临床专科正日渐被大众所认识，并随着以NGS为重要标志和基因芯片在临床上的广泛应用而发展为遗传与基因组医学（genetic and genomic medicine）。上述进展在为遗传性疾病的基因检测、诊断、治疗及预防方面提供了更多可能的同时，也产生了一系列的问题。其中一个很重要的环节，就是不同机构所出具的基因检测报告缺乏统一或基本的标准。关键信息的缺失可能，导致临床医师与受检者在解读报告的结果时可能误解和遗漏，使得基因检测报告难以在医院和检测机构之间形成互认。

作为基因检测的结论，临床基因检测报告是其在临床应用的重要依据，对疾病诊断、精准治疗、生育指导等起着至关重要的作用。临床基因检测报告要实现规范化，才能更有效地解决临床实际问题、提高疾病的诊断效率、减少医患矛盾、促进行业的良性发展，而制订行业标准、规范临床基因检测报告的内容，则是解决问题的关键。

三、目的

基因检测机构应提供准确且标准化的报告，并使基因检测的结果能够被充分理解。首届"临床基因检测标准与规范专题研讨会"于2017年10月28日在深圳召开，来自全国138家机构的遗传学专家、临床专家及第三方检测机构代表共同探讨了遗传病基因检测的标准和规范的问题，就制订临床基因检测报告标准规范交流了观点。基因检测行业对临床基因检测报告进行统一规范化和标准化，对检测信息内容的明朗化，结合适当的解读说明，能够使受检者、临床医师更好地了解检测报告内容，促进行业的良性发展。

本文就遗传病基因检测报告的规范及基因检测行业的发展进行了探讨，并结合本次研讨会上专家的意见，提出临床基因检测报告规范的建议，以促进行业内检测报告的规范化和标准化，推动中国基因检测行业的健康有序的发展。

四、基因检测报告的内容

基因检测的方法尽管多样，对于报告内容的要求不尽相同，但主要原则却是一致的。结合美国医学遗传学与基因组学学院（American College of Medical Genetics and Genomics，ACMG）发布的临床二代测序标准，专家们一致认为，临床基因检测报告的内容应包括以下两类信息。

第一类是报告正文必不可少的内容，包括：①检测机构的信息和联系方式；②受检者的基本信息，应包括受检者姓名、性别、出生日期、接受检测的日期（或样本入库日期）、检测的目的和受检者的临床指征，如个人病史、主要症状、发病年龄、一般实验室检查及影像学与病理检查结果、临床诊断或拟诊的疾病、家族史、父母是否为近亲婚配等；③送检机构及医师的信息；④检测样本的信息，常见的样本类型包括DNA、外周血、干血片、唾液、组织等；⑤样本接收及检测报告的日期；⑥检测项目；⑦检测结果：被检出的基因变异；⑧结果解读，检测结果是否有可能构成患者的病因；⑨建议，遗传咨询或后续扩大范围的遗传检测，或家系内验证检测，或其他检测；⑩检测方法及适用范围和局限性；⑪参考文献，列出报告中变异致病性判定所参考的原始文献；⑫检验报告撰写者、报告结果核对者和报告终审及签发者（亲笔签名或电子签名），若为第三方检测机构完成的检测，则应在报告中加盖第三方检测机构的"检测报告专用章"。

第二类是可以附录形式呈现的相关信息，如检测中靶基因名称或范围、更为详细的相关疾病临床表型和遗传方式、检测的技术参数、数据质量、变异位点Reads图、Sanger测序图、与疾病临床干预及其他有用的资源信息（包括可参与的临床试验及研究）等。

一般情况下，建议将临床基因检测报告分为报告正文与附录两部分，分别报告上述两类内容。在正文中应简单明了地突出主要信息，包括受检者信息、检测信息、检测结果、对于结果的解读说明及后续进一步诊断就医的建议等。正文的内容应包括两类结果。第一类是检测范围内与患者临床表型相关或高度怀疑的变异位点。第二类是与目标疾病无关，但获得受检者知情同意需要报告的临床上可有所举措的意外发现（incidental finding）。这两类致病和可能致病变异可以在正文中以表格形式简明列出。在附录中则可列出此次检测的补充信息，如检测基因的范围、基因对应疾病的背景知识、检测方法细节、检测的局限性、质控数据及附图等。

（一）变异位点的报告标准

目前建议以ACMG指南为标准，检测结果中需列出具体的变异位点信息，包括基因名称、所参考的人类基因组版本号、基因或转录本参考序列（NM-编号）和版本号、核苷酸变异、氨基酸变异、外显子/内含子序号、等位基因杂合性、染色体编号和坐标、变异的亲源等，提供对该变异致病性的判断及支持该判断的依据和文献。其中变异位点的命名可按照人类基因组变异协会（Human Genome Variation Society，HGVS）的规定；转录本的选择建议采用基因座参考基因组序列数据库（Locus Reference Genomics，https://www.lrgsequence.org/）界定的转录本或多个国际数据库公认的主要转录本；对于变异位点致病性的评级建议根据ACMG的指南分为致病、疑似致病、临床意义未明、疑似良性、良性5个等级。对于上述5个等级的判断，ACMG和美国分子病理协会（Association for Molecular Pathology，AMP）联合提出了详细的评定标准，国内专家也对其进行了翻译。在报告正文中，应列出与主诉相关的致病和疑似致病的变异，以及对于这些变异的综合分析是否能够解释送检的原因。对于临床意义未明的变异（variant of uncertain significance，VUS），若与主诉相关且有可能构成受检者的病因者，也建议在报告正文中列出（包含后续分析所需要的判断依据）。若有受检者知情同意要求报告的意外发现，也需列出致病性明确的变异并加以解读。其他与主诉无关者则不必在报告中赘述。

（二）报告结果的解读

对于报告正文中列出的变异，应在报告中提供该基因变异对应的疾病信息，包括已知的遗传方式、临床表现、发病率、外显率、发病年龄等，并标明信息的出处。若同一基因的不同位点与不同的疾病对应，则需明确列出与检出致病变异相关的疾病信息，同时还应提供与变异位点致病性判定有关的辅助信息，如该变异在正常人群数据库（如gnomAD数据库、千人基因组数据库、ExAC数据库等）中的各种族中最高等位基因频率、是否已有对于该变异致病或不致病的文献报道、文献中相关描述的内容、软件预测对蛋白功能及结构的影响、家系中与症状共分离情况、是否新生变异等。

ACMG建议用"阳性""阴性""不确定"及"携带者"对报告结果作总结性的说明。"阳性"即检出的致病变异可解释受检者的临床指征；"阴性"即没有检出任何可疑的变异；"不确定"即检出的变异为临床意义未明，或在常染色体隐性遗传的疾病只检出一个杂合致病变异不足以解释受检原因；"携带者"则仅适用于隐性遗传病携带者筛查的报告。不建议检测机构在出具报告时即做出受检者是否患病或患有何种疾病的诊断，而应为基因检测阳性结果及其相关疾病提供描述性的报告。

报告的结论语对于受检者和送检医师均十分重要，需要放在报告开头的显要部位。结合国内的实际情况，建议该部分采用以下形式呈现，按照变异的致病性和变异的临床相关性分类，可分为：①与临床表型相关的致病变异；②与临床表型相关的疑似致病变异；③与临床表型相关而临床意义未明的变异；④与部分临床表型相关的临床意义未明的变异；⑤与临床表型无关但为受检者所要求且能有举措的意外发现。建议与临床表型相关的致病、疑似致病、临床意义未明变异可在报告"正文"或报告"首页"中体现，而仅与部分临床表型相关的意义未明变异、经检测前咨询和知情同意约定报告的意外发现等，在靠后的地方出现，供临床医师参考。专门的携带者检测结果或家族中其他随检成员的致病突变的携带身份，应该列出与先证者的亲属关系，单独出具检测报告。

在描述性报告中，首先列出结论和相关变异的标准命名和致病性类别的列表。然后简要地解释是如何综合分析得出的结论。如果新的检测和临床信息能帮助解释或排除某些可疑变异的致病性，则应列出相应建议。具体变异位点的描述和分类依据可随后逐个详细描述。

按以上分类的报告结论，仍需遗传咨询师或临床专家结合基因相关疾病的遗传模式进一步分析。基因检测机构不能代替临床医师对受检者做出临床诊断，而是应将检测结果客观列出并进行说明。受检者所患为何种疾病及应该如何治疗仍需由临床医师作出判断。

（三）检测的范围及局限性

在报告中，应对检测覆盖的范围给予说明。若所做的检测并非全基因组或全外显子组检测，则应提供具体检测的基因包（panel）的名称，并在附录中列出基因包内所有的基因、检测区域及和所对应的疾病的列表或网上信息的链接。此外，应简要描述检测方法，包括检测材料及检测步骤，并说明相应方法的适用范围和局限性。例如，对于高通量捕获测序，应说明目标区域的覆盖度、目标区域的平均测序深度（×），以及目标区域平均深度＞30X（或其他）位点所占的百分比。行业共识认为，根据测序深度＞30×的数据得出的胚系变异较为可靠，测序深度低于30×的变异位点则假阳性率较高。若目标基因存在覆盖度较差或测序敏感度较低的区域，且该区域包含该基因常见的致病突变，则需在报告中说明，并考虑用其他实验方法（如一代测序或其他特殊的检测方法）补充检测。高通量捕获测序对拷贝数变异（copy number variant，CNV）、动态突变、复杂结构重排等变异类型的检测存在局限性，需在报告中加以说明。

五、讨论

通过本次临床基因检测标准与规范化专题研讨会，业内对检测报告需要规范化达成了共识，但仍有一些重要原则亟待讨论。基因检测报告是最终的结果，要达到标准化规范化并不是靠标准模板和报告格式的一致那么简单。只有整个基因检测行业从根本上统一原则性的认识，基因检测报告的标准化才能水到渠成。在此，我们对这些重要原则加以讨论。

（一）表型录入的标准化

细致可靠的表型采集是诊断遗传病的基础，也是解读基因检测结果的依据。目前普遍存在的问题是：由于送检单临床信息缺失或不全，非专业性的描述性语言过多，影响了后期数据的分析，导致基因检测结果与临床表型或诊断不符，使临床医师难以采信检测的结果。其根本原因是：一方面，由于临床信息提供者的多元化，除了临床医师，也存在表型由患者口述或由无临床背景的非专业人员（如检测机构销售人员）填写的现象；另一方面，由于临床表型的标准化描述可参考的资源有限，已有的第10版国际疾病分类（international classification of diseases 10th revision，ICD-10）难以满足许多遗传病诊断和分类的需求，尤其是遗传性疾病的临床研究和交流，之前没有翻译的人类表型术语（human phenotype ontology，HPO）难以在国内推广应用；再者，其录入方式仍以人工书写为主，不够智能化，匹配链接到医院信息系统的电子病历还未普及。最难以解决的关键问题还包括表型识别的有限性。部分疾病的特殊表型并非所有的医师都会关注到且能够准确识别。针对这些问题，专家们建议，医学遗传科医师、其他临床专科医师或遗传咨询师在送检前先提供咨询再录入送检，之后再录入送检。而对于录入表型者，建议除临床医师外，对无临床背景的非专业人员需要给予多元化的统一培训，因人施教，通过考核者才能从事这项工作。应采取分批、分级定期培训的方式，不断提高从业人员的基础知识和专业素养。对于遗传病或罕见病患者，医院可建立相应的转诊机制，使受检者在接受基因检测之前能够得到专科医师的诊断，避免遗漏关键的表型信息。在这样的背景下，中文人类表型标准术语（chinese human phenotype ontology，CHPO）将起到有效的连接作用，表型录入者需要采用表型尤其是核心表型的标准化表述，避免使用非专业性的描述性语言，尽可能转化成标准术语，具体可参考HPO（http：//human-phenotype-ontology.github.io/）和CHPO（http：//www.chinahpo.org/）。CHPO整合了在线人类孟德尔遗传（Online Mendelian Inheritance in Man，OMIM）数据，建立了搜索引擎http：//www.chinahpo.org/，需要在临床医师中推广使用，组织医师和基因检测机构中负责表型录入和分析的人员进行培训。使用者可通过登录http：//www.chinahpo.org/在线搜索标准化的表型描述。CHPO将与HPO保持同步，持续更新词库，使之更好地协助医师与基因检测机构、表型与基因检测数据及个体数据与数据库之间的沟通。同时，要逐步实现录入方式的程序化、智能化、便捷化，建立专病门诊病历，开发具备遗传病临床数据电子采集功能的系统或平台，使其具备支持组学数据、符合数据标准、易于定制化，以及绘制家系图、辅助表型-基因相关性分析或表型相似度分析的功能，使临床和组学数据的保存可溯源、共享，同时兼顾信息的安全性。最后，建议加强临床和实验室之间的沟通和互动。有研究显示，临床医师与检测实验室充分交流，临床医师提供完整的表型信息，将更有利于分子检测结果的分析，协助临床医师对疾病进行确诊。

（二）意外发现

针对检测中的意外发现，遗传检测前的咨询和知情同意是必不可少的。要让受检者充分了解可能出现意外发现，从而决定结果是否需要体现在报告中。ACMG推荐59个基因的意外发现可在报告中列出。有研究显示，受检者希望了解更多有关自身的意外发现。国内的专家则存在不同的看法。对一般的送检医师而言，与受检者主诉无关的意外发现一般不构成受检者的病因。若在报告正文中列出该部分内容，则可能使受检者产生不必要的担忧和焦虑，也更增加了医师解释报告内容的难度。而对于需要为受检者提供产前或植入前诊断（pre-implantation genetic diagnosis，PGD）的医师来说，则希望获得更多的可疑致病突变的信息，以降低或排除受检者生育遗传病患儿的风险。较为可行的方法是，在检测前，应针对意外发现进行充分的知情告知和沟通，使受检者了解此次检测有可能发现与当前疾病无关的致病突变，让受检者自行决定是否需要被告知（即行使"不知权"）。而针对辅助生殖医师的担心，同样建议在进行辅助生殖或PGD前与受检者进行充分的沟通，明确产前诊断或PGD仅针对构成先证者病因的致病突变等位基因，而无法完全排除其他基因的致病突变导致生育遗传病患儿的风险。

（三）报告及附件的发放与信息公开

临床基因检测报告及相关附件应直接发放给受检者还是通过送检医师转交，不同立场的专家持有不同的观点。从公民权利而言，受检者有权获得自己检测的所有结果及相关信息。在受检者拥有独立正常行为能力的前提下，检测报告应发放给受检者本人，经受检者同意并确认后，检测报告或检测结果方可向受检者家属公开。对于无完全行为能力或未成年受检者，应由其父母或法定监护人决定。应注意保护受检者的隐私。而一些临床医师则认为，报告应该先发给送检医师，并且应将尽可能多的检测结果相关的信息反馈给医师，由医师评估后将信息选择性地告诉受检者或受检者家属。医师诉求的理由主要有两点：①目前的基因检测报告周期普遍较长，一般需要1～2个月。医师们高强度的工作使其对一两个月前的病例难以记清，送检医师则希望在受检者之前获得基因检测报告，重温案例信息，以便更好地根据检测结果对受检者所患的疾病做出诊断并提供遗传咨询；②医师担心过多的信息将给受检者带来不必要的心理负担，未经遗传咨询的检测报告则可能会给受检者造成误解、盲目行动和伤害。有专家认为，对于报告发放的问题，应在检测前预先确定报告接收人。除特殊情况外，目前默认检测报告应同步发放给受检者和送检医师。在特殊的情况下，如受检者从事特殊职业，基因检测结果若提示有妨碍社会公共安全的风险，则应上报给相关单位备案。

（四）样本及原始数据的长期保存与提取

基因检测的结果通常以检测报告的形式提供。而在某些时候，受检者或医师也希望获得检测的原始数据。数据的所有权归于受检者本人，这是大部分临床专家和检测机构的共识。若是临床医师付费的科研样本，医师也拥有数据所有权。目前只有个别受检者要求提供检测的原始数据，尤其在检测结果为阴性或意义未明时，原始数据可能有再分析的价值。大部分检测机构都能够提供原始的数据，但具体的操作流程仍有待细化。检测机构要保证数据的规范、标准，才能使不同的实验室能解读彼此的原始数据。由于对遗传病认识的日新月异，解读存在不断更新的情况也是正常的。在提供检验报告和原始数据时，均需要注明检测和解读的局限性。假若新的分析判定结果是建立在新的依据（如新发表的文献或实验室在后续的类似病例中检测到相同的基因变异等），或实验室评判致病性标准被调整后，则两者的差异可以理解。若是由于承检实验室的原因造成漏检和错误解读，则其需承担相应的责任。有专家提议，可在检测前与受检者沟通，确认是否要提供原始数据。大多数受检者即使能够获得原始数据，也没有对数据的进行分析和解读的能力，通常会将数据交给其他机构再行分析。因此，应该有适当的平台和收费标准。医疗机构若希望得到送检样本的原始数据与病历资料一并保存，则可与检测机构沟通，建立长期稳定的线上数据传输模式。

基因检测的样本和数据应由检测机构长期保存。检测机构应根据不同的样本类型选择合适的保存方式。建议在送检知情同意书中约定保存的年限，若超过约定年限未接到继续保存的请求，检测机构可自行决定是否将样本销毁，并将处置结果通知委托人。送检医师和受检者可在样本保存到期之前告知检测机构返样或延期保存。在保存期内，在提供有效的身份证明后，受检者有权调取检测样本用于其他检测，但应有规范的交接程序，如提供有效证件、说明调用的原因，调取时签名或提供其他形式的授权等，并记录在案。对于临床基因检测样本的长期规范保存，应建立一套完善的制度。珍贵样本、特殊科研样本等，可建立专用的平台长期保存。

（五）变异位点致病性的再判定

基因检测报告对于致病位点的判定均基于现有的科学研究发现，而科学研究又是一个不断进步的过程。目前各检测机构对于变异位点致病性的判定基本都是按照ACMG/AMP的指南。对于变异位点的致病性判断，可能随着研究的不断深入被发现存在更多的致病性证据，从而修订最初的判定。例如，一个常染色体显性遗传疾病相关的VUS变异，若后续的家系验证结果提示为新发突变，并经实验室鉴定样本间亲缘关系符合，且受检者症状与该基因的突变所导致疾病的表型又高度吻合，则该变异的致病性可从VUS升级到疑似致病突变。其他可能通过进一步的研究获得的支持致病性的证据，包括在家系中与多个病例表型的共分离、功能学的验证、人群数据库的更新等。检测机构应建立相应的机制，对变异位点的致病性进行定期的回顾性分析。若因新的证据使致病性的等级发生调整，应根据重新分析的结果给受检者签发修正报告。对于评估变异位点致病性所依照的文献需要评估，严格把关。文献描述的研究方法、检测范围、是否经过功能验证等均应被纳入致病性评估的参数。不能简单地认为文献报道在患者中检出的变异就是致病突变。对于变异位点致病性的判断，应参考尽可能多的资料。但查阅多个网站费时费力，且容易遗漏一些重要的信息。为此，国内有学者整合了多个网站和数据库的信息，开发了整合数据库，如VarCards，可一站式地查询、分析感兴趣的变异位点，以便对其致病性进行系统评估。目前"致病变异"的数据库皆源于国外人群，而中国人自己的变异数据多分散在研究者手中，尚未报道或登记，造成不少在中国患者中检出的错义或同义突变处于VYS状态。与会者呼吁尽快建立数据的共享机制。

（六）培养合格的从业人员

基因检测行业的标准必须依靠合格的从业人员来完成。国内目前从事基因检测相关行业的人员缺少系统的培训、认证和定期考核机制。可借鉴国外经验，制定相应的人才管理机制。在美国，从检测的流程到从业人员、临床实验室都有联邦法律的约束，也有行业认同的规范标准。美国的临床遗传专科医师、临床遗传实验室主任、遗传咨询师、临床遗传实验室技师均需要经过不同年限的正规培训，并有不同的资质要求。目前国内举办的各种形式的遗传咨询培训班，受训的学员有非遗传专业的临床医师、检验技师，也有在第三方检测机构从业的人员。有专家指出，针对不同的学员，应开展不同的培训科目，且培训应常态化、系统化，并由国家卫生行政部门认可的机构实行统一的行业认证和监督。《中华病理学杂志》在2017年3月发表的《临床分子病理实验室二代基因测序检测专家共识》提议，基因检测技术人员应具备临床病理学、分子生物学等相关专业大专以上的学历，并经过NGS检测技术的理论与技能培训，考试合格，并持有医学检验质量控制和改进中心签发的《临床基因扩增检验实验室技术培训证》；数据分析及解读人员应具有临床医学、分子生物学或遗传学知识背景，并接受过生物信息学培训；最终的报告应由中级或硕士以上、具有病理学背景、经培训合格的本单位执业医师或授权签字人（具有高级职称或医学博士学位者）审核。我们认为，遗传学的检测具有特殊性，不能完全照搬上述共识，需要由医学遗传学专业的专家制定本专业的共识，包括对于实验室的规范。

（七）建立疑难病例诊断联盟

针对临床上遇到的疑难的遗传病案例，应建立由临床医学专家、遗传学专家及第三方检测机构专家共同组成的疑难病例诊断联盟，对诊断未明的疑难病例进行会诊及后续的检测分析，以期达到确诊，明确发病机制，并最终指导临床治疗。

全国临床医学专家、遗传学专家及第三方检测机构专家凭借各自的优势和资源，共同组建疑难遗传病诊断联盟。任何一方都可以提交病例的详细信息给疑难病例诊断联盟备案，之后依据病例的特点系统分类，合理匹配资源，完成会诊、遗传咨询及后续的实验检测。会诊前的临床检查确诊应由有经验且擅长的专家完成，兼顾受检者的地域，采取就近原则。针对部分地区医院挂号难的情况，是否开通"绿色通道"或组建医师团队远程会诊还有待商定。所有病例的相关信息采集、交流、保存，均需遵从国家人类遗传资源管理及伦理的相关规定，后续研究成果也由联盟委员会成员统一评估审核后发表，具体细则待完善。遗传检测和临床检查费用需求是长期的，要建立资金筹集的渠道。目前，第三方检测机构暂时可提供一定数量的免费检测，但未来需要从社会福利渠道获得政府的经济支持，建立长效机制，实现资源合理配置和共享。

六、总结

本次会议尽管是以统一规范基因检测报告为出发点，经过讨论，我们却清晰地意识到规范整个流程的迫切性。对于临床基因检测，从检测前临床体检、病史家族史录入、检测前咨询、下单者的资格、样本周转的途径、实验室仪器设备维护、从业人员培训、实验操作、数据分析、报告签发、结果发布与咨询、后续诊断随访，到制定实施治疗方案等是一个非常复杂的流程。基因检测报告只是其中一个环节，其规范化只有在整个流程规范化的前提之下才能实现。美国、欧洲等地区对上述的每一个环节均有相应的规范和指南，但在我国仍有许多细节有待完善。目前临床所面临的基因检测所带来的问题，大部分可通过检测前与受检者的沟通并签署相关的知情同意书来解决。检测之前的沟通和遗传咨询非常重要，但这个环节在实践中经常被忽略。往往是医师"开单"，受检者缴费做检测。部分受检者在检测前并不了解要做的是何种检测及检测的意义。而这就需要检测机构、临床医师、遗传学专家共同努力，推动行业规范的优化和改进。目前，国内缺少相关共识对临床基因检测的指引，国外的共识和指南也不完全适用于我国。因此，需要成立基因检测联盟，以进一步规范和管理基因检测行业。这既是当务之急，也是长久之计。可加强各方的沟通和交流，从而有利于发现和解决问题和规范化，进而促进基因检测行业的健康发展。

七、作者团队

通讯作者：黄尚志、彭智宇。

参加人员：黄辉、沈亦平、顾卫红、王伟、王一鸣、祁鸣、沈珺、邱正庆、于世辉、周在威、陈白雪、陈蕾、陈云弟、崔欢欢、杜娟、高勇、郭一然、胡婵娟、胡亮、黄颐、李培培、李厦戎、李秀蓉、刘雅萍、卢洁、马端、马永毅、彭嵋、宋昉、孙洪业、汪亮、王大伟、王静敏、王玲、王正远、王志农、吴继红、吴静、伍建、许怡民、姚宏、杨东声、杨旭、杨艳玲、张颖、周裕林、朱宝生、曾思聪、彭智宇、黄尚志。

附3　遗传变异分类标准与指南（中文版）

　　2017年6月25日，由中国遗传学会遗传咨询分会主办的《遗传变异分类标准与指南》（中文版）发布会在上海隆重召开。这份有着重要指导意义的中文版指南在主任委员贺林院士的主导下，由中国遗传学会遗传咨询分会组织多位遗传咨询领域专家共同编译2015年由美国权威机构——美国医学遗传学与基因组学学会（ACMG）发布的遗传变异分类标准与指南，并获得ACMG的官方授权。此中文版指南的发布将有助于促进我国遗传咨询的标准化和正规化，进一步促进我国遗传咨询的发展，降低我国的出生缺陷率。《遗传变异分类标准与指南》（中文版）正式发表于中国知名学术期刊《中国科学：生命科学》2017年第6期。

　　中国遗传学会遗传咨询分会作为中国唯一正式授权的ACMG官方翻译单位，组织多位专家对该指南进行翻译和修订。为了使该指南更好地提高中国临床遗传咨询水平，中国遗传学会遗传咨询分会将对该指南中文版进行持续修订与更新，并定期发布官方版本。正式发布版本可以在中国遗传学会遗传咨询分会网站（http://acmg.cbgc.org.cn）免费下载，供大家学习使用。该指南中文版本是基于英文原版文章"Standards and guidelines for the interpretation of sequence variants: a joint consensus recommendation of the American College of Medical Genetics and Genomics and the Association for Molecular Pathology"翻译而来，该英文文章在 *Genetics in Medicine* 杂志发表，版权归 Genetics in Medicine 所有。

一、免责声明

　　ACMG制定的标准与指南作为教育资源旨在帮助临床遗传学家提供优质的临床检验服务。遵循该标准和指南属于自愿行为并且不一定能够确保一个成功的医疗结局。该标准和指南并不囊括所有合适的流程和检测，也不排斥其他可以获得相同结果的流程和检测。临床实验室遗传学家应该利用自己的专业知识，依据患者或样本的具体情况来判断某一具体的流程或检测的合理性。我们鼓励临床实验室遗传学家记录对患者使用的某一具体流程或检测的原理，不管这个原理与这些标准与指南是否符合。同时建议临床实验室遗传学家关注指南的采用时间，应考虑到此后更新的一些相关医疗和科学信息。还需谨慎考虑到知识产权可能会限制某些检测或流程的使用。

二、摘要

美国医学遗传学与基因组学学会（American College of Medical Genetics and Genomics，ACMG）曾制定过序列变异解读指南。在过去的十年中，随着新一代高通量测序的出现，测序技术有了快速发展。利用新一代测序技术，临床实验室检测遗传性疾病的产品种类不断增加，包括基因分型、单基因、基因包、外显子组、基因组、转录组和表观遗传学检测。随着技术的复杂性日益增加，基因检测在序列解读方面不断面临着新的挑战。因此ACMG在2013年成立了一个工作组来重新审视和修订序列变异解读的标准和指南，工作组包括ACMG、分子病理协会（Association for Molecular Pathology，AMP）和美国病理学家协会（College of American Pathologists，CAP）的代表。该工作组由临床实验室主任和临床医师组成。本报告代表了工作组中来自ACMG、AMP和CAP的专家意见。本报告提出的建议可应用于临床实验室的各种基因检测方法，包括基因分型、单基因、基因包、外显子组和基因组。本报告建议使用特定标准术语来描述孟德尔疾病相关的基因变异——"致病的""可能致病的""意义不明确的""可能良性的"和"良性的"。此外，本报告描述了基于典型的数据类型（如人群数据、计算数据、功能数据、共分离数据）对变异进行五级分类的标准过程。由于临床基因检测分析和解读中不断增加的复杂性，ACMG强烈建议临床分子基因检测应在符合临床实验室改进修正案（CLIA）认证的实验室中进行，其检测结果应由通过职业认证的临床分子遗传学家或分子遗传病理学家或相同职能的专业人员解读。

三、引言

随着遗传病患者样本中所检测基因数目的快速增加，临床分子实验室检测到越来越多的新的序列变异。某些表型仅与单个基因相关，而多数表型与多个基因相关。对某个给定序列变异的临床意义进行分级解读，从某个变异几乎可以肯定是某种疾病的致病性变异到几乎可以肯定是良性变异。虽然ACMG之前的建议提供了序列变异的解读分类及解读的算法，但并没有提供明确的术语或详细的变异分类指导。本研究依据专家意见及经验数据，阐述了最新的序列变异分类标准和指南。

四、方法

2013年，ACMG、AMP和CAP的成员，代表临床实验室主任和临床医师成立了一个工作组，该工作组依据专家建议、工作组共识和公众反馈开发了一种可以对现有的证据进行加权的系统，并应用此系统对序列变异进行标准分类。为了评估临床实验室的观点，对列入GeneTests.org上位于美国和加拿大的超过100家的测序实验室进行了调研，要求各实验室填写参考术语及变异分类的评估证据。这些实验室有检测包括罕见病、药物基因组学和癌症体细胞突变的经验。第一次调研于2013年2月开展，该调研旨在评估参考术语的偏好，调研结果公布在同年ACMG年会公开论坛上，该年会有超过75个与会者参加。调研结果代表超过45个位于北美的实验室。调研和公开论坛的结果表明：①五级术语系统"致病的""可能致病的""意义不明确的""可能良性的"和"良性的"是优选认可的，且已在多数实验室使用；②工作组的首要重点应着重于孟德尔疾病和线粒体变异。

在第一次调研中，参与的实验室被要求提供他们的变异评估方法，最终有11个实验室提供并分享了他们的变异评估方法。通过分析所有提交的方法，工作组制定了一组准则，包括变异证据评估的加权标准体系和应用这个标准将变异归类为五类的分类准则。在今后的几周时间里，工作组成员通过在自己实验室或其他机构已进行分类的变异来验证这个方案。另外，还将典型变异的常见证据进行分类，来测试工作组成员达成一致的现有方法是否可以对这些变异进行分类。2013年8月，第二次调研在GeneTests.org上的相同实验室及AMP清单上的约2000个单位中进行，同时给各单位提供了分类方案和详细的方案补充说明，要求各实验室使用该分类方案并对以下内容进行反馈，包括各标准的适宜性和每个标准的相对权重、分类体系的易用性及他们是否会在自己的实验室采用这样的体系。来自超过33个实验室的答复表明多数实验室支持所推荐的分类方案，同时，他们的反馈进一步地指导了标准和指南的完善。

2013年11月，工作组在AMP会议期间举行了超过50人参加的研讨会，提出了修订后的分类标准和两个评分体系。一个体系与这里介绍的方法是一致的，另一个体系则是一个分数体系，每一项标准都有一个分数，正分数为致病标准，负分数为良性标准，根据总分数进行变异分类。参与者使用此系统并进行反馈，回答在评估变异证据过程中他们如何权衡各个标准（如强、中度或支持、不使用）。参与者的反馈结果再次综合到这里介绍的分类体系中。但要指出的是，虽然大多数回复更倾向于分数评价体系，但本工作组认为，每个标准中具体分数的设置量化了对每个标准的理解，但是这一量化指标目前缺乏科学依据，并且没有考虑遗传证据解读时的复杂性。

工作组还评估了文献中推荐的其他专业协会和工作组在乳腺癌、结肠癌和囊性纤维化中已制定的变异分类指南，以及在特定疾病中应用统计分析来进行变异定量评估的方法。这些变异分析指南在特定条件下是有效的，但很难将他们推荐的标准应用于所有基因变异及不同的实验室条件。本文描述的变异分类方法适用于所有孟德尔基因变异，包括单基因、多基因包、外显子组和基因组测序发现的变异。期望这种变异分类方法会随着技术和知识水平的提高而与时俱进。由于不同基因和不同疾病中的应用和加权评估的标准可能不同，特定疾病组的工作应继续，以制定更有针对性的具体基因的变异分类指南。

五、总论

（一）术语

突变是指核苷酸序列的永久性改变，而多态性是指频率超过1%的变异。虽然术语"突变"和"多态性"已被广泛使用，但由于这两个术语已经错误地与致病性和良性结果关联了起来，所以往往会造成混淆。因此，建议使用"变异"加以下修饰词替代上述两个术语：致病性的、可能致病性的、意义不明确的、可能良性的或良性的。虽然这些修饰词不可能适用所有的人类表型，但是正如本指南提出的它包含了孟德尔疾病相关的变异分类五级系统。建议所有致病性（包括可能致病）的结论需要注明疾病及相应的遗传模式［如c.1521_1523delCTT（p.Phe508del），致病性，囊性纤维化，常染色体隐性遗传］。

应当注意的是，一些实验室可能选择其他等级（如意义不明确的变异的子分类，特别是内部使用时），这种做法不被认为与指南不一致。还应当指出的是，某种程度上本指南推荐的术语与细胞遗传学基因芯片检测的拷贝数变异分类不同。虽然拷贝数变异分类系统也包括五级分类标准，但是它使用"临床意义不明确-可能致病的"和"临床意义不明确-可能良性的"。由于本指南提出的"可能的"变异分类标准比拷贝数变异分类指南中用到的"可能的"包含更强的证据，合并这两个"可能的"分类会使医务工作者和临床报告接收者产生混淆，因此大多数工作组成员不支持使用"意义不明确的"来修饰"可能致病的"或"可能良性的"。然而，有人认为"可能的"一词的使用应限于有数据支持其致病性或良性可能性很大的变异。虽然对"可能的"一词没有量化的定义，但是在某些变异分类系统中已有指导性意见。然而，ACMG开放论坛的一项调查建议"可能的"这一术语具有更广泛的适用性。认识到这一点，建议术语"可能致病的"和"可能良性的"用来说明一个具有大于90%可能引起致病或可能良性的变异，尽管是人为的界定，但还是给实验室提供了一种共同的定义。类似地，国际癌症机构指南支持致病性的确定水平为95%，但是工作组（通过ACMG公开论坛期间的反馈确认）认为，临床医师和患者愿意容忍略高的错误机会，从而做出确定为90%的决定。还应当指出的是，考虑到多数疾病具有异质性，目前大多数变异没有数据能将它们量化性地归于上述五个变异类别之一。希望随着时间的推移，能够建立实验和统计方法来客观地赋予变异的致病可信度，并且采用更严格的方法来定义临床专业人员所期望达到的可信度，从而能更完整的诠释这些术语及可能性。

新术语的使用可能需要专业培训，鼓励专业团队对所有实验室和医务工作者进行这些术语的培训，也鼓励实验室直接对其开具检测报告单的医师进行培训教育。

（二）命名

建议通过一套规范的标准对变异进行统一命名来确保变异的明确定义，并实现基因组信息的有效共享和下游使用。标准的基因变异命名由人类基因组变异协会（Human Genome Variation Society，HGVS）维护和版本化（https://www.hgvs.org/mutnomen），除非另有说明，一般推荐该命名法作为确定变异命名的首要准则。实验室应该注意他们在实验方法中所使用的版本。当描述变异时，可利用这些工具提供正确的HGVS命名（http://mutalyzer.nl）。临床报告应该包含参考序列以确保该变异在DNA水平上的明确命名，并提供编码和蛋白质命名法来协助功能注释（如"g"为基因组序列，"c"为编码DNA序列，"p"为蛋白质，"m"为线粒体）。

编码命名应该使用翻译起始密码子ATG中的"A"作为位置编号1来描述。在传统命名已被使用的地方，当今命名应该对传统命名进行额外注释。参考序列应该是完整的，并来源于具有版本号的美国生物技术信息参考序列数据库（http://www.ncbi.nlm.nih.gov/Refseq/）或LRG数据库（http://www.lrg-sequence.org）。基因组坐标应根据标准基因组版本（如hg19）或覆盖整个基因（包括5'和3'非翻译区及启动子）的基因组参考序列来界定。当描述编码变异时，应该在报告中使用和提供每个基因的一个参考转录本。该转录本应该是最长的已知转录本或是最具临床相关性的转录本。协会支持的参考转录本通常可以通过LRG数据库（http://www.lrg-sequence.org）、CDS共识数据库（https://www.ncbi.nlm.nih.gov/CCDS/CcdsBrowse.cgi）、人类基因突变数据库（http://www.hgmd.cf.ac.uk）、ClinVar（http://www.ncbi.nlm.nih.gov/clinvar）或特异基因座数据库来确定。然而，当这些区域发生临床可解释的已知变异时，实验室应该评估该变异对所有临床相关的转录本的影响，包括含有其他外显子或非翻译区延伸的可变剪切转录本。

　　HGVS（https://www.hgvs.org/mutnomen）并未覆盖所有类型的变异（如复杂变异），但是复杂变异的可能描述已被报道。此外，ACMG支持HGVS命名规则之外的三种特殊例外：①除了当今HGVS推荐的"*"和"Ter"，"X"仍然被认为用于报告无义变异；②建议根据指定变异选择的参考转录本对外显子进行编号；③通常因为临床解释直接评估致病性，所以推荐使用术语"致病性"而不是"影响功能"。

（三）文献及数据库使用

　　目前人类基因组中大量变异不断被发现，且已被许多数据库广泛收录。当临床实验室需要对某一变异进行分类并出具报告时，可在已有的数据库及发表的文献中寻找到有价值的参考信息。如上文提及，序列数据库还可用于确定合适的参考序列。数据库有助于信息收集，但需谨慎使用。

　　人群数据库（表27-2）适用于获取某变异在大规模人群中发生频率的相关信息。需要注意的是，人群数据库中的信息不仅来源于健康个体，也包含致病性的变异。另外，人群数据库并不包含变异的功能效应及可能关联的表型等相关信息。在使用人群数据库时，须明确数据库收录的是健康群体的信息还是患病群体的信息；（如能确认）数据库是否收录了同一家庭多名成员的信息及数据库收录的受试者的年龄范围。

　　疾病数据库（表27-2）主要包含病患中发现的变异及对其致病性的评估。疾病数据库和特定基因的数据库常包含一些分类错误的变异，这些变异在已发表的同行评审的文献中被错误判定，而多数数据库在收录变异相关信息时并未对证据进行基本的审核。因此，在使用疾病数据库时，考虑患者是如何被确诊的尤为重要，如下所述。

　　当使用数据库时，临床实验室应做到：①确定数据库的更新频率，确定数据库收录相关数据时是否进行了校勘，以及采用什么方法进行数据校勘；②确认采用HGVS命名体系，并确定描述变异的基因组版本和转录本参考序列；③确定数据分析准确度的验证程度（如变异是源于低覆盖的新一代测序，还是通过了Sanger测序验证），并分析用于评估数据准确度的各种指标，要获得这些信息可能需要阅读相关的文献；④确定收录对象的来源及其唯一性。

　　变异解读也需要检索科学和医学文献。在参考一些采用旧的命名和分类系统或基于单一观察结果的文献时需要慎重。在参考携带某一变异并伴有相关表型的个体和家系的信息时，考虑患者是如何被确诊尤为重要。在评估这些文献的数据时需要谨慎客观，这

表27-2 人群数据库、疾病特异性数据库和序列数据库

人群数据库	
Exome Aggregation Consortium，http：//exac.broadinstitute.org/	本数据库中的变异信息是通过对61 486个独立个体进行全外显子测序获得。同时也是多种特殊疾病和群体遗传学研究中的一部分。库中不包括儿科疾病患者及其相关人群
Exome Variant Server，http：//evs.gs.washington.edu/EVS	本数据库中的变异信息是通过对几个欧洲和非洲裔大规模人群的全外显子测序获得。当缺乏变异信息时，默认该数据已覆盖
1000 Genomes Project，http：//browser.1000genomes.org	本数据库中的变异信息是通过对26个种群进行低覆盖度的全基因组测序和高覆盖度的靶序列测序获得。本库所提供的信息比Exome Variant Server更具多样性，但也包含有低质量的数据，有些群体中还包含有关联性个体在内
dbSNP，http：//www.ncbi.nlm.nih.gov/snp	本数据库由多种来源获得的短片段遗传变异（通常≤50bp）信息组成。库中可能缺乏溯源性研究的细节，也可能包含致病性突变在内
dbVar，http：//www.ncbi.nlm.nih.gov/dbvar	本数据库由多种来源获得的基因结构变异（通常＞50bp）信息组成
疾病数据库	
ClinVar，http：//www.ncbi.nlm.nih.gov/clinvar	对变异与表型和临床表型之间的关联进行确定的数据库
OMIM，http：//www.omim.org	本数据库所含人类基因和相关遗传背景，同时具有疾病相关基因遗传变异的代表性样本收录与遗传疾病典型相关的样本变异信息
Human Gene Mutation Database，http：//www.hgmd.org	本数据库中的变异注释有文献发表。库中大部分内容需付费订阅
其他特殊数据库	
Human Genome Variation Society，http：//www.hgvs.org/dblist/dblist.html	本数据库由人类基因组变异协会（HGVS）开发，提供数千种专门针对人群中的特殊变异进行的注释。数据库很大一部分是基于Leiden Open Variation Database system建立
Leiden Open Variation Database，http：//www.lovd.nl	
DECIPHER，http：//decipher.sanger.ac.uk	使用Ensemble基因组浏览器，将基因芯片数据和临床表型进行关联，便于临床医师和研究人员使用的细胞分子遗传学数据库
序列数据库	
NCBI Genome，http：//www.ncbi.nlm.nih.gov/genome	人类全基因组参考序列的来源
RefSeqGene，http：//www.ncbi.nlm.nih.gov/refseq/rsg	医学相关基因参考序列
Locus Reference Genomic（LRG），http：//www.lrg-sequence.org	
MitoMap，http：//www.mitomap.org/MITOMAP/HumanMitoSeq	对"剑桥版-人类线粒体DNA参考序列"进行修订后形成

是由于受累患者及相关个体在基于不同背景和规模的研究中常被多次重复报道。重复报道的发生可能是由于作者重叠、实验室间合作或先证者及其家庭成员同时被不同临床系统随访。而这些重复报道可能会导致受累个体被错误地重复计数，进而使变异频率假性

增高。作者或其研究机构互相重叠是发现数据集重复的第一线索。

临床实验室应建立一个内部系统以对已报告的基因序列变异及临床诊断进行记录。这对于分析基因型-表型之间的相关性，以及该变异在患者和正常人群中的发生频率尤为重要。临床实验室也应该积极提交变异数据到相关数据库，如ClinVar数据库，包含提交临床评估信息及用于变异分类的证据，以帮助人们不断加深对人类遗传变异所产生的效应的理解。在任何时候，提供临床数据应遵循"健康保险携带和责任法案（HIPAA）"对个人隐私保护的规定。临床实验室应与临床医师合作，以获得临床信息，从而更好地理解基因型是如何影响临床表型的，并解决不同实验室对遗传变异解读存在差异的问题。临床变异数据库极大地促进临床实验室工作的开展，因此需对其进行扩展并标准化。标准化便于临床实验室获取数据库的最新信息，同时有助于提交更新的信息。例如，ClinVar数据库允许变异连同临床表型和诊断相关信息一并提交，同时追踪提交变异的审核状态，以便对校勘质量的水平提供一个更加透明的概貌。

（四）生物信息学计算预测程序

各种公共和商业化计算机工具可以辅助解读序列变异。每种工具使用的算法可能有差异，但都会包含序列变异在核苷酸及氨基酸水平上作用影响的判断，包括变异对主要转录本、可变转录本、其他基因组元件影响作用的确认，也包括对蛋白质潜在影响作用的判定。这些工具主要分为两类：一类可以预测错义变异是否会破坏蛋白质的功能或结构；另一种可以预测是否影响剪接（表27-3）。新的工具已可以处理额外的非编码序列。

错义改变的影响作用是由不同的条件决定的，如一个氨基酸或核苷酸的进化保守性、其在蛋白质序列中的位置及其上下游序列，以及氨基酸置换导致的生化结果等。对各种计算机算法中的一个或几个条件进行评测可以进一步评估错义改变带来的影响。已经有一些工作在评估预测软件的预测性能，是通过对这些预测软件之间的相互比较评估他们预测已知致病突变的能力来实现的。一般情况下，多数算法预测已知致病的错义突变的准确率能达到65%～80%。但是大多数工具的特异性较低，导致有些错义改变被过度预测为有害突变，而且对于影响较小的错义变异的预测也不可靠。目前临床实验室常用的错义变异解读工具有PolyPhen 2、SIFT和MutationTaster。用于预测错义变异的生物信息分析工具见表27-3。

目前已开发出许多用于预测剪接的软件，这是基于内含子或外显子水平上剪接位点的丢失或产生原理基础上而完成的。一般情况下，相对于特异性（60%～80%），预测工具在预测剪接位点异常方面具有较高的敏感性（90%～100%）。一些常用的剪接位点预测分析计算工具见表27-3。

虽然许多不同的分析软件程序使用不同的算法进行预测，但其基本原理是相似的；因此，在序列解读中，不同软件工具组合的预测结果被视为单一证据而不是相互独立的证据。因为每个软件工具基于他们使用的算法都各有优缺点，所以仍然建议使用多种软件进行序列变异解读；很多情况下，预测性可能因为基因和蛋白质序列的不同而有差异。无论如何，这些软件分析结果只是预测，他们在序列变异解读中的应用应该慎重。不建议仅使用这些预测结果作为唯一证据来源进行临床判断。

表27-3　生物信息分析工具

分类	名称	网站	依据
错义预测	Consurf	http：//consurftest.tau.ac.il	进化保守性
	FATHMM	http：//fathmm.biocompute.org.uk	进化保守性
	MutationAsses	http：//mutationassessor.org	进化保守性
	PANTHER	http：//www.pantherdb.org/tools/csnpScoreForm.jsp	进化保守性
	PhD-SNP	http：//snps.biofold.org/phd-snp/phd-snp.html	进化保守性
	SIFT	http：//sift.jcvi.org	进化保守性
	SNP&GO	http：//snps-and-go.biocomp.unibo.it/snps-and-go	蛋白结构/功能
	Align GVGD	http：//agvgd.iarc.fr/agvgd_input.php	蛋白结构/功能和进化保守性
	MAPP	http：//mendel.stanford.edu/SidowLab/down-loads/MAPP/index.html	蛋白结构/功能和进化保守性
	MutationTaster	http：//www.mutationtaster.org	蛋白结构/功能和进化保守性
	MutPred	http：//mutpred.mutdb.org	蛋白结构/功能和进化保守性
	PolyPhen-2	http：//genetics.bwh.harvard.edu/pph2	蛋白结构/功能和进化保守性
	PROVEAN	http：//provean.jcvi.org/index.php	变异序列和蛋白序列同源性之间的相似性比对和测量
	nsSNPAnalyzer	http：//snpanalyzer.uthsc.edu	多序列比对和蛋白结构分析
	Condel	http：//bg.upf.edu/fannsdb/	综合SIFT、PolyPhen-2和Mutation Assessor进行综合预测
	CADD	http：//cadd.gs.washington.edu	对于来自模拟变异的等位基因进行不同的注释
剪切位点预测	GeneSplicer	http：//www.cbcb.umd.edu/software/GeneSplicer/gene_spl.shtml	马尔可夫模型
	Human Splicing Finder	http：//www.umd.be/HSF/	位置依赖的逻辑
	MaxEntScan	http：//genes.mit.edu/burgelab/maxent/Xmaxentscan_scoreseq.html	最大熵原则
	NetGene2	http：//www.cbs.dtu.dk/services/NetGene2	神经网络
	NNSplice	http：//www.fruitfly.org/seq_tools/splice.html	神经网络
	FSPLICE	http：//www.softberry.com/berry.phtml?topic=fsplice&group=programs&subgroup=gfind	基于权重矩阵模型进行种特异性预测
核酸保守性预测	GERP	http：//mendel.stanford.edu/sidowlab/downloads/gerp/index.html	基因组进化速率分析
	PhastCons	http：//compgen.bscb.cornell.edu/phast/	保守打分及鉴定保守元件
	PhyloP	http：//compgen.bscb.cornell.edu/phast/	
		http：//compgen.bscb.cornell.edu/phast/help-pages/phyloP.txt	比对和分子进化树：在家系特异或者所有分支中，计算保守或者加速的P值

六、序列变异解读的拟定标准

以下评估变异证据的方法是用了解释在临床诊断实验室中具有疑似遗传（主要指孟德尔遗传）疾病患者的变异。并不适用于解读体细胞变异、药物基因组（PGx）变异或多基因非孟德尔复杂疾病相关的基因变异。在外显子组或基因组研究中，对候选基因［意义不明确的基因（GUS）］应用这些准则时应当谨慎（见下面注意事项），因为本指南的目的不是满足鉴定新致病基因的研究需求。

虽然这些方法可用于评估在健康个体中发现的变异或与测试指征不相关的变异，但是正如在指南的几个部分中所述，对于与指征无关的有较低先验致病性的变异时需更加谨慎。尽管期望本指南适用于变异分类，无论其是通过分析单基因、基因包、外显子组、基因组或者转录组而鉴定的，重要的是要关注与疾病有关的致病变异和虽然预测为对蛋白有破坏/损伤但却与疾病无充分关联的变异之间的区别。这些规则旨在确定在孟德尔遗传病中有明确作用的基因的变异是否对该遗传疾病是致病的。针对具体的患者，致病性判定应该独立于对疾病病因的解读。例如，某变异在一个案例中被评估为"致病的"，而在另一个案例中，由于不能解释该疾病，就对这个位点不给出"致病的"评估，这样的情况是绝对不允许的。确定致病性需要将全部的证据汇集在一起，包括所有的案例分析，最终得出一个结论。

此指南的分类方法可能比目前实验室应用的标准更为严格。这将导致很大一部分的变异被归类为"意义不明确的"。希望这种方法可以大量减少那些没有足够分类证据支持而报告为致病原因的变异。需要注意的是，当临床实验室报告一个变异为"致病的"时，医疗单位很可能把其当作"可指导临床作为的（actionable）"，基于这个判断，从而会改变对患者的治疗、监测或去除对基因型为阴性的家庭成员的治疗、监测（参见下面的医务工作者应该如何使用这些指南和建议）。

本指南提供了两套标准：一是用于对致病或可能致病的变异进行分类（表27-4），另一是用于对良性或可能良性的变异进行分类（表27-5）。致病变异标准可分为非常强（very strong，PVS1）、强（strong，PS1～4）、中等（moderate，PM1～6）或辅助证据（supporting，PP1～5）。良性变异证据可分为独立（stand-alone，BA1）、强（strong，BS1～4）或辅助证据（BP1～6）。其中，数字只是作为有助于参考的分类标注，不具有任何意义。每个类别中的数字不表示分类的任何差异，仅用来标记以帮助指代不同的规则。对于一个给定的变异，用户基于观察到的证据来选择标准。根据表27-6的评分规则把标准组合起来进而从5级系统中选择一个分类。这些规则适用于变异上的所有可用数据，无论是基于调查现有案例获得的数据，还是来源于先前公布的数据。未发表的数据也可以通过公共数据库（如ClinVar或位点特异数据库）和实验室自有数据库获得。为了对变异分类具有较好灵活性，基于收集的证据和专业判断，可以把某些依据用到不同的证据水平上去。例如，如果一个变异多次和已知致病性变异处于反式位置（位于另一染色体上），PM3可以上调到强（进一步指导见PM3 BP2顺/反式检测）。相反，在数据并不像描述的那么强的情况下，可以改判变异到一个较低的水平（表27-4）。如果一个变异不符合分类标准（致病的或良性的），或良性和致病的证据是相互矛盾的，则默认该变异为"意义不确定的"。程度判断评估标准见表27-7。请注意，当考虑所有依据以解读变异证据强度的差异时，须专家介入进行判断。

下面提供更详细的变异分类标准（表27-4和表27-5）中提及的某些概念的解释，并提供实际使用中的实例和（或）误区或易犯错误的地方。这部分应该与表27-4及表27-5一同阅读。

表27-4　致病变异分级标准

致病性证据	分类
非常强	PVS1：当一个疾病的致病机制为功能丧失（LOF）时，无功能变异（无义突变、移码突变、经典±1或2的剪接突变、起始密码子变异、单个或多个外显子缺失）注：①该基因的LOF是否是导致该疾病的明确致病机制（如GFAP、MYH7）；② 3'端末端的功能缺失变异需谨慎解读；③需注意外显子选择性缺失是否影响到蛋白质的完整性；④考虑一个基因存在多种转录本的情况
强	PS1：与先前已确定为致病性的变异有相同的氨基酸改变。例如，同一密码子，G＞C或G＞T改变均可导致缬氨酸→亮氨酸的改变。注意剪切影响的改变
	PS2：患者的新发变异，且无家族史（经双亲验证）。注：仅仅确认父母还不够，还需注意捐卵、代孕、胚胎移植的差错等情况
	PS3：体内、体外功能实验已明确会导致基因功能受损的变异。注：功能实验需要验证是有效的，且具有重复性与稳定性
	PS4：变异出现在患病群体中的频率显著高于对照群体。注：①可选择使用相对风险值或者OR值来评估，建议位点OR＞5.0且置信区间不包括1.0的可列入此项（详细见指南正文）；②极罕见的变异在病例对照研究可能无统计学意义，原先在多个具有相同表型的患者中观察到该变异且在对照中未观察到可作为中等水平证据
中等	PM1：位于热点突变区域，和（或）位于已知无良性变异的关键功能域（如酶的活性位点）
	PM2：ESP数据库、千人数据库、EXAC数据库中正常对照人群中未发现的变异（或隐性遗传病中极低频位点）注：高通量测序得到的插入/缺失人群数据质量较差
	PM3：在隐性遗传病中，在反式位置上检测到致病变异。注：这种情况必须通过患者父母或后代验证
	PM4：非重复区框内插入/缺失或终止密码子丧失导致的蛋白质长度变化
	PM5：新的错义突变导致氨基酸变化，此变异之前未曾报道，但是在同一位点，导致另外一种氨基酸的变异已经确认是致病性的，如现在观察到的是Arg156Cys，而Arg156His是已知致病的。注意剪切影响的改变
	PM6：未经父母样本验证的新发变异
支持证据	PP1：突变与疾病在家系中共分离（在家系多个患者中检测到此变异）注：如果有更多的证据，可作为更强的证据
	PP2：对某个基因来说，如果这个基因的错义变异是造成某种疾病的原因，并且这个基因中良性变异所占的比例很小，在这样的基因中所发现的新的错义变异
	PP3：多种统计方法预测出该变异会对基因或基因产物造成有害的影响，包括保守性预测、进化预测、剪接位点影响等。注：由于做预测时许多生物信息算法使用相同或非常相似的输入，每个算法不应该算作一个独立的标准。PP3在一个任何变异的评估中只能使用一次
	PP4：变异携带者的表型或家族史高度符合某种单基因遗传疾病
	PP5：有可靠信誉来源的报告认为该变异为致病的，但证据尚不足以支持进行实验室独立评估

表27-5　良性变异分类标准

良性影响的证据	分类
独立证据	BA1：ESP数据库、千人数据库、ExAC数据库中等位基因频率＞5%的变异
强	BS1：等位基因频率大于疾病发病率
	BS2：对于早期完全外显的疾病，在健康成年人中发现该变异（隐性遗传病发现纯合、显性遗传病发现杂合或X连锁半合子）
	BS3：在体内外实验中确认对蛋白质功能和剪接没有影响的变异
	BS4：在一个家系成员中缺乏共分离
	注：这部分需要考虑复杂疾病和外显率问题
支持证据	BP1：已知一个疾病的致病原因是某基因的截短变异，在此基因中所发现的错义变异
	BP2：在显性遗传病中又发现了另一条染色体上同一基因的一个已知致病变异，或任意遗传模式遗传病中又发现了同一条染色体上同一基因的一个已知致病变异
	BP3：功能未知重复区域内的缺失/插入，同时没有导致基因编码框改变
	BP4：多种统计方法预测出该变异会对基因或基因产物无影响，包括保守性预测、进化预测、剪接位点影响等。注：由于做预测时许多生物信息算法使用相同或非常相似的输入，每个算法不应该算作一个独立的标准。BP4在一个任何变异的评估中只能使用一次
	BP5：在已经有另一分子致病原因的病例中发现的变异
	BP6：有可靠信誉来源的报告认为该变异为良性的，但证据尚不足以支持进行实验室独立评估
	BP7：同义变异且预测不影响剪接

表27-6　遗传变异分类联合标准规则

致病的	1.1个非常强（PVS1）和
	（1）≥1个强（PS1～PS4）或
	（2）≥2个中等（PM1～PM6）或
	（3）1个中等（PM1～PM6）和1个支持（PP1～PP5）或
	（4）≥2个支持（PP1～PP5）
	2.≥2个强（PS1～PS4）或
	3.1个强（PS1）和
	（1）≥3个中等（PM1～PM6）或
	（2）2个中等（PM1～PM6）和≥2个支持（PP1～PP5）或
	（3）1个中等（PM1～PM6）和≥4个支持（PP1～PP5）
可能致病的	1.1个非常强（PVS1）和1个中等（PM1～PM6）或
	2.1个强（PS1～PS4）和1～2个中等（PM1～PM6）或
	3.1个强（PS1～PS4）和≥2个支持（PP1～PP5）或
	4.≥3个中等（PM1～PM6）或
	5.2个中等（PM1～PM6）和≥2个支持（PP1～PP5）或
	6.1个中等（PM1～PM6）和≥4个支持（PP1～PP5）

续表

良性的	1.1个独立（BA1）或
	2.≥2个强（BS1～BS4）
可能良性的	1.1个强（BS1～BS4）和1个支持（BP1～BP7）或
	2.≥2个支持（BP1～BP7）
意义不明确的	1.不满足上述标准或
	2.良性和致病标准相互矛盾

表27-7 程度判断评估标准

	良性		致病			
	强	支持	支持	中等	强	很强
人群数据	疾病MAF太高或对照组与疾病外显不一致			人群数据库中缺失PM2	患者中频率显著高于对照PS4	
计算预测数据		多个计算证据表明基因/基因产物无作用BP4 仅截短变异致病基因的错义变异BP1 预测无剪切作用的沉默变异BP7 重复未知功能区域的框内插入/缺失BP3	多个计算证据支持基因/基因产物的有害影响PP3	新的错义改变位于先前已确定为致病性的氨基酸残基PM5 蛋白长度改变的变异PM4	与已鉴定的致病变异有相同氨基酸改变PS1	在已知致病机制为LOF的基因中预测为无效变异
功能数据	完善的功能研究表明无有害影响BS3		致病错义变异常见、良性错义变异罕见的基因上的错义变异PP2	热点突变或深入研究的无良性变异的功能域PM1	完善的功能研究表明有害作用PS3	
共分离数据	与疾病不共分离BS4		多个家系患者中共分离PP1	逐渐增加的共分离数据		
新发数据				未经双亲验证的新发变异PM6	经双亲验证的新发变异PS2	

	良性		致病			
	强	支持	支持	中等	强	很强
等位基因数据		在反式观察到的显性变异BP2 在顺式观察到的致病变异BP2		隐性疾病中，反式检测到致病变异PM3		
其他数据库		较好信誉的未共享数据＝良性BP6	较好信誉的来源＝致病的PP5			
其他数据		在可替代病因的患者中发现BP5	患者表型或家族史具有高度基因特异性PP4			

（一）PVS1 极强致病性变异

某些特定类型的变异（如无义突变、移码突变、经典剪接位点±1或2点突变、起始密码子变异、单个或多个外显子缺失）被认为因无转录产物或由无义突变引起的转录子降解，导致基因产物完全缺失而破坏基因功能。当将这类变异归类为致病性时，从业人员需谨慎考虑以下原则。

1. 当将该类变异归类为致病性时，需确认无功能变异（null variants）是已知的致病机制，且与该疾病的遗传模式相一致。例如，有些基因（如许多肥厚型心肌病基因）只有杂合错义突变时才致病，而杂合无功能变异却是良性的。仅基于这一项证据来看，对显性肥厚型心肌病来说，*MYH7*基因上出现一个新的杂合无义突变不一定是致病的，而*CFTR*基因上出现一个新的杂合无义突变则有可能是一个隐性致病变异。

2. 当文献中将3′远端下游截短变异注释成致病突变时，要特别小心。特别是当所预测的终止密码子出现在最后一个外显子，或出现在倒数第二个外显子的最后50个碱基对时，这种无义突变介导的转录降解可能不会发生，这个蛋白很可能会表达。据此所预测的截短蛋白的长度也是致病性评估的因素，但这些变异未经功能分析是无法进行判定的。

3. 就剪接位点变异而言，因外显子剪切位点的供体/受体位点改变或产生了新的剪切位点，从而可能导致外显子丢失、缩短，也可能会使内含子序列变成外显子部分。虽然剪切位点变异可能被预测为无功能变异，然而该变异类型造成的影响需要通过RNA或蛋白质功能分析确认。还必须考虑可读框内缺失/插入的可能性，其长度变化较小（PM4），可以保留蛋白质的关键结构域，因此导致轻微或中性效应，或功能获得效应。

4. 基因会有不同的转录本，哪一种转录本与生物学功能相关，在哪些组织会表达哪些转录本，这些都是需要进行重点考虑的。如果一个截短变异只限于一个或并非所有转录本，则必须谨慎考虑可能存在其他同工型蛋白质，防止过度解释。

5. 如果发现一个无功能变异位于某个外显子上，而该外显子先前无致病变异报道，那么该外显子可能被选择性剪切了，此时需要谨慎考虑该变异的致病性。当预测的截短变异是偶然发现时（与检测指征无关）则应特别小心，在这种情况下该位点致病的可能性非常低。

（二）PS1 突变为同一氨基酸

多数情况下，尤其是当致病机制是蛋白质功能发生改变时，如已确定某一错义变异是致病变异，应考虑与其位于同一变异位点的不同形式的碱基改变也可能产生相同的错义突变结果——氨基酸改变相同 [如 c.34G ＞ C（p.Val12Leu）和 c.34G ＞ T（p.Val12Leu）]，那么，这些变异也应是致病突变。此外，还应考虑到，变异可能不是通过改变氨基酸的水平，而是通过改变 DNA 的序列来发挥作用，例如，破坏剪接位点（可通过软件分析确定），在这种情况下，上述的假设是不成立的。

（三）PS2、PM6 新发变异

当我们将一个新发变异（父母样本检测结果阴性）归类为强的致病证据时，需要满足以下条件：①身份检验表明患者的父母是其生物学父母。注意如果父母的身份是假定的而没有被证实，则判定为 PM6。②患者的家族史符合新发变异特征。例如，显性遗传病患者的父母均未患病。在存在生殖细胞嵌合现象时也可能有 1 个以上同胞患病。③患者的表型与变异基因异常引起的表型相吻合。例如，患者具有特殊面容、多毛和上肢缺陷（即 Cornelia de Lange 综合征），检测到 NIPBL 基因的新生突变即为强致病证据，而患者仅表现为非特异性的发育迟缓，通过外显子组测序发现的该基因的新发变异，则判断此变异致病性的证据较弱。

（四）PS3 BS3 功能研究

功能实验研究是一种研究变异致病性的非常强大的工具，然而并非所有的功能研究都能有效地预测基因或蛋白的功能。例如，一些酶学实验利用成熟完善的方法可以用来评估错义变异在代谢途径中对酶活性的影响（如 α- 半乳糖苷酶功能实验）；另外，某些功能实验在评估变异对蛋白质功能的影响时缺乏一致性。评估一个功能检测方法是否有效时，必须考虑该功能实验多大程度上反映了其发挥功能的生物环境。例如，与体外表达蛋白相比，直接在患者或动物模型的活检组织中进行酶的功能实验更有说服力。同样，可以反映蛋白质全部生物学功能（如酶分解底物功能）的实验则比仅反映一部分功能（如一种有附带结合能力的蛋白水解 ATP 的功能）的实验证据性更强。功能实验的有效性、重复性和稳定性应重点考虑，这些参数用来评估功能实验的分析性能及判定样本诊断信息的完整性，该完整性容易受标本采集的方法及时间、存储及运输的影响。临床实验室改进修正案（CLIA）认证实验室建立的检测方法或商品化试剂盒可减少这些因素对实验的影响。评估变异在剪接位点、编码序列、非翻译区及更深的内含子区域的影响时，对变异在信使 RNA 水平（如信使 RNA 的稳定性、加工或翻译）进行评估，可以提供丰富的信息。相关的技术方法包括对 RNA 和（或）互补 DNA 衍生物进行直接分析，以及体外微小基因剪接分析。

（五）PS4、PM2、BA1、BS1、BS2变异频率及对照人群的使用

通过搜索公共人群数据库（如千人基因组数据库、NHLBI外显子测序数据库、EXAC数据库，表27-2），并利用已发表文献中相同种族的对照数据进行基因变异频率分析（译者注：此条款在指南更新时会有修改），通过分析变异基因在对照人群或普通人群中的携带频率，有助于评估该变异的潜在致病性。NHLBI外显子测序数据库来源于白色人种和非裔美国人群，根据其数据覆盖量能够识别是否存在基因变异。尽管千人基因组数据库缺乏评估基因变异能力，但它囊括了更多的种族人群，因此其数据具有更广泛代表性的。EXAC数据库近期发布了一组来源于不同人群的6万多个外显子组的等位基因频率数据，包括了约2/3的NHLBI外显子测序数据。一般情况下，某一等位基因在对照人群的频率大于疾病预期人群（表27-8）时，可认为是罕见孟德尔疾病良性变异的强证据（BS1），如果频率超过5%时，则可认为是良性变异的独立证据（BA1）。此外，如果疾病发生在早期，且变异在健康成年人中以隐性（纯合子）、显性（杂合子）或X连锁（半合子）的状态存在，那么这就是良性变异的强证据（BS2）。如果数据库中未能检出变异的存在，应该确认建立该数据库采用的测序读长深度是否足以检测出该位点上的变异。如果在一个大样本的普通人群或队列数据的对照人群（＞1000人）中变异不存在（或隐性遗传的突变频率是低频），并且携带此变异的患者与对照人群为同一种族，那么可以认为该变异是致病性的中等证据（PM2）。许多良性变异是"个体化的"（即个人或家系独有的），因此即使在相同种族的人群中缺乏也不能作为致病性的充足甚至强的证据。

当孟德尔遗传病表型显著、频率差异大且是早期发病时，使用通过"病例－对照"人群研究获得的变异数据库进行变异分析是最有效的。临床实验室检测的患者可能包括"排除"某一疾病的个体，因此他们可能不能作为表型显著的病例；当使用普通人群作为对照群体时，具有亚临床疾病的个体总是可能存在的。在这两种情况下，认为检测出的变异致病性证据不充分。变异频率有统计学显著差异可以假定为致病性的支持证据。与此相反，对于统计差异不显著，特别是极为罕见变异和不明显的表型，应谨慎解释。

比值比（OR）或相对风险用于衡量基因型（即存在于基因组中的变异）和表型（即所患疾病/结果）之间的关联，适用于任何孟德尔疾病或复杂疾病。本指南只涉及其在孟德尔疾病中的使用。相对风险与OR不同，但概率较小时相对风险近似于OR。OR值为1.0意味着该变异与疾病风险不相关，＞1.0意味着变异与疾病风险正相关，＜1.0意味着变异与疾病风险负相关。一般情况下，具有孟德尔中等效应的变异，其OR值为3或更大，高度外显的变异具有非常高的OR值，例如，*APOE*基因E4/E4纯合子与E3/E3纯合子相比，OR值为13（https://www.tgen.org/home/education-outreach/past-summer-interns/2012-summer-interns/erika-kollitz.aspx#.VOSi3C7G_vY）。OR值的置信区间（confidence interval，CI）也是一个重要的衡量工具。如果CI中包括1.0（如OR=2.5，CI=0.9～7.4），则关联的可信度很小。在上面*APOE*的例子中，CI为10～16。在线可获得简单的OR值计算器（http：//www.hutchon.net/ConfidOR.htm/和http：//easycalculation.com/statistics/odds-ratio.php/）。

表27-8 评估人群中变异频率来策划变异分类

疾病	基因	遗传模式	种群	发病率	携带者频率	常见变异	变异分类	ESP6500 AAMAF	ESP6500 EAMAF	ESP6500 AllMAF	一致性	分类证据
囊性纤维化	CFTR	AR	高加索人	0.031%	3.6%	p.F508del	Ex24: p.F508del（致病的）	n/a	n/a	n/a	n/a	多个研究（变异在 EVS数据库不存在）
							Ex11: c.1523T>G/p.F508C（良性的）	0.070%	0.150%	0.120%	不一致	Kobayashi（1990）AmJHumGenet47,61
							Ex23: c.3870A>G/p.（=）（良性的）	15.090%	2.970%	7.070%	部分一致性	AA MAF
							5' UTR: c.-8G>C（良性的）	1.160%	5.550%	4.060%	部分一致性	EA MAF
							IVS6: c.743+40A>G（良性的）	0.700%	5.190%	3.670%	部分一致性	EA MAF
苯丙酮尿症	PAH	AR	北欧人	0.010%	2.0%		Ex12: c.1242C>T/p.（=）（良性的）	0.360%	1.310%	0.990%	No	PAH数据库
							Ex12: c.1278T>C/p.（=）（良性的）	13.550%	0.090%	4.650%	部分一致性	AA MAF
							IVS12: c.1316-35C>T（良性的）	0.320%	2.630%	1.850%	部分一致性	EA MAF
							Ex9: c.963C>T/p（=）（良性的）	5.170%	0.000%	1.750%	部分一致性	AA MAF
MCADD	ACADM	AR	非特定的	0.006%	1.5%	p.K329E aka p.K304E	Ex7: c.489T>G/p（=）（良性的）	7.010%	0.050%	2.410%	部分一致性	AA MAF
ARPKD	PKHD1	AR	非特定的	0.005%	1.4%		IVS20: c.1964+17G>T（良性的）	0.200%	0.810%	0.610%	不一致	多个研究
							Ex61: c.10515C>A/p.S3505R（良性的）	0.230%	1.130%	0.820%	不一致	多个研究
							Ex66: c.11738G>A/p.R3913H（良性的）	1.270%	0.000%	0.430%	不一致	AA MAF
							Ex17: c.1587T>C/p.（=）（良性的）	1.380%	6.860%	5.010%	部分一致性	EA MAF
							Ex65: c.11525G>T/p.R3842L（良性的）	0.360%	2.430%	1.730%	部分一致性	EA MAF
							Ex61: c.10585G>C/p.E3529Q（良性的）	3.950%	0.010%	1.350%	部分一致性	AA MAF
Reti综合征	MECP2	X连锁	非特定的	0.012%	新发		Ex4: c.1161C>T/p.（=）（良性的）	0.030%	0.000%	0.010%	部分一致性	AA MAF
Kabuki综合征	KMT2D（MLL2）	AD	非特定的	0.003%	新发		Ex4: c.608C>T/p.T203M（良性的）	0.000%	0.060%	0.040%	部分一致性	多个研究
							Ex4: c.683C>G/p.T228S（致病的）	0.830%	0.000%	0.300%	部分一致性	RETT数据库
							IVS31: c.8047-15C>T（良性的）	0.000%	0.020%	0.020%	部分一致性	EA MAF
CHARGE综合征	CHD7	AD	非特定的	0.010%	新发		Ex31: c.6836G>A/p.Gly2279E（良性的）	0.000%	0.120%	0.080%	部分一致性	EA MAF
							Ex2: c.309G>A/p.（=）（良性的）	1.460%	0.000%	0.490%	部分一致性	AA MAF
							Ex31: c.6478G>A/p.A2160T（良性的）	1.250%	0.000%	0.390%	部分一致性	AA MAF
							Ex2: c.856A>G/p.R286Gly（良性的）	0.780%	0.000%	0.250%	部分一致性	AA MAF

（六）PM1 热点突变和（或）关键的、得到确认的功能域

某些蛋白结构域对蛋白质的功能起到了关键作用，如果在这些结构域上发现的所有错义突变均已被证实为致病突变，且这些结构域中一定没有已知的良性突变，那么这就能作为致病的中等证据。此外，基因中某些功能尚未确定的区域已被证实存在许多突变热点，若突变发生在基因突变热点上，且一个或多个邻近残基中存在较高频率的已知致病突变，那么这也能作为致病的中等证据。

（七）PM3、BP2 顺式/反式检测

检测双亲样本以确定变异在基因上以顺式（in cis）（位于基因的同一拷贝）或是反式（in trans）（位于基因的不同拷贝）方式排列，这对评估变异的致病性非常重要。例如，当两个杂合变异发生在隐性遗传病的致病基因上时，如果已知其中一个变异为致病变异，那么当另一个待分类变异与其呈反式排列时，这可以作为待分类变异的中等致病证据（PM3）。另外，若待分类变异与多个已知致病变异均呈反式排列，则该证据可升级为强致病证据。但是，若待分类变异在普通人群中存在，则需要用统计学方法判断该现象是否为随机共发生事件。相反，当已知致病变异与另一个待分类变异呈顺式排列时，这可以作为待分类变异的良性支持证据（BP2）。如果发生在隐性遗传病致病基因上的两个杂合变异的致病性均未知，那么确定它们以顺式或是反式排列，并不能为判断其中任一变异的致病性提供更多信息。但是，如果两者以顺式排列，则该基因两个拷贝均受影响的可能性将会降低。

对于显性遗传病而言，若待分类变异与致病变异呈反式排列，则可作为该变异的良性支持证据（BP2）；对于特定研究成熟的疾病模型，甚至可以考虑将其作为独立良性证据（如 CFTR 相关变异的评估）。

（八）PM4、BP3 由于框内缺失/插入和终止密码子丧失导致的蛋白长度改变

相较于单一的错义突变所导致的蛋白质长度变化，一个或多个氨基酸的缺失或插入，以及由终止密码子变为翻译氨基酸的密码子（如终止密码子丢失）而导致的蛋白质延长更可能破坏蛋白质功能。因此，框内缺失/插入及终止密码子丢失可作为中等致病证据。缺失、插入或延伸范围越大，缺失区域的氨基酸越保守，则支持致病的证据越强。相反，在重复区域或在进化中不是很保守的区域中小的框内缺失/插入是致病的可能性较小。

（九）PM5 同一位置新的错义变异

如果一个新发错义突变发生在一已知致病突变导致相同氨基酸改变的位置上（如Trp38Ser 和 Trp38Leu），那么其可作为中等致病证据（但不能假定一定是致病的），尤其当新的突变比已知致病错义突变更保守时。此外，不同的氨基酸变化可能导致不同的表型。例如，*FGFR3* 基因编码的 Lys650 残基的不同变化与不同的临床表型相关：p.Lys650Gln 或 p.Lys650Asn 会导致轻度软骨发育不良；p.Lys650Met 会导致严重的软骨发育不全伴发育迟缓和黑棘皮病；p.Lys650Glu 会导致 2 型发育异常及致命的骨骼发育

不良。

（十）PP1、BS4 共分离分析

在使用家系中变异的共分离现象作为致病性证据时需谨慎。事实上，一个与某种表型相关的特定变异在某一家系中的共分离现象是位点与疾病连锁的证据，而不是变异本身致病性的证据。一个已经发表的统计方法显示，在某个家系中鉴定的变异可能与真正的致病变异是连锁不平衡的。统计模型考虑到了年龄相关的外显率和拟表型率，一些新的方法也将生物信息分析预测及与已知致病突变共存作为致病性的单独定量指标。将远亲纳入统计之中是很重要的，因为与核心家系成员相比，他们不太可能同时有该疾病和变异。对整个基因进行测序（包括整个内含子和5' 和3' 非编码区）可排查其他致病变异或另一个可能致病的变异的存在。除非仔细评估基因位点，否则非致病变异可能被错误地认为是致病变异。

当目标基因的特定变异在多个患病的家系成员中及不同种族背景的多个家系中与表型或疾病共分离时，则其作为致病的证据不太会受到连锁不平衡和确认偏倚的影响。在这种情况下，该标准可以作为中等或强致病证据而不是支持性证据，其强度取决于共分离的程度。

另外，一个变异与表型并不共分离时，为其非致病的强证据。需要进行仔细的临床评估来排除正常个体的轻度症状和可能的拟表型（患者表型由非遗传或不同的遗传原因引起）。此外，需确认生物学家庭关系来排除收养、非生父、精子和卵子捐献及其他非生物学关系。同时，外显率下降和年龄依赖性的外显率也必须考虑，以确保无症状家系成员是真正的无症状。

在临床实验室进行共分离的统计评估可能并不容易，当鉴定了合适的家系时，为了确保建模合适，并避免得出变异与疾病相关性的错误结论，鼓励临床实验室与统计或群体遗传学专家合作。

（十一）PP2、BP1 变异谱

许多基因具有明确的致病变异和良性变异谱。在某些基因中，错义突变是导致疾病的常见原因，且该基因上的良性突变非常少，那么这种基因上的新发错义突变可作为致病变异的支持证据（PP2）。相反，有些基因致病的唯一已知变异是截短突变，该基因上的新发错义突变可作为良性的支持证据（BP1）。例如，*ASPM* 基因的截短变异是该基因引起常染色体隐性遗传小头畸形的主要致病变异类型，且该基因发生错义多态性突变的频率高，因此 *ASPM* 基因上的错义变异可认为是良性影响的支持证据。

（十二）PP3、BP4 生物信息分析数据

不能过分相信生物信息分析所得到的结果，特别是不同的生物信息算法依赖于相同或相近的数据进行预测，并且大多数生物信息算法未被已知致病变异验证过。此外，相同算法对不同的基因的预测结果可能完全不同。如果不同种类算法的分析预测结果一致，那么生物信息分析结果可以作为支持的证据。如果绝大多数算法的预测结果不一致，则这些预测的结果不能用于对变异进行分类。若某一变异引起的氨基酸改变，在多

个非人哺乳动物物种不太保守的区域中出现，说明该变异可能不会损害功能，可以作为良性解读的强证据。然而，如果某基因已在人类中发生进化（如参与免疫功能的基因），那么在判定该基因在非保守区域中发生的变异为良性时必须小心。

（十三）PP4 表型支持

考虑到几乎所有接受疾病针对性测试的患者都有某种表型，通常，不将患者表型与某个基因临床特征谱匹配作为判断致病的证据。但是，如果满足以下条件，患者的表型可作为支持证据：①临床检测的灵敏度高，大多数带有该基因致病突变的患者都被检测为阳性；②患者有某种明确的综合征的症状，与其他临床表现几乎无重叠（如戈尔林综合征包括基底细胞癌、掌跖坑和牙源性角化）；③该基因通常不存在太多的良性变异（可通过外显子组等人群测序确定的良性变异）；④家族史与疾病遗传方式一致。

（十四）PP5、BP6 可靠的来源

现在有越来越多可靠来源（如长期专注于某一疾病领域的临床实验室）的致病性分类信息被分享在数据库中，但分类判断所依据的证据往往并未提供或者很难获取。在这种情况下，如果分类信息是近期提交的，那它就可以作为一个单独的支持证据。然而，还是鼓励实验室共享分类的判断依据，并与提交者进行沟通以评估和创建分类证据。如果能获得证据，则不应使用这一条款，而是应该使用相关的证据。

（十五）BP5 对共发变异的观察

一般情况下，当某一变异是在一个有明确的遗传病因的疾病患者中被观察到时，其可作为将该变异解读为良性的证据。不过，也有例外。某一个体可以是某一不相关隐性遗传疾病致病变异的携带者，因此本证据与隐性遗传性疾病相比，更支持显性遗传性疾病基因良性变异的分类。此外，有些疾病当具有多个变异可以导致更严重的疾病。例如，在一个具有严重表型的显性遗传患者中鉴定了两个变异，一个是致病的，一个是新的变异，父母中的一个也有轻微的疾病，这种情况下，必须考虑新的变异致病的可能性，且新的变异使先证者表型加重。在这种临床情况下，观察到的第二个新的变异不应分类为良性变异（尽管在无进一步证据的前提下也不认为该变异是致病的）。最后，有些疾病已知为多基因遗传模式，如 Bardet-Beidel 综合征，在第二个基因座位上的额外变异也有可能是致病的，但应谨慎进行报告。

（十六）BP7 同义变异

人们逐渐认识到经典的剪接序列以外的剪接错误是一类重要的致病机制，特别是对那些功能丧失为其常见致病机制的基因。因此，在假设同义核苷酸改变没有影响时应持谨慎态度。然而如果核苷酸位置进化不保守，且剪接评估算法预测其对剪接一致序列没有影响，也不会产生新的经典剪接序列，那么剪接影响的可能性就比较小。因此，如果生物信息分析证据支持（BP4），可将新发同义变异分类为可能良性。然而，如果生物信息分析证据表明剪接可能有影响或怀疑有影响（如发生在隐性遗传病致病基因上，且与已知致病突变呈反式排列的变异），那么在有功能评估可以提供更确切的对影响的评估，

或者得到其他可排除该变异致病作用的证据之前，该类变异应该归类为意义不明确。

七、序列变异报告

编写简明而内容丰富的临床报告不是一件容易的事情，因为从检测单个基因，到多基因包，再到外显子组和基因组，变异情况的报告内容复杂程度会大大增加。为规范报告内容已出台了一些指南文件，包括符合ACMG临床实验室标准的新一代测序检测完整报告示例。临床报告是实验室检测结果的最终体现，通常会放入到患者的电子健康档案中。因此，有效的报告应该是简明扼要且易于理解的。报告应该使用清晰的语言书写，避免使用医学遗传学术语，当必须要使用时需指明所用术语的定义。报告应包含所有的检测基本要素，包括结构化的结果、解释、参考文献、检测方法和适当的免责声明。《临床实验室改进法案》（CLIA）及美国病理学家学会在针对新一代测序临床实验标准中，也强调了上述基本要素。

（一）结果

结果部分应根据HGVS命名规则（见命名部分）列出变异。考虑到在基因检测中发现的变异数目越来越多，以包含基本内容的表格呈现变异结果可能是传达信息的最好方法。这些基本内容包括在核苷酸（基因组和cDNA）和蛋白质水平的命名、基因名称、疾病、遗传模式、外显子、合子性及变异的分类。若亲本来源明确，也可包括在内。此外，如果变异是通过基因分型检测的，实验室应特别注明受检变异的完整描述及曾用名。当报告外显子组或全基因组测序结果，或偶尔报告包含基因数目较多的疾病基因包检测结果时，将变异按"与表型明确相关的疾病基因的变异""与表型可能相关的疾病基因的变异"及（在适当情况下）"附带（次要）发现"进行分类可能有益。

（二）解读

解读应包含对变异检测结果进行分类的证据，包括编码蛋白的功能影响预测，以及检测所发现的变异是否可能全部或部分地解释患者的临床表型。报告也应包括对临床医师的建议，这些建议包括一些需补充的临床检测，如对患者进行细胞酶学/功能的检测，以及对患者家系其他成员进行的变异检测，以便为进一步解读变异检测结果提供支持。解读应当包括检测结果部分描述的全部变异，以及其他附加信息。对于各个变异需要注明是否已经在先前的文献、疾病病例或对照数据库中有过报道。在报告结尾处需要列出对变异检测结果分类时所引用的全部参考文献和信息。解读部分其他的附加信息可以包括对变异位点进行进化保守性分析的结果总结。由于医务工作者可能不熟悉预测算法的局限性（详见上文"生物信息学计算预测程序"），因此，应该避免报告对个体进行生物信息学预测的计算结果（如分数，诸如"破坏性"之类的术语），以免造成医务工作者对报告产生误解。如果存在疾病的外显率下降和表现度差异，也需要将有关的讨论包含在最终的报告中。

（三）方法学

报告中应说明使用的实验方法、检测所涉及的变异类型、检测过程的难点，以及检测变异所使用的方法的局限性。需要说明的实验方法应包括核酸的获取方法（如聚合酶链式反应、捕获、全基因组扩增等）及核酸的检测方法（如双向Sanger测序、下一代测序、染色体基因芯片、基因分型技术等），这些信息可以为医务工作者提供必要的信息，以帮助其决定是否需要追加实验来跟进这些检测结果。方法部分还应包括人类基因组组织基因命名委员会批准的正式基因名称、转录本的RefSeq登录号和所参考的基因组版本。对于大的基因包，基因水平的信息可以通过引用URL来加以说明。实验室还可以选择增加对检测过程中常见问题（如样本质量问题、样品混合污染等）的免责声明。

（四）患者维权团体、临床实验和研究的获取

尽管不提倡在实验室报告中对患者提供具体临床指导，但是在报告中提供对于检测结果分类的总体信息（如全部阳性检测结果）是恰当且有益的。大量患者群体和临床试验现在可用于多种疾病的支持和治疗。实验室可以选择将此信息添加到报告的正文或附加信息，并且与报告一起发送给医务工作者。在遵守医疗保险便携性和责任法案（HIPAA）保护患者隐私的前提下，当某一变异检测结果被归为意义不明确时，实验室可尝试帮助医务工作者和特定的疾病研究小组建立联系。

（五）变异再分析

随着新的变异证据增加，现有的分类标准需要修订。例如，当大样本的有效的人群变异频率被报道后，许多原本意义不明确的变异，可以因为明确意义而进行重新分类，而检测家系中其他成员的结果也可以导致重新分类。

随着检测变异数量的增加及检测范围的扩大，无论是全外显子检测还是全基因组测序，都可以得到数以百万的变异信息量。如果实验室缺乏有效的分析方法和足够的文献数据库支撑，将无法进行变异再分析。为了满足医务人员和患者的实际需求，实验室应该开展基因检测数据再分析，并明确再分析是否产生额外费用。应该鼓励实验室为帮助医务人员和患者而不断开发更新信息的新途径。

当报告中有针对主要指征的基因中存在临床意义不明的变异，在实验室又无法及时提供更新的数据时，建议医务人员定期查询其不明意义的变异结果是否被更改。另外，鼓励实验室在对变异的分类有重要变化时（如致病性或良性的变异被修改）必须主动及时地更新报告。关于医师对患者报告更新方面的责任，可详见ACMG有关指南。

（六）变异的验证

关于变异验证的建议已在其他地方阐述了。再次重申，对于孟德尔疾病的致病或可能致病变异需进行正交法验证。具体方法包括但不限于以下几种：重新取样和检测、检测父母的变异情况、限制性内切酶消化、对于目标区域重新测序或使用另一种基因分型技术。

八、特殊考虑

（一）对临床意义不明确的基因（GUS）中的变异的评估和报告

基因组和外显子组测序正在不断鉴定出新的基因型-表型关联。当实验室发现某个

基因的变异，但尚未证实此基因与患者的表型有关联，该变异称为GUS变异。这种情况可出现在当一个基因从未与任何患者表型相关联时，或者与此基因相关联的表型不同于正在被考虑的表型。当推荐的指南应用于GUS时必须特别注意。在这种情况下，由于目前指南中的变异分类规则适用于已经明确的基因型-表型关联，但并不适合未知的情况。例如，纵观外显子组或基因组，考虑到所有个体的外显子组中预计约有1个新发变异或基因组中约有100个新发变异，新发变异的发现不再是致病性的强有力证据。同样地，整个基因组中成千上万个变异可与显著的LOD值共分离。此外，许多明显破坏基因或其蛋白的有害变异（无义、移码、典型±1，2剪接位点、外显子水平缺失）可能被检测出来，然而，在对任何疾病表型的解释中，这些变异都不是充分的致病证据。

GUS中发现的变异可作为候选，并可报告为"意义不明确的基因变异"。如果报道这些变异，应该一直被分类为意义不明确。在任何基因变异可被考虑为疾病的致病原因之前，都需要附加的证据支持基因与疾病的关联。例如，与罕见表型匹配和存在相同基因上存在有害变异的其他病例使得可以根据此指南对某一变异进行分类。

（二）在健康个体中评估变异或作为偶然发现

当评估在健康或无症状个体中检测到的变异或者解释与主要检测指征无关的偶然发现的变异时，必须谨慎使用此指南。在这些情况下，所识别变异为致病变异的概率可能远低于疾病靶向性检测。正因为如此，当判定这些变异为致病变异时，不仅需要更强的证据支持，而且需要额外谨慎。此外，和基于确诊患者预测的外显率相比，在无相关表型或家族史个体中发现的致病变异的预测外显率可能要低很多。

（三）线粒体变异

除了明确的致病变异，线粒体变异的解读是复杂且依旧充满挑战的，此处提出了一些特殊的考虑。

线粒体变异的命名法与核基因的标准命名法不同，使用基因名和m.编号（如m.8993T＞C）和p.编号，而不是标准的c.编号（见命名法）。目前公认的参考序列是人类线粒体DNA修订版剑桥参考序列：基因库序列NC_012920 gi：251831106（http：//www.mitomap.org/MITOMAP/HumanMitoSeq）。

如果已通过检测对异质性水平进行确定，应该对异质性或同质性，以及变异异质性的评估进行报道。不同组织类型的异质性百分比因检测样本的不同而有所改变，因此，低异质性水平也必须结合所检测组织进行解读，且它们可能仅在受累及的组织中才是有意义的，如肌肉组织。超过275个与疾病相关的线粒体DNA变异已被记录（http：//mitomap.org/bin/view.pl/MITOMAP/WebHome）。MitoMap是线粒体变异及单倍型相关信息的主要来源。其他资源，如频率信息（http：//www.mtdb.igp.uu.se/）、二级结构、序列和线粒体转运RNA的比对（http：//mamittrna.u-strasbg.fr/）、线粒体单倍群（http：//www.phylotree.org/）和其他信息（http：//www.mtdnacommunity.org/default.aspx），可能在解读线粒体变异时是有用的。

鉴于线粒体变异评估的难度，本指南并未包括单独的证据清单。然而，任何证据的应用均需要格外谨慎。线粒体基因组中的基因编码转运RNA和蛋白质，因此，评估氨基酸的变化仅与蛋白质的编码基因有关。同样地，因为很多线粒体变异是错义突变，截短突变的证据标准可能并不适用。由于截短突变并不符合多数线粒体基因的已知变异谱，其意义可能是不确定的。尽管线粒体变异是典型的母系遗传，它们也可以散发。然而由于异质性可能低于试验检测水平或组织间的差异，新发变异是难以评估的。异质性水平可能是家族内表达差异和外显率降低的原因。尽管如此，异质性百分比和疾病严重程度之间仍缺乏相关性。肌肉、肝脏或尿液可以作为附加样本类型用于临床评估。未检测到的异质性也可能影响病例、病例对照和家系一致性研究的结果。此外，没有现成的功能研究方法，尽管评估肌肉形态可能会有所帮助（即破碎红纤维的存在）。频率数据和已发表的证明因果关系的研究往往是检测报告上唯一的评估标准。单倍群分析可以作为线粒体疾病的另一个工具，但可能不是临床实验室已使用的常规方法，而且临床相关性难以解释。

因为核基因变异也可能是氧化疾病的致病原因或起着调节线粒体变异的作用，因此应考虑检测与线粒体疾病相关的核基因。

（四）药物基因组学

确认基因变异在药物代谢中的作用具有挑战性，部分原因在于其表型只有在接触药物后才得以显现。不过，临床上现已报告了各种与药物疗效和副作用风险相关的基因变异，且其数量仍然在不断增加。相关基因的汇总及其有临床意义的变异可查询药物基因组学知识库网站（http: //www.pharmgkb.org/ ）。有关细胞色素P450基因家族等位基因及其命名可查询网站http: //www.cypalleles.ki.se/。尽管解读药物基因组变异已超出了本文的范围，还是对与解读及报告药物基因组结果相关的挑战和鉴别进行了讨论。

传统的药物基因组等位基因命名使用星号（＊）标记等位基因，通常用于表示单倍型或同一等位上基因变异的组合。依据旧的参考序列的传统核苷酸编号规则仍然在使用。而将传统命名转换为使用新参考序列的标准命名会是一项艰巨的任务，但这对于下一代测序的信息学分析应用是必要的。

在药物基因组相关基因上已经鉴定了多种变异类型，如截短、错义、缺失、重复（含功能及非功能等位基因）及基因转换，它们可导致等位基因功能性或部分功能性丧失（功能减退或降低）及无功能性（无效）等位基因。解读序列变异常需依据由各种遗传变异组合成的单倍型信息。单倍型一般根据人群频率和已知变异关联分析信息进行推定，而非通过直接检测染色体片段（分子单倍型）来实现。

此外，对于许多药物基因组基因（特别是酶编码基因变异），其整体表型取决于二倍型，即两个等位基因上的变异或单倍型组合。由于药物基因组变异并不直接导致疾病，使用代谢（快速、中等及减弱）、疗效（耐药、响应及敏感）或"风险"而非"致病"应更为恰当。需要建立起在本领域保持一致性的专业术语和解读指南。

（五）常见复杂疾病

与孟德尔疾病以家系为基础的研究不同，常见复杂疾病（如2型糖尿病、冠心病和高血压）相关基因的鉴定，在很大程度上依赖于以人群为基础的方法（如全基因组关联分析）。目前，大量的全基因组关联研究报告已对1200余种常见复杂疾病和性状的风险等位基因进行了编目。然而，这些变异大多数位于基因之间的区域，尚需要进一步的研究来确定这些变异是否通过影响调控因子而直接导致疾病，或者与致病变异处于连锁不平衡状态。

常见复杂风险等位基因通常被赋予较低的相对风险，且预测能力薄弱。迄今为止，常见复杂风险等位基因检测对于患者治疗的效用尚不清楚，将多个指标组合起来进行累计风险评估的模型往往是有缺陷的，通常并不优于家族史、人口统计资料和非遗传性临床表型等传统风险因素。另外，在几乎所有的常见疾病中，风险等位基因仅可解释至多10%的群体变异，即使当疾病有高度遗传度时也是如此。考虑到问题的复杂性，本建议并不涉及复杂性状的等位基因的解读和报告。然而我们认识到，在对孟德尔基因进行测序时可以识别这些等位基因中的一部分，因此需要有偶然发现这些等位基因时如何进行报告的指南。这种情况下，术语"致病的"和"可能致病的"并不适用，即使关联在统计学上是有效的。在建立更好的指南之前，临时的解决办法是将这些变异报告为"风险等位基因"，或在诊断报告中设立一个单独的"其他报告"类别。同病例对照/全基因组关联研究鉴定一样，风险证据可以通过修改术语来表达，如"确定的风险等位基因""可能的风险等位基因"或"不确定的风险等位基因"。

（六）体细胞变异

体细胞变异主要见于癌细胞，因为其等位基因比值高度可变，且肿瘤异质性也可导致取样差异。在描述其变异时，具有原发性变异所没有的复杂性。变异的解读有助于选择治疗方案和预测治疗效果，也应用于评估整体生存率或肿瘤无进展生存期，因而体细胞变异的分类更加复杂。在对阴性结果解读时，了解测序分析的检测方法局限性（变异可在何种等位基因频率时被检测到）至关重要，此外也需要了解样本中肿瘤含量的特定信息。与胚系变异相比，体细胞变异的分类类别也不同，通常使用"敏感""拮抗""驱动"和"伴随"等术语。一个变异是否是体细胞变异需要通过患者胚系DNA的序列分析来证实。体细胞变异还需要另外的解读指南，除了参考原发性突变的数据库以外，还需要肿瘤特异性数据库作为参考。为了解决这个问题，最近AMP已经成立了一个工作组。

九、医疗工作者如何使用这些指南和建议

临床实验室检测的主要目的是为医疗决策提供依据。在临床上，基因检测一般用于识别或确认疾病的原因，并帮助医务工作者做出个性化的治疗决策，包括用药的选择。鉴于基因检测的复杂性，检测过程中需相关医务工作者和临床实验室协作才能得到最佳结果。

当医务工作者提出基因检测需求时，需将患者的临床信息提供给实验室。由于医务工作者越来越多地使用基因组（全外显子组或全基因组）测序，而详细的临床信息有助于对检测结果的解读，因此向实验室提供临床信息就变得越来越重要。例如，当一个实验室在基因组测序样品中发现一个罕见或新发的变异时，实验室负责人不能仅因为该变异是罕见的、新发现的或者新发的来确定它的致病性。该实验室必须通过患者的病史、家族史、体格检查和前期实验室检查对变异和基因进行评估，进而区分致病变异和其他

偶然（次要）发现或良性变异。事实上，准确和完整的临床信息对于基因组水平DNA序列检测结果的解读是不可或缺的，若待测样品不能提供此类信息，实验室可以合理拒绝继续进行检测。

利用高通量的靶向测序、全外显子组和全基因组测序等覆盖广泛表型的方法进行检测，实验室可能会发现候选的致病变异。对医务工作者和患者后续的随访可能会发现更多的证据来支持某一变异的致病性。这些补充的表型信息可能是亚临床症状，需要进一步完善相关的临床检测［如一个在SLC26A4基因（与Pendred综合征相关的基因）上有不确定变异的听力受损患者，需要进行CT检查判断其有无颞骨异常］。此外，当发现一个变异可能是新发变异，或者当一个变异在家系中与表型共分离，或者在隐性遗传致病基因中一个变异与另一个致病变异处于反式位置时，必须在其他家系成员中进行验证。在显性遗传性疾病的情况下，在健康亲属中观察到的绝大部分变异可以被过滤或删减，这样可使解读更加有效和准确。为此，强烈建议在开展外显子组或基因组测序时，尽力做到"核心家系"检测（即母亲、父亲、患病儿童），尤其是对怀疑有隐性遗传或新发变异的患者。与成人患者相比，这显然在儿科患者中更易实现。在没有父母一方或双方时，纳入患病和正常的兄弟姐妹也是有意义的。

许多遗传变异会导致一系列表型（不同程度的表现度），疾病发生的概率也可能不是100%（外显率降低），这些均进一步强调了向临床实验室提供全面的临床数据来帮助解读变异的重要性。在理想的情况下，建议应依据医疗保险可携性和责任法案（HIPAA）和机构审查委员会条例，将临床数据存入并通过集中存储库共享。重要的是，当家庭成员的信息对于解读结果是必需的时候，相关医务工作者可以进一步帮助临床实验室收集家庭成员的DNA（如当评估家系患者与疾病共分离时，父母的基因型分析可用来评估新发变异的发生，一级亲属可用来确定隐性遗传疾病变异的同线或异线性）。

医务工作者如何使用基因检测提供的证据来进行医疗管理决策是一个关键问题。目前变异分析是不完善的，报道的变异分类也并不是100%确定的。一般来说，根据推荐的分类方法划分为致病性的变异符合经验数据形成的标准，所以医务工作者可以在临床决策时采用分子检测信息。应尽力避免使用此类信息作为孟德尔疾病的唯一证据，在可能的情况下应与其他临床资料相结合。通常情况下，一个有足够的证据被划分为可能致病的变异，当与可疑疾病的其他证据相结合时，医务工作者可以使用分子检测信息进行临床决策的制定。例如，产前超声可能显示关键的证据，对于产后的病例，其他数据，如酶检测、体格检查或影像学研究可能最终支持临床决策。然而，推荐进行所有如上所述的可能的后续检测，追踪可能致病变异相关的附加证据的产生，因为这有可能将可能的致病性变异重新归类为致病变异。意义不明确的变异不宜应用于临床决策。应努力将变异分类为致病性或良性。当变异的重新分类正在进行中时，对可疑致病的患者进行额外的监测应审慎。一个有足够证据被考虑为可能良性的变异，医务工作者可以结合其他信息，推断此变异不是该患者致病的原因，如变异并不与家族中的某位患病成员共分离，而且也不太可能是复杂遗传模式。一个有足够证据被考虑为良性的变异，医务工作者可以得出此变异不是该患者致病原因的结论。

基因检测的证据如何使用也依赖于临床背景和检测指征。在产前诊断的病例中，如果该家庭正在考虑的决定将导致不可逆的后果时，如宫内治疗或终止妊娠等，需要在采取行动之前慎重考虑报告中证据的分量和胎儿超声等其他信息。当基因检测结果是产前检查的唯一证据时，需要向受检家庭慎重解释可能致病的变异。关键是相关的医务工作者应与临床实验室深入沟通，以了解所检测到的变异是如何被分类的，以期为患者提供准确的遗传咨询和临床决策。

十、翻译团队

主审人：贺林、王秋菊、沈亦平。

首稿翻译：解放军总医院团队——王秋菊、关静、王洪阳、王大勇、赵立东。

二次修订：复旦大学附属儿科医院团队——黄国英、周文浩、王慧君。

再次修订与完善：中国遗传学会遗传咨询分会团队——贺林、王秋菊、沈亦平、（以下按委员/顾问音序排序）陈少科、陈子江、方向东、傅松滨、龚瑶琴、郝晓柯、黄国英、黄国宁、黄荷凤、黄山、黄涛生、冀小平、李红、梁波、廖灿、乔杰、秦胜营、苏海翔、汪道文、王磊、王树玉、王晓红、魏军、邬玲仟、邢清和、徐湘民、杨正林、于世辉、袁慧军、张学军、郑茜、周从容、周文浩、曾勇、孔令印、宣黎明、冒燕、祝轶君、徐君玲、王剑青、王莉、赵婷、秦一丁、夏滢颖、樊丽霞、赵丁丁、邱浩。

附4 出生缺陷与精准医学相关资源

1.中国遗传资源数据库　见表27-9。

表27-9　中国遗传资源数据库

中国遗传咨询网	http://www.gcnet.org.cn/	中国遗传咨询网是由中国科学院遗传与发育生物学研究所为满足我国民众需要而设立的公益性网站
中国人群基因组突变数据库	http://CNGMD.VirgilBio.com	CNGMD v5.0中国人群基因组突变数据库包含了11 741人的基因组。该数据库收集来源于中国、新加坡、韩国和美洲华人的公开发表的基因组数据
中国遗传学会遗传咨询分会	http://www.cbgc.org.cn/	中国遗传学会遗传咨询分会是由从事遗传学教学和科研的遗传学工作者自愿组成的非营利性社会组织
中国遗传学会遗传咨询分会遗传变异分类标准与指南	http://acmg.cbgc.org.cn	此平台为开放、免费、共享的协作平台，作为《ACMG遗传变异分类标准与指南》（中文版）的修订与发布使用
中文人类表型标准用语联盟	http://www.chinahpo.org/	中文人类表型标准用语联盟建立了中文版的人类表型术语集，希望提供一个共享的平台，为研究人员和医学专家提供便利

2.遗传病信息简表　见附件《遗传病信息简表》。

第28章

出生缺陷的三级预防

出生缺陷是指婴儿在出生前，在母体子宫内就发生的发育异常及存在于身体某些部位的畸形。出生缺陷包括形态异常、功能异常、先天智力低下、代谢方面的异常，先天异常可能多种表现同时存在，甚至有些异常是致命性的。一项关于1991～2002年西澳大利亚州先天性膈疝（CDH）116例病例回顾性研究，47%病例中存在另一种主要的先天性异常，18%病例有其他可能致命的异常。出生缺陷可致婴儿死亡率升高，据世界卫生组织（WHO）统计，17%～42%的婴儿死于先天畸形，欧共体登记处的婴儿死亡率数据显示，在11个欧共体国家，具有先天性异常婴儿的平均死亡率为1.1/1000，而胎儿异常妊娠终止（TOPFA）非法的地区死亡率有所增高。

中国是一个出生缺陷高发国家，发生率约为5.6%，我国每年的出生缺陷儿数量高达80万～120万人，约每30秒就有一个缺陷儿诞生。预防出生缺陷、提高人口素质是关系到中华民族兴旺发达的大事，因此，2005年我国政府将9月12日定为"中国预防出生缺陷日"。

减少出生缺陷，关键在于预防。WHO提出了出生缺陷干预"三级预防"策略：一级预防措施是在妊娠前和妊娠早期采取的措施，以预防出生缺陷的发生；二级预防措施是在妊娠期产前筛查和产前诊断，以避免严重出生缺陷儿的出生；三级预防措施是指在新生儿出生后对新生儿疾病进行筛查，以早期发现异常的应治疗的新生儿疾病。预防工作的重点是一级预防和二级预防，即妊娠前和妊娠期干预。

第一节　一级预防（婚前、妊娠前和妊娠早期保健）

一、概述

出生缺陷的一级预防是妊娠前及妊娠早期（又称围妊娠期）阶段的积极、主动、有效、无痛苦的综合预防措施，最为重要，即在一般人群建立健康的生活方式，主要任务是减少引起出生缺陷发生的相关危险因素，将其危险因素降至最低，尽量避免出生缺陷的发生。

二、出生缺陷的危险因素

出生缺陷可由遗传因素、环境因素或两者共同作用而发生，目前已确认的致畸环境因素如下。

1.物理因素　射线、电磁辐射、微波、高温、严寒等。

2.化学因素　一氧化碳、铅、汞、镉、汽油、油漆、化工制剂等。

3.生物因素　风疹、乙型肝炎、梅毒等某些疾病可致畸。

4.药物因素　激素类药、解热镇痛抗炎药、镇静催眠药、抗癌药、降血糖药等药物可能导致胎儿畸形。

三、预防措施

出生缺陷的一级预防包括婚前健康教育及保健、最佳生育年龄和时机的选择、遗传咨询指导、妊娠前实验室筛查、妊娠前期和妊娠早期的保健、妊娠期合理营养及避免接触有毒有害物质、预防疾病、慎用药物、戒烟酒、戒毒等。

1.出生缺陷的一级预防措施

（1）营养均衡：食物多样，尤其要进食加碘和富含铁的食物。

（2）健康生活：锻炼身体，避免过胖，戒烟酒，戒毒，预防疾病。

（3）避免毒害物质暴露的环境：①经常接触铅、镉、汞等金属和化学制剂，接触汽油、油漆、化工产品制剂的工作环境；②高温作业、振动作业和噪声过大的工作环境；③接触产生放射线物质等电离辐射的环境；④与传染性疾病患者密切接触的工种；⑤密切接触化学农药的环境；⑥备孕要避免接触猫、狗、鸟等宠物，一旦接触马上洗手。

（4）妊娠前1个月至妊娠早期建议补充叶酸，以降低神经管缺陷的发病率。有阳性家族史的孕妇，叶酸的推荐剂量要增大。

2.除了对环境因素的预防，也应避免遗传因素的影响。对符合以下遗传咨询指征的备孕夫妇一定要进行优生优育检查及遗传咨询。

遗传咨询的指征一般包括：①新生儿疾病筛查或遗传代谢病检测阳性者；②孕妇年龄≥35岁；③有环境致畸接触史孕妇；④曾生育过不明原因智力低下儿、先天畸形儿、遗传病患儿的父母；⑤原因不明、反复发生的自然流产；⑥不孕不育的夫妇；⑦一方有遗传病家族史、遗传病致病基因携带者或为遗传病患者；⑧近亲婚配。

（岳小哲　李　健）

第二节　二级预防（产前检查和产前诊断）

一、概述

出生缺陷的二级预防即产前检查和产前诊断，是通过妊娠期筛查和产前诊断识别胎儿的严重先天缺陷，早发现，早干预，减少出生缺陷的发生。产前诊断用于确诊可能罹患严重出生缺陷或遗传病的胎儿，以便出生前治疗，包括有创性和无创性产前诊断。植入前遗传学诊断是新兴的产前诊断技术，通过分子或染色体分析，正常的不携带遗传病的胚胎可以植入。最成功的产前治疗是通过妊娠期服用药物治疗代谢性疾病。

二、产前诊断的目的

1.对有产前诊断指征者进一步明确诊断。
2.告知其胎儿患出生缺陷或遗传病的风险，以及如何回避风险的选择。
3.根据产前诊断结果，做好产前治疗方案及产后护理准备。

三、产前诊断的适应证

1.有遗传病家族史者。
2.亲本之一为遗传病致病基因携带者。
3.生育过有严重遗传病的孩子，如先天畸形、不明原因智力低下。
4.孕妇年龄≥35岁。
5.常规产前检查提示胎儿可能有染色体异常或神经管缺陷，需要进一步明确诊断。

四、产前诊断的方法

1.有创性产前诊断　仅判断神经管缺陷，21三体综合征、其他常染色体三体等疾病患病风险，但不能排除胎儿所有的异常。

（1）有创性产前诊断的适应证：孕妇年龄≥35岁；生育过新发的非整倍体染色体的患儿；亲本之一为染色体结构畸变；生化或DNA分析确诊或排除具有家族史的遗传病；无特异性产前诊断方法而家族史为阳性的X连锁遗传病史；存在患神经管缺陷的风险；常规孕妇血清筛查和超声检查发现可疑异常。

（2）有创性产前诊断的方法：有羊膜腔穿刺术、绒膜绒毛取样、脐带穿刺术、胚胎植入前基因诊断等方法。羊膜腔穿刺术一般在妊娠第15～16周（孕妇末次月经后第1天算起）检测羊水AFP浓度和羊水细胞核型，用来筛查开放性神经管缺陷和染色体异常等；绒膜绒毛取样一般在妊娠第10～12周进行染色体分析，成功率为99%。妊娠早期即可进行，缩短确诊时间，需要者可尽早终止妊娠。

2.无创性产前诊断　包括神经管缺陷的筛查、母亲血清AFP浓度、妊娠早期和中期的母亲血清筛查、超声检查、来自母亲循环的胎儿细胞的离析。对于35岁以下的所有孕妇，无论有无风险都建议进行无创性产前检测。

（1）母亲血清AFP浓度：常在第16周进行，是神经管缺陷预防、产前筛查、诊断治疗的重要方法。但其灵敏度不高，要通过超声检查进一步确诊。孕妇血清蛋白标志物检测联合超声检查可提高其灵敏度和特异性，且无创，适用于妊娠早期、中期的所有孕妇的筛查。

（2）妊娠早期、中期血清筛查：早期是在妊娠第11～13周检测孕妇血清血浆蛋白A和人绒毛膜促性腺激素，妊娠中期检测孕母血清AFP浓度、β-人绒毛膜促性腺激素、非结合性雌三醇，有的检测血清抑制素A。将早期、中期检测结果结合起来进行评估更准确。筛查阳性者，建议进行有创性产前检查。筛查阴性是指胎儿罹患神经管缺陷、21三体综合征、其他常染色体三体等疾病的风险大幅度降低，而不是0，仍需遗传咨询。

（3）靶向超声检查：一般估测胎儿颈部皮下水肿。若超声检查发现染色体异常的出生缺陷，则需对绒毛膜细胞、羊水细胞、胎儿血细胞进行核型检测及生化和DNA分析。从培养细胞到分析染色体要7～10d。也可用长时间培养的间充质核心细胞法，也可用荧光原位杂交筛查胎儿间期细胞核，仅需1～2d检测出13号、18号、21号、X、Y染色体的常见非整倍体，大多数实验室采取两种技术。根据绒毛膜细胞或羊水培养的检测，可产前诊断100多种代谢病。通过检测羊水中的某种代谢物，可诊断少数疾病。生化检测能检测到突变引起的蛋白质功能的异常。DNA分析可直接检测致病突变，或检测与突变基因紧密连锁的标记，但最好直接检测特异性突变。每种疾病的突变谱存在种族差异，故DNA分析存在高度特异性。若患者的致病突变和已知突变不同，DNA分析则检测不出。而且DNA分析不能精确预测胎儿的临床表现。若已知连锁的DNA标记，诊断精确与否取决于标记和疾病基因连锁程度，以及家系研究的可行性和信息量。DNA分析反映胎儿杂质性的总体程度，但不确定母体遗传给胎儿的杂质性程度，故较准确提示胎儿线粒体致病突变的负荷。

五、产前诊断的告知

对于年龄≥35岁的孕妇，妊娠前期、中期筛查结果异常，有遗传病家族史，夫妇一方为携带者，种族背景等原因进行产前诊断者，要充分给予沟通和告知。应告知检测的缺点和风险，检查需要的时间，说明遗传病原理、临床后果及胎儿的患病风险。若一次检测失败，还需重复检测等。

（岳小哲　李　健）

第三节　三级预防（新生儿出生缺陷的筛查）

一、概述

三级预防指用快速、便捷、敏感的检验方法对一些严重的先天性疾病、遗传性疾病新生儿群体进行筛查，使患儿尚未出现疾病临床表现，但其体内生化、激素水平有明显变化时，即做出诊断。确诊后予以有效治疗，避免或减少不可逆损害导致的残疾发生，从而提高生活质量，其是一项重要的预防措施。

二、新生儿疾病筛查

早期筛查的新生儿表型健康，但存在不确定的疾病风险类别，为了降低风险，评估整个系统和项目是必要性的，因此，新生儿疾病筛查不是一个的简单测试，而是系统的预防疾病的项目。根据社会经济水平和流行病学选择筛查的疾病，应符合如下标准：疾病有致残或致死的危害，已成公共卫生问题；筛查的疾病有一定发病率，是相对常见或流行的疾病；疾病早期无特殊症状，且有阳性的实验室指标可检测；有适合于大规模筛查的方法，较低的假阳性率和假阴性率，家长易接受；筛查的疾病可治疗，尤其早期治疗可逆转或减慢进展，或改善预后；筛查费用低。疾病筛查和诊治所需的费用应低于发病后的诊断治疗费用，即筛查的经济效益良好。

三、新生儿疾病筛查的流程

1.采血　填写新生儿信息卡片，筛查在出生后72h进行，针刺足跟内侧或外侧采血，滴于专用采血滤纸，每个血斑的直径≥8mm。采血滤纸在空气中自然干燥。

2.标本递送　干血滤纸片由新生儿筛查中心寄往或专人送往当地新生儿筛查实验室。

3.实验室检测　根据筛查的疾病选择检测方法。苯丙酮尿症筛查检测血苯丙氨酸，先天性甲状腺功能减退症筛查检测促甲状腺激素，先天性肾上腺皮质增生症筛查检测17-羟孕酮。

4.诊断、治疗和随访　新生儿疾病筛查的目的是早诊断、早治疗。越早治疗，效果越好。许多筛查中心能在患儿出生后20d内确诊并开展治疗。

5.质量保证　新生儿疾病筛查工作需要多环节配合，多部门、多专业人员协作。

筛查的疾病在新生儿早期无任何临床症状，实验室结果是唯一的疾病诊断依据，因此，必须建立新生儿筛查的质量保证体系。

2006年，美国医学遗传学与基因组学学会新生儿筛查专家组公布了一份《新生儿疾病筛查：朝着统一病种和统一系统努力》的研究报告，在首要筛查中推荐筛查29种疾病，2010年新增了2种，达到31种，具体如下：先天性甲状腺功能减退症、苯丙酮尿症、瓜氨酸血症、精氨琥珀酸血症、酪氨酸血症Ⅰ型、同型半胱氨酸尿症、枫糖尿症、先天性肾上腺皮质增生症21-羟化酶缺乏症、甲基丙二酸血症（变位酶缺乏症）、甲基丙二酸血症（Cb1A、B）、甲基巴豆酰辅酶A羟化酶缺乏症、丙酸血症、异戊酸血症、戊二酸血症Ⅰ型、3-羟基-3-甲基戊二酸尿症、三功能蛋白缺乏症、多发性羟化酶缺乏症、中链酰基辅酶A脱氢酶缺乏症、长链酰基辅酶A脱氢酶缺乏症、极长链酰基辅酶A脱氢酶缺乏症、经典型半乳糖血症、血红蛋白S/β-地中海贫血、血红蛋白S/C病、镰状红细胞贫血、生物素酶缺乏症、卡尼汀摄取缺陷、β-酮硫解酶缺乏症、囊性纤维变性、听力缺陷、严重联合免疫缺陷病、严重的先天性心脏病。

四、新生儿疾病筛查需要注意的问题

1.新生儿筛查流程长，涉及环节多，易有多种不确定性影响检测结果，如采血的时间和质量、血斑打孔位置等。

2.需要进一步探讨合适的召回切割值，尽量减少假阳性，同时减少阳性召回率。

3.初筛检测后，需要进一步确诊。

4.确诊及确诊后有不确定性，需鉴别诊断及随访。有些特殊疾病存在变异，可能是良性表型，只需随访；有症状的真阳性的疾病要及时治疗。

5.疾病的治疗：不同疾病需要不同的治疗方法，如饮食调节、生活方式、药物等，并给予个体化治疗。

6.由于筛查有两面性、观念上的差别，所以要和家长充分沟通交流，可使危害降至最低。

7.随着DNA测序的发展，每个新生儿可以进行全基因组或靶基因组DNA测序，但

目前存在一系列问题需要回答，如许多DNA变异是否致病，筛查发现的基因突变确定发病与否，开始干预时机，相关的遗传咨询等，需要收集数据、积累数据。对表观遗传风险不明增加了分析难度。

8.DNA分析基础上，代谢产物生化分析、酶学研究十分重要，需要了解更多疾病的基因型和表型关系。有些轻微突变可能不都需要治疗，要积累经验。

五、发展前景

认识出生缺陷经历了从无到有，从简到繁，是一个逐步完善的过程，还需要进一步发展。新生儿筛查涉及行政组织、社会宣传、高精密仪器分析和计算机系统的数据处理，诊断涉及生化测定、酶学、分子生物学等技术。出生缺陷的防治是社会发展和经济发展的需要，是公众自身健康的重要保障，在疾病预防、挽救生命、延长生命、改善生活质量等方面有巨大作用。出生缺陷的三级预防工作挑战性极大，发展前景良好，使更多的患儿及家庭受益。

（岳小哲　李　健）

参 考 文 献

安阳, 李东, 2017. 单侧唇裂修复术后继发鼻畸形治疗的研究进展 [J]. 中国美容整形外科杂志, 28 (9): 569-571.

安宇, 吴柏林, 2014. 染色体微阵列芯片分析技术应用于产前诊断的关键问题探讨 [J]. 国际生殖健康/计划生育杂志, 33 (3): 157-161.

白凯, 苏肇伉, 张儒舫, 等, 2011. 婴儿早期法洛四联症的外科治疗 [J]. 中国胸心血管外科临床杂志, 18 (4): 313-316.

白萤, 孔祥东, 刘宁, 等, 2017. 四个成骨不全家系COL1A1及COL1A2基因的突变分析. 中华医学遗传学杂志, 34 (5): 705-708.

毕鸿雁, 栾兴华, 姚生, 等, 2011. 青少年型神经元蜡样质脂褐素沉积病6例的临床特点和基因分析 [J]. 中国神经精神疾病杂志, 37 (1): 7-10.

毕鸿雁, 姚生, 卜定方, 等, 2006. 婴儿型神经元蜡样质脂褐素沉积病棕榈酰蛋白硫酯酶1基因的二个新突变 [J]. 中华儿科杂志, 44 (7): 496-499.

毕鸿雁, 姚生, 栾兴华, 等, 2010. 晚期婴儿型神经元蜡样质脂褐素沉积病患者临床特点和基因改变 [J]. 中国神经免疫学和神经病学杂志, 17 (5): 345-348.

蔡晶, 2012. 导致出生缺陷的环境因素研究进展 [J]. 国际妇产科学杂志, 39 (5): 483-486.

蔡良龙, 张宗学, 1998. 现代瘢痕治疗学 [M]. 北京: 人民卫生出版社: 17.

蔡治祥, 王显悦, 颜涛, 等, 2018. 扩大端端或端侧吻合术矫治主动脉缩窄伴弓发育不良 [J]. 临床心血管病杂志, 34 (3): 267-271.

曹健, 齐晓丽, 刘卫德, 等, 2015. 亚洲地区黏多糖贮积症的研究进展 [J]. 齐齐哈尔医学院学报, 36 (25): 3847-3850.

曹育, 1998. 著名美籍华人分子生物学家吴瑞教授 [J]. 中国科技史杂志, 19 (4): 51.

曾召琼, 易帆, 谢小兵, 2018. 糖原累积病研究进展 [J]. 检验医学与临床, 15 (22): 3458-3461.

曾志涌, 易咏红, 廖卫平, 等, 2009. 一例晚期婴儿型神经元蜡样质脂褐素沉积病的临床、遗传和脑超微结构特点 [J]. 中华神经医学杂志, 8 (1): 39-42.

柴军武, 米睿, 王凯, 等, 2017. 镜像右位心伴完全内脏反转行冠状动脉旁路移植术一例 [J]. 天津医药, 45 (6): 636-637.

畅怡, 高华炜, 闫军, 等, 2015. 伴左心室流出道梗阻的完全性大动脉转位行动脉调转术后左心室流出道及主动脉瓣功能随访 [J]. 中国胸心血管外科临床杂志, 22 (2): 123-127.

陈海伟, 杨丹, 2012. 人类染色体病研究进展 [J]. 赤峰学院学报, 28 (3): 113-117.

陈娟, 李玉华, 韩连书, 2014. 丙酸血症的临床和颅脑MRI表现 [J]. 实用放射学杂志, (12): 2100-2102.

陈君, 2018. 心理护理对唇腭裂患者语音治疗的重要性 [J]. 当代护士 (下旬刊), 25 (8): 106-107.

陈琼, 陈永兴, 刘晓景, 等, 2017. 一例黏多糖贮积症ⅣA型患儿的临床特点及GALNS基因突变分析 [J]. 中华医学遗传学杂志, 34 (2): 232-235.

陈思迁, 吴捷, 2017. 儿童尼曼匹克病2例 [J]. 中华实用儿科临床杂志, 32 (17): 1351-1353.

陈新, 黄宛, 2009. 临床心电图学 [M]. 北京: 人民卫生出版社: 115-118.

陈焱, 范祥明, 李志强, 等, 2014. 法洛四联症根治术后早期并发症的临床分析与处理 [J]. 心肺血管病杂志, (2): 182-185.

陈志荣, 张雅娟, 谢兵, 2018. 四维超声在胎儿产前筛查唇腭裂中的应用价值 [J]. 现代医药卫生, 34 (18): 2869-2871.

陈倬，何怡华，韩玲，等，2016. 超声参数评分分析对胎儿主动脉缩窄的诊断价值［J］. 中华超声影像学杂志，25（2）：126-130.

成琦，周启星，韩崑，等，2017. 双侧唇裂一期修复的回顾与进展［J］. 组织工程与重建外科，13（5）：276-278.

程楠，韩咏竹，2018. 肝豆状核变性的分子诊断与治疗［J］. 分子诊断与治疗杂志，10（4）：217-221.

程雪翔，2007. 变性高效液相色谱技术在遗传病诊断中的应用［J］. 药学进展，31（7）：309-313.

程映，郭丽，邓梅，等，2017. 先天性胆汁酸合成障碍2型一家系临床和遗传学分析：两个AKR1D1新突变的识别［J］. 中国当代儿科杂志，19（7）：734-740.

迟玉丽，薛鹏，于霞，2012. 一家四代五例尼曼-匹克病报告［J］. 中华血液学杂志，33（5）：432.

丛翔，展新风，程琳，等，2013. 产前超声诊断Beckwith-Wiedemann综合征1例［J］. 中华超声影像学杂志，22（9）：819-819.

崔君兆，1999. 孕妇感染致出生缺陷病因诊断及其防治［M］. 北京：中国协和医科大学出版社：22-49.

代东伶，2015. 先天性胆汁酸合成障碍［J］. 临床儿科杂志，33（4）：301-305.

代淑媛，梁俊刚，常磊，2007. 耳郭复合组织移植修复Tessier Ⅲ型面裂鼻畸形［J］. 中国美容整形外科杂志，（3）：177.

邓亚玲，韩涛，王华伟，等，2015. 新生儿Treacher Collins综合征一例报告并文献复习［J］. 中国优生与遗传杂志，23（5）：80-82.

邸勇，王葵亮，任悦义，等，2017. 小于六个月婴幼儿主动脉缩窄离体球囊扩张效果研究［J］. 中国循环杂志，32（2）：174-176.

丁圆，李东晓，刘玉鹏，等，2016. 黏多糖贮积症Ⅶ型1例患儿的临床与GUSB基因分析及其同胞的产前诊断［J］. 中华实用儿科临床杂志，31（8）：604-608.

董松申，李百信，王佳薇，2012. 线粒体脑肌病的MRI表现及诊断价值［J］. 中国CT和MRI杂志，10（2）：24-26.

董雅璐，贺江虹，卢宁，2010. 二氢嘧啶脱氢酶缺乏引起的化疗相关性腹泻1例分析［J］. 中国误诊学杂志，10（30）：7549.

窦丽敏，方玲娟，王晓红，等，2013. 酪氨酸血症Ⅰ型的临床及基因突变分析［J］. 中华儿科杂志，51（4）：302-307.

堵向楠，丁岩，王向波，2014. 希特林蛋白缺乏症研究进展［J］. 疑难病杂志，13（9）：980-982.

杜舟，刘金龙，刘锦纷，2016. 先天性气管狭窄的诊治进展［J］. 中国胸心血管外科临床杂志，23（2）：178-182.

段涛，2008. 产前超声检测面裂：一个对挪威随机人群中49314例分娩的前瞻性研究［J］. 中国产前诊断杂志（电子版），1（2）：37.

鄂慧姝，韩连书，叶军，等，2017. 戊二酸血症Ⅰ型患儿62例临床表现及质谱检测结果分析［J］. 中华内分泌代谢杂志，33（9）：730-734.

樊明文，2012. 牙体牙髓病学［M］. 4版. 北京：人民卫生出版社：120-125.

樊琦，宋嫣，2018. 二维超声联合四维实时成像技术对孕中期胎儿唇腭裂的诊断价值［J］. 中国医学创新，15（28）：18-21.

樊婷，2018. 心理支持辅助治疗对单侧唇裂儿童及其家属负性情绪和生活质量的影响［J］. 中国健康心理学杂志，26（8）：1156-1161.

方敏华，朱洪玉，汪曾炜，等，2010. 主动脉缩窄或主动脉弓中断合并心内畸形一期修复［J］. 中华胸心血管外科杂志，（3）：148-150.

封志纯，刘海洪，2014. 实用遗传代谢病学［M］. 北京：人民卫生出版社：19-105，295-307

冯国平，李太颖，滕利，等，2006. Tessier No. 0面裂分叉鼻畸形矫正术［J］. 中国美容整形外科杂志，（4）：254-256.

冯顺乔，师晓东，李君惠，等，2017. 异基因造血干细胞移植治疗2例黏多糖贮积症Ⅱ型患儿临床分析 ［J］. 中国医刊，52（1）：75-77.

冯正义，龙村，赵举，等，2010. 体外膜式氧合在大动脉转位术后心室功能恢复与训练中的应用 ［J］. 中国胸心血管外科临床杂志，（6）：512-514.

付溪，高洪杰，吴婷婷，等，2014. 异戊酸血症2例患儿的临床研究并文献复习 ［J］. 中华实用儿科临床杂志，29（8）：599-604.

傅启华，郑昭璟，2013. 基于染色体芯片分析的产前诊断 ［J］. 中华检验医学杂志，36（1）：6-10.

傅启华，郑昭璟，2014. 新生儿遗传代谢性疾病的实验室筛查与诊断 ［J］. 中华检验医学杂志，37（4）：248-251.

高宝华，王良山，陈展明，2018. 两种不同的吸入麻醉药用于小儿腭裂修复术麻醉效果比较 ［J］. 中国医学创新，15（27）：113-116.

高大文，孙建方，2001. 现代皮肤组织病理学 ［M］. 北京：人民卫生出版社：3.

高华炜，李守军，闫军，等，2015. 完全型大动脉转位行大动脉调转术十年（2001～2012年）的变化趋势——单中心报告 ［J］. 中国胸心血管外科临床杂志，（7）：638-641.

高金枝，2012. 戊二酸尿症Ⅰ型发病机制研究进展 ［J］. 国际儿科学杂志，39（5）：525-528.

高亚，2018. 先天性巨结肠症的诊断与治疗挑战与机遇 ［J］. 中华小儿外科杂志，39（6）：401-403.

葛立宏，2012. 儿童口腔医学 ［M］. 第4版. 北京：人民卫生出版社：81-85，245.

葛同开，陈寄梅，庄建，等，2015. 117例主动脉缩窄合并室间隔缺损一期矫治手术的疗效 ［J］. 中华胸心血管外科杂志，31（3）：138-141.

葛翼鹏，里程楠，杨祎，等，2018. 成人主动脉缩窄合并心脏疾病的一期外科治疗 ［J］. 中华胸心血管外科杂志，34（7）：403-405.

耿茜，吴维青，罗福薇，等，2013. 应用Array-CGH及MLPA技术检测核型不明的4例染色体不平衡易位 ［J］. 中华医学遗传学杂志，30（3）：288-292.

耿清胜，徐辉，姜虹，等，2004. 复合型面裂合并困难气道患儿气管插管成功1例报道 ［J］. 上海口腔医学，（5）：471-472.

龚海英，李琴，艾明义，2012. 实时三维超声产前诊断胎儿典型面裂畸形的临床意义 ［J］. 中国优生与遗传杂志，20（8）：103-104+86.

谷小卫，马琳，浮志坤，等，2010. 婴幼儿法洛四联症根治术65例临床分析 ［J］. 中华实用儿科临床杂志，（19）：1524-1525.

顾学范，2005. 新生儿遗传性代谢病筛查的回顾和展望 ［J］. 中华儿科杂志，43（5）：321-324.

顾学范，2014. 临床遗传代谢病 ［M］. 北京：人民卫生出版社：74-89.

顾学范，2015. 临床遗传代谢病 ［M］. 北京：人民卫生出版社：36-66，103-130，135-144，168-203，204-213，339-363，396-418.

顾学范，2016. 临床遗传代谢病 ［M］. 北京：人民卫生出版社：1-35.

顾学范，韩连书，高晓岚，等，2004. 串联质谱技术在遗传性代谢病高危儿童筛查中的初步应用 ［J］. 中华儿科杂志，42（6）：401-404.

顾学范，王治国，2004. 中国580万新生儿苯丙酮尿症和先天性甲状腺功能减低症的筛查 ［J］. 中华预防医学杂志，38（2）：99-102.

官士珍，白雪，王毅，等，2017. Ⅴ型成骨不全患者的基因突变及临床特征. 中华医学遗传学杂志，34（6）：797-801.

管宇，安鹏，张竹珍，等，2012. 血色病的临床与基础研究进展 ［J］. 生命科学，24（8）：775-784.

郭立琳，倪超，张抒扬，等，2012. 伴心脏损害的黏脂质储积症4例并文献复习 ［J］. 疑难病杂志，11（8）：586-587.

郭奇伟，周裕林，2009. 利用母血胎儿游离DNA进行单基因病无创产前诊断研究进展 ［J］. 中华医学遗传学杂志，26（4）：410-413.

郭孝涵，2013. 环境因素与出生缺陷［J］. 国际妇产科学杂志，40（6）：537-540.

郭欣，魏巍，赖春凤，等，2018. β-地中海贫血诊疗进展［J］. 世界最新医学信息文摘，18（86）：30-33.

郭奕斌，梁宇静，郭东炜，2016. 单基因遗传病基因诊断技术研究进展［J］. 分子诊断与治疗杂志，8（1）：46-53.

海涌，邹德威，马华松，等，2004. 特发性脊柱侧凸手术方式的选择［J］. 中华外科杂志，42（21）：1289-1292.

韩宏光，汪曾炜，张南滨，等，2010. 儿童先天性矫正大动脉转位解剖矫治术早期疗效初探［J］. 心肺血管病杂志，（2）：118-120.

韩瑾，张蒙，甄理，等，2016. 18-三体综合征胎儿的产前诊断结果分析［J］. 中华妇幼临床医学杂志（电子版），12（2）：190-195.

韩连书，2018. 甲基丙二酸尿症生化基因诊断及产前诊断［J］. 中国实用儿科杂志，33（7）：498-501.

韩连书，胡宇慧，2008. 丙酸血症发病机制及诊治研究进展［J］. 中华实用儿科临床杂志，23（20）：1561-1563.

韩连书，叶军，邱文娟，等，2008. 串联质谱联合气相色谱-质谱检测遗传性代谢病［J］. 中华医学杂志，88（30）：2122-2128.

何俊英，何鑫，王丽丽，等，2015. 应用染色体芯片分析技术诊断Smith-Magenis综合征［J］. 中华检验医学杂志，38（4）：281-282.

何权瀛，王莞尔，2015. 阻塞性睡眠呼吸暂停低通气综合征诊治指南（基层版）［J］. 中国呼吸与危重监护杂志，14（4）：398-405.

何玺玉，2014. 遗传代谢病的临床诊断策略［J］. 中国实用儿科杂志，29（8）：565-569.

何玺玉，2015. X-连锁肾上腺脑白质营养不良的诊断与治疗［J］. 中华实用儿科临床杂志，30（8）：561-564.

何心，许静，徐进，2015. 治疗儿童黏多糖贮积症IVA型新药elosulfasealfa［J］. 中国新药杂志，24（8）：841-843.

贺宏梅，靳陶然，李娜，等，2014. 活检骨骼肌对肌糖原累积病的诊断价值［J］. 神经损伤与功能重建，9（05）：395-398.

贺晓日，陈平洋，2007. 先天性人巨细胞病毒感染发病机制的研究进展［J］. 国际儿科学杂志，34（3）：220-222.

洪芳，黄新文，童凡，等，2014. 3-羟基-3-甲基戊二酸尿症一家系［J］. 中华儿科杂志，52（5）：397-399.

洪国平，陆倩，潘婷，等，2017. SNP芯片技术、染色体核型分析在MDS应用比较［J］. 华夏医学，30（2）：51-54.

洪小杨，周更须，许煊，等，2013. 完全性大动脉转位重症新生儿临床综合救治策略［J］. 中华实用儿科临床杂志，（1）：65-68.

侯安存，2017. 乳糖不耐受的诊治进展［J］. 临床和实验医学杂志，16（2）：204-206.

侯新琳，2014. 新生儿梗阻性脑积水的诊断与治疗［J］. 中国新生儿科杂志，29（2）：127-130.

胡爱勤，李晓聪，陈丹娜，等，2018. 一个遗传性牙本质发育不全家系DSPP基因的突变分析［J］. 中华医学遗传学杂志，35（04）：511-514.

胡龙虎，2003. 对干细胞的再认识及其应用前景［J］. 黑龙江医学，27（12）：884-887.

胡敏，2017. 产前四维超声筛查胎儿唇裂最佳时间的临床分析［J］. 齐齐哈尔医学院学报，38（17）：2046-2047.

胡亚美，江载芳，2015. 诸福棠实用儿科学［M］. 第8版. 北京：人民卫生出版社：2281-2289.

胡亚美，江载芳，申昆玲，等，2015. 诸福棠实用儿科学［M］. 北京：人民卫生出版社：2198-2232.

胡亚美，江载芳，申昆玲，等，2015. 诸福棠实用儿科学［M］. 第7版. 北京：人民卫生出版社：2276-2280.

胡亚美，江载芳，申昆玲，等，2015. 诸福棠实用儿科学［M］. 第8版. 北京：人民卫生出版社：2148-2164，2309-2310.

胡毅，夏红飞，马旭，2011. 出生缺陷环境因素内暴露研究方法和技术进展［J］. 国际生殖健康／计划生育杂志，30（3）：213-215.

化爱玲，张月莲，郑梅玲，等，2007. 孕中期羊水细胞染色体核型分析在产前诊断中的应用［J］. 中国优生与遗传杂志，15（1）：34-35.

黄聪曦，2016. 探讨脑积水患儿脑室-腹腔分流术后脑功能的恢复情况［J］. 中国实用神经疾病杂志，19（12）：62-63.

黄欢，孙丽洲，2016. 出生缺陷的现状、干预措施及分析［J］. 中国产前诊断杂志，8（3）：1-8.

黄辉，沉亦平，顾卫红，等，2018. 临床基因检测报告规范与基因检测行业共识探讨［J］. 中华医学遗传学杂志，35（1）：1-8.

黄佼，陈宇，张楚，等，2017. Lesch-nyhan综合征1例报道——来自HGPRT基因突变的中国家庭［J］. 中国生化药物杂志，37（6）：435-436.

黄景彬，梁健，赵晓芳，等，2014. 左向右分流先天性心脏病和大动脉转位并室间隔缺损肺血管病变的对比研究［J］. 中国现代医学杂志，24（33）：94-97.

黄选兆，汪吉宝，孔维佳，2008. 实用耳鼻咽喉科学［M］. 北京：人民卫生出版社：424-432，829-837.

黄彦红，董爽，李静，等，2017. 主要大气污染物与出生缺陷相关性研究进展［J］. 中国公共卫生，33（1）：39-41.

黄永兰，李社勇，赵小媛，等，2011. 黏多糖病Ⅶ型一例分析［J］. 中华儿科杂志，49（6）：455-458.

黄永兰，盛慧英，赵小媛，等，2012. Wolman病一例分析及LIPA基因新突变［J］. 中华儿科杂志，50（8）：601-605.

黄永兰，谢婷，郑纪鹏，等，2014. 青少年型Sandhoff病一例临床特点及基因分析［J］. 中华儿科杂志，52（4）：313-316.

回蔷，孔旭，陶凯，2017. 先天性多指畸形［J］. 中国美容整形外科杂志，28（10）：629-632.

冀浩然，肖江喜，李东晓，等，2016. GM1神经节苷脂累积病6例患儿临床及遗传学研究［J］. 中华实用儿科临床杂志，31（20）：1536-1540.

冀亚琦，孙培吾，胡佳心，2002. 先天性右位心的诊断和外科治疗［J］. 第一军医大学学报，22（6）：536-538.

冀亚琦，孙培吾，张希，等，2002. 先天性右位心的诊断和外科治疗：16例临床分析［J］. 中山大学学报（医学科学版），23（5）：354-357.

江秋燕，任跃忠，2017. 17α-羟化酶缺陷症临床特点分析［J］. 全科医学临床与教育，12（1）：92-93.

江载芳，申昆玲，沈颖，2015. 诸福棠实用儿科学［M］. 第8版. 北京：人民卫生出版社：412-533.

姜楠，俞冬熠，2016. 染色体核型分析联合多重连接探针扩增技术在超声结构异常胎儿产前诊断中的应用［J］. 中华医学遗传学杂志，33（6）：797-800.

姜睿，闫军，李守军，等，2011. 法洛四联症根治术178例临床分析［J］. 临床心血管病杂志，27（9）：702-704.

姜卫波，江艳丽，吴茹霞，2018. 超声心动图对主动脉缩窄及主动脉弓离断的诊断价值［J］. 现代医用影像学，27（1）：53-55.

蒋敏波，彭芸，温洋，2014. 戊二酸尿症的临床特征及中枢神经MRI诊断［J］. 医学影像学杂志，24（4）：505-507.

金惠明，吴晔明，王俊，2016. 婴儿和儿童胸骨后疝［J］. 中华小儿外科杂志，37（2）：114-117.

金楠，巴建明，2013. 先天性肾上腺皮质增生症的药物治疗［J］. 药品评价，10（7）：15-20.

金鹏，陈晓康，陈秋月，等，2007. 超声诊断胎儿心手综合征2例［J］. 中国医学影像技术，23（5）：799-799.

金玉霞，潘小英，2008. FISH在产前诊断及遗传咨询中的应用［J］. 中国优生与遗传杂志，16（10）：8-15.

柯扬，刘汝落，2009. 青少年脊柱侧弯流行病学研究进展［J］. 中国矫形外科杂志，17（13）：990-994.

孔娟娟，黄景思，邹鹏，等，2018. 婴儿大动脉转位/室间隔缺损合并肺动脉狭窄的外科治疗及文献复习［J］. 辽宁医学杂志，32（2）：37-40.

孔维佳，周梁，2015. 耳鼻咽喉头颈外科学［M］. 北京：人民卫生出版社：98-104，465-468.

邝海，2018. 三维扫描技术在唇裂患者颌面软组织测量的研究进展［J］. 广西医科大学学报，35（8）：1165-1168.

雷海虹，杨晓燕，石晶，等，2016. 新生儿型氨甲酰磷酸合成酶I缺乏症1例报告及文献回顾［J］. 临床儿科杂志，34（12）：903-906.

雷红林，叶军，张惠文，等，2012. 35例黏多糖贮积症IV型患儿临床特点及酶学诊断［J］. 临床儿科杂志，30（5）：442-445.

雷子贤，2009. 软骨内PTEN基因特异性敲除对FGFR3功能增强型点突变所致软骨发育不全的影响及机制的初步研究［D］. 第三军医大学.

黎文雅，李胜利，余艳红，等，2014. 胎儿Apert综合征产前超声诊断研究［J］. 中华医学超声杂志（电子版），（7）：15-19.

李凡，乔俊英，赵建闯，等，2017. 甲基丙二酸血症21例临床分析［J］. 临床儿科杂志，35（5）：359-362.

李红，毛君，陈迎春，等，2013. 基因突变致原发性小头畸形一家系［J］. 中华围产医学杂志，16（9）：575-577.

李江，王标，陈明福，等，2001. 皮肤色素痣的六种治疗方法比较［J］. 中国美容医学，10（1）：2425.

李婕，2013. 枫糖尿症诊治进展［J］. 临床儿科杂志，31（7）：683-686.

李精韬，周炼，张浚睿，等，2018. 唇裂继发鼻唇畸形整复的设计思路［J］. 国际口腔医学杂志，45（4）：384-390.

李俊，魏明发，2000. 先天性胆总管囊肿的研究进展［J］. 中华小儿外科杂志，21（4）：250.

李林林，2013. 主动脉缩窄的治疗进展［J］. 中国循环杂志，28（7）：549-551.

李明，杨洪平，倪春鸿，等，2004. 马凡氏综合征患者脊柱侧凸的矫治［J］. 中国脊柱脊髓杂志，14（4）：229-232.

李娜，朱玲，胡静，2008. 神经元蜡样质脂褐质沉积病研究进展［J］. 临床荟萃，23（21）：1593-1595.

李其一，邱贵兴，王以朋，2004. Marfan综合征合并脊柱侧弯的临床表现诊断和治疗［J］. 中华外科杂志，42（2）：114-116.

李强，郭琳，2016. 先天性肾上腺皮质增生症的诊断与处理［J］. 内科急危重症杂志，22（4）：241-246.

李瑞利，葛夕洪，祁吉，2011. 主动脉缩窄的影像学评价［J］. 国际医学放射学杂志，34（4）：325-328.

李胜利，杨菊仙，王旭，等，2017. 室间隔完整的大动脉转位患儿行一期大动脉调转术后呼吸机辅助延迟的危险因素分析［J］. 中华实用儿科临床杂志，32（23）：1777-1780.

李蜀媛，詹学，2012. 糖原累积症I型的治疗进展［J］. 实用儿科临床杂志，27（8）：637-640.

李溪远，华瑛，丁圆，等，2015. 新生儿期发病的经典型异戊酸血症四例分析［J］. 中华围产医学杂志，18（3）：188-194.

李晓锋，范祥明，李志强，等，2014. 肺血管发育不良性法洛四联症的分期治疗［J］. 心肺血管病杂志，（5）：716-718.

李秀珍，刘丽，2008. 尿素循环障碍的诊断与急诊处理［J］. 中国小儿急救学，15（1）：88-89.

李旭，梁平，2015. 儿童神经管缺陷的病因及危险因素分析［J］. 临床小儿外科杂志，（3）：241-243.

李轩，姜睿，闫鹏，等，2014. 法洛四联症根治术后再次手术56例原因分析［J］. 心肺血管病杂志，（2）：172-177.

李一颖，杨学财，侯志军，等，2018. 口腔黏膜瓣用于非综合征型单侧完全性唇裂鼻底修复的效果评价［J］. 中国口腔颌面外科杂志，16（5）：425-430.

李瑛，刘向梅，王欣煜，等，2015. 新生儿重症监护病房先天性遗传代谢病筛查及结局随访［J］. 中华新生儿科杂志，30（1）：48-50.

李泽蔚，秦玉明，杨世伟，等，2018. 婴儿型糖原累积病Ⅱ型的临床特征及基因分析［J］. 江苏医药，44（05）：552-555.

李振彪，罗强，史丹丹，等，2014. 尼曼-匹克病SMPD1基因突变分析［J］. 临床儿科杂志，32（12）：1101-1106.

李正，王慧贞，吉士俊，2001. 实用小儿外科学［M］. 北京：人民卫生出版社：668-1078.

梁承玮，王桂芬，2008. 遗传性线粒体病的诊断与治疗［J］. 中国实用儿科临床杂志，23（8）：634-640.

梁娟，王艳萍，缪蕾，等，2002. 中国围生儿小头畸形的调查研究［J］. 现代中西医结合杂志，11（6）：568-569.

梁萌萌，2017. Bartter综合征和Gitelman综合征的临床研究及基因诊断［D］. 新乡医学院.

梁素华，邓初夏，2006. 医学遗传学［M］. 第3版. 北京：人民卫生出版社：109-110.

梁素华，邓初夏，陈元晓，等，2015. 医学遗传学［M］. 第4版. 北京：人民卫生出版社：155-162.

梁赟，杨育生，吴忆来，2018. 应用双侧唇红黏膜滑行瓣修复双侧唇裂术后唇珠缺失5例报告［J］. 中国口腔颌面外科杂志，16（5）：449-451.

廖灿，刘斌，黄以宁，等，2001. 脐血干细胞库的建立及其临床应用［J］. 中华血液学杂志，23（8）：411-414.

廖二元，罗湘杭，2003. 软骨发育不全综合征［J］. 国际内分泌代谢杂志，23（5）：289-293.

廖世秀，王应太，2003. Down综合征的产前诊断研究进展［J］. 国外医学（计划生育分册），22（2）：81-85.

林洁，段云，武永吉，2003. 原发性系统性淀粉样变性的诊断及治疗［J］. 中华血液学杂志，（6）：58-59.

林玲玲，吕仁荣，徐广琪，等，2013. 聚桂醇泡沫硬化剂治疗体表静脉畸形的疗效［J］. 中华医学美学美容杂志，19（5）：362-364.

林晓贞，2009. 线粒体肌病/脑肌病的线粒体DNA突变研究［D］. 福州：福建医科大学：52-54.

刘博涵，樊星，刘迎龙，2018. 超声心动图与MostCare评价法洛四联症根治术后心功能相关分析［J］. 中华实用诊断与治疗杂志，32（4）：368-371.

刘大波，罗仁忠，钟建文，等，2006. 婴幼儿喉蹼的诊断与治疗［J］. 中华耳鼻咽喉头颈外科杂志，41（2）：120-122.

刘丹，舒申友，李珂，等，2018. 胚鼠腭裂形成过程中腭胚组织全基因组DNA甲基化的研究［J］. 中国病理生理杂志，34（9）：1638-1647.

刘芳，汤继宏，2018. Menkes病1例［J］. 临床神经病学杂志，31（4）：319-320.

刘福来，胡乐，常坤龙，等，2018. 完全性唇腭裂患者行牙槽突植骨术前正畸治疗的长期疗效［J］.

临床医学研究与实践, 3 (27): 99-101.

刘辉, 戚豫, 2012. 线粒体疾病的研究进展. [J] 中华临床医师杂志 (电子版), 6 (9): 2436-2440.

刘佳林, 吴璇昭, 2016. 先天性肛门直肠畸形的病因及手术方式研究进展 [J]. 新乡医学院学报, 33 (11): 1014-1016.

刘君丽, 2016. 寨卡病毒在儿科中的研究进展 [J]. 国际儿科学杂志, 43 (6): 427-429.

刘俊杰, 邢育珍, 2018. 延续性护理对腭裂术后患儿语音功能训练依从性的影响 [J]. 护理学杂志, (20): 89-90+94.

刘俊涛, 2011. 侵入性产前诊断技术的发展的系列评估 [D]. 北京: 北京协和医学院: 25-39.

刘磊, 夏慧敏, 2011. 新生儿外科学 [M]. 北京: 人民军医出版社: 250-299.

刘璐, 孙梅, 2014. 儿童肝糖原累积病临床特点分析及随访观察 [J]. 中国实用儿科杂志, 29 (8): 616-619.

刘敏娟, 谢敏, 毛君, 等, 2012. 第二代测序技术在假肥大型肌营养不良基因诊断中的应用 [J]. 中华医学遗传学杂志, 29 (3): 249-254.

刘宁, 孔祥东, 吴庆华, 等, 2017. 八个黏多糖贮积症Ⅱ型家系IDS基因变异分析与产前诊断 [J]. 中华围产医学杂志, 20 (4): 290-294.

刘宁, 史惠蓉, 孔祥东, 等, 2014. 黏多糖贮积症Ⅱ型家系IDS基因突变分析及产前诊断 [J]. 中华妇产科杂志, 49 (6): 410-413.

刘森, 刘嘉琦, 吴南, 等, 2014. 先天性脊柱侧凸伴发畸形 [J]. 中国骨与关节外科杂志, 7 (3): 258-261.

刘玉梅, 孙新, 梁穗新, 等, 2012. 大动脉调转术手术时机对室间隔完整的完全性大动脉转位患儿预后的影响 [J]. 岭南心血管病杂志, 18 (4): 367-370.

刘兆华, 2005. 现代喉外科学 [M]. 北京: 军事医学科学出版社: 188-194.

卢晓峰, 朱敏, 王兵, 2015. 颅颌面畸形伴阻塞性睡眠呼吸障碍的诊疗 [J]. 临床耳鼻咽喉头颈外科杂志, 29 (06): 485-489.

卢晓峰, 朱敏, 王兵, 2016. 阻塞性睡眠呼吸障碍诊疗——口腔视角 [J]. 山东大学耳鼻喉眼学报, 30 (5): 13-17.

鲁亚南, 刘锦纷, 徐志伟, 等, 2010. 主动脉弓补片成形术治疗婴幼儿主动脉缩窄合并主动脉弓发育不良 [J]. 中国胸心血管外科临床杂志, 17 (6): 455-458.

陆国辉, 徐湘民, 2007. 临床遗传咨询 [M]. 北京: 北京大学医学出版社: 237-244.

陆炜, 李晓静, 吴冰冰, 等, 2015. 甲基丙二酸血症 [J]. 中国小儿急救医学, 22 (3): 205-206.

逯静茹, 王翠, 郎艳华, 等, 2017. 晚发型家族性低血镁高尿钙肾钙质沉着症一家系CLDN16基因突变分析 [J]. 中华肾脏病杂志, 33 (8): 623-624.

栾佐, 2006. 造血干细胞移植在遗传代谢病治疗中的应用 [J]. 临床儿科杂志, 24 (12): 950-952.

罗飞宏, 2015. 先天性肾上腺皮质增生症诊断治疗进展 [J]. 中华实用儿科临床杂志, 30 (8): 564-569.

罗俊, 邹彩艳, 徐芬, 等, 2017. 3p21.31微缺失综合征1例报告并文献复习 [J]. 中国儿童保健杂志, 25 (2): 214-216.

罗贤茂, 2011. 新生儿先天性十二指肠闭锁的诊断与治疗研究 [J]. 医药论坛杂志, 32 (24): 35-36.

罗小平, 吴薇, 2015. 重视和加强新生儿遗传代谢病的筛查 [J]. 中华围产医学杂志, 18 (3): 168-171.

罗宇康, 揭纯, 2018. 比较鼻中隔软骨和肋软骨在唇裂鼻整形修复中的应用效果 [J]. 黑龙江医药, 31 (5): 1148-1149.

吕国华, 2010. 儿童Ⅰ型神经纤维瘤病性脊柱侧凸的自然史及其治疗选择 [J]. 中国脊柱脊髓杂志, 20 (5): 356-357.

吕秋, 方方, 2011. 儿童线粒体病的诊断与治疗研究进展 [J]. 中国循证儿科杂志, 6 (6): 460-466.

《临床分子病理实验室二代基因测序检测专家共识》编写组，2017. 临床分子病理实验室二代基因测序检测专家共识［J］. 中华病理学杂志，46（3）：145-148.

马定远，孙云，陈玉林，等，2013. 21-羟化酶缺陷症基因诊断方法的建立及应用［J］. 中华医学遗传学杂志，30（1）：49-54.

马荷花，查菁，张旭，等，2018. 亚洲人群MTHFR基因多态性与非综合征性唇腭裂易感性的Meta分析［J］. 实用口腔医学杂志，34（5）：670-674.

马慧英，刘淑敏，彭措吉，等，2017. 荧光原位杂交技术及染色体核型分析在产前诊断中的应用［J］. 检验医学，32（8）：730-732.

马蕾，卞兰峥，沈卫民，等，2016. 下颌牵引成骨技术治疗婴幼儿小颌畸形综合征并发症的观察与护理［J］. 中华护理杂志，51（10）：1278-1280.

马梦昆，劳汉昌，李伟强，等，2002. 先天性半椎体畸形的手术治疗［J］. 中华小儿外科杂志，23（6）：531-533.

马千里，陈子英，刘苏，等，2011. 改良主、肺动脉根部置换术治疗完全性大动脉转位伴左室流出道梗阻［J］. 中华小儿外科杂志，32（4）：319-320.

马晓静，黄国英，梁雪村，等，2015. 先天性矫正型大动脉转位的超声心动图特征［J］. 中国超声医学杂志，（10）：913-916.

马秀伟，常杏芝，张月华，等，2009. Menkes病1例报告［J］. 临床儿科杂志，27（4）：383-385.

马秀伟，蒲利华，张月华，等，2008. GM2神经节苷脂沉积症的临床特征及诊断［J］. 中华实用儿科临床杂志，23（7）：539-541.

马兆龙，邱勇，王斌，等，2007. 先天性脊柱侧凸患者中的脊髓畸形和脊椎畸形［J］. 中国脊柱脊髓杂志，17（8）：588-592.

马志岭，闫军，李守军，等，2018. 缩窄段切除加自体肺动脉补片矫治婴儿主动脉缩窄伴主动脉弓发育不良的效果［J］. 中华心血管病杂志，46（3）：208-212.

毛君，魏晓明，李红，等，2012. 采用第二代测序技术发现一个中国耳聋家庭SLC26A4基因突变［J］. 中华耳鼻咽喉头颈外科杂志，47（11）：942-945.

毛喆，王洪涛，崔颖秋，2015. 皮罗氏序列征的研究进展［J］. 中华口腔医学研究杂志（电子版），9（2）：166-170.

莫韦倩，刘丽，陈耀勇，等，2011. 鸟氨酸氨甲酰基转移酶缺陷症三例临床和基因突变分析［J］. 中华医学遗传学杂志，28（3）：328-331.

潘少川，2005. 实用小儿骨科学［M］. 北京：人民卫生出版社：77.

潘炜，彭东红，2014. 儿童气管支气管软化症研究现状［J］. 中国现代医生，52（9）：154-156.

彭镜，邬玲仟，周明星，等，2012. 丙二酰辅酶A脱羧酶缺乏症1例临床及基因诊断分析［J］. 中国当代儿科杂志，14（11）：879-880.

彭兴华，姚兵，2014. 完全型大动脉转位的外科治疗进展［J］. 心血管外科杂志（电子版），（1）：35-41.

齐建川，张泽伟，郑蓁，等，2014. 完全性大动脉转位275例的外科治疗［J］. 中华解剖与临床杂志，19（3）：183-186.

钱欣，王建莉，2014. 遗传性疾病产前诊断方法及其进展［J］. 中国产前诊断杂志（电子版），6（3）：49-53.

钱叶青，王丽雅，罗玉琴，等，2017. 高通量测序技术在临床遗传学中的应用［J］. 浙江大学学报（医学版），46（3）：334-337.

秦凤真，李胜利，文华轩，等，2014. VACTERL联合征的产前超声诊断分析［J］. 中华医学超声杂志（电子版），（7）：546-551.

邱宝军，汪伟，张惠，2018. 重度OSAHS伴严重小颌畸形患者行下颌骨牵张成骨术的麻醉管理1例［J］. 麻醉安全与质控，2（5）：284-287.

邱贵兴，于斌，Norbert Ventura，等，2006.特发性脊柱侧凸King、Lenke和PUMC临床分型的应用比较［J］.中华骨科杂志，26（3）：145-149.

邱贵兴，庄乾宇，2006.青少年特发性脊柱侧弯的流行病学研究进展［J］.中华医学杂志，86（11）：790-792.

邱赛男，金作林，李盛，等，2018.已修复唇腭裂与骨性Ⅲ类成人患者颌骨差异［J］.实用口腔医学杂志，34（4）：522-525.

邱旭升，鲍虹达，刘臻，等，2014.马凡综合征伴脊柱畸形患者脊柱-骨盆矢状面的形态特征［J］.中国脊柱脊髓杂志，24（2）：97-102.

邱勇，2007.青少年特发性脊柱侧凸的分型及其对制定治疗策略的意义［J］.中华外科杂志，45（8）：510-512.

邱勇，2010.提高对Ⅰ型神经纤维瘤病性脊柱侧凸后路矫形椎弓根螺钉误置的认识［J］.中国脊柱脊髓杂志，20（5）：353-355.

邱勇，王岩，2006.对先天性胸腰椎半椎体畸形如何选择手术时机、方式和入路［J］.中国脊柱脊髓杂志，16（3）：171-174.

曲红梅，2010.出生缺陷与原生环境关系研究进展［J］.中国公共卫生，26（1）：31-32.

冉云霓，于洁，宪莹，等，2016.21-三体综合征相关急性白血病：21例报告［J］.南方医科大学学报，36（3）：433-436.

饶姣，曾国洪，王树水，等，2014.原发性肉碱缺乏症性心肌病患者基因突变及家系分析［J］.中华儿科杂志，52（7）：544-547.

任常军，李彦敏，陈宝昌，等，2009.异戊酸血症1例报告［J］.临床儿科杂志，27（12）：1185.

任飞，叶小雅，仇金泉，等，2006.遗传性乳光牙本质病例追踪报告［J］.广东牙病防治，14（01）：10-12.

任守臣，田朝霞，邓亚仙，等，2018.尼曼匹克病C型的临床表现及基因突变特点分析［J］.中华医学杂志，98（4）：284-288.

任一昕，乔杰，闫丽盈，2017.单基因遗传病的胚胎植入前遗传学诊断方法研究进展［J］.中华医学遗传学杂志，37（3）：443-447.

阮永胜，吴学东，李春富，等，2014.异基因造血干细胞移植治疗儿童脑白质营养不良病5例分析［C］.广州：全国小儿血液病学术会议.

邵帅，张莉，刘华，等，2018.不同治疗方式在唇腭裂术后牙颌面畸形患者中的应用效果对比［J］.世界最新医学信息文摘，18（82）：53+55.

邵肖梅，叶鸿瑁，丘小汕，2013.实用新生儿学［M］.第4版.北京：人民卫生出版社：387-391，807.

申斌，陈伟，郭燕丽，等，2010.经胸超声心动图和多层螺旋CT血管造影诊断法洛四联症的对照研究［J］.临床超声医学杂志，12（2）：76-79.

沈奕，刘祖德，李新锋，2007.Marfan综合征患者脊柱侧弯的手术治疗［J］.中国临床医学，14（2）：233-235.

沈永年，罗小平，2010.儿科内分泌遗传代谢性疾病诊疗手册［M］.上海：上海科学技术出版社：243-256.

施诚仁，金先庆，李仲智，2009.小儿外科学［M］.第4版.北京：人民卫生出版社：446-459.

施惠平，黄尚志，2000.遗传代谢病的产前诊断［J］.中国实用儿科杂志，15（2）：80-82.

施晓容，柯钟灵，郑爱东，等，2014.一个戊二酸血症Ⅰ型患者家系的临床分析及基因突变研究［J］.中华医学遗传学杂志，31（5）：608-611.

石冰，王永前，2017.隐性唇裂的治疗进展［J］.组织工程与重建外科杂志，13（5）：273-275.

石冰，郑谦，2017.唇腭裂与面裂就医指南［J］.华西口腔医学杂志，35（5）：412-501.

舒慧英，张庆，李蕙，等，2018.葡萄糖-6-磷酸脱氢酶缺乏症基因突变分析［J］.中华妇幼临床医学杂志（电子版），14（3）：291-295.

束昊，邱勇，孙超，等，2010. 青少年Ⅰ型神经纤维瘤病性脊柱侧凸患者Cobb角与骨密度的相关性分析［J］. 中国脊柱脊髓杂志，20（5）：363-366.

司艳梅，杨树法，王昕，等，2016. 荧光原位杂交技术与染色体核型分析在产前诊断中的应用［J］. 中国优生与遗传杂志，（1）：55-56.

宋从磊，童文佳，杨广娥，等，2016. MFSD8基因突变所致神经元蜡样质脂褐素沉积7型一例［J］. 中华儿科杂志，54（7）：537-538.

宋杰，张达雄，2018. 改良Nikaidoh术治疗大动脉转位或右室双出口合并室间隔缺损、肺动脉狭窄的早中期结果［J］. 国际心血管病杂志，45（2）：94-97.

宋岐，马威，李沁园，等，2017. Sebelipase alfa——用于治疗溶酶体酸性脂肪酶缺乏症的药物［J］. 临床药物治疗杂志，15（1）：71-74.

苏飞飞，吕玉丹，苗晶，等，2016. CLN6型神经元蜡样质脂褐素沉积病1例报告并文献复习［J］. 中风与神经疾病，33（4）：367-368.

苏虹，陈明，杨志荣，等，2012. 完全型大动脉转位胎儿产前超声表现及漏诊分析［J］. 中华医学超声杂志（电子版），9（10）：49-52.

苏文凌，戴斌，朱铁虹，2014. 非典型21-羟化酶缺乏症临床诊治进展［J］. 疑难病杂志，12（2）：218-219.

孙丽莹，2017. 儿童肝移植［J］. 中华实用儿科临床杂志，32（11）：818-820.

孙琳，何怡华，赵映，等，2014. 胎儿左上腔静脉提示主动脉缩窄及发育不良的比值比分析［J］. 中国超声医学杂志，（11）：1010-1013.

孙维绎，李剑，2014. 淀粉样变性分型的研究进展［J］. 中国实验血液学杂志，22（1）：259-262.

孙新，何少茹，庄建，等，2011. 大动脉调转术手术时机对完全性大动脉转位患儿预后的影响［J］. 中华实用儿科临床杂志，26（13）：1045-1048.

索来，陈志强，罗锋，等，2015. 固定义齿联合活动义齿修复牙本质发育不全患者1例［J］. 国际口腔医学杂志，42（03）：260-262.

谭文婷，向密，但芸婕，等，2018. 119例肝豆状核变性临床特征及致病基因ATP7B变异谱分析［J］. 第三军医大学学报，40（18）：1674-1681.

汤陈璐，沈卫民，2015. Pierre Robin序列征相关基因的研究与进展［J］. 中国组织工程研究，19（24）：3910-3915.

唐荣德，1985. 在一例二氢胸腺嘧啶脱氢酶缺乏症患儿的尿、血和脑脊液中，尿嘧啶和胸腺嘧啶水平增高［J］. 国际检验医学杂志，12（3）：39-40.

唐湘凤，栾佐，2011. 造血干细胞移植治疗黏多糖病研究进展［J］. 中华实用儿科临床杂志，26（3）：162-165.

唐欣，马婷婷，王佳琦，等，2009. 不完全Tessier 3型面裂鼻眼畸形矫正3例报道［J］. 福建医科大学学报，43（3）：270-272.

唐亚娟，孙朗炎，康定华，等，2004. 皮肤色素痣的4种治疗方法比较［J］，临床皮肤科杂志，33（10）：637.

陶娜，莫桂玲，张红红，等，2016. 丙酸血症两家系的临床特征及基因突变分析［J］. 中国小儿急救医学，23（6）：418-421.

陶曙光，王建明，杨仕海，等，2012. 婴幼儿主动脉缩窄合并心内畸形的Ⅰ期手术纠治［J］. 心肺血管病杂志，31（5）：534-536.

田永泉，2001. 耳鼻咽喉科学［M］. 北京：人民卫生出版社：177-178，329.

王昌美，高庆红，付风华，等，2000. 平阳霉素局部注射治疗口腔颌面部血管瘤［J］. 华西口腔医学杂志，18（5）：317-319.

王朝，刘思涵，薄丽津，等，2018. 葡萄糖-6-磷酸脱氢酶缺乏症的临床特征与实验室特征分析［J］. 中国实验血液学杂志，26（5）：1437-1441.

王芳芳，罗蓉，2016. 小头畸形的临床诊断与细胞和分子生物学诊断的研究进展［J］. 中华妇幼临床医学杂志（电子版），12（3）：369-372.

王广新，张豪正，杨艳玲，2018. 3-羟基-3-甲基戊二酸尿症研究进展［J］. 中华实用儿科临床杂志，33（8）：635-637.

王国建，戴朴，韩东一，等，2008. 基因芯片技术在非综合征性耳聋快速基因诊断中的应用研究［J］. 中华耳科学杂志，6：61-66.

王吉耀，廖二元，黄从新，等，2010. 内科学［M］. 第2版. 北京：人民卫生出版社：987-991.

王坚敏，陈静，2017. 异基因造血干细胞移植治疗黏多糖贮积症儿科专家共识［J］. 中国小儿血液与肿瘤杂志，（5）：227-230.

王犁明，韩瑞芳，应铭，等，2016. 眼皮肤白化病患者TYR基因突变筛查及临床分型［J］. 中华实验眼科杂志，34（10）：905-909.

王蒙荷，赵岚，2013. 新生儿缺氧缺血性脑病发病和预后影响因素的调查分析［J］. 中国现代医生，51（3）：14-17.

王柠，王志强，2012. 重视高通量技术在神经分子遗传学研究中的应用［J］. 中华神经科杂志，45（8）553-556.

王秋菊，沉亦平，邬玲仟，等，2017. 遗传变异分类标准与指南［J］. 中国科学：生命科学，47（6）：668-688.

王秋菊，沉亦平，邬玲仟，等，2017. 遗传变异分类标准与指南［J］. 中国科学：生命科学47（6）：668-688.

王瑞泉，许景林，吴联强，等，2018. 新生儿主动脉缩窄的临床分析［J］. 中国小儿急救医学，25（1）：65-68.

王澍寰，1999. 手外科学［M］. 第2版. 北京：人民卫生出版社：33-38.

王爽，刘晓燕，秦炯，2010. 肌电图检查在遗传代谢病诊断中的意义［J］. 中华实用儿科临床杂志，25（24）：1868-1869.

王亭，邱贵兴，2005. 神经纤维瘤病在骨科中的表现及治疗［J］. 中华骨科杂志，25（4）：245-247.

王卫平，毛萌，李廷玉，等，2015. 儿科学教材［M］. 第8版. 北京：人民卫生出版社：152-153.

王小林，杨美蓉，王长琛，等，2018. 综合征小耳畸形基因学研究进展［J］. 中国优生与遗传杂志，26（4）：9-11+59.

王晓晶，聂敏，孙梅励，2014. 11β-羟化酶缺陷症遗传学研究现状［J］. 生殖医学杂志，23（2）：160-164.

王欣，赵玉鸣，2016. 遗传性釉质发育不全研究现状［J］. 中国实用口腔科杂志，9（9）：516-518.

王棪媛，路瑾，2016. 原发系统性淀粉样变性的诊疗进展［J］. 临床血液学杂志，29（4）：544-546.

王燕燕，李晓辉，徐西华，2013. 地中海贫血诊治进展与我国现状［J］. 中国实用儿科杂志，28（6）：473-476.

王瑜，张惠文，叶军，等，2012. 两种血浆壳三糖酶活性测定方法的比较及其临床应用［J］. 中华儿科杂志，50（11）：834-838.

王圆圆，2011. 出生缺陷与孕妇饮食状况关系的研究进展［J］. 中国优生与遗传杂志，19（10）：137-138.

王云，肖天林，刘旭阳，2013. 先天性白内障的分子遗传学研究进展［J］. 中华实验眼科杂志，31（9）：891-896.

王忠诚，2000. 神经外科手术学［M］. 北京：科学出版社：437.

魏克伦，刘绍基，2013. 新生儿常见疾病诊断与处理［M］. 北京：人民卫生出版社：287-301.

魏煦，杨芸，韩薇，2015. 1例遗传性牙本质发育不全Ⅱ型患者咬合重建治疗的临床体会［J］. 实用口腔医学杂志，31（4）：589-591.

文建国，吴军卫，李一冬，等，2016. 隐性脊柱裂流行病学及诊疗研究进展［J］. 中华小儿外科杂志，37（9）：711-715.

邬文莉，华亮，王洪涛，等，2011. 广东地区口面裂患者IRF6基因编码区序列特点分析［J］. 中国优生与遗传杂志，19（8）：12-14.

吴白燕，王培林，2007. 医学遗传学［M］. 第5版. 北京：人民卫生出版社：118-120.

吴莉芳，饶若，王述文，等，2018. 染色体核型分析和荧光原位杂交技术对慢性粒细胞性白血病的诊治意义［J］. 中国现代医学杂志，28（14）：89-93.

吴莫龄，刘丽，周知子，等，2017. 3-羟基-3-甲基戊二酸尿症1例的临床特点及遗传学研究［J］. 中华实用儿科临床杂志，32（20）：1584-1586.

吴南海，栾佐，鲍亮，等，2015. 无关脐血移植治疗Ⅰ型黏多糖病［J］. 中华实用儿科临床杂志，30（8）：604-607.

吴庆华，信艳萍，张毅，等，2015. 17α-羟化酶/17,20-裂解酶缺陷症的诊断及治疗效果探讨［J］. 中华妇产科杂志，50（2）：140-143.

吴桐菲，李溪远，王峤，等，2013. 一例婴儿型Sandhoff病家系的基因诊断与产前诊断［J］. 浙江大学学报（医学版），42（4）：403-410.

吴希如，林庆，2000. 小儿神经系统疾病基础与临床［M］. 北京：人民卫生出版社：464-465.

吴晓初，1996. Noonan综合征［J］. 国际皮肤性病学杂志，（4）：234-236.

吴信，2011. 法洛四联症的外科治疗［J］. 中华临床医师杂志（电子版），5（1）：4-7.

吴岩，申文凤，福林，2018. 超声心动图对法洛四联症的临床诊断分析［J］. 中国妇幼保健，33（14）：3331-3333.

吴怡，程蔚蔚，2016. 出生缺陷概况及产前筛查［J］. 中国计划生育和妇产科，8（1）：29-33.

夏爱君，郭方明，2009. 超声心动图诊断先天性右位心合并复杂畸形的临床价值［J］. 中国超声医学杂志，25（7）：660-663.

夏超，谭颖徽，2015. 自体喙突移植再造髁突关节成形术伴同期颌成形术的疗效评估［J］. 重庆医学，44（10）：1355-1357.

夏家辉，邬玲仟，2003. 遗传咨询与产前诊断［J］. 中华妇产科杂志，38（8）：474-477.

夏训明，2015. 美国FDA批准Xuriden用于治疗遗传性乳清酸尿症［J］. 广东药学院学报，（5）：580.

肖海，张卉，李涛，等，2015. 第二代测序技术在一中国先天性白内障家系致病基因检测中的应用［J］. 中华实验眼科杂志，33（8）：705-709.

肖江喜，高莉，周元春，等，2003. 儿童神经元蜡样质脂褐素增多病的MRI诊断［J］. 中华放射学杂志，37（9）：802-804.

肖现民，2007. 临床小儿外科学［M］. 上海：复旦大学出版社：238-242.

肖祎炜，汪小丽，张嫣，等，2017. 产前超声和MRI诊断先天性膈疝的应用价值［J］. 中国超声医学杂志，33（4）：319-321.

谢波波，罗静思，雷亚琴，等，2016. 一种新的复合杂合突变导致3-甲基巴豆酰辅酶A羧化酶缺乏症［J］. 中华医学遗传学杂志，33（5）：657-661.

谢进生，史亚民，孙衍庆，等，2004. 儿童Marfan综合征的诊断和外科治疗［J］. 中华小儿外科杂志，25（10）：28-31.

邢泉生，武钦，刘玮，等，2017. 一期手术根治新生儿早产儿有症状法洛四联症［J］. 中华胸心血管外科杂志，33（5）：262-266.

邢新，欧阳天祥，张明利，等，2004. Tessier3型面裂鼻眼畸形矫正3例报道［J］. 中国美容整形外科杂志，（5）：238-241.

熊凤霞，李海香，曾惠娟，等，2018. 对1例小颌畸形综合征患儿进行治疗和护理的效果研究［J］. 当代医药论丛，16（13）：243-244.

熊倩倩，2017. 糖原累积病的诊疗进展［J］. 中风与神经疾病杂志，34（10）：957-960.

熊青峰，马小静，钟志林，等，2011. 完全性大动脉转位多排螺旋CT临床价值［J］. 临床放射学杂志，30（10）：1511-1514.

徐佳，李茜，乔嘉，等，2018."夹心法"矫治半侧颜面短小的临床研究［J］.中国美容医学杂志，27（5）：128-131.

徐晓昕，徐志勇，王勤，等，2018.结合多重连接探针扩增技术与第二代测序技术建立假性肥大型肌营养不良产前诊断技术平台［J］.中华检验医学杂志，41（1）：70-72.

徐益恒，瞿晓媛，邝文琳，等，2015.尼曼-匹克病1例并文献复习［J］.国际检验医学杂志，36（23）：3507-3508.

徐志伟，张海波，郑景浩，等，2012.肺动脉环缩术在矫正型大动脉转位形态学左心室功能锻炼中的应用［J］.中国胸心血管外科临床杂志，19（6）：581-584.

许珊珊，顾学范，2007.黏多糖贮积症的治疗进展［J］.国际儿科学杂志，34（4）：304-307.

薛梅，王志东，刘静，等，2010.单倍体相合造血干细胞移植联合间充质干细胞输注治疗异染性脑白质营养不良［J］.组织工程与重建外科杂志，6（5）：253-256.

薛志华，2010.3-甲基巴豆酰辅酶A羧化酶缺乏症1例［J］.中国当代儿科杂志，12（2）：157-158.

闫承先，2000.小儿耳鼻咽喉科学［M］.天津：天津科学技术出版社：175-176，562-575.

严恺，金帆，2017.出生缺陷相关遗传病产前诊断技术新进展［J］.浙江大学学报（医学版），46（3）：227-232.

严志龙，胡明，洪莉，等，2012.胸腔镜治疗先天性食管闭锁［J］.中华小儿外科杂志，33（1）：13-15.

杨斌，徐敬，周志明，等，2015.完全性大动脉转位合并室间隔缺损及左心室流出道梗阻的手术治疗［J］.心血管外科杂志（电子版），4（4）：16-19.

杨贵，邱书奇，耿发云，等，2012.不同术式治疗面裂囊肿68例临床分析［J］.中国耳鼻咽喉颅底外科杂志，18（1）：45-46+50.

杨慧，朱琦，陈娇，等，2011.超声心动图在检测胎儿大动脉转位的应用价值［J］.中国超声医学杂志，27（4）：363-365.

杨璐，2010.遗传相关性低镁血症［J］.国际儿科学杂志，37（5）：524-526.

杨仁凯，唐晓军，2012.原发性小头畸形的临床特征及相关基因的研究进展［J］.中国美容医学，21（11）：2066-2070.

杨荣强，张燕敏，高群，等，2011.1%聚桂醇注射液局部注射治疗小儿体表血管瘤的临床观察［J］.中华小儿外科杂志，32（9）：715-716.

杨蕊，谭冬琼，王瑜，等，2015.以新生儿胆汁淤积症为首要表现的尼曼匹克病C型三例［J］.中华儿科杂志，53（1）：57-61.

杨思源，陈树宝，2012.小儿心脏病学［M］.第4版.北京：人民卫生出版社：291-300.

杨心蕊，蒋祖明，2012.主动脉缩窄的治疗现状及进展［J］.临床儿科杂志，30（7）：693-696.

杨亚利，谢明星，王新房，等，2003.经胸超声心动图诊断先天性右位心17例及文献分析［J］.中国超声医学杂志，19（7）：507-511.

杨艳玲，2006.生物素与生物素酶缺乏症［J］.临床儿科杂志，24（12）：941-943.

杨艳玲，韩连书，2018.单纯型甲基丙二酸尿症饮食治疗与营养管理专家共识［J］.中国实用儿科杂志，（7）：481-486.

杨艳玲，孙芳，钱宁，等，2005.尿素循环障碍的临床和实验室筛查研究［J］.中华儿科杂志，43（5）：331-334.

杨艳玲，张月华，姜天武，等，2001.六例丙酸血症的诊断和治疗分析［J］.中华儿科杂志，39（3）：170-171.

杨雨楠，王虎，游梦，等，2018.单侧完全性唇裂伴完全性牙槽突裂患者软腭形态及腭咽闭合功能研究［J］.临床口腔医学杂志，34（8）：476-479.

叶军，2016.新生儿遗传代谢病筛查发展及诊治规范［J］.中国计划生育和妇产科，8（1）：6-13.

叶军，宫丽霏，韩连书，等，2014. 新生儿筛查疑诊3-甲基巴豆酰辅酶A羧化酶缺乏症患儿的随访及基因分析［J］. 中华儿科杂志，52（6）：409-414.

叶军，雷红林，张惠文，等，2013. 黏多糖贮积症ⅣA型患儿GALNS基因突变研究［J］. 中华儿科杂志，51（6）：414-419.

易定华，徐志云，王辉山，2016. 心脏外科学［M］. 北京：人民军医出版社：840-897.

殷斌，石冰，贾仲林，2018. PRDM16基因及母亲孕期环境暴露因素与非综合征型唇腭裂相关性研究［J］. 华西口腔医学杂志，36（5）：503-507.

余杨，韦慧，左梦玲，等，2017. 出生缺陷研究现状及预防模式研究进展［J］. 中国优生与遗传杂志，25（5）：5-7.

袁斯明，邢新，欧阳天祥，等，2005. 婴幼儿血管瘤病理演变过程中形态观察［J］. 临床与实验病理学杂志，20（3）：290-294.

袁云，2008. 神经元蜡样质脂褐素沉积病的遗传学和临床表现规律以及诊断策略［J］. 中国现代神经疾病杂志，8（2）：105-108.

翟瑄，蒋莉，2013. 先天性脑积水的发病机制及脑结构改变［J］. 中国神经精神疾病杂志，39（10）：638-640.

詹丽萍，李栋方，李平甘，等，2017. 婴儿型Sandhoff病1例报告并文献复习［J］. 临床儿科杂志，35（9）：694-697.

占霞，顾学范，琳娜，等，2016. 高通量检测戈谢病和尼曼匹克病A/B型的超高效液相色谱-串联质谱法的建立［J］. 检验医学，31（6）：521-526.

占霞，琳娜，张惠文，等，2016. 尼曼匹克病C型18例血7-酮胆固醇水平、临床表现及基因突变分析［J］. 中华儿科杂志，54（6）：419-423.

张超. 熊斌，等，2008. 皮肤黑色素细胞痣的手术治疗探讨［J］. 中国美容医学，11（17）：1576-1578.

张春振，方敏华，王辉山，等，2018. 体肺动脉分流术后分期矫治法洛四联症临床研究［J］. 临床军医杂志，46（4）：406-408.

张菲晏，计晓娟，2018. 先天性主动脉缩窄的临床诊疗进展［J］. 局解手术学杂志，27（2）：148-152.

张豪正，王广新，2016. 生物素酶缺乏症研究进展［J］. 中华实用儿科临床杂志，31（8）：637-640.

张惠锋，贾兵，刘芳，等，2012. 镶嵌技术与传统Ⅰ期根治手术治疗3个月龄内主动脉缩窄合并室间隔缺损［J］. 中华小儿外科杂志，33（8）：565-568.

张惠文，王瑜，叶军，等，2009. 黏多糖贮积症47例的常见酶学分型［J］. 中华儿科杂志，47（4）：276-280.

张洁，张云山，朱海燕，等，2017. 胎儿颜面部畸形的超声检测与其染色体异常的相关分析［J］. 中国超声医学杂志，33（2）：153-156.

张金娥，纪伟英，2015. 产前超声诊断胎儿Cantrell五联征［J］. 中国医学影像学杂志，（3）：226-228.

张磊，徐晓恒，王吉，等，2015. 婴儿型糖原累积病Ⅱ型一家系的临床和基因突变分析［J］. 中国当代儿科杂志，17（11）：1228-1231.

张力，周成斌，章晓华，等，2018. 半身体外循环技术在主动脉缩窄矫治术中的应用［J］. 中国胸心血管外科临床杂志，25（9）：814-816.

张莉，徐明彤，2008. 遗传性血色病分子机制的研究进展［J］. 国际内分泌代谢杂志，28（s1）：75-78.

张曼娜，李小英，2011. 11β-羟化酶缺陷症研究进展［J］. 国际内分泌代谢杂志，31（1）：66-68.

张明，黄萍，肖乃安，2014. C型尼曼匹克病1例并文献复习［J］. 中华实用儿科临床杂志，29（11）：879-880.

张宁，李国良，杨晓苏，等，2003. 成年型神经元蜡样质脂褐质沉积症的临床和病理特征［J］. 中风与神经疾病杂志，20（2）：132-133.

张万巧，杨尧，闫磊，等，2016. 两种质谱技术在新生儿甲基丙二酸血症和丙酸血症鉴别诊断中的应用及评价［J］. 中华新生儿科杂志，31（2）：81-85.

张万仁，孙亚臣，1992. 皮肤厚度研究［J］. 解剖学志，15（4）：294-297.

张为民，邓亮生，孟岩，等，2009. 中国人戈谢病基因突变的分析［J］. 中华医学杂志，89（48）：3397-3400.

张为民，施惠平，孟岩，等，2008. 黏多糖贮积症Ⅲ型的鉴别诊断与产前诊断［J］. 中华儿科杂志，46（6）：407-410.

张新顺，张惠文，顾学范，2011. 黏多糖病Ⅱ型的产前诊断［J］. 中华医学遗传学杂志，28（5）：536-538.

张星光，苏俐，郭舒怡，2010. 出生缺陷相关因素的研究进展［J］. 中国预防医学杂志，11（12）：1279-1281.

张星星，毛定安，罗小平，等，2005. 单纯型3-甲基巴豆酰辅酶A羧化酶缺乏症2例并文献复习［J］. 中国实用儿科杂志，20（8）：62-63.

张兴，2015. 完全性大动脉转位的治疗进展［J］. 心血管病学进展，36（1）：11-15.

张雪松，王岩，张永刚，2004，等. X线平片与三维CT重建对先天性脊柱侧凸患者半椎体畸形的诊断价值［J］. 中国脊柱脊髓杂志，14（9）：534-537.

张亚敏，王智楠，徐忠强，2014. 新生儿及婴幼儿先天性喉囊肿的临床特点及诊治探讨［J］. 临床耳鼻咽喉头颈外科杂志，28（9）：631-634.

张阳，成雨生，张扬，等，2018. 改良自体肋软骨修复唇裂术后鼻畸形［J］. 中国校医，32（06）：449-450+481.

张阳，余珊珊，陈珂，等，2018. 超声评估腭裂患儿舌运动的临床价值［J］. 临床超声医学杂志，20（9）：607-609.

张晔，潘博，2015. Nager综合征的研究现状［J］. 医学综述，21（10）：1839-1842.

张一休，孟华，鲁嘉，等，2014. 胎儿完全性大动脉转位产前超声诊断［J］. 协和医学杂志，5（1）：64-67.

张永为，孙琨，2004. 室间隔缺损自然闭合机制［J］. 临床儿科杂志，22（3）：185-186.

张勇，许刚，温树生，等，2018. 法洛四联症根治术肺动脉瓣保护策略对右心功能的影响. 中华外科杂志，56（6）：474-476.

张长江，王德才，杜德禄，2012. 小儿法洛四联症的外科治疗［J］. 中华实用儿科临床杂志，27（17）：1370-1371.

张振平，2005. 晶状体病学［M］. 广州：广东科技出版社：47-48.

章瑞南，邱文娟，叶军，等，2013. 尼曼-匹克病C型一家系基因突变分析及产前基因诊断［J］. 中华围产医学杂志，16（12）：750-754.

仇建国，2010. Ⅰ型神经纤维瘤病性脊柱侧凸的自然转归及手术并发症［J］. 中国脊柱脊髓杂志，20（5）：358-358.

赵奉，张华，2018. 气管插管保留自主呼吸全身麻醉用于小儿唇裂手术的安全性分析［J］. 中国社区医师，34（17）：71+73.

赵福运，高岩，吴美娟，等，2009. 血管瘤和脉管畸形新分类诊断和治疗［J］. 北京大学学报（医学版），41（1）：21-27.

赵辉，2013. 线粒体脑肌病一个家系的临床、病理和分子病理研究［D］. 济南：山东大学.

赵静，2014. 先天性胆汁酸合成障碍1型和2型临床特征及基因突变研究［D］. 复旦大学.

赵丽，李红，薛永权，等，2004. 荧光原位杂交技术在遗传病诊断中的应用［J］. 中华医学遗传学杂志，21（6）：611-614.

赵诗，刘秋颖，张云山，2016. 糖原累积病Ⅱ型超声心动图表现1例［J］. 中国医学影像技术，32（07）：1030.

赵小媛，江敏妍，黄永兰，等，2012. 溶酶体贮积病患儿血清壳三糖苷酶测定的临床意义［C］. 福州：中华医学会2012年医学遗传学年会暨全国第十一次医学遗传学学术会议.

赵馨，何天文，尹爱华，2014. 第二代测序技术与无创产前诊断［J］. 分子诊断与治疗杂志，6（3）：198-203.

赵正言，2014. 新生儿遗传代谢病筛查进展［J］. 中国实用儿科杂志，29（8）：586-589.

赵正言，顾学范，2015. 新生儿遗传代谢病筛查［M］. 北京：人民卫生出版社：121-159.

甄一松，谢攀，史海波，等，2001. 在线人类孟德尔遗传数据库（OMIM）［J］. 中国分子心脏病学杂志，1（1）：46-48.

郑纪鹏，黄永兰，赵小媛，等，2014. 黏多糖贮积症Ⅵ型13例临床特征及芳香基硫酸酯酶B基因突变分析［J］. 中华儿科杂志，52（6）：403-408.

郑家伟，陈传俊，张志愿，2003. 平阳霉素瘤内注射治疗口腔颌面部血管瘤、血管畸形的系统评价［J］. 中国口腔颌面外科杂志，1（2）：102-105.

郑杰梅，刘之英，夏培，等，2017. 607例Turner综合征的临床表现及细胞遗传学分析［J］. 中华医学遗传学杂志，34（1），61-64.

郑勤田，伍连康，容文星，1991. 平阳霉素局部注射治疗小儿血管瘤（附210临床分析）［J］. 中华外科杂志，29（5）：290-291.

郑瑞芝，袁慧娟，虎子颖，等，2017. 黏多糖贮积症Ⅱ型一例［J］. 中华内科杂志，56（8）：614-616.

郑珊，郑继翠，2011. 新生儿十二指肠梗阻的诊断与治疗［J］. 中华胃肠外科杂志，14（10）：749-750.

郑思佳，贺永强，刘刚，等，2017. 出生缺陷研究及防治工作进展［J］. 中国社区医师，33（11）：6-7.

郑永生，刘华超，2006. 右侧Tessier12号颅面裂合并左侧Tessier2号面裂一例［J］. 中华整形外科杂志，（3）：240.

中国医师协会儿科医师分会先天性心脏病专家委员会，中华医学会儿科学分会心血管学组，《中华儿科杂志》编辑委员会，2015. 儿童常见先天性心脏病介入治疗专家共识［J］. 中华儿科杂志，53（1）：17-24.

中国医师协会心血管内科分会先心病工作委员会，2011. 常见先天性心脏病介入治疗中国专家共识一、房间隔缺损介入治疗［J］. 介入放射学杂志，20（1）：3-9.

中国医师协会心血管内科分会先心病工作委员会，2011. 常见先天性心脏病介入治疗中国专家共识二、室间隔缺损介入治疗［J］. 介入放射学杂志，20（2）：87-92.

中国医师协会心血管内科分会先心病工作委员会，2011. 常见先天性心脏病介入治疗中国专家共识三、动脉导管未闭介入治疗［J］. 介入放射学杂志，20（3）：172-176.

中国医师协会心血管内科分会先心病工作委员会，2011. 常见先天性心脏病介入治疗中国专家共识四、经皮球囊肺动脉瓣与主动脉瓣成形术［J］. 介入放射学杂志，20（4）：253-260.

中国医师协会心血管内科医师分会，2015. 先天性心脏病相关性肺动脉高压诊治中国专家共识［J］. 中国介入心脏病学杂志，23（2）：61-69.

中华口腔医学会口腔颌面外科专业委员会脉管性疾病学组，2008. 口腔颌面部血管瘤和脉管畸形治疗指南［J］. 中华医学会杂志，88（44）：3102-3107.

中华人民共和国国家卫生和计划生育委员会. 肿瘤个体化治疗检测技术指南（试行）［S］. 2015-7-31.

中华人民共和国卫生部. 医疗机构临床基因扩增检验实验室管理办法［S］. 2010-12-06.

中华医学会病理学分会，中国医师协会病理科医师分会，中国抗癌协会肿瘤病理专业委员会，等，2015. 分子病理诊断实验室建设指南（试行）［J］. 中华病理学杂志，44（6）：369-371.

中华医学会儿科学分会，2016. 儿科内分泌与代谢性疾病诊疗规范［M］. 北京：人民卫生出版社：266-299.

中华医学会儿科学分会，2016. 儿科内分泌与代谢性疾病诊疗规范［M］. 北京：人民卫生出版社：325-341.

中华医学会儿科学分会内分泌遗传代谢病学组，2016. 先天性肾上腺皮质增生症21-羟化酶缺陷诊治共识［J］. 中华儿科杂志，54（8）：569-576.

中华医学会儿科学分会内分泌遗传代谢学组，2014. 高苯丙氨酸血症的诊治共识［J］. 中华儿科杂志，52（6）：420-425.

中华医学会儿科学分会遗传代谢内分泌学组，2015. 中国戈谢病诊治专家共识（2015）［J］. 中华儿科杂志，53（4）：256-261.

中华医学会围产医学分会胎儿医学学组，中华医学会妇产科学分会产科学组，2017. 非免疫性胎儿水肿临床指南［J］. 中华围产医学杂志，20（11）：769-775.

中华医学会小儿外科分会腔镜外科学组，2017. 腹腔镜胆总管囊肿手术操作指南（2017版）［J］. 中华小儿外科杂志，38（7）：485-494.

中华医学会小儿外科学分会内镜外科学组，2017. 腹腔镜先天性巨结肠症手术操作指南（2017版）［J］. 中华小儿外科杂志，38（4）：247-254.

中华医学会小儿外科学分会内镜外科学组，中华医学会小儿外科学分会心胸外科学组，2018. 先天性膈疝修补术专家共识及腔镜手术操作指南（2017版）［J］. 中华小儿外科杂志，39（1）：1-8.

中华医学会心血管病学分会，中国成人肥厚型心肌病诊断与治疗指南编写组，中华心血管病杂志编辑委员会，2017. 中国成人肥厚型心肌病诊断与治疗指南［J］. 中华心血管病杂志，45（12）：1015-1032.

中华医学会心血管病学分会动脉粥样硬化及冠心病学组，2018. 家族性高胆固醇血症筛查与诊治中国专家共识［J］. 中华心血管病杂志，46（2）：99-103.

钟敏泉，曾小璐，郭予雄，等，2011. 影响大动脉调转术治疗完全性大动脉转位患儿死亡的危险因素［J］. 中华实用儿科临床杂志，26（7）：545-547.

钟文耀，田文，李淳，等，2017. 手部先天性并指畸形的手术治疗进展［J］. 中国骨与关节杂志，6（4）：305-308.

周丛乐，陈惠金，虞人杰，2007. 新生儿颅脑超声诊断学［M］. 北京：北京大学医学出版社：71-83.

周辉，王震，杨苹，等，2011. 聚桂醇治疗皮肤血管瘤78例［J］. 医药导报，30（4）：484-485.

周柳英，陈琼瑛，李胜利，等，2004. 超声诊断胎儿双侧桡骨缺失并多种畸形2例［J］. 职业卫生与病伤，19（2）：103.

周敏，2018. 萍乡地区唇腭裂流行病学调查及遗传分析［J］. 全科口腔医学电子杂志，（29）：74+76.

周文娟，李自清，2011. 完全性大动脉转位的超声心动图诊断［J］. 中国临床研究，24（9）：821-822.

朱光辉，高培培，濮礼臣，2013. TessierⅢ号面裂整复6例报告［J］. 中国美容医学，22（5）：527-529.

朱家全，丁士鳌，张丽，等，2018. 法洛四联症根治术中右心室-肺动脉测压与术后超声心动图压力阶差的相关性研究［J］. 中国心血管病研究，16（8）：731-735.

朱军，李胜利，2008. 中国出生缺陷图谱［M］. 北京：人民卫生出版社：1-6.

朱俊丞，魏兵，王华，2015. 芳香基硫酸酯酶A基因检测对异染性脑白质营养不良诊断的意义［J］. 中华实用儿科临床杂志，30（24）：1859-1862.

朱燕凤，张婷，陈扬，等，2013. Wolman病临床及LIPA基因突变1例［J］. 中国循证儿科杂志，8（1）：55-59.

朱自江，王浩，高百顺，2005. 超声心动图对先天性右位心的诊断价值［J］. 中国超声医学杂志，

21（3）：180-183.

诸静其，金惠明，施诚仁，2003. 小儿脊髓纵裂诊治的进展［J］. 临床小儿外科杂志，2（1）：43-46.

邹德威，吴继功，马华松，等，2008. 半椎体切除治疗先天性脊柱侧后凸畸形［J］. 中国脊柱脊髓杂志，18（3）：191-195.

邹华新，张宏伟，曹慧，等，2012. B型尼曼-匹克病一例［J］. 中华小儿外科杂志，33（6）：476-477.

Abdulaziz NM, Turmaine M, Greene ND, et al, 2009. EphrinA-EphA receptor interactions in mouse spinal neurulation: implications for neural fold fusion［J］. Int J Dev Biol, 53（4）：559-568.

Abouassaly R, Gill IS, Kaouk JH, 2007. Laparoscopic upper pole partial nephrectomy for duplicated renal collecting systems in adult patients［J］. Urology, 69（6）：1202-1205.

Ackerman AB, Guo Y, Vitale PA, 1992. Clues o diagnosis in dermatopathology Ⅱ［M］. Chicago: Amer Soc Clin Path：214-215.

Adler PN, Wallingford JB, 2017. From Planar Cell Polarity to Ciliogenesis and Back: The Curious Tale of the PPE and CPLANE proteins［J］. Trends in Cell Biol, 27（5）：379-390.

Aglan MS, Abdelaleem AK, Elkatoury AI, et al, 2009. Clinical, anthropometric, radiological and molecular characteristics of Egyptian achondroplasia patients［J］. Egyptian Journal of Medical Human Genetics, 10（1）：13-25.

Agrawal P, Kanojia RP, Saxena A, et al, 2017. Retrocaval Ureter: Clinical Images［J］. J Indian Assoc Pediatr Surg, 22（3）：189-190.

Ahren-Nicklas RC, Slap G, Ficicioglu C, 2015. Adolescent presentations of inborn errons of metabolism［J］. J Adolesc Health, 56（5）：477-482.

Ahuja A, Dev K, Tanwar R S, et al, 2015. Copper mediated neurological disorder: Visions into amyotrophic lateral sclerosis, Alzheimer and Menkes disease［J］. J Trace Elem Med Biol, 29（2）：11-23.

Aina-Mumuney AJ, Holcroft CJ, Blakemore KJ, et al, 2008. Intrahepatic vein for fetal blood sampling: one center's experience［J］. Am J Obstet Gynecol, 198（4）：387.

Ajani JA, D'Amico TA, Almhanna K, et al, 2016. Gastric Cancer, Version 3. 2016, NCCN Clinical Practice Guidelines in Oncology［J］. J Nati Compr Canc Netw, 14（10）：1286-1312.

Alonso R, Perez de Isla L, Muñiz-Grijalvo O, et al, 2018. Familial Hypercholesterolaemia Diagnosis and Management［J］. Eur Cardiol, 13（1）：14-20.

Amarnath S, Agarwala S, 2017. Cell-cycle-dependent TGFβ-BMP antagonism regulates neural tube closure by modulating tight junctions［J］. J Cell Sci, 130（1）：119-131.

Amat di San Filippo C, Taylor MR, Mestroni L, et al, 2008. Cardiomyopathy and carnitine deficiency［J］. Mol Genct Metab, 94（2）：162-166.

Ameh EA, Seyi-Olajide JO, Sholadoye TT, 2015. Neonatal surgical care: a review of the burden, progress and challenges in sub-Saharan Africa［J］. Paediatr Int Child Health, 35（3）：243-251.

Amendt BA, Greene C, Sweetman L, et al, 1987. Short-chain acylcoenzyme A dehydrogenase deficiency. Clinical and biochemical studies in two patients［J］. J Clin Invest, 79（5）：1303-1309.

American College of Obstetricians and Gynecologists Committee on Genetics, 2013. Committee Opinion No. 581: the use of chromosomal microarray analysis in prenatal diagnosis［J］. Obstet Gynecol, 122（6）：1374-1377.

Anakwenze OA, Parker WL, Schiefer TK, et al, 2008. Clinical features of multiple glomus tumors［J］. Dermatol Surg, 34（7）：884-890.

Andersen L, Davis T, Testa H, et al, 2017. PCSK9 inhibitor therapy in homozygous familial defective apolipoprotein B-100 due to APOB R3500Q: A case report［J］. J Clinical Lipidology, 11（6）：

1471-1474.

Andersson HC，Charrow J，Kaplan P，et al，2005. Individualization of long-term enzyme replacement therapy for Gaucher disease［J］. Genet Med，7（2）：105-110.

Antomarchi J，Moeglin D，Laurichesse H，et al，2018. The Pubic Diastasis Measurement，a Key Element for the Diagnosis，Management，and Prognosis of the Bladder Exstrophy［J］. Fetal Diagn Ther，19：1-6.

Arena S，Barresi V，Manganaro A，et al，2015. Bladder Mass in Newborn：Case Report and Review of Literature［J］. Urology，86（5）：1004-1007.

Arlen AM，Garcia-Roig M，Weiss AD，et al，2016. Vesicoureteral Reflux Index：2-Institution Analysis and Validation［J］. J Urol，195（4 Pt 2）：1294-1299.

Arnoux JB，de Lonlay P，Ribeiro MJ，et al，2010. Congernital hyperinsulinism［J］. Early Hum Dev，86（5）：287-294.

Au KS，Ashleykoch A，Northrup H，2010. Epidemiology and genetic aspects of spina bifida and other normal tube defects［J］. Developmental Disabilities Research Reviews，16（1）：6-15.

Au KS，Findley TO，Northrup H，2017. Finding the genetic mechanisms of folate deficiency and neural tube defects-Leaving no stone unturned［J］. Am J Med Gene A，173（11）：3042-3057.

Avery OT，MacLeod CM，McCarty M，1944. Studies on the chemical nature of the substance inducing transformation of pnemococcal types：Induction of transformation by a desoxyribonucleic acid fraction isolated from pneumococcus type Ⅲ［J］. J Exp Med，79（2）：137-158.

Aypar E，Yildirim M S，Sert A，et al，2015. A girl with metopic synostosis and trisomy 13 mosaicism：Case report and review of the literature［J］. Am J Med Genet A，155（3）：638-641.

Ayres CF，2016. Identification of Zika virus vectors and implications for control［J］. Lancet Infect Dis. 16（3）：278-279.

Baehner F，Schmiedeskamp C，Krummenauer F，et al，2005. Cumulative incidence rates of the mucopolysaccharidoses in Germany［J］. J Inherit Metab Dis，28（6）：1011-1017.

Baek M，Au J，Huang GO，et al，2017. Robot-assisted laparoscopic pyeloureterostomy in infants with duplex systems and upper pole hydronephrosis：Variations in double-J ureteral stenting techniques［J］. J Pediatr Urol，13（2）：219-220.

Bajic P，Matoka D，Maizels M，2016. Posterior urethral valves（PUV）in pediatric practice--Promoting methods to understand how to diagnose and incise（PUV）［J］. J Pediatr Urol，12（1）：2-4.

Barkorich AJ，Ferriero DM，Bass N，et al，1996. Involvement of the pontomedullary corticospinal tracts：a useful finding in the diagnosis of X-linked Adrenoleukodystrophy［J］. Ajnr Am J Neuroradiol，17（6）：1013-1024.

Barla RK，Sen S，2015. Skin cover in epispadias repair by dorsal transposition of a ventral island flap：a modification of the Pippi Salle technique［J］. Pediatr Surg Int，31（11）：1099-1102.

Baruteau J，Sachs P，Broue P，et al，2014. Clinical and biological features at diagnosis in mitochondrial fatty acid beta-oxidation defects：a French pediatric study from 187 patients. Complementary data［J］. J Inherit Metab Dis，37（1）：137-139.

Bar-Yosef Y，Sofer M，Ekstein MP，et al，2017. Results of Epispadias Repair Using the Modified Cantwell-Ransley Technique［J］. Urology，99：221-224.

Behrman RE，Kliegman RM，Jenson HB，2007. 尼尔森儿科学［M］. 沈晓明，朱建幸，孙锟，译. 北京：北京大学医学出版社：2067-2069.

Bensahel H，Guillaume A，Czukonyi Z，et al，1990. Results of physical therapy for idiopathic clubfoot：a long-term follow-up study［J］. J Pediatr Orthop，10（2）：189-192.

Benson AB 3rd，Venook AP，Bekaii-Saab T，et al，2014. Colon cancer，version 3. 2014.［J］. J Nati

Compr Canc Netw, 12（7）: 1028-1059.

Benson AB 3rd, D'Angelica M I, Abrams T A, et al, 2014. Hepatobiliary cancers, version 2. 2014 [J]. J Nati Compr Canc Netw, 12（8）: 1152-1182.

Benson AB 3rd, Venook A P, Bekaii-Saab T, et al, 2015. Rectal Cancer, Version 2. 2015 [J]. J Nati Comp Canc Netw, 13（6）: 719-728.

Berger VK, Baker VL, 2014. Preimplantation diagnosis for single gene disorders [J]. Semin Repord Med, 32（2）: 107-113.

Berglund L, Brunzell JD, Goldberg AC, et al, 2012. Evaluation and treatment of hypertriglyceridemia: An endocrine society clinical practice guideline [J]. J Clin Endocrinol Metab, 97（9）: 2969-2989.

Bhattacharjee S, Sanga S, Gupta P, et al, 2016. Retrocaval ureter or preureteral vena cava: Lest we forget this rare cause of hydronephrosis [J]. Med J Armed Forces India, 72（Suppl 1）: S77-S79.

Bischoff A, Bealer J, Peña A, 2017. Controversies in anorectal malformations [J]. Lancet Child Adolesc Health, 1（4）: 323-330.

Bittencourt FV, Marghoob AA, Kopf AW, et al, 2000. Large congenital melanocytic nevi and the risk for development of malignant melanoma and neurocutaneous melanocytosis [J]. Pediatrics, 106（4）: 736-741.

Blau N, Hennermann JB, Langenbeck U, et al. 2011. Diagnosis, classification, and genetics of phenylketonuria and tetrahydrobiopterin（BH4）deficiencies [J]. Mol Genet Metab, 104:（Suppl）S2-S9.

Boyd PA, Devigan C, Khoshnood B, et al, 2010. Survey of prenatal screening policies in Europe for structural malformations and chromosome anomalies, and their impact on detection and termination rates for neural tube defects and Down's syndrome [J]. British Journal of Obstetrics & Gynaecology, 115（6）: 689-696.

Braga LH, Pace K, DeMaria J, et al, 2009. Systematic review and meta-analysis of robotic-assisted versus conventional laparoscopic pyeloplasty for patients with ureteropelvic junction obstruction: effect on operative time, length of hospital stay, postoperative complications, and success rate [J]. Eur Urol, 56（5）: 848-857.

Brahm A, Hegele RA, 2013. Hypertriglyceridemia [J]. Nutrients, 5（3）: 981-1001.

Brosens E, Ploeg M, van Bever Y, et al, 2014. Clinical and etiological heterogeneity in patients with tracheo-esophageal malformations and associated anomalies [J]. Eur J Med Genet, 57（8）: 440-452.

Bruckheimer E, Godfrey M, Dagan T, et al, 2014. The Amplatzer duct occluder II Additional Sizes device for transcatheter PDA closure: initial experienceCatheterization and Cardiovascular Interventions [J]. Catheter Cardiovasc Interv, 83（7）: 1097-1101.

Bruton BK, 2012. Newborn screening for Pompe disease: an update [J]. 2011. Am J Med Genet C Semin Med Cenet, 160（1）: 8-12.

Burton BK, Balwani M, Feillet F, et al, 2015. A Phase 3 Trial of Sebelipase Alfa in Lysosomal Acid Lipase Deficiency [J]. N Engl J Med, 373（11）: 1010-1020.

Byrd HS, Langevin CJ, Chidoni LA, 2010. Ear molding in newbom infants with auricular deformities [J]. Plast Reconstr Surg, 126（4）: 1191-2000.

Campbell M, 1970. Natural history of atrial septal defect [J]. Br Heart J, 32（6）: 820-826.

Campbell M, 1971. Natural history of ventricular septal defect [J]. Br Heart J, 33（2）: 246-257.

Carbone MA, Applegarth DA, Robinson BH, 2002. Intron retention and frameshift mutations result in severe pyruvate carboxylase deficiency in two male siblings [J]. Human Mutation, 20（1）: 48-56.

Castagnetti M, El-Ghoneimi A, 2010. Surgical management of primary severe hypospadias in children:

systematic 20-year review［J］. J Urol，184（4）：1469-1474.

Cavalheiro S，Moron AF，Almodin CG，et al，2011. Fetal hydrocephalus［J］. Childs Nerv Syst，27（10）：1575-1583.

Champion RH，Burton JL，Burns DA，1998. Rook/Wilkinson/Ebling Texbook of Dermatology［M］. tithe ed. Springfield：blackwell：1733-1749.

Chi CS，Lee HF，Tsai CR，et al，2010. Clinical manifestation in children with mitochondrial disease［J］. Pediatr Neurol，43（3）：183-189.

Chi CS，Lee HF，Tsai CR，et al，2011. Cranial magnetic resonance imaging findings in children with nonsyndromic mitochondrial disease［J］. Pediatr Neurol，44（3）：171-176.

Chowdhary SK，Kandpal DK，Sibal A，et al，2017. Ureterocele in newborns，infants and children：Ten year prospective study with primary endoscopic deroofing and double J（DJ）stenting［J］. J Pediatr Surg，52（4）：569-573.

Cimador M，Catalano P，Ortolano R，et al，2015. The inconspicuous penis in children［J］. Nat Rev Urol，12（4）：205-215.

Clarke NM，Jowett AJ，Parker L，2005. The surgical treatment of established congenital dislocation of the hip：results of surgery after planned delayed intervention following the appearance of the capital femoral ossific nucleus［J］. J Pediatr Orthop，25（4）：434-439.

Cohen MMJ，Kreiborg S，2010. Hands and feet in the Apert syndrome［J］. Am J Med Genet，57（1）：82-96.

Copp AJ，Greene ND，Murdoch JN，2003. The genetic basis of mammalian neurulation［J］. Nat Rev Genet，164（10）：S50-S51.

Copp AJ，Stanier P，Greene ND，2013. Neural tube defects：recent advances，unsolved questions，and controversies［J］. Lancet Neurol，12（8）：799-810.

Cox TM，2010. Eliglustat tartrate，an orally active glucocerebroside synthase inhibitor for the potential treatment of Gaucher disease and other lysosomal storage diseases［J］. Curr Opin Investig Drugs，11（10）：1169-1181.

Crill CM，Helms RA，2007. The use of carnitine in pediatric nutrition ［J］. Nutr Clin Pract，22（2）：204-213.

Crook TJ，Lockyer CR，Keoghane SR，et al，2008. A randomized controlled trial of nephrostomy placement versus tubeless percutaneous nephrolithotomy［J］. J Urol，180（2）：612-614.

Cui C，Chatterjee B，Francis D，et al，2011. Disruption of Mks1 localization to the mother centriole causes cilia defects and developmental malformations in Meckel-Gruber syndrome. ［J］. Dis Model Mech，4（1）：43-56.

Cundy T，Dray M，Delahunt J，et al，2018. Mutations that alter the carboxy-terminal-propeptide cleavage site of the chains of type Ⅰ procollagen are associated with a unique osteogene-sis imperfecta phenotype. J Bone Miner Res，33（7）：1260-1271.

Dady A，Havis E，Escriou V，et al，2014. Junctional neurulation：a unique developmental program shaping a discrete region of the spinal cord highly susceptible to neural tube defects［J］. J Neurosci，34（39）：13208-13221.

Dalvi A，Padmanaban M，2014. Wilson's disease：etiology，diagnosis，and treatment［J］. Dis Mon，60（9）：450-459.

Daniali LN，Rezzadeh K，Shell C，et al，2017. Classification of Newbom Ear Malformations and their Treatment with the Ear Well Infant Ear Correction System［J］. Plast Reconstr Surg，139（3）：681-691.

Das K，Mohanty S，2017. Hirschsprung Disease-Current Diagnosis and Management［J］. Indian J

Pediatr, 84（8）: 618-623.

Delhanty J, Conn C, 2000. Prempltation genetic diagnosis of chromosome abnomalaitcs: specific chromosomal rearangements and age-related aneuploidy［M］//Harper J, Delhanty J, Handyside AH. preimplanlation genetic diagnosis. England: John Wiley & Son, LTD: 203-223.

Demirbas D, Coelho AI, et al, 2018. Hereditary Galactosemia［J］. Metabolism, 83: 188-196.

Den Dunnen JT, Grootscholten PM, Bakker E, et al, 1985. Topography of the Duchenne muscular dystrophy（DMD）gene: FIGE and cDNA analysis of 194 cases reveals 115 deletions and 13 duplications［J］. Am J Hum Genet, 45（6）: 835-847.

Derks TG, Touw CM, Ribas GS, et al, 2014. Experimental evidence for protein oxidative damage and altered antioxidant defense in patients with medium-chain acyl-CoA dehydrogenase deficiency［J］. J Inherit Metab Dis, 37（5）: 783-789.

Deswal S, Bijarnia-Mahay S, Manocha V, et al, 2017. Primary Carnitine Deficinecy-A Rare Treatabie Cause of Cardiomyopathy and Massive Hepatomegaly［J］. Indian J Pediar, 84（1）: 83-85.

Detrait ER, George TM, Etchevers HC, et al, 2005. Human neural tube defects: developmental biology, epidemiology, and genetics［J］. Neurotoxicol Teratol, 27（3）: 515-524.

Diekmann L, pfeiffer K, Naim HY, 2015. Congenital lactose intolerance is triggered by severe mutations on both alleles of the lactase gene［J］. BMC Gastroenterology, 15: 36.

Dienstmann R, Dong F, Borger D, et al, 2014. Standardized decision support in next generation sequencing reports of somatic cancer variants［J］. Mol Oncol, 8（5）: 859-873.

Diméglio A, Bensahel H, Souchet P, et al, 1995. Classifcation of clubfoot［J］. J Pediatr Orthop B, 4（2）: 129-136.

Domínguez-Comesaña E, 2010. Congenital dilations of the biliary tract［J］. Cir Esp, 88（5）: 285-291.

dos Santos Junior AC, de Miranda DM, Simões e Silva AC, 2014. Congenital anomalies of the kidney and urinary tract: an embryogenetic review［J］. Birth Defects Res C Embryo Today, 102（4）: 374-381.

Doudt AD, Kehoe JE, Ignacio RC, et al, 2016. Abdominoscrotal hydrocele: A systematic review［J］. J Pediatr Surg, 51（9）: 1561-1564.

Doyle CM, Channon S, Orlowska D, et al, 2010. The neuropsychological profile of galactosaemia［J］. Inherit Metab Dis, 33: 603-609.

Du ZD, Hijazi ZM, Kleinman CS, et al, 2002. Comparison between transcatheter and surgical closure ofsecundum atrial septal defect in children and adults: results of a multicenternonrandomized trial［J］. J Am Coll Cardiol, 39（11）: 1836-1844.

Durand S, Feldhammer M, Bonneil E, et al, 2010. Analysis of the biogenesis of heparan sulfate acetyl-CoA: alpha-glucosaminide N-acetyltransferase provides insights into the mechanism underlying its complete deficiency in mucopolysaccharidosis IIIC［J］. J Biol Chem, 285（41）: 31233-31242.

Egeblad H, Berning J, Efsen F, 1980. Non-invasive diagnosis in clinically suspected atrial septal defect of secundum or sinus venosus type. Value of combining chest x-ray, phonocardiography, and M-mode echocardiography［J］. Br Heart J, 44（3）: 317-321.

Ehammer T, Riccabona M, Maier E, 2011. High resolution MR for evaluation of lower urogenital tract malformations in infants and children: feasibility and preliminary experiences［J］. Eur J Radiol, 78（3）: 388-393.

El-Hattab AW, Li FY, Shen J, et al, 2010. Maternal systemic primary carnitine deficiency uncovered by newborn screening: clinical, biochemical, and molecular aspects［J］. Genet Med, 12（1）: 19-24.

Escudero T, Lee M, Stevens J, et al, 2002. Preimplantation genetic diaghosis of percentrie inversion［J］. Prenat Diagn, 21: 760-766.

Escuin S, Vernay B, Savery D, et al, 2015. Rho-kinase-dependent actin turnover and actomyosin disassembly are necessary for mouse spinal neural tube closure［J］. J Cell Sci，128（14）：2468-2481.

Esposito C，Escolino M，Turrà F，et al，2016. Current concepts in the management of inguinal hernia and hydrocele in pediatric patients in laparoscopic era［J］. Semin Pediatr Surg，25（4）：232-240.

Fast AM，Nees SN，Van Batavia JP，et al，2013. Outcomes of targeted treatment for vesicoureteral reflux in children with nonneurogenic lower urinary tract dysfunction［J］. J Urol，190（3）：1028-1032.

Fedele AO，Hopwood JJ，2010. Functional analysis of the HGSNAT gene in patients with mucopolysaccharidosis IIIC（Sanfilippo C Syndrome）［J］. Hum Mutat，28（5）：523.

Feltes TF，Bacha E，Beakman JP，et al，2011. Indications for Cardiac Catheterization and intervention in pediatric cardiac disease：a scientific statement from the American Heart Association［J］. Circulation，123（22）：2607-2652.

Fernández AB，Quesada C，Calvo R，2010. Marshall-Smith syndrome［J］. American Journal of Human Genetics，87（2）：189-198.

Fernández-Ibieta M，López-Gutiérrez JC，张凌，2015. PHACE综合征的非典型表现：淋巴管畸形、视网膜母细胞瘤及面裂［J］. 中国口腔颌面外科杂志，13（5）：464.

Figueroa VH，Chavhan GB，Oudjhane K，et al，2014. Utility of MR urography in children suspected of having ectopic ureter［J］. Pediatr Radiol，44（8）：956-962.

Fishel-Bartal M，Perlman S，Messing B，et al，2017. Early Diagnosis of Bladder Exstrophy：Quantitative Assessment of a Low-Inserted Umbilical Cord［J］. J Ultrasound Med，36（9）：1801-1805.

Forlino A，Marini JC，2016. Osteogenesis imperfecta. Lancet，387（10028）：1657-1671.

Frampton GM，Fichtenholtz A，Otto GA，et al，2013. Development and validation of a clinical cancer genomic profiling test based on massive parallel DNA sequencing［J］. Nat Biotechnol，31（11）：1023-1031.

Fucharoen S，Weatherall DJ，2016. Progress Toward the Control and Management of the Thalassemias［J］. Hematol oncol Clin North Am，30（2）：359-371.

Gambaro G，Danza FM，Fabris A，2013. Medullary sponge kidney［J］. Curr Opin Nephrol Hypertens，22（4）：421-426.

Garcia-Mata S，Hidalgo-Ovejero A，2009. Hair tourniquet syndrome of the toe：report of 2 new cases［J］. Pediatr Orthop，29（8）：860-864.

Garcia-Roig M，Ridley DE，McCracken C，et al，2017. Vesicoureteral Reflux Index：Predicting Primary Vesicoureteral Reflux Resolution in Children Diagnosed after Age 24 Months［J］. J Urol，197（4）：1150-1157.

Gelrud A，Williams K R，Hsieh A，et al，2017. The burden of familial chylomicronemia syndrome from the patients' perspective［J］. Expert Review of Cardiovascular Therapy，15（11）：879-887.

Genin A，Desir J，Lambert N，et al，2012. Kinetochore KMN network gene CASC5 mutated in primary microcephaly［J］. Hum Mol Genet，21（24）：5306-5317.

Gillett W，Hanks L，Wong GK，et al，1996. Assembly of high-resolution restriction maps based on multiple complete digests of a redundant set of overlapping clones［J］. Genomics，33（3）：389-408.

Gilliam TC，Brzustowics LM，Castilla LH，et al，1990. Genetic homogeneity between acute and chronic forms of spinal muscular atrophy. Nature，345（6278）：823-825.

Gleason JM，Bowlin PR，Bagli DJ，et al，2015. A comprehensive review of pediatric urachal anomalies and predictive analysis for adult urachal adenocarcinoma［J］. J Urol，193（2）：632-636.

Golden JA，Chernoff GF，1993. Intermittent pattern of neural tube closure in two strains of mice［J］. Teratology，47（1）：73-80.

Golden JA，Chernoff GF，1995. Multiple sites of anterior neural tube closure in humans：evidence from anterior, neural tube defects (anencephaly) [J]. Pediatrics, 95 (4): 506-510.

González R, Ludwikowski BM, 2011. Importance of urinary flow studies after hypospadias repair: a systematic review [J]. Int J Urol, 18 (11): 757-761.

Goossens E, Fernandes SM, Landzberg MJ, et al, 2015. Implementation of the American College of Cardiology/American Heart Association 2008 Guidelines for the Management of Adults With Congenital Heart Disease [J]. Am J Cardiol, 116 (3): 452-457.

Greene ND, Copp AJ, 2014. Neural tube defects [J]. Annu Rev Neurosci, 37 (11): 221-242.

Griffin DK, Handyside AH, Harper J, et al, 1994. clinical experience with preimplantation diagnosis of sex by dual fluorescent in situ hybridization. J Assit Reprod Genet, 11: 132-143.

Groh V, Schnyder UW, 1984. Clinical course and genetics of congenital pigmented nevus [J]. Hautarzt, 35 (5): 240-248.

Guay-Woodford LM, 2006. Renal cystic diseases: diverse phenotypes converge on the cilium/centrosome complex [J]. Pediatr Nephrol, 21 (10): 1369-1376.

Haberlandt E, Canestrini C, Brunner-Krainz M, et al, 2009. Epilepsy in patients with propionic acidemia [J]. Neuropediatrics, 40 (3): 120-125.

Hall S, Oliver C, Murphy G, et al, 2001. Self-injurious behaviour in young children with Lesch-Nyhan syndrome [J]. Dev Med Child Neurol, 43 (11): 745-749.

Hamed SA, Hoffman EP, 2006. Automated sequence screening of the entire dystrophin cDNA in Duchenne dystrophy: point mutation detection. Am J Med Genet B Neuropsychiatr Genet, 141B: 44-50.

Hamilton J, Rae MD, Logan RW, et al, 1997. A case of benign pyruvate carboxylase deficiency with normal development [J]. Journal of Inherited Metabolic Disease, 20 (3): 401-403.

Han L, Wang F, Wang Y, et al, 2014. Analysis of genetic mutations in Chinese patients with systemic primary carnitine deficiency. Eur J Med Genet, 57 (10): 571-575.

Harada-Shiba M, Arai H, Oikawa S, et al, 2012. Guidelines for the management of familial hypercholesterolemia [J]. J Atheroscler Thromb, 19 (12): 1043-1060.

Harper LM, Sutton AL, Longman RE, et al, 2014. An economic analysis of prenatal cytogenetic technologies for sonographically detected fetal anomalies [J]. Am J Med Genet A, 164A (5): 1192-1197.

Harris MJ, Juriloff DM, 2007. Mouse mutants with neural tube closure defects and their role in understanding human neural tube defects [J]. Birth Defects Res A clin Teratol, 79 (3): 187-210.

Harris MJ, Juriloff DM, 2010. An update to the list of mouse mutants with neural tube closure defects and advances toward a complete genetic perspective of neural tube closure [J]. Birth Defects Res A Clin Mol Teratol, 88 (8): 653-669.

Hayashi Y, Kojima Y, Mizuno K, et al, 2011. Prepuce: phimosis, paraphimosis, and circumcision [J]. ScientificWorldJournal, 11: 289-301.

Hedlund GL, Longo N, Pasquali M, 2006. Glutaric acidemia type 1 [J]. American Journal of Medical Genetics Part C: Seminars in Medical Genetics, 142C (2): 86-94.

Higuchi TT, Yamaguchi Y, Wood HM, et al, 2012. Evaluation and treatment of adult concealed penis [J]. Curr Urol Rep, 13 (4): 277-284.

Hobbs JR, Hugh-Jones K, Barrett AJ, et al, 1981. Reversal of clinical features of hurlers's disease and biochemical improvement after treatment by bone-marrow transplantation [J]. Labcet, 2 (8249): 709-712.

Hoffman EP, Brown RH Jr, Kunkel LM, et al, 1987. Dystrophin: the protein product of the Duchenne muscular dysrophy locus [J]. Cell, 51 (6): 919-928.

Hoffman JI, Kaplan S, 2002. The incidence of congenital heart disease [J]. J Am Coll Cardiol,

39（12）：1890-1900.

Holcomb GW 3rd，2017. Thoracoscopic surgery for esophageal atresia［J］. Pediatr Surg Int，33（4）：
475-481.

Holinger PH，Brown WT，1967. Congenital webs，cysts，laryngoceles and other anomalies of the larynx
［J］. Ann Otol Rhinol Laryngol，76（4）：744-752.

Holm IA，Nelson AE，Robinson BG，et al，2001. Mutational Analysis and Genotype-Phenotype
Correlation of the PHEX Gene in X-Linked Hypophosphatemic Rickets［J］. Journal of Clinical
Endocrinology & Metabolism，86（8）：3889.

Holmahl K，1955. Cutaneous hemangiomas in premature and mature infants［J］. Acta Paediatr，
44（4）：370-379.

Holmberg J，Clarke DL，Frisén J，2000. Regulation of repulsion versus adhesion by different splice forms
of an Eph receptor［J］. Nature，408（6809）：203-206.

Howe A，Kozel Z，Palmer L，et al，2017. Robotic surgery in pediatric urology［J］. Asian J Urol，
4（1）：55-67.

Hussain MS，Baig SM，Neumann S，et al，2012. A truncating mutation of CEPl35 causes primary
microcephaly and disturbed centrosomal function［J］. Am J Hum Genet，90（5）：871-878.

Hutson JM，Vikraman J，Li R，et al，2017. Undescended testis：What paediatricians need to know［J］.
J Paediatr Child Health，53（11）：1101-1104.

Iimura A，Oguchi T，Shibata M，et al，2012. Morphological observation of the horseshoe kidney with
circumaortic venous ring［J］. Okajimas Folia Anat Jpn，89（3）：67-74.

IJsselstijn H，Breatnach C，Hoskote A，et al，2018. Defining outcomes following congenital
diaphragmatic hernia using standardised clinical assessment and management plan（SCAMP）
methodology within the CDH EURO consortium［J］. Pediatr Res，84（2）：181-189.

Ilic P，Jankovic M，Milickovic M，et al，2018. Laser-puncture Versus Electrosurgery-incision of the
Ureterocele in Neonatal Patients［J］. Urol J，15（2）：27-32.

International chicken Genome Sequencing Consortium，2004. Sequence and comparative analysis of the
chicken genome provide unique perspectives on vertebrate evolution［J］. Nature，432（7018）：
695-716.

Ito S，Barrett AJ，2013. Gauchers disease-a reappraisal of hematopoietic stem cell transplantation［J］.
Pediatr Hematol Oncol，30（2）：61-70.

Jackson AP，McHale DP，Campbell DA，et al，1998. Primary autosomal recessive microcephaly（MCPH
1）maps to chromosome 8p22-pter［J］. Am J Hum Genet，63（2）：541-546.

Jacobs AH，1957. Strawberry hemangiomas：the natural history of the untreated lesion［J］. Calif Med，
86（1）：8-10.

Jacobs AH，Walton RG，1976. The incidence of birthmarks in the neonate［J］. Pediatrics，58（2）：
218-2.

Jagtap VS，Sarathi V，Lila AR，et al，2004. Hypophosphatemic rickets［M］. Berlin：Springer Berlin
Heidelberg.

Jaiman S，Ulhøj BP，2010. Bilateral intravesical ureterocele associated with unilateral partial duplication
of the ureter and other anomalies：proposal of a new variant to the classification of ureterocles based on a
perinatal autopsy，review of the literature and embryology［J］. APMIS，118（10）：809-814.

Jalanko A，Braulke T，2008. Neuronal Ceroid Lipofuscinoses［J］. Biochim Biophys Acta，1793（4）：
697-709.

Jamieson CR，Fryns JP，Jacobs J，et al，2000. Primary autosomal recessive microcephaly：MCPH5 maps
to 1q25-q32［J］. Am J Hum Genet，67（6）：1575-1577.

Jamieson CR, Govaerts C, Abramowicz MJ, 1999. Primary autosomal recessive microcephaly: homozygosity mapping of MCPH4 to chromosome 15 [J]. Am J Hum Genet, 65 (5): 1465-1469.

Jawdat J, Rotem S, Kocherov S, et al, 2018. Does endoscopic puncture of ureterocele provide not only an initial solution, but also a definitive treatment in all children? Over the 26 years of experience [J]. Pediatr Surg Int, 34 (5): 561-565.

Jiang M, Liu L, Peng M, et al, 2012. First case report of short-chainacyl-CoA dehydrogenase deficiency in China [J]. J Pediatr Endocrinol Metab, 25 (7-8): 795-797.

John A, Herring MD, 2013. Tachdjian's Pediatric Orthopaedics: From the Texas Scottish Rite Hospital for Children. 5th ed [M]. New York: W. B. Saunders: 483-849.

Jones SA, Plantaz D, Vara R, et al, 2015. Effect of sebelipase alfa on survival and liver function in infants with rapidly progressive lysosomal acid lipase deficiency [J]. Journal of Hepatology, 114 (2): S59.

Jones SA, Rojas-Caro S, Quinn AG, et al, 2017. Survival in infants treated with sebelipase Alfa for lysosomal acid lipase deficiency: an open-label, multicenter, dose-escalation study [J]. Orphanet J Rare Dis, 12 (1): 25.

Jungwirth A, Giwercman A, Tournaye H, et al, 2012. European Association of Urology guidelines on Male Infertility: the 2012 update [J]. Eur Urol, 62 (2): 324-332.

Juriloff DM, Harris MJ, 2000. Mouse models for neural tube closure defects. [J]. Hum Mol Gene, 9 (6): 993-1000.

Juriloff DM, Harris MJ, 2012. A consideration of the evidence that genetic defects in planar cell polarity contribute to the etiology of human neural tube defects [J]. Birth Defects Res A Clin Mol Teratol, 94 (10): 824-840.

Juriloff DM, Harris MJ, Tom C, et al, 1991. Normal mouse strains differ in the site of initiation of closure of the cranial neural tube [J]. Teratology, 44 (2): 225-233.

Kachare MB, Patki VK, Saboo SS, et al, 2013. Pentalogy of Cantrell associated with exencephaly and spinal dysraphism: antenatal ultrasonographic diagnosis. Case report [J]. Med Ultrason, 15 (3): 237-239.

Kaindl AM, Passemard S, Kumar P, et al, 2010. Many roads lead to primary autosomal recessive microcephaly [J]. Prog Neurobiol, 90 (3): 363-383.

Kaissi AA, Ryabykh S, Pavlova OM, et al, 2019. The Managment of cervical spine abnormalities in children with spondyloepiphyseal dysplasia congenita: Observational study [J]. Medicine, 98 (1): e13780.

Kajbafzadeh AM, Hosseini Sharifi SH, Keihani S, et al, 2015. Concomitant anterior and posterior urethral valves in pediatrics: A single center experience over 12 years and long-term follow up after endoscopic treatment [J]. Int J Urol, 22 (5): 514-519.

Kapoor N, Shetty S, Thomas N, et al, 2014. Wilson's disease: An endocrine revelation. [J]. Indian J Endocrinol Metab, 18 (6): 855-857.

Kaufman FR, McBride-Chang C, et al, 1995. Cognitive functioning, neurologic status and brain imaging in classical galactosemia [J]. Eur J Pediatr, 154: S2-5.

Kawabata H, 2018. The mechanisms of systemic iron homeostasis and etiology, diagnosis, and treatment of hereditary hemochromatosis [J]. In J Hematol, 107 (1): 31-43.

Keihani S, Kajbafzadeh AM, 2015. Concomitant Anterior and Posterior Urethral Valves: A Comprehensive Review of Literature [J]. Urology, 86 (1): 151-157.

Kenneth Lyons Jones, 傅松滨, 2007. SMITH人类先天性畸形图谱：分类、判定标准与遗传咨询 [M]. 第6版. 北京: 人民卫生出版社: 773.

Khaira HS，Platt JF，Cohan RH，et al，2003. Helical computed tomography for identification of crossing vessels in ureteropelvic junction obstruction-comparison with operative findings［J］. Urology，62（1）：35-39.

Khan ZA，Melero-Martin JM，Wu X，et al，2006. Endothelial progenitor cells from inhntile hernmlgioma and umbilical cord blood display unique cellular responses toendostatin［J］. Blood，108（3）：915-921.

Khare A，Krishnappa V，Kumar D，et al，2018. Neonatal renal cystic diseases［J］. J Matern Fetal Neonatal Med，31（21）：2923-2929.

Khoury MJ，Janssnes AC，Ransohoff DF，2013. How can polygenic inheritance be used in population screening for common diseases［J］. Genet Med，15（6）：437-443.

Kim B，King BF Jr，Vrtiska TJ，et al，2016. Inherited renal cystic diseases［J］. Abdom Radiol（NY），41（6）：1035-1051.

Kisler JE，Whittaker RG，2010. Mitochondrial diseases in childhood：a clinical approach to investigation and management［J］. Dev Med Child Neurol，52（5）：422-433.

Klang E，Kanaan N，Soudack M，et al，2017. Torsed and Nontorsed Inguinal Undescended Testis：Comparison of Computed Tomography Findings［J］. J Comput Assist Tomogr，41（4）：633-637.

Klein RM，Wolf E D，Wu R，et al，1987. High-velocity microprojectiles for delivering nucleic acids into living cells［J］. Nature，327（6117）：70-73.

Knerr I，Coss KP，Doran PP，et al，2013. Leptin levels in children and adults with classic galactosaemia［J］. JIMD Rep，9：125-131.

Kobayashi K，Bany LY，Xian L，et al，2003. Screening of nine SLC25A13 mutations：their frequency in patients with citrin deficiency and high carrier rates in Asian populations［J］. Mol Genet Metab，80（3）：356-359.

Kobayashi K，Sinasac DS，Iijima M，et al，1999. The gene mutated in adult-on-set type II citrullinaemia encodes a putative mitochondrial carrier protein［J］. Nat Genet，22（2）：159-163.

Korzeniecka-Kozerska A，Porowski T，Bagińska J，et al，2015. Urodynamic Findings and Renal Function in Children with Neurogenic Bladder after Myelomeningocele［J］. Urol Int，95（2）：146-152.

Koyle MA，2018. The fate of the foreskin［J］. Can Urol Assoc J，12（2）：29.

Krichenko A，Benson LN，Burrows P，et al，1989. Angiographic classification of the isolated，persistently patent ductus arteriosus and implications for percutaneous catheter occlusion［J］. Am J Cardiol，63（12）：877-880.

Kumar A，Girimaji SC，Duvvari MR，et al，2009. Mutations in STIL，encoding a pericentriolar and centrosomal protein，cause primary microcephaly［J］. Am J Hum Genet，84（2）：286-290.

Kumar S，Shankaregowda SA，Devana SK，et al，2014. Single-incision multiport laparoendoscopic technique to repair retrocaval ureter using the Santosh PGI ureteric tacking fixation technique［J］. Asian J Endosc Surg，7（4）：337-341.

Kumar SJ，MacEwen GD，1982. The incidence of hip dysplasia with metatarsus adductus［J］. Clin Orthop Relat Res，（164）：234-235.

Labrum R，Rodda J，Krause A，2007. The molecular basis of spinal muscular atrophy（SMA）in South Afriican black patients. Neuromuscl Disord，17（9/10）：684-692.

Lamont PJ，Surtees R，Woodward CE，et al，1998. Clinical and laboratory findings in referrals for mitochondrial DNA analysis［J］. Arch Dis Child，79（1）：22-27.

Lanciot RS，Kosoy OL，Laven，et al，2008. Genetic and serologic properties of Zika virus associated with an epidemic，Yap State，Micronesia，2008［J］. Emerg Infect Dis，14（8）：1232-1239.

Lander ES, Linton LM, Birren B, et al, 2001. Initial sequencing and analysis of the human genome [J]. Nature, 409 (6822): 860-921.

Lars H. Andersen, BA, Andre R M, et al, 2016. Familial defective apolipoprotein B-100: A review [J]. J Clinical Lipidology, 10 (6): 1297-1302.

Lask G, Keller G, Lowe N, et al, 1995. Laser skin resurfaceing with the Silk Touch flashscanner for facial rhytides [J]. Dermal surg, 21 (12): 1021-1024.

Leal GF, Roberts E, Silva EO, et al, 2003. A novel locus for autosomal recessive primary microcephaly (MCPH6) maps to13q12. 2 [J]. J Med Genet, 40 (7): 540-542.

Leavitt M, Burt AD, Hu W, et al, 2011. 900 Recombinant lysosomal acid lipase normalize liver weight, transaminases and histopathological abnormalities in a vivo madel of cholesteryl ester storage disease [J]. Journal of Hepatology, 54 (11): S358.

Lee NG, Corbett ST, Cobb K, et al, 2015. Bi-Institutional Comparison of Robot-Assisted Laparoscopic Versus Open Ureteroureterostomy in the Pediatric Population [J]. J Endourol, 29 (11): 1237-1241.

Lever WF, Schaumbarg-Lever G, 1983. Histopathology of the skin [M]. 6th ed. Philadelphia: Lippincott: 693-694.

Li Q, Wang K, 2017. InterVar: Clinical Interpretation of Genetic Variants by the 2015 ACMG-AMP Guidelines [J]. Am J Hum Genet, 100 (2): 267-280.

Liao HC, Chiang CC, Niu DM, et al, 2014. Detecting multiple lysosomal storage diseases by tandem mass spectrometry — a national newborn screening program in Taiwan [J]. Clin Chim Acta, 431 (3): 80-86.

Lim BC, Lee S, Shin JY, et al, 2011. Genetic diagnosis of Duchenne and Becker muscular dystrophy using next-generation sequencing tehcology: comprehensive mutational search in a single platform. J Med Genet, 48: 731-736.

Lindsay EA, Vitelli F, Su H, et al, 2001. Tbxl haploinsufficiney in the DiGeorge syndrome region causes aortic arch defects in mice [J]. Nature, 410 (6824) 97-101.

Liu Y, Zhou H, Guo H, et al, 2015. Genetic and Clinical Analysis in a Cohort of Patients with Wilson, s Disease in Southwestern China [J]. Arch Med Res, 46 (2): 164-169.

Lo YM, Corbetta N, Chamberlain PF, et al, 1997. Presence of fetal DNA in maternal plasma and serum [J]. Lancet, 350 (9076): 485-487.

Long CJ, Bowen DK, 2018. Predicting and Modifying Risk for Development of Renal Failure in Boys with Posterior Urethral Valves [J]. Curr Urol Rep, 19 (7): 55.

López-Escobar B, Caro-Vega JM, Vijayraghavan DS, et al, 2018. The non-canonical Wnt-PCP pathway shapes the mouse caudal neural plate [J]. Development, 145 (9).

Losty PD, 2014. Congenital diaphragmatic hernia: where and what is the evidence? [J]. Semin Pediatr Surg, 23 (5): 278-282.

Lowry CA, Donoghue VB, O'Herlihy C, et al, 2005. Elective caesarean section is associated with a reduction in developmental dysplasia of the hip in term breech infants [J]. J Bone Joint Surg Br, 87 (7): 984-985.

Mantilla-Capacho J, Arnaud L, Diaz-Rodriguez M, et al, 2005. Apert syndrome with preaxial polydactyly showing the typical mutation Ser252Trp in the FGFR2 gene [J]. Genet Couns, 16 (4): 403-406.

Marghoob AA, Borrego JP, Halpern AC, 2003. Congenital melanocytic nevi: treatment modalities and management options [J]. Semin Cutan Med Surg, 22 (1): 21-32.

Marians KJ, Wu R, Stawinski J, et al, 1976. Cloned synthetic lac operator DNA is biologically active [J]. Nature, 263 (5580): 744-748.

Matthijs G, Souche E, Alders M, et al, 2015. Guidelines for diagnostic next-generation sequencing. [J]. Eur J Hum Genet, 24（1）: 2-5.

Mau EE, Leonard MP, 2017. Practical approach to evaluating testicular status in infants and children [J]. Can Fam Physician, 63（6）: 432-435.

Maulik D, Nanda NC, Maulik D, et al, 2017. A brief history of fetal echocardiography and its impact on the management of congenital heart disease [J]. Echocardiography, 34（12）: 1760-1767.

May-simera H, Kelley MW, 2012. Planar cell polarity in the inner ear [J]. Curr Top Dev Biol, 101: 111-140.

Mcbride ML, 1979. Sib risk of anencephaly and spina bifida in British Columbia [J]. Am Med Genet, 3（4）: 377-387.

McConnell MF, Bradley KT, Weiss SL, et al, 2015. Ultrasound evaluation of urachal abscess in a young infant [J]. Pediatr Emerg Care, 31（2）: 135-137.

Mcgovern M, Wasserstein M, Kirmse B, et al, 2011. A phase 1 trial of recombinant human acid Sphingomyelinase（rhASM）Enzyme replacement therapy in adults with Non-Neuronopathic ASM deficiency（ASMD Niemann-Pick B）[J]. Molecular Genetics & Metabolism, 102（2）: S28.

McKiernan PJ, Preece MA, Chakrapani A, 2015. Outcome of children with hereditary tyrosinaemia following newborn screening [J]. Arch Dis Child, 100（8）: 738-741.

McNeeley MF, Lalwani N, Dhakshina Moorthy G, et al, 2014. Multimodality imaging of diseases of the duodenum. [J]. Abdom Imaging, 39（6）: 1330-1349.

Mcshane SG, Molè MA, Savery D, et al, 2015. Cellular basis of neuroepithelial bending during mouse spinal neural tube closure [J]. Dev Biol, 404（2）: 113-124.

Mendel G, 1970. Versuche über Pflanzenhybriden [M]. Lincoln: Vieweg＋Teubner Verlag.

Mills NL, King TD, 1976. Nonoperative closure of left-to-right shunts [J]. J Thorac Cardiovasc Surg, 72（3）: 371-378.

Mistry PK, Cappellini MD, Lukina E, et al, 2011. Consensus Conference: A reappraisal of Gaucher disease-diagnosis and disease management algorithms [J]. Am Hematol, 86（1）: 110-115.

Mlakar J, Korva M, Tul N, et al, 2016. Zika virus assoiated with microcephaly [J]. N Engl J Med, 374（10）: 951-958.

Mohandas MK, Jemila J, Ajith Krishnan AS, et al, 2005. Familial chylomicronemia syndrome [J]. Indian J Pediatr, 72: 181.

Morey M, Castro-Feijóo L, Barreiro J, et al, 2011. Genetic diagnosis of X-linked dominant Hypophosphatemic Rickets in a cohort study: tubular reabsorption of phosphate and 1, 25（OH）2D serum levels are associated with PHEX mutation type [J]. BMC Medical Genetics, 12（1）: 116.

Moritake K, Nagai H, Miyazaki T, et al, 2007. Nationwide survey of the etiology and associated conditions of prenatally and postnatally diagnosed congenital hydrocephalus in Japan [J]. Neurol Med Chir（Tokyo）, 47（10）: 448-452.

Morriss GM, Solursh M, 1978. Regional differences in mesenchymal cell morphology and glycosaminoglycans in early neural-fold stage rat embryos [J]. J Embryol Exp Morphol, 46: 37-52.

Moss AJ, Emmanouilides G, Duffie ER, 1963. Closure of the ductu sarteriosus in the newborn infant [J]. Pediatrics, 32（7）: 25-30.

Mousessian PN, Yamauchi FI, Mussi TC, et al, 2017. Malignancy Rate, Histologic Grade, and Progression of Bosniak Category III and IV Complex Renal Cystic Lesions [J]. AJR Am J Roentgenol, 209（6）: 1285-1290.

Moynihan L, Jackson AP, Roberts E, et al, 2000. A third novel locus for primary autosomal recessive microcephaly maps to chromosome 9q34 [J]. Am J Hum Genet, 66（2）: 724-727.

Mudoni A, Caccetta F, Caroppo M, et al, 2017. Crossed fused renal ectopia: case report and review of the literature [J]. J Ultrasound, 20 (4): 333-337.

Muller F, O'Rahilly R, 1985. The first appearance of the neural tube and optic primordium in the human embryo at stage 10 [J]. Anat Embryol, 172 (2): 157-169.

Murthy J, Babu R, Ramanan PV, 2008. Radial, renal and craniofacial anomalies: Baller-Gerold syndrome [J]. Indian J Plast Surg, 41 (1): 76-78.

Mytilinaiou M, Kyrou I, Khan M, et al, 2018. Familial Hypercholesterolemia: New Horizons for Diagnosis and Effective Management [J]. Front Pharmacol, 9: 707.

Nakatsu T, Uwabe C, Shiota K, 2000. Neural tube closure in humans initiates at multiple sites: evidence from human embryos and implications for the pathogenesis of neural tube defects [J]. Anat Embryol, 201 (6): 455-466.

Nance WE, 2003. The genetics of deafness [J]. Ment Retard Dev Disabil Res Rev, 9: 109-119.

Nienhuis AW, Nathan DG, 2012. Pathophysiology and Clinical Manifestations of the β-Thalassemias [J]. Cold Spring Harb Perspect Med, 2 (12): a011726-a011726.

Nikolopoulou E, Galea GL, Rolo A, et al, 2017. Neural tube closure: cellular, molecular and biomechanical mechanisms [J]. Development, 144 (4): 552-566.

Nirenberg MW, 1963. The genetic code. II [J]. Sci Am, 208 (1009): 80-94.

Nogueras-Ocaña M, Rodríguez-Belmonte R, Uberos-Fernández J, et al, 2014. Urachal anomalies in children: surgical or conservative treatment? [J]. J Pediatr Urol, 10 (3): 522-526.

Oi S, Inagaki T, Shinoda M, et al, 2011. Guideline for management and treatment of fetal and congenital hydrocephalus: Center Of Excellence-Fetal and Congenital Hydrocephalus Top 10 Japan Guideline 2011 [J]. Childs Nerv Syst, 27 (10): 1563-1570.

Oitment CT, Bozzo A, Thornley P, et al, 2016. Iliac wing osteotomy for the closure of pelvis in the treatment of bladder exstrophy in the neonate [J]. J Pediatr Orthop B, 25 (6): 525-528.

Ok IY, Kim SJ, Ok JH, 2007. Operative treatment of developmental hip dysplasia in children aged over 8 years [J]. J Pediatr Orthop B, 16 (4): 256-261.

Opotowsky AR, 2015. Clinical evaluation and management of pulmonary hypertension in the adult with congenital heart disease [J]. Circulation, 131 (2): 200-210.

Palomo T, Vilaca T, Lazaretti-Castro M, 2017. Osteogenesis im-perfecta: diagnosis and treatment [J]. Curr Opin Endocrinol Di-abetes Obes, 24 (6): 381-388.

Pamba A, Richardson ND, Carter N, et al, 2012. Clinical spectrum and severity of hemolytic anemia in glucose 6-phosphate dehydrogenase-deficient children receiving dapsone [J]. Blood, 120 (20): 4123-4133.

Parada Villavicencio C, Adam SZ, Nikolaidis P, et al, 2016. Imaging of the Urachus: Anomalies, Complications, and Mimics [J]. Radiographics, 36 (7): 2049-2063.

Park HJ, Shaukat S, Liu XZ, et al, 2003. Origins and frequencies of SLC26A4 (PDS) mutations in east and south Asians: global implications for the epidemiology of defness [J]. J Med Genet, 40: 242-248.

Park KJ, Park S, Lee E, et al, 2016. A population-based genomic study of inherited metabolic diseases detected through newborn screening [J]. Ann Lab Med, 36 (6): 561-572.

Pascual JM, 2012. Atlas of Inherited Metabolic Diseases [J]. Arch Neurol, 69 (11): 1521-1522.

Patel RY, Shah N, Jackson AR, et al, 2017. ClinGen Pathogenicity Calculator: a configurable system for assessing pathogenicity of genetic variants [J]. Genome Medicine, 9 (1): 3.

Patterson VL, Damrau C, Paudyal A, et al, 2009. Mouse hitchhiker mutants have spina bifida, dorso-ventral patterning defects and polydactyly: identification of Tulp3 as a novel negative regulator of the

Sonic hedgehog pathway [J]. Hum Mol Genet, 18 (10): 1719-1739.

Pehlivan S, Ozkinay F, Okutman O, et al, 2003. Achondroplasia in Turkey is defined by recurrent G380R mutation of the FGFR3 gene [J]. Turkish Journal of Pediatrics, 45 (2): 99-101.

Philippakis AA, Azzariti DR, Beltran S, et al, 2015. The Matchmaker Exchange: a platform for rare disease gene discovery [J]. Hum Mutat, 36 (10): 915-921.

Pierre K, Borer J, Phelps A, et al, 2014. Bladder exstrophy: current management and postoperative imaging [J]. Pediatr Radiol, 44 (7): 768-786.

Piotrowska E, Jakóbkiewiczbanecka J, Bara&Nacuteska S, et al, 2006. Genistein-mediated inhibition of glycosaminoglycan synthesis as a basis for gene expression-targeted isoflavone therapy for mucopolysaccharidoses [J]. Eur J Hum Genet, 14 (7): 846-852.

Pohovski LM, Dumic KK, Odak L, et al, 2013. Multiplex ligation-dependent probe amplification workflow for the detection of submicroscopic chromosomal abnormalities in patients with development delay/intellectual disability [J]. Mol Cytogenet, 6 (1): 7-13.

Pratt AG, 1953. Birthmarks in infants [J]. AMA Arch Derm Syphilol, 67 (3): 302-305.

Pyrgaki C, Trainor P, Hadjantonakis A K, et al, 2010. Dynamic imaging of mammalian neural tube closure [J]. Dev Biol, 344 (2): 941-947.

Quintana AM, Geiger EA, Achilly N, et al, 2014. Hcfc1b, a zebrafish ortholog of HCFC1, regulates craniofacial development by modulating mmachc expression. [J]. Dev Biol, 396 (1): 94-106.

Ravindranath Y, Chang M, Steuber CP, et al, 2005. Pediatric Oncology Group (POG) studies of acute myeloid leukemia (AML): a review of four consecutive childhood AML trials conducted between 1981 and 2000. [J]. Leukemia, 19 (12): 2101-2116.

Ray HJ, Niswander LA, 2016. Dynamic behaviors of the non-neural ectoderm during mammalian cranial neural tube closure [J]. Dev Biol, 416 (2): 279-285.

Reddy PL, Grewal RP, 2009. The G1138A mutation rate in the fibroblast growth factor receptor 3 (FGFR3) gene is increased in cells carrying the t (4; 14) translocation [J]. Genetics & Molecular Research Gmr, 8 (2): 435-439.

Reddy SS, Inouye BM, Anele UA, et al, 2015. Sexual Health Outcomes in Adults with Complete Male Epispadias [J]. J Urol, 194 (4): 1091-1095.

Rehm HL, Bale SJ, Bayrak-toydemir P, et al, 2013. ACMG clinical laboratory standards for next-generation sequencing [J]. Genet Med, 15 (9): 733-747.

Rehm HL, Berg JS, Brooks LD, et al, 2015. ClinGen — the Clinical Genome Resource [J]. N Eng j med, 372 (23): 2235-2242.

Rialon KL, Gulack BC, Englum BR, et al, 2015. Factors impacting survival in children with renal cell carcinoma [J]. J Pediatr Surg, 50 (6): 1014-1018.

Richards S, Aziz N, Bale S, et al, 2015. Standards and Guidelines for the Interpretation of Sequence Variants: A Joint Consensus Recommendation of the American College of Medical Genetics and Genomics and the Association for Molecular Pathology [J]. Genetics in Medicine Official Journal of the American College of Medical Genetics, 17 (5): 405-424.

Rifat Y, Parekh V, Wilanowski T, et al, 2010. Regional neural tube closure defined by the Grainy head-like transcription factors [J]. Dev Biol, 345 (2): 237-245.

Robayo-Torres C C, Nichols BL, 2007. Molecular Differentiation of Congenital Lactase Deficiency from Adult-Type Hypolactasia [J]. Nutrition Reviews, 65 (2): 95-98.

Robbins DJ, Fei DL, Riobo N A, 2012. The Hedgehog Signal transduction Network [J]. Sci Signal, 5 (246): re6.

Roberts E, Jackson AP, Carradice AC, et al, 1999. The second locus for autosomal recessive primary microcephaly（MCPH2）maps to chromosome 19q13. 1-13. 2［J］. Eur J Hum Genet，7（7）：815-820.

Rodgers EB，Monteagudo A，Santos R，et al，2010. Diagnosis of pentalogy of Cantrell using 2-and 3-dimensional sonography.［J］. J Ultrasound Med，29（12）：1825.

Rodrigues I，Estevão-Costa J，Fragoso AC，2016. Complete Ureteral Duplication：Outcome of Different Surgical Approaches［J］. Acta Med Port，29（4）：275-278.

Rojas-Caro S，Whitley C，Valayannopoulos V，et al，2015. Effect of sebelipase alfa after 2years in adults with lysosomal acid lipase deficiency［J］. Molecular Genetics & Metabolism，114（2）：S99.

Rolo A，Escuin S，Greene NDE，et al，2018. Rho GTPases in mammalian spinal neural tube closure［J］. Small Gtpases，9（4）：283-289.

Rolo A，Savery D，Escuin S，et al，2016. Regulation of cell protrusions by small GTPases during fusion of the neural folds［J］. Elife，5：e13273.

Rose EC，di San Filippo CA，Ndukwe Erlingsson UC，et al，2012. Genotype-phenotype correlation in primary carnitine deficiency［J］. Hum Mutat，33（1）：118-123.

Rubenwolf P，Thomas C，Thüroff JW，et al，2016. Sexual Function and Fertility of Women with Classic Bladder Exstrophy and Continent Urinary Diversion［J］. J Urol，196（1）：140-145.

Ruiz E，Soria R，Ormaechea E，et al，2011. Simplified open approach to surgical treatment of ureteropelvic junction obstruction in young children and infants［J］. J Urol，185（6 Suppl）：2512-2516.

Sacconi S，Trevisson E，Salviati L，et al，2010. Coenzyme Q10 is frequently reduced in muscle of patients with mitochondrial myopathy［J］. Neuromuscul Disord，20（1）：44-48.

Saitsu H，Shiota K，2008. Involvement of the axially condensed tail bud mesenchyme in normal and abnormal human posterior neural tube development［J］. Congenit Anom，48（1）：1-6.

Sakai Y，1989. Neurulation in the mouse：manner and timing of neural tube closure［J］. Anat Rec，223（2）：194-203.

Sander JC，Bilgutay AN，Stanasel I，et al，2015. Outcomes of endoscopic incision for the treatment of ureterocele in children at a single institution［J］. J Urol，193（2）：662-666.

Sanger F，Coulson AR，1975. A rapid method for determining sequences in DNA by primed synthesis with DNA polymerase［J］. J Mol Biol，94（3）：441-448.

Satish KK，Mammen A，Ratani AA，et al，2012. Posterior urethral valves and Cowper's syringocele：A rare association causing voiding dysfunction［J］. J Indian Assoc Pediatr Surg，17（3）：126-127.

Scarborough PL，Ferrara E，Storm DW，2015. Should prenatal hydronephrosis that resolves before birth be followed postnatally? Analysis and comparison to persistent prenatal hydronephrosis［J］. Pediatr Nephrol，30（9）：1485-1491.

Schouten JP，McElgunn CJ，Waaijer R，et al，2002. Relative quantification of 40 nucleic acid sequences by multiplex ligation-dependent probe amplification［J］. Nucleic Acids Res，30（12）：57.

Schuler-Faccini L，Ribeiro EM，Feitosa IM，et al，2016. Possible Association Between Zika Virus Infection and Microcephaly-Brazil，2015［J］. MMWR Morb Mortal Wkly Rep，65（3）：59-62.

Sencan A，Carvas F，Hekimoglu IC，et al，2014. Urinary tract infection and vesicoureteral reflux in children with mild antenatal hydronephrosis［J］. J Pediatr Urol，10（6）：1008-1013.

Shelmerdine SC，Lorenzo AJ，Gupta AA，et al，2017. Pearls and Pitfalls in Diagnosing Pediatric Urinary Bladder Masses［J］. Radiographics，37（6）：1872-1891.

Shum AS，Copp AJ，1996. Regional differences in morphogenesis of the neuroepithelium suggest multiple mechanisms of spinal neurulation in the mouse［J］. Anat Embryol，194（1）：65-73.

Siintola E，Partanen S，Strömme P，et al，2006. Cathepsin D deficiency underlies congenital human neuronal ceroid-lipofuscinosis. ［J］. Brain, 129（Pt 6）: 1438-1445.

Simon M, Campos-Xavier AB, Mittaz-Crettol L, et al, 2012. Severe neurologic manifestations from cervical spine instability in spondylo-megaepiphyseal-metaphyseal dysplasia ［J］. American Journal of Medical Genetics, 160C（3）: 230-237.

Singh RH, 2007. Nutritional management of patients with urea cycle disor ders ［J］. J Inherit Metab Dis, 30（6）: 880-887.

Singh RH, Rohr F, Frazier D, et al. 2014. Recommendations for the nutrition management of phenylalanine hydroxylase deficiency ［J］. Genet Med, 16（2）: 121-131.

Siqueira Rabelo EA, Oliveira EA, Silva JM, et al, 2006. Ultrasound progression of prenatally detected multicystic dysplastic kidney ［J］. Urology, 68（5）: 1098-1102.

Slabbaert K, Bogaert G, 2012. Vesicoureteric reflux（VUR）in children: where are we now? ［J］. Arch Esp Urol, 65（4）: 450-458.

Slater HR, Bruno DL, Ren H, et al, 2003. Rapid, high throughput prenatal detection of aneuploidy using a novel quantitative method（MLPA）. J Med Genet, 40: 907-912.

Smeets HJ, Sallevelt SC, Dreesen JC, et al, 2015. Preventing the transmission of mitochondrial DNA disorders using prenatal or preimplantation genetic diagnosis ［J］. Ann N Y Acad Sci, 1350: 29-36.

Snodgrass W, Bush N, 2016. Primary hypospadias repair techniques: A review of the evidence ［J］. Urol Ann, 8（4）: 403-408.

Snodgrass WT, Bush NC, 2017. Management of Urethral Strictures After Hypospadias Repair ［J］. Urol Clin North Am, 44（1）: 105-111.

Sol Melgar R, Gorduza D, Demède D, et al, 2016. Concealed epispadias associated with a buried penis ［J］. J Pediatr Urol, 12（6）: 347-351.

Solomon BD, Pineda-Alvarez DE, Raam MS, et al, 2010. Analysis of component findings in 79 patients diagnosed with VACTERL association ［J］. Am J Med Genet A, 152A（9）: 2236-2244.

Somaraju U R, Tadepalli K, 2008. Hematopoietic stem cell transplantation for Gaucher disease ［M］. New York: John Wiley & Sons: CD006974.

Stevenson T, Millan MT, Wayman K, et al, 2010. Long-term outcome following pediatric liver transplantation for metabolic disorders ［J］. Pediatr Transplant, 14（2）: 268-275.

Sutton HE, 1967. Mendelian Inheritance in Man: Catalogs of Autosomal Dominant, Autosomal Recessive and X-Linked Phenotypes ［J］. Journal of the American Medical Association, 200（4）: 351.

Swaroop VT, Mubarak SJ, 2009. Difficult-to-treat Ortolani-positive hip: improved success with new treatment protocol ［J］. J Pediatr Orthop, 29（3）: 224.

Tang M, Odejinmi SI, Vankayalapati H, et al, 2012. Innovative therapy for Classic Galactosemia tale of two HTS ［J］. Mol Genet Metab, 105（1）: 44-55.

Taskinen S, Suominen JS, Mattila AK, 2016. Gender Identity and Sex Role of Patients Operated on for Bladder Exstrophy-Epispadias ［J］. J Urol, 196（2）: 531-535.

Thomton GK, Woods CG, 2009. Primary microcephaly: do all roads lead to rome ［J］. Trends Genet, 25: 501-510.

Timmers I, Jansma BM, Rubio-Gozalbo ME, 2012. From Mind to Mouth: Event Related Potentials of Sentence Production in Classic Galactosemia ［J］. PLoS One, 7: e52826.

Torrelo A, Fernandez-crehuet P, Del prcab E, et al, 2010. Extensive comedonal and cystic acne in Patau syndrome. ［J］. Pediatr Dermatol, 27（2）: 199-200.

Tsilianidis LA, Fiske LM, Siegel S, et al, 2013. Aggressive therapy improves cirrhosis in glycogen storage disease type IX ［J］. Mol Genet Metab, 109（2）: 179-182.

Tullus K, 2015. Vesicoureteric reflux in children ［J］. Lancet, 385（9965）: 371-379.

Uberoi J, Disick GI, Munver R, et al, 2009. Minimally invasive surgical management of pelvic-ureteric junction obstruction: update on the current status of robotic-assisted pyeloplasty [J]. BJU Int, 104 (11): 1722-1729.

Valayannopoulos V, Malinova V, Honzík T, et al, 2014. Sebelipase alfa over 52 weeks reduces serum transaminases, liver volume and improves serum lipids in patients with lysosomal acid lipase deficiency [J]. J Hepatol, 61 (5): 1135-1142.

Valstar MJ, Neijs S, Bruggenwirth HT, et al, 2010. Mucopolysaccharidosis type IIIA: Clinical spectrum and genotype-phenotype correlations [J]. Ann Neurol, 68 (6): 876-887.

van der Horst HJ, de Wall LL, 2017. Hypospadias, all there is to know [J]. Eur J Pediatr, 176 (4): 435-441.

Van Rijn S, Swaab H, Aleman A, et al, 2008. Social behavior and autism traits in a sex chormosomal disorder: Klinefelter (47XXY) syndrome [J]. J Autism Dev Disord, 38 (9): 1634-1641.

VanderBrink BA, Cain MP, Gilley D, et al, 2009. Reconstructive surgery for lower pole ureteropelvic junction obstruction associated with incomplete ureteral duplication [J]. J Pediatr Urol, 5 (5): 374-377.

Vehagen CV, He MK, Coppens-Sehellekens W, et al, 2005. The BAHA Softband. A new treatment for young children with bilateral congenital aunl atresia [J]. Int J Pediatr Otorhinolaryngol, 69 (7): 973-980.

Verma IC, Puri RD, 2015. Global burden of genetic disease and the role of genetic screening [J]. Semin Fetal Neonatal Med, 20 (5): 354-363.

Versteegh HP, van Rooij IA, Levitt MA, et al, 2013. Long-term follow-up of functional outcome in patients with a cloacal malformation: a systematicreview [J]. J Pediatr Surg, 48 (11): 2343-2350.

Vikraman J, Hutson JM, Li R, et al, 2016. The undescended testis: Clinical management and scientific advances [J]. Semin Pediatr Surg, 25 (4): 241-248.

Vockley J, Ensenauer R, 2006. Isovaleric acidemia: new aspects of genetic and phenotypic heterogeneity [J]. Am J Med Genet C Semin Med Genet, 142C (2): 95-103.

Waggoner DD, Buist NR, Donnell GN, 1990. Long-term prognosis in galactosaemia: results of a survey of 350 cases [J]. J Inherit Metab Dis, 13 (6): 802-818.

Wainwright AM, Auld T, Benson MK, et al, 2002. The classifcation of congenital talipes equinovarus [J]. J Bone Joint Surg Br, 84 (7): 1020-1024.

Waisbren SE, Norman TR, et al, 1983. Speech and language deficits in earlytreated children with galactosemia [J]. J Pediatr, 102: 75-77.

Wallingford JB, Niswander LA, Shaw GM, et al, 2013. The continuing challenge of understanding, preventing, and treating neural tube defects [J]. Science, 339 (6123): 1222002.

Wang MH, Greenfield SP, Williot P, et al, 2008. Ectopic ureteroceles in duplex systems: long-term follow up and 'treatment-free' status [J]. J Pediatr Urol, 4 (3): 183-187.

Wang RY, Bodamer OA, Watson MS, et al, 2011. Lysosomal storage diseases: diagnostic confirmation and management of presymptomatic individuals [J]. Genet Med, 13 (5): 457-484.

Wang Y, Spatz MK, Kannan K, et al, 1999. A mouse model for achondroplasia produced by targeting fibroblast growth factor receptor 3 [J]. Proceedings of the National Academy of Sciences of the United States of America, 96 (8): 4455-4460.

Warnes CA, Williams RG, Bashore TM, et al, 2008. ACC/AHA 2008 Guidelines for the Management of Adults with Congenital Heart Disease: a report of the American College of Cardiology/American Heart Association Task Force on Practice Guidelines (writing committee to develop guidelines on the management of adults with congenital heart disease) [J]. Circulation, 118 (23): e714-e833.

Wassel HD, 1969. The results of surgery for polydactyly of the thumb ［J］. Clin Orthop Relat Res, 64 （64）: 175-193.

Weinreb NJ, Barranger JA, Charrow J, et al, 2010. Guidance on the use of miglustat for treating patients with type 1 Gaucher disease ［J］. Am J Hematol, 80（3）: 223-229.

Weitz M, Schmidt M, 2017. To screen or not to screen for vesicoureteral reflux in children with ureteropelvic junction obstruction: a systematic review ［J］. Eur J Pediatr, 176（1）: 1-9.

Whiffin N, Walsh R, Govind R, et al, 2018. CardioClassifier: disease-and gene-specific computational decision support for clinical genome interpretation ［J］. Genet Med, 20（10）: 1246-1254.

Wiegman A, Gidding S S, Watts G F, et al, 2015. Familial hypercholesterolaemia in children and adolescents: gaining decades of life by optimizing detection and treatment ［J］. Eur Heart J, 36 （36）: 2425-2437.

Wilde JJ, Petersen JR, Niswander L, 2014. Genetic, epigenetic, and environmental contributions to neural tube closure ［J］. Annu Rev Gene, 48（1）: 583-611.

Williams DH, Gauthier DW, Maizels M, 2010. Prenatal diagnosis of Beckwith–Wiedemann syndrome ［J］. Ajr Am J Roentgenol, 25（10）: 879-884.

Winsor EJ, Silver MP, Theve R, 1996. Maternal cell contamination in uncultured amniotoc fluid ［J］. Prenat Diagn, 16（1）: 49-54.

Wollenberg A, Neuhaus TJ, Willi UV, et al, 2005. Outcome of fetal renal pelvic dilatation diagnosed during the third trimester ［J］. Ultrasound Obstet Gynecol, 25（5）: 483-488.

Wong GS, Yu J, Olson M V, 1997. Multiple-Complete-digest restriction fragment mapping: generating sequence-ready maps for large-scale DNA sequencing ［J］. Proc Nati Acad Sci U S A, 94（10）: 5225-5230.

Wu R, 1970. Nucleotide sequence analysis of DNA. I. Partial sequence of the cohesive ends of bacteriophage lambda and 186 DNA ［J］. J Mol Biol, 51（3）: 501-521.

Wu R, Taylor E, 1971. Nucleotide sequence analysis of DNA. II. Complete nucleotide sequence of the cohesive ends of bacteriophage lambda DNA ［J］. J Mol Biol, 57（3）: 491-511.

Wynne-Davies R, 1970. Acetabular dysplasia and familial joint laxity: two etiological factors in congenital dislocation of the hip. A review of 589 patients and their families ［J］. J Bone Joint Surg Br, 52（4）: 704-716.

Xia Q, Zhou Z, Lu C, et al, 2004. A draft sequence for the genome of the domesticated silkworm （Bombyx mori）［J］. Science, 306（5703）: 1937-1940.

Yamaguchi Y, Miura M, 2013. How to form and close the brain: insight into the mechanism of cranial neural tube closure in mammals ［J］. Cell Mol Life Sci, 70（17）: 3171-3186.

Yang H, Robinson PN, Wang K, 2015. Phenolyzer: phenotype-based prioritization of candidate genes for human diseases ［J］. Nat Methods, 12（9）: 841-843.

Ybot-gonzalez P, Cogram P, Gerrelli D, et al, 2002. Sonic hedgehog and the molecular regulation of mouse neural tube closure ［J］. Development, 129（10）: 2507-2517.

Yu HC, Sloan JL, Scharer G, et al, 2013. An X-linked cobalamin disorder caused by mutations in transcriptional coregulator HCFC1 ［J］. Am J Hum Genet, 93（3）: 506-514.

Yu J, Hu S, Wang J, et al, 2002. A draft sequence of the rice genome （Oryza sativa L. ssp indica）［J］. Science, 296（5565）: 79-92.

Yu Y, Flint AF, Mulliken JB, et al, 2004. Endothelial progenitor cells in infantile hemangioma ［J］. Blood, 103（4）: 1373-1375.

Yuan L, Wu S, Xu H, et al, 2015. Identification of a novel PHEX mutation in a Chinese family with X-linked hypophosphatemic rickets using exome sequencing ［J］. Biological Chemistry, 396（1）:

27-33.

Zerin JM, Baker DR, Casale JA, 2000. Single-system ureteroceles in infants and children: imaging features [J]. Pediatr Radiol, 30 (3): 139-146.

Zgoda M, Wasilewski P, Wasilewska I, et al, 2010. Influence of the treatment of developmental dysplasia of the hip by the abduction brace on locomotor development in children [J]. Child Orthop, 4 (1): 9-12.

Zhou H, Ming S, Ma L, et al, 2014. Transumbilical single-incision laparoscopic versus conventional laparoscopic upper pole heminephroureterectomy for children with duplex kidney: a retrospective comparative study [J]. Urology, 84 (5): 1199-1204.